U0085508

修訂二版

# 醫護健保
# 與長照法規

Laws about
Healthcare,
Health Insurance and
Long-term Care

吳秀玲

著

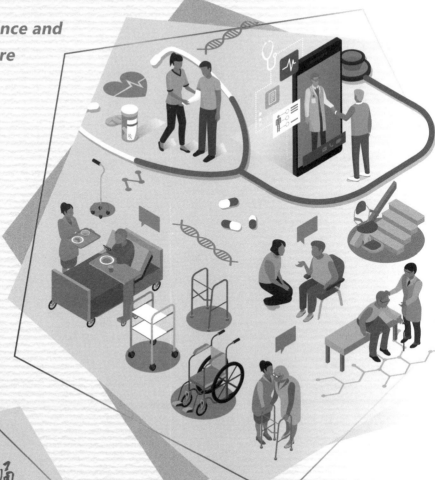

三民書局

# 推薦序

　　吳秀玲教授撰寫之《醫護健保與長照法規》，內容涉及日常生活作息之重要法規，以其豐富之學術涵養且兼具實踐經驗，掌握法規之規範目的及實用價值，更適時引用法理作為論述基礎，確實深刻影響國家、醫護健保長照機構及個人，值得推薦作為衛生福利行政相關類科之優良教材。

　　我國憲法及增修條文規定，國家為謀社會福利，應實施社會保險制度；國家為增進民族健康，應普遍推行衛生保健事業及公醫制度；國家應推行全民健康保險及國家應重視社會救助、福利服務、國民就業、社會保險及醫療保健等社會福利工作，對於社會救助和國民就業等救濟性支出應優先編列。此外，於民國 98 年 3 月 31 日立法院三讀通過兩公約施行法，並自 98 年 12 月 10 日施行，其中經濟社會文化權利國際公約第 12 條為「健康權」之明確規定，要求「一、本公約締約國確認人人有權享受可能達到之最高標準之身體與精神健康。二、本公約締約國為求充分實現此種權利所採取之步驟，應包括為達成下列目的所必要之措施：㈠設法減低死產率及嬰兒死亡率，並促進兒童之健康發育；㈡改良環境及工業衛生之所有方面；㈢預防、療治及撲滅各種傳染病、風土病、職業病及其他疾病；㈣創造環境，確保人人患病時均能享受醫藥服務與醫藥護理。」

　　前述規範之核心價值，均屬本書《醫護健保與長照法規》追求之教材目標，相信本書對於醫護健保長照人員及相關領域學生在學習專業法規，可以提供瞭解與業務相關各種重要法規之功能。

黃俊杰教授
中正大學財經法律學系
2019 年 4 月 23 日

# 修訂二版序

　　為凸顯多種多樣的《醫護健保與長照法規》重點內容，本書 2019 年 6 月初版採雙色套印，無論教學使用或學生的閱讀學習，效果甚佳。由於筆者另費時近一年撰寫《公共衛生法規與倫理》(許君強合著，三民書局，2021 年 10 月初版)，致本書第二版之修訂時程稍緩。時逾三年，本書所介紹之相關法規，增、刪、修正變動甚多，包括：醫療法、醫師法及其施行細則、護理人員法及其施行細則、全民健康保險法、長期照顧服務法及其施行細則、人體器官移植條例、安寧緩和醫療條例、病人自主權利法、人類免疫缺乏病毒傳染防治及感染者權益保障條例等；更有歷經 24 年立法審議過程，2022 年 6 月 22 日制定公布醫療事故預防及爭議處理法，以及 2020 年 2 月 25 日制定公布嚴重特殊傳染性肺炎防治及紓困振興特別條例，皆配合修正、補充及納入介紹，修訂幅度逾二分之一，新增頁數近 80 頁(簡述如下)。

　　新興傳染病「新型冠狀病毒」(COVID-19) 疫情快速傳播，禍害全球近三年，截至 2022 年 8 月 25 日止全球逾 6 億 357 萬人確診、648 萬人死亡；我國確診人數超過 514.2 萬人、死亡人數 9,728 人。「新型冠狀病毒」疫情肆虐，衝擊全球世界經濟，我國迅於 2020 年 2 月 25 日制定公布嚴重特殊傳染性肺炎防治及紓困振興特別條例，以資因應。詎料 2022 年 5 月起，另一種恐怖的「類天花」傳染病「猴痘」(Monkeypox)，開始在全球迅速傳播擴散，截至 2022 年 8 月 22 日，疫情波及逾 80 個國家和地區，通報確診病例突破 41,664 起。世界衛生組織 (WHO) 於 2022 年 7 月 23 日宣布，「猴痘」疫情列為「國際關注公共衛生緊急事件」(PHEIC)。

　　醫療法新增第 6 章；「醫事人力及設施分布」之介紹：建立分級醫

療制度／醫缺獎勵設立／過賸之限制、審評危險性醫療儀器之購置使用、醫療網第 1–9 期實施情況；並補充民俗調理業管理規範，以及檢討醫療財團法人之稅賦減免規定等。

　　醫師法 2022 年 6 月 22 日修正公布，新增自 2023 年 1 月 1 日起進入國外大學、獨立學院醫學系、牙醫學系就讀者，畢業返國報考醫師國家考試前，需先通過學歷甄試規定，藉以保障國人健康；放寬醫師執業登錄場所及支援報備管理規定；增訂教學醫院接受外國醫事人員從事臨床醫療訓練或教學之申請程序及應遵行事項之法源；新增短期行醫證之申請要件及管理規定等，並修訂密醫罪之構成排除要件等，皆詳為介紹，以及新增醫師法第 6 章附則內容說明。此外，補充「遠距醫療」之國外發展情形；為因應「新型冠狀病毒」疫情，衛生福利部函釋放寬通訊診察治療辦法之適用範圍，以及 2022 年 7 月 18 日全文修正醫療機構電子病歷製作及管理辦法之規定重點。

　　護理人員法於 2020 年 1 月 15 日修正刪除第 15 條（護理機構之服務對象）之規定，護理機構分類設置標準於同年 7 月 22 日全文修正發布，將護理機構分類從原先的「居家護理機構」、「護理之家」、「產後護理機構」三類，修正調整為二類：「居家護理所」及「護理之家」；護理機構設置或擴充許可辦法、護理人員法施行細則同時於 2021 年 10 月 12 日全文修正發布，護理機構設置或擴充、名稱之使用或變更等，本部分爰作大幅度的增、刪、修正調整。

　　2022 年 6 月 22 日制定公布醫療事故預防及爭議處理法全文 45 條，施行日期由行政院定之。立法目的在建立醫療糾紛的非訴訟處理機制（醫療爭議調解先行），以「保障病人權益、促進醫病和諧、提升醫療品質」為目標，強調「醫療事故即時關懷」、「醫療爭議調解先行」、「醫療事故預防提升品質」三大原則，期舒緩改善緊張的醫病關係，落實病人權益保障。爰摘整醫療事故關懷小組、訴訟採證之限制、調解程序不

收取任何費用、調解不成立發給證明書、調解成立送請法院核定、專案小組調查醫療事故、不究責個人原則等十八大項重點規定，予以介紹。另補充生產事故救濟條例八大項重點規定，以資參照。

本次修訂新增全民健康保險原定 2022 年 5 月 15 日施行部分負擔新制方案內容、政策目的和暫緩原因；補充平均眷口數的法源依據及歷次調整說明。另，爭議多年的「健保資料庫提供學術研究合憲性」問題，憲法法庭業於 2022 年 8 月 12 日宣布 111 年憲判字第 13 號判決結果指出，個資法規定健保資料庫供公務或學術機關統計或研究，合憲；但欠缺個資監督機制及當事人請求資料停止使用規定，判決違憲。本書一併介紹。

長期照顧服務法於 2021 年 6 月 9 日修正公布，增修條文共計 17 條，將特約及給付制度法制化、落實使用者付費原則，加速布建長照服務資源、放寬學校法人設置住宿式長照機構促進產學合作，強化長照服務品質，明定未立案長照機構違法樣態及罰則，以及長照員工納入勞健保範圍等，促進長照產業發展。本次修訂，新增前開修法重點，並補充「長照 2.0 新作為」相關說明、補助項目四錢包圖表，以利讀者了解和使用。

人體器官移植條例、安寧緩和醫療條例、病人自主權利法、人類免疫缺乏病毒傳染防治及感染者權益保障條例等，皆配合民法修正成年年齡為 18 歲而作微修。此外，本書第一章總論簡介行政訴訟制度，行政訴訟法於 2022 年 6 月 22 日修正公布，增、修、刪除條文超過 80 條，將原「地方法院行政訴訟庭」改設為高等行政法院「地方行政訴訟庭」，與高等行政法院「高等行政訴訟庭」管轄範圍，依案件性質或訴訟標的金（價）額之不同，各有分工；並以第一審行政法院為事實審中心。事涉對於行政處分案件不服之行政救濟途徑重大變更，本次修訂，亦併同介紹說明。

　　感謝三民書局對於本書修訂的鞭策和協助!本書如有疏漏不周之處,懇請師長、先進及讀者,斧正賜教!時序已近中秋,衷心祝福所有師長、親友、家人、學生們,平安、健康、諸事圓滿!

吳秀玲謹誌
於新北市永和區仁愛公園（音樂台廣場）
2022 年 8 月 25 日

# 自　序

　　現代文明國家人民自出生至終老，與日常生活作息相關之衣、食、住、行、教育、醫療、環境衛生，莫不與法律相關；人民依據法律享有權利、負有義務，亦依循法律解決紛爭。醫事護理法規之制定，係為維護國民健康、保障病人權益，因此，基於公益上的理由，國家的安寧及公共秩序之維持，有許多強制或禁止規定，對於違反者應依罰則規定予以處罰，使法規產生強制的效力。是以，不僅醫學、藥學、護理、健管、長照等科系學生，必須學習各領域之專業法規，以及瞭解與業務相關的各種重要衛生法律，亦需涉獵規定於社福法規的醫事人員通報或應作為義務，以避免違法或觸犯刑責；法律系的學生，亦應對於醫事護理法規有所認識，為日後成為法曹接辦或審理相關民事、刑事或行政訴訟案件，根植深厚的行政法規學識能力。

　　醫事護理法規包括：醫事人員管理、醫療保健業務管理、醫事護理機構管理、違規懲處、行政救濟法規等，使衛生業務之推動、權責劃分，有法源依循，藉以提高醫療服務品質、提升醫事人員素質，合理分配醫療資源。筆者自 1992 年擔任高雄市政府衛生局法制視察，審核法律文稿，發現衛生法規當中，有各醫事人員法規針對相同的規範事由，無正當理由而為違規寬嚴不一的處分規定，致有違平等原則之疑慮，或法律明文規定事項，權責機關選擇性執法等種種缺失，爰致力研究，並於大學兼任「醫事護理法規」課程老師。

　　法律為應社會需要，不斷推陳出新，醫事護理法規法令新制定、增修變動頻仍，為教學之需，筆者於 2001 年接手三民書局《醫事護理法規概論》第 3 版之大修（原 200 餘頁，舊條文刪除近半後，再增 200 餘頁），迄第 13 版修正（2018 年 8 月）全責修正共 13 次。由於新法介紹

與法規增修，篇幅累增已達 573 頁，使用攜帶不易；加以受限既有篇章之框架，單一法規分散於不同篇章介紹，考量閱讀的便利性，以及各法獨立的體系完整性，有精簡重新編寫之必要。

　　本書 《醫護健保與長照法規》 以根植法治觀念為先，回顧法律的 ABC 基本概念，針對醫事人員的專業法規、醫療與護理機構的法規範、健保和長照的法律問題、傳染病和愛滋防治，以及器官移植、安寧緩和醫療和醫療爭議議題，加以介紹分析。並以多年來，筆者於國內外學術研討會發表 16 次專題論文，如：〈AI 的運用下醫師親自診療義務之原則與例外——以遠距醫療為中心〉、〈日本醫療危機與改革對於臺灣醫療管理之啟示〉、〈日本介護保險之法制建構之爭議與省思〉、〈從依波拉病毒的襲擊談新興傳染病的防治責任〉、〈傳染病防治應變措施合憲性之探討——以強制隔離為中心〉、〈從長期照護事故探討相關法律問題——以日本法為中心〉、〈全民健保財源籌措內涵變革之檢討——以健保徵收補充保險費為中心〉、〈現行長期照護法制評估與改革〉、〈醫療資源分配正義——以健保無效醫療為省思〉等，以及投稿刊登於國內外大學法律期刊、法學雜誌之〈從法制面探討影響我國全民健康保險財務之因素〉、〈日本介護保險制度之法制建構〉、〈長期照護法制與國家財政能力負擔——日本法與我國法之比較分析〉、〈醫療人權與正義——以健保實施對醫療人權之影響為論述中心〉、〈臺灣醫療爭議之省思與對策醫療糾紛〉、〈高齡化對全民健康保險制度之影響〉等有關醫護、健保、長照、傳染病防治等法規探討之核心議題精華，融入本書。

　　全書共十章，依序為：總論、醫療法與行政管制、醫師法與醫學倫理、護理人員法與專科護理師、醫療爭議與醫療訴訟、全民健康保險法與健保財務平衡策略、長期照顧服務法與日本介護保險制度之借鏡、傳染病防治法與人類免疫缺乏病毒傳染防治、人體器官移植條例與安寧緩和醫療條例，最後探討今 (2019) 年 1 月 6 日最新施行之病人自主權利法

和安樂死之合法化。

　　本書側重於前開醫護健保長照管制法規、實務運作之介紹與論述，並檢討現行法規缺失，例如：醫療法第 93 條已修正多年，而罰則遲未配合修正的矛盾情形；「醫療行為定義」，涉及醫師及其他醫事人員執業範圍之界限，關係病人及其家屬與醫師或醫療機構之間權利義務，更是觸犯刑責與否之認定關鍵，此重要事項並未以法律明文規定，僅透過行政命令加以解釋，其適法性顯有問題。又，醫師法對於醫師指導下實習之醫學院、校學生或畢業生，執行醫療業務排除密醫罪之適用，然因無實習年限規定致有「長年實習醫師」現象，有待修法導正。

　　為減輕醫師部分工作負擔，提升醫療品質與安全，本書討論醫療機構置臨床助理執行醫療業務之可行性（醫療法第 58 條禁止規定，背離當年修正草案內容）。在全民健保議題，本書提出健保財務平衡策略：借鏡日本的醫療財源確保模式（調高高齡者自負負擔等）、總額逐年成長及重大傷病免部分負擔之商榷、檢討無效醫療現況與抑制方法；列舉數次嚴重響健保財務之相關修法爭議、探討補充保險費公平性與財源穩定性爭議、收支連動何以淪為紙上談兵；闡析健保法律明定「門診」部分負擔以「定率為原則，定額為例外」，主管機關卻長期反其道而行，選擇性割裂適用法律嚴重違規情節，期待公評。

　　受篇幅影響，本書擬針對醫護健保長照管制法規之其他缺失檢討，例如：現行醫事人員管理法規未刪除檢覈規定者仍多、業務上違法或不正當行為處分寬嚴不一、護理人員法第 24 條第 3 項之執行是否排除第 2 項適用之爭議、護理機構之護理行為是否準用醫療法第 82 條相關規定問題、全民健保「成藥、指示用藥依法不應給付而給付」問題，以及長期照顧服務法規定得以「病歷摘要或診斷書」替代醫師出具的「意見書」之適當性等諸多問題，日後將以專文或專章探討。

　　本書以雙色套印，凸顯重點內容，特別感謝三民書局對本書出版的

支持，以及編輯長期來細心的協助！筆者不才，感恩前高雄市政府衛生局江局長英隆支持筆者進修，以及前行政院衛生署楊副署長漢湶給予地方公務員進入中央機關公平競爭機會。感謝黃教授俊杰、顧教授長永的指導與鼓勵，曾教授育裕、邱教授慧洳、蘇教授嘉宏、邱教授玟惠的提攜與指正！敬祈各界先進，惠予賜正。

吳秀玲敬序

於衛生福利部全民健康保險會

2019 年 4 月 18 日

# 醫護健保與長照法規

## 目　次

## ◆ 第二章 ◆ 醫療法與行政管制

## ◆ 第三章 ◆ 醫師法與醫學倫理

◆ **第四章** ◆ 護理人員法與專科護理師

◆ **第五章** ◆ 醫療事故預防及爭議處理法與醫療訴訟

## ◆第六章◆　全民健康保險法與健保財務平衡策略

## ◆第七章◆　長期照顧服務法與日本介護保險制度之借鏡

## 第一章　總　論

### 本章要旨

本章説明健康權之概念與衛生法制體系建構關係、簡述依法行政原則，介紹衛生行政法規體系和直接法源、普通法與特別法之概念，區辨強行法與任意法之差異、法律生效方式和不溯及既往原則等；並介紹醫療人權意涵、鳥瞰醫療衛生制度建構之概要，簡析行政機關、行政處分與行政救濟之定義。

## 一 健康權

### ㈠健康基本人權

　　健康的人民是國家永續發展的重要推動力，健康是人類的欲望及目標，也是一切事業的基礎，每個人應享有「健康權」；攸關人體健康之醫療工作，其品質安全與成效，為病患所關切。

　　健康係「基本人權」，人人有權享有最高的健康水準，以利實現有尊嚴的生活。1978 年世界衛生組織 (WHO) 召開「初級衛生保健國際會議」發表「阿拉木圖宣言」(Declaration of Alma-Ata)，即以「健康是基本人權」，呼籲各國於 2000 年達成「人人有健康」之目標❶，政府應重視及解決民眾的健康問題，並提供資源。

　　1988 年通過的巴西憲法第 196 條，宣布健康是「所有人的權利及政府的

---

❶　林伯殷，《論全民健康保險政策參與》，國立中央大學哲學研究所博士論文，2014年，第 1–2 頁。

義務」，政府應制定社會經濟政策，以降低風險及提供全民平等的醫療服務。1996 年通過的南非憲法，保證醫療照護服務、食物和飲用水、社會安全和住房；國家得在可用資源下，逐步實現這些權利（第 26 條、第 27 條）。而 2010 年通過的多明尼加共和國憲法第 61 條，提出全面性的健康權，包括：醫療服務、衛生設施、合格藥品和免費住院醫療❷。

我國憲法第 157 條：「國家為增進民族健康，應普遍推行衛生保健事業及公醫制度。」其後憲法增修條文第 10 條第 5 項進一步規定：「國家應推行全民健康保險，並促進現代和傳統醫藥之研究發展。」**使人民得維持合乎人性尊嚴的起碼生活，以實現健康權❸**。且司法院大法官亦於諸多的解釋中提及：「維護國民健康」（釋字第 414 號解釋）、「維護國民身心健康」（釋字第 476 號解釋），以及「維護民族健康」（釋字第 472 號解釋）等，故國家應有保障人民身體健康權之義務❹。

2019 年 11 月 29 日司法院釋字第 785 號解釋指出：**人民之健康權，為憲法第 22 條所保障之基本權利**（釋字第 753 號及第 767 號解釋參照）。憲法所保障之健康權，旨在保障人民生理及心理機能之完整性，不受任意侵害，且國家對人民身心健康亦負一定照顧義務。國家於涉及健康權之法律制度形成上，負有最低限度之保護義務。凡屬涉及健康權之事項，其相關法制設計不符健康權最低限度之保護要求者，即為憲法所不許。

本號解釋大法官強調：**與服公職權及健康權有關之重要事項，如服勤時間及休假之框架制度，須以法律規定，或有法律明確授權之命令規定。又是否逾越法律之授權，不應拘泥於授權法條所用之文字，而應就該法律本身之立法目的，及整體規定之關聯意義為綜合判斷（釋字第 612 號、第 651 號、

---

❷ Lawrence O. Gostin 著，翟宏麗、張立新主譯，〈健康與人權〉，《全球衛生法 GLOBAL HEALTH LAW》，元照，2017 年 11 月，第 301 頁。

❸ 我國釋憲實務對於健康權之闡釋，參廖欽福，〈憲法「健康權」法概念之構築〉，《治未指錄健康政策與法律論叢》，第 8 期，2020 年 8 月，第 49–52 頁。

❹ 李震山，〈論憲法未列舉之自由權利之保障──司法院大法官相關解釋之評析〉，第 3 屆憲法解釋之理論與實務學術研討會，中央研究院中山人文社會科學研究所主辦，臺北，2001 年 3 月 24 日，第 17 頁。

第 676 號、第 734 號及第 753 號解釋參照）。故「未就業務性質特殊機關所屬公務人員勤休方式等，設定符合憲法服公職權及健康權保護要求之框架性規範部分，違憲。」

## (二)健康權與衛生法規體系之建構

國家之存在，除國防安全外，首要任務在於照顧人民的社會安全，並以社會福利滿足人民的社會需要。保護人民生命和健康、自由及財產等基本權利，為國家的重要功能。為確保人民之健康及醫療權益，國家應妥善分配醫療資源，規劃、設計衛生醫療、全民健保、長期照顧服務政策，制定、執行相關法律。

個人的生命與健康，為個人生存與自由最主要的基礎。健康權的主觀面向功能，主要是課予國家消極不侵犯個人健康的義務，而人民取得權利的地位，必要時，可以透過訴訟方式，請求法院的保護。健康權的客觀面向，主要在於課予國家積極地作為，以行為、金錢、組織、程序及制度等方式，排除第三人對於個人健康之侵害，保護個人健康之完整性❺。因此，立法機關應透過衛生法律之制定，或授權中央主管機關訂定發布法規命令，建構及補充完善之衛生醫療法規體系。而國家在盡此義務時，法規對於民眾權益之保障，「禁止保護不足」、「禁止侵害過度」，更應「避免給予明顯過度之照顧」（釋字第 485 號），以符比例原則（即不過當）之真義。

## 二 依法行政原則

法律以保障群眾安寧、維持社會秩序為目的，由國家機關所制定，可藉由國家公權力強制實行、拘束人民之社會生活規範。人民享有人權之思想，經歷數百年的努力已蔚為世界潮流，保障人權、實現社會正義，是法律制度的終極目的。民主法治國家權力分立體制下，為達保障人權及增進公共福祉

---

❺ 林明昕，〈健康權——以「國家之保護義務」為中心〉，《法學論著》，第 32 期，2005 年 3 月，第 31 頁。

之目的，要求一切的國家作用，均須具備合法性，即「依法行政原則」，**其概念包括：「法律保留」及「法律優位」二個子原則。法律之制定、修正，如其內容違反比例原則、平等原則或法律保留原則等**，可能被司法院大法官認定為違憲，而宣告該條文「定期失效❻」或「系爭規定應不予適用❼」而立即失效。

## ㈠法律保留原則

### 1.法律實質要件

#### ⑴重要的事項應以法律規定

「依法行政原則」，由「法律保留原則」及「法律優位原則」兩大子原則所構成❽（如圖 1–1），係支配法治國家「立法權」及「行政權」關係的法治行政原則，為一切行政行為所必須遵循的首要原則。「法律保留原則」意指，國家機關之組織及特定領域的行政行為等重要事項，尤其是干預人民自由權利的行為，其所依據的規定，應保留由立法者以「法律」來作規範，而不得任由行政機關自行訂定行政命令以取代。

我國憲法第 170 條對於「法律」定義為：「本憲法所稱之法律，謂經立法院通過，總統公布之法律。」第 72 條更限期：「總統應於收到後十日內公布之」，且中央法規標準法第 6 條復明定：「應以法律規定之事項，不得以命令定之。」此即「法律保留原則」；積極地要求行政機關作成行政行為時，必須有法律的明文依據，不能僅以消極地不牴觸法律為已足。

---

❻ 釋字第 711 號解釋【藥師執業處所限制案】：藥師法第 11 條（修正前）藥師執業處所以一處為限，未對於有重大公益或緊急情況之需要時，設必要合理之例外規定，已對藥師執行職業自由形成不必要之限制，有違憲法第 23 條比例原則，與憲法第 15 條保障工作權之意旨相牴觸，應自本解釋公布之日起，至遲於屆滿 1 年時失其效力。

❼ 釋字第 701 號解釋【長期照護醫藥費列舉扣除額差別待遇案】：身心失能無力自理生活須長期照護者之醫藥費，限以付與所得稅法所定醫療院所始得列舉扣除，與憲法第 7 條平等原則之意旨不符，在此範圍內，系爭規定應不予適用。

❽ 李惠宗，《行政程序法要義》，五南，2002 年 11 月，第 36 頁。

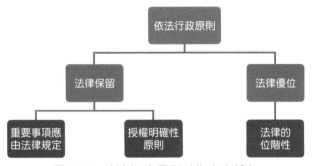

圖 1-1　依法行政原則（作者自繪）

　　我國行政程序法自 2001 年 1 月 1 日施行以來，醫事衛生法規、健保法規等，大幅地增修，或將許多原以命令規範之重要事項，提升為法律位階，以符合「重要的事項，應由法律規定」之法律保留原則。另，制定許多的新法：語言治療師法、聽力師法、牙體技術師法、人體生物資料庫管理條例、人體研究法、漢生病病患人權保障及補償條例、油症患者健康照護服務條例、生產事故救濟條例、驗光師法、病人自主權利法等。2022 年 6 月 22 日總統令修正公布醫師法修正條文、制定醫療事故預防及爭議處理法，藉以維護民眾健康、落實醫療人權之保障。此些法律為追求特別重要的公共利益，對於人民職業的自由作限制，且要求遵守各該醫事專門職業法規之命令或禁止規定。

### ⑵授權明確性原則

　　**法律保留原則強調「重要的事項應由法律規定」**，故未經法律之明文授權，不得逕以行政命令取代而為規定。政府之行政措施雖未限制人民之自由權利，但如涉及公共利益或實現人民基本權利之保障等重大事項者，原則上仍應有法律或法律明確之授權為依據，主管機關始得據以訂定法規命令（釋字第 443 號、第 658 號解釋）。人民自由及權利之限制，依憲法第 23 條規定，應以法律定之。其得由法律授權以命令為補充規定者，則授權之目的、內容及範圍應具體明確，始得據以發布命令（釋字第 570 號解釋）。至於授權是否具體明確，則應就該授權法律整體所表現之關聯意義為判斷，而非拘泥於特定法條之文字（釋字第 612 號、第 734 號解釋）。

　　針對全民健康保險之「特約內容有無法律保留原則？」、「授權主管機關訂定全民健康保險醫事服務機構特約及管理辦法，有無違反法律授權明確性原則？」、「上開辦法有關停止特約、不予支付及停約之抵扣之規定，有無違反憲法比例原則？」等爭議問題，司法院大法官會議於 2017 年 10 月 6 日作出釋字第 753 號解釋，認為均未牴觸法治國之法律授權明確性原則、亦未逾越母法之授權範圍，與法律保留原則並無不符，亦未牴觸憲法第 23 條比例原則。本號解釋肯認中央健康保險署對於違規保險醫事服務機構之處置合憲，對於建構有利健保永續健全運作之環境，有極大助益。

### ⑶重要的事項

　　「法律保留原則」要求「重要的事項，應由法律規定」，然何謂「重要事項」？依中央法規標準法第 5 條規定：「左列事項應以法律定之：一、憲法或法律有明文規定，應以法律定之者。二、關於人民之權利、義務者。三、關於國家各機關之組織者。四、其他重要事項之應以法律定之者。」茲舉例如下：

#### ①憲法有明文規定應「以法律規定」之事項

　　※例 1：憲法第 82 條：「司法院及各級法院之組織，以法律定之。」依此憲法明文規定，爰制定公布「司法院組織法」。

　　※例 2：憲法第 24 條：「凡公務員違法侵害人民之自由或權利者，除依法律受懲戒外，應負刑事及民事責任。被害人民就其所受損害，並得依法律向國家請求賠償。」本條屬「憲法委託」，因憲法條文欠缺具體的賠償要件及法律效果，屬於不完全的法條，無法直接作為請求國家賠償之依據❾。1980 年 7 月 2 日始制定公布「國家賠償法」，於 1981 年 7 月 1 日施行，作為人民請求國家賠償的依據。

#### ②法律有明文規定應「以法律規定」之事項

　　※例 1：專利法第 11 條第 4 項規定：「專利師之資格及管理，另以法律定之。」依此授權，於 2007 年 7 月 11 日制定公布「專利師法」。

---

❾　李惠宗，《憲法要義》，元照，2002 年 10 月，第 352 頁。

※例 2：長期照顧服務法第 22 條第 4 項規定：「第一項長照機構法人之設立、組織、管理及其他應遵行事項，另以法律定之。」依此授權，於 2018 年 1 月 31 日制定公布「長期照顧服務機構法人條例」。

③關於人民權利義務之事項

民主法治國家人民之權利，依法應予保障，人民之義務亦應依法促其履行，是以，有關人民之權利義務內容，例如：我國女子應否服兵役？人氣童星應否繳稅？皆係「重要事項」，必須制定法律予以明確規範。

④其他重要事項應以法律定之者

※例：憲法第 13 章及憲法增修條文第 10 條之「基本國策」事項中，關於「衛生保健事業」、「公醫制度」及「全民健康保險」規定之落實，須制定相關法律作為執行之依據。爰於 1994 年 8 月 9 日制定公布「全民健康保險法」，1995 年 3 月 1 日施行。

我國中央法規標準法第 6 條「應以法律規定之事項，不得以命令定之」，僅就應以法律規定之事項，不得直接以命令定之，如係經由法律之授權，或有法定職權作為依據，自然不受此限。但此之法律授權，則必須符合「法律授權明確性」之原則，換言之，法律授權之目的、範圍、內容，必須是明確且可以預見，才不會違背法律保留之原則（釋字第 753 號、第 676 號解釋），防止行政機關濫權，藉以保障人民權益。

### 2.法律形式要件

法律在實質上應符合「法律保留原則」，亦須符合一定之形式上要件：

#### ⑴法律應有其定名

所謂法律之「定名」，意指法律應用何種名稱。法律不僅應該有形式的條文，在形式上亦應有一定的名稱，依中央法規標準法第 2 條規定：「法律得定名為法、律、條例或通則。」

#### ⑵法律應具有條文式

法律在形式上應為條文式，需將內容分為若干條，並分為項、款、目。

我國公文書之製作，中央法規標準法原規定「分條直行書寫」，嗣經修正，刪除「直行」，2005 年 1 月 1 日起改為「直式橫書」。中央法規標準法第 8 條：「法規條文應分條書寫，冠以『第某條』字樣，並得分為項、款、目。項不冠數字，空二字書寫，款冠以一、二、三等數字，目冠以㈠、㈡、㈢等數字，並應加具標點符號。前項所定之目再細分者，冠以 1、2、3 等數字，並稱為第某目之 1、2、3。」

行政院於 2018 年 3 月 27 日修正「中央行政機關法制作業應注意事項」第 2 點❿，「草擬作業」共 6 款，新增的「結構要單純」明定：「一條文規範一重點，分項書寫之條文，以不超過五項為原則，**避免條文規定過於龐雜，不易辨識、理解及引用。**」以達「法律通俗化」目的。

## ㈡法律優位原則

「法律優位原則」與「法律保留原則」，係「依法行政原則」之下的兩大子原則。依法行政原則就消極意義而言，為法律優位 (Vorrang des Gesetzes)，即行政行為只要消極的無法律禁止或限制即可為之；以積極意義而言，為法律保留，即行政行為須有法律依據或授權方可為之❶。「法律優位原則」要求行政應該受到現行有效的法律之拘束，不得採取違反法律之措施。對於現行有效的法律，行政機關必須正確的適用，不得偏離法律規定。

## 三 衛生行政法規體系

## ㈠衛生行政法規體系

法律類別大致區分四大類：公法（憲法、行政法、刑法、刑事訴訟法、行政訴訟法等）、私法（民法、公司法、保險法、票據法、海商法等）、公私混合法（勞動法、經濟法、社會法等）及地方自治法領域（以地方制度法為

---

❿　行政院 2018 年 3 月 27 日院臺規字第 1070168466 號函。
❶　李震山，《行政法導論》，三民，2003 年 10 月，第 5 版 1 刷，第 41 頁。

典型)。

「行政法」是學理上的名詞，乃有關行政之組織、職權、任務、程序及國家和行政主體與人民之間權利義務關係的法規總稱。「行政法」之法學內容，分為「行政法總論」及「行政法各論」，「行政法總論」除一般性、共同性之原理、原則，另含：組織法、公務員法、程序法及爭訟法等；「行政法各論」則可細分為：財稅法、外交行政法、國防法、環保法、交通法、衛生行政法等。

衛生行政法規，為關於衛生行政之組織、作用、程序及救濟之國內公法的總稱，醫事護理法規包括：醫事人員管理、醫療保健業務管理、醫事護理機構管理、行政救濟法規等。衛生行政法規之制定、施行，其目的在使衛生業務之推動、權責劃分，有法源依據，藉以提高醫療服務品質、提升醫事人員素質，合理分配醫療資源，並使醫事活動導向秩序化與合理化，杜絕弊端與增進國民健康。衛生法規規範之類別，可區分為以下幾類（如表 1–1）：

表 1–1　衛生法規類別

| 類　別 | 項　目 | 法規名稱 |
|---|---|---|
| 醫政類 | 業務管理 | 醫療法、人體器官移植條例、精神衛生法、安寧緩和醫療條例、緊急醫療救護法、人工生殖法、人體生物資料庫管理條例、人體研究法、生產事故救濟條例、病人自主權利法、醫療事故預防及爭議處理法；醫療施行細則等；醫療機構設置標準等 |
| | 人員管理 | 醫師法、藥師法、護理人員法、助產人員法、營養師法、物理治療師法、職能治療師法、醫事放射師法、醫事檢驗師法、心理師法、呼吸治療師法、語言治療師法、聽力師法、牙體技術師法、驗光人員法、公共衛生師法（非醫事人員）；醫師法施行細則等；醫事人員執業登記及繼續教育辦法、齒模製造技術員從業管理辦法等 |
| 藥政類 | | 藥事法、醫療器材管理法、管制藥品管理條例、化粧品衛生安全管理法、藥害救濟法、罕見疾病防治及藥物法；藥事法施行細則等；藥物優良製造準則等 |
| 食品衛生類 | | 食品安全衛生管理法、健康食品管理法；食品安全衛生管理法施行細則等 |

| 防疫類 | | 傳染病防治法、人類免疫缺乏病毒傳染防治及感染者權益保障條例；傳染病防治法施行細則等 |
|---|---|---|
| 保健類 | | 癌症防治法、口腔健康法、菸害防制法、優生保健法、油症患者健康照護服務條例等 |
| 全民保健類 | | 全民健康保險法、全民健康保險法施行細則、全民健康保險醫療辦法、全民健康保險扣取及繳納補充保險費辦法等 |
| 其他類 | 長期照顧、保障補償 | 長期照顧服務法、長期照顧服務機構法人條例、漢生病病患人權保障及補償條例 |

註：作者製表

　　醫事法規的體系，不只是醫師法、醫療法、護理人員法、助產人員法等衛生行政法規，亦兼及醫療保健案件裁判所涉及之法律，如：刑法、刑事訴訟法、民法、消費者保護法、民事訴訟法等，皆為司法機關依法裁判之法律依據。

## (二)統合的醫事法

　　醫事法並非閉鎖的領域，其實務之研究，應就全體相關學科，以二重或三重綜合觀點，彼此共同協助，檢討、調整矛盾與衝突，以解決醫療之問題。1996 年 7 月 3 日在德國巴伐利亞州 (Bavaria) 特格爾恩 (Tegernseer) 湖畔舉行的「醫事法的未來」(Perspektiven des Medizinrecht) 國際醫學研討會，阿爾賓‧埃澤爾 (Albin Eser) 教授根據其研究，在演講報告中首倡「統合的醫事法」(Integratives Medizinrecht)，乃跳脫傳統的方法與界限，解決專門法律互相間之關連問題的學際研究不可欠缺，強調以醫事法為軸心，四方涉及民法、刑法、公法及社會法領域，並與社會醫療（福祉）、經濟學、職業倫理、醫學倫理、心理學、精神醫學、法醫學等諸多相關連學科息息相關，須統合處理（如圖 1–2），並提示伴隨處罰、責任的制裁機制，國家財政、國民生命觀和醫療觀的多樣問題，唯賴跨學際的協力，以達成醫事法的真正價值[12]。

---

[12]　植木哲，〈医療の法律学——統合的医事法の方法〉，《医療の法律学》，有斐閣，1998 年 4 月，第 1–7 頁。

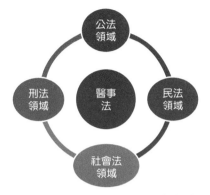

圖 1–2 統合的醫事法（作者自繪）

「統合的醫事法」含括以下各領域問題：

1.**民法**：醫師責任法、醫療契約、治療行為、承諾、說明、過失等。

2.**刑法**：過失、說明、同意、治療行為、墮胎、安樂死、證言拒絕權等。

3.**公法**：許可、醫療及醫藥品安全性、資料保護、消費者保護、預算、先端醫療、罹癌告知等。

4.**社會法**：保護、年金、監護權等。

## 四 衛生法規直接法源

衛生法規性質屬於行政法各論，其各種法規之制（訂）定法源依據，包括：憲法、法律、命令、自治規章等。除了成文法與不成文法之法源外，另行政程序法第 4 條明定：「行政行為應受法律及一般法律原則之拘束。」因此，衛生法規之制（訂）定，亦應遵循「一般法律原則」，例如：平等原則、比例原則（行政程序法第 6、7 條）。

### ㈠憲 法

憲法規定政府各部門之組織、職權及其間之相互關係，人民的權利、義務等。憲法是國家的根本大法，其他各種形式的法律均不得與之相牴觸，否

則無效。憲法第 171 條及第 172 條明文規定：法律或命令，與憲法牴觸者，均屬無效。此即憲法的「最高性」，或「法律的位階性」。

憲法第 157 條規定：「國家為增進民族健康，應普遍推行衛生保健事業及公醫制度。」憲法增修條文第 10 條第 5 項明定：「國家應推行全民健康保險，並促進現代和傳統醫藥之研究發展。」同條第 7 項：「國家對於身心障礙者之保險與就醫、……，應予保障，並扶助其自立與發展。」為達到憲法明定之公益性目標，我國制定多種保護病人人權之法規，例如：醫師法、醫療法、病人自主權利法、精神衛生法、身心障礙者權益保障法等，對於促進醫療事業之健全發展，合理分配醫療資源，提高醫療品質，保障病人權益，予以明文規範及保障。

## ㈡法　律

憲法第 170 條規定：「本憲法所稱之法律，謂經立法院通過，總統公布之法律。」法律是行政法最主要的法源，係民意代表就具體的生活關係在立法政策選擇下，所作抽象、具有強制力之規範。廣義的法律，泛指憲法、立法院通過的成文法及行政機關訂定的規章，即一般所謂「依法行政」之「法」。狹義的法律，專指立法院通過，總統公布的法律。中央法規標準法第 4 條規定：「法律應經立法院通過，總統公布。」同法第 2 條規定，法律得定名為「法」、「律」、「條例」或「通則」。

## ㈢命　令

「命令」乃各機關依其法定職權或法律授權，所發布或下達之國家公權力的意思表示，其形式分為，「單純命令」與「法規命令」兩種。「單純命令」通常簡稱為「令」，無特定名稱，如任免官吏之令、公布法律之令等；「法規命令」有特定的七種名稱，並有類似法律之條文形式外觀。命令將法律未規定事項，加以補充，也可能將規定內容提升為法律位階，因此，命令可能成為法律之淵源❸。

---

❸　蘇嘉宏、吳秀玲主編，《法律概論》，新文京，2013 年 9 月，第 3 版，第 42–46 頁。

　　國家法律雖多,但社會現象極為複雜,法律規定不能鉅細靡遺,只能定其原則性、大綱性規定,不能涵蓋全部細節,故有加以補充的必要。例如:護理人員法第 14 條規定:「為減少醫療資源浪費,因應連續性醫療照護之需求,並發揮護理人員之執業功能,得設置護理機構。」中央主管機關訂有「護理機構分類設置標準」,以詳為補充。

### 1.法規命令

　　中央法規標準法第 3 條:「各機關發布之命令,得依其性質,稱為**規程、規則、細則、辦法、綱要、標準或準則。**」 稱為「法規命令」或「委任命令」。行政機關必須有法律之明文授權,才能訂定「法規命令」並發布,其外觀,類似法律規定,以條文方式明定,得成為法源;依行政程序法第 150 條定義:「本法所稱法規命令,係指行政機關基於法律授權,對多數不特定人民就一般事項所作抽象之對外發生法律效果之規定。法規命令之內容應明列其法律授權之依據,並不得逾越法律授權之範圍與立法精神。」

### 2.行政規則

　　「行政規則」係行政機關為執行業務所需,對於所屬機關或公務人員為運作提示,或內部秩序之規約,不需法律之授權。行政程序法第 159 條第 1 項對行政規則定義為:「本法所稱行政規則,係指上級機關對下級機關,或長官對屬官,依其權限或職權為規範機關內部秩序及運作,所為非直接對外發生法規範效力之一般、抽象之規定。」其外觀,**不得採法律條文第○條方式訂定,而需以「一、二、三、」之方式規定,標示為「一、」者,應讀為「第一點」而非第一條;其名稱,可稱為「要點」、「原則」、「注意事項」等,**但不得使用「法規命令」之法定七種名稱。

## ㈣自治法規

　　國家的立法機關,除了有民意基礎的立法院可以制定法律,地方的立法機關（直轄市、縣、市議會）,亦可就其自治事項或上級法律授權的範圍內,審議通過自治條例,由地方行政機關（直轄市、縣、市政府）公布。蓋地方

自治為憲法所保障的制度，為達自治效果，地方自治團體應擁有不受中央政府或上級政府干涉之權限，主要有：執行行政權、法規制定權、財稅權等，以遂行行政任務，進而達成實質的地方自治。**基於住民自治之理念與垂直分權之功能，地方自治團體設有地方行政機關及立法機關**（參照釋字第 498 號解釋）。**地方自治團體本於自治立法權而制定的法規，稱為自治法規。**

地方自治法規，僅於不牴觸國家法律的範圍內始有效力，但此種法規如具有全國一般性、特殊重要性或有永久性者，中央亦得參酌採擇，作為制定法律的依據。例如，2010 年 11 月 24 日制定公布「公共場所母乳哺育條例」之前，臺北市政府於 2009 年 12 月 22 日已先行制定公布「臺北市公共場所母乳哺育自治條例」，係中央立法之直接法源。

## 五 強行法與任意法

憲法、行政法、刑法等公法規定，基於公益上的理由、國家安寧及公共秩序之維持，法律之規定必須遵守，原則上不容許個人自由選擇是否適用，故為強行法；強行法可區分為命令法與禁止法；任意法則可區分為補充法與解釋法。

### ㈠強行法

#### 1.命令法

法律命令強制當事人應為某種行為之規定。例：醫療法第 18 條第 2 項：「前項負責醫師，以在中央主管機關指定之醫院、診所接受二年以上之醫師訓練並取得證明文件者為限。」有關醫療機構負責醫師之「受訓年資」，係強制性規定。

#### 2.禁止法

法律命令禁止當事人為某種行為之規定。例如：醫療法第 61 條第 1 項：「醫療機構，不得以中央主管機關公告禁止之不正當方法，招攬病人。」例

如：醫療機構未經報備擅自派員外出，以該醫療機構名義為民眾抽血檢驗或驗尿等業務行為。

## ㈡任意法

### 1.補充法

補充當事人意思表示欠缺之規定，但如當事人另有約定，此一規定即排除其適用。例如：民法第 213 條第 1 項：「負損害賠償責任者，除法律另有規定或契約另有訂定外，應回復他方損害發生前之原狀。」

### 2.解釋法

#### ⑴推定：事實推定，未涉法律效果，可以舉證推翻

當事人意思表示內容不明確時，由法律預設一定之法律效果，以闡明其意思；法條文字中若有「推定」字眼者，類多為解釋規定。例如：民法第 11 條規定：「二人以上同時遇難，不能證明其死亡之先後時，推定其為同時死亡。」「推定」乃法律關係之事實不明瞭時，因有某種事實之存在，依一般情事，推測其意思而作為判斷，惟若有相反之證據時，即得推翻此一判斷。因推定僅為「事實推定」，乃屬證據方法，並未涉及法律效果。

#### ⑵視為：法律擬制，賦予法律效果，不得舉證推翻

所謂「視為」，乃指法律就某一特定之事實之存在，賦予一定法律效果，縱有反證存在，亦不喪失其效力。因「視為」或可稱為「擬制」、「視同」，係法律效果的賦予，故被擬制之事實，即不得舉反證推翻之。例如：醫療法第 87 條第 1 項：「廣告內容暗示或影射醫療業務者，視為醫療廣告。」「視為」為法律上之擬制，因此，限於法律事先以明文規定，不能透過解釋擬制，否則即違反行政程序法第 5 條「行政行為之內容應明確」之明確性原則。

# 六 法律生效方式與不溯及既往原則

　　法律之效力，必須在法律為立法院通過，總統公布後，方能施行而生效。法律發生合法之效力，至少應具備兩項生效要件：第一、程序要件：必須由有正當權限之機關，依據法定的立法程序所制定並公布、施行。第二、實質要件：法律之內容須不牴觸憲法或其他在位階上較高之法律。

## (一)法律之施行

### 1.法規特定生效日

　　中央法規標準法第 14 條：「法規特定有施行日期，或以命令特定施行日期者，自該特定日起發生效力。」

　　※例 1：病人自主權利法於 2016 年 1 月 6 日制定公布全文 19 條；並自公布後 3 年施行。本法之施行日期，為 2019 年 1 月 6 日。

　　※例 2：生產事故救濟條例於 2015 年 12 月 30 日制定公布全文 29 條；並自公布後半年施行。本法之施行日期，為 2016 年 6 月 30 日。

### 2.以命令特定施行日期

　　中央法規標準法第 12 條規定：「法規應規定施行日期，或授權以命令規定施行日期。」

　　※例：全民健康保險法於 2011 年 1 月 26 日修正公布全文 104 條，施行日期由行政院定之。本次修正條文分兩階段施行：第一階段，行政院 2012 年 5 月 21 日令發布第 27、28、35 條條文，定自 2012 年 7 月 1 日施行。第二階段，行政院 2012 年 10 月 9 日令發布除已施行之條文外，定自 2013 年 1 月 1 日施行。

### 3.法規明定自公布或發布日施行

　　中央法規標準法第 13 條明定：「法規明定自公布或發布日施行者，自公

布或發布之日起算至第三日起發生效力。」司法院大法官會議釋字第 161 號解釋指出：「中央法規標準法第十三條所定法規生效日期之起算，應將法規公布或發布之當日算入。」即法規若明定自公布或發布日施行者，則不問全國各地距離之遠近，該法規之生效日期乃自公布或發布日起算至第 3 日生效。

※例：醫療法於 2018 年 1 月 24 日修正公布第 82 條；修正條文自公布日施行。本修正條文施行日期，為 2018 年 1 月 26 日。

## ㈡法律不溯及既往原則

行政法規僅適用於生效後之事件，即未來發生的事實，對於行政法規未公布、發布前發生的事實，不能適用，避免人民遭受無法預期之不利益。但此法律不溯及既往原則，僅為法規「適用」之原則，而非法規「制定」之原則；倘立法者制定新行政法規，而授以溯及的效力，則適用該項法規者，自應遵照其規定。

※例 1：2000 年 2 月 3 日制定公布之「九二一震災重建暫行條例」，適用於 1999 年 9 月 21 日於臺灣中部地區發生之強烈地震，及其後各次餘震所造成之災害重建扶助等事宜，為法律明文規定溯及既往的例子。

※例 2：為有效防治嚴重特殊傳染性肺炎 (COVID-19)，2020 年 2 月 25 日制定公布「嚴重特殊傳染性肺炎防治及紓困振興特別條例」，施行期間自 2020 年 1 月 15 日起至 2021 年 6 月 30 日止（已二度修法延長至 2023 年 6 月 30 日止）；但第 12 條至第 16 條自公布日施行。本條例為傳染病防治法的特別法且為限時法，考量本條例定有罰則，基於處罰不溯及既往原則，爰以但書定明相關罰則自本條例公布日施行。

## 七 醫療人權

### ㈠人權與人性尊嚴

人民享有人權之思想，經歷數百年的努力已蔚為世界潮流，保障人權、實現社會正義，是法律制度的終極目的。「人權」(Human Right) 係與生所俱

有，根源於「個人尊嚴」、每位人民均應該享有、不可讓與和侵犯、當然擁有的權利，人權的保障為憲法的主要部分。人權並隨著歷史而演進，在不同的時代，基於維護個人尊嚴的必要，乃有不同的人權類目出現。新人權包含❶：隱私權、環境權❶、日照權、拒菸權、健康權、資訊權、接近媒體使用權等。隱私權、自己決定權及環境權，可謂當代最重要的新人權，隱私權之保護於我國各種醫事人員專業法規中，皆有明文要求不得任意洩漏病患之病情資訊；2019 年 1 月 6 日施行病人自主權利法，乃醫療人權之具體展現。

　　德國基本法第 1 條第 1 款明定：「人性尊嚴不可侵害，對其尊重與保護人性尊嚴，乃國家各權力（機構）之義務。」人性尊嚴的首要意涵，在於肯認每一個人均為自主、自決的獨立個體，每一個人得依自己的意思，確保自己生命與身體之完整性，不受他人任意之侵犯，有自我決定的能力和機會。德國學者根特‧杜立希 (Günter Dürig) 以反面解釋方式，界定「**人性尊嚴**」之意義：「當一個具體的個人被貶抑為物（客）體、僅是手段或是可以代替之數值時，人性尊嚴已受傷害。」❶

## ㈡醫療人權

### 1.醫療人權之定義

　　所謂醫療人權，意指人民有權要求政府增進國民健康，普遍推行保健事業及健全醫療制度，病人亦應有拒絕醫療之權利❶；醫療人權主要探討基本權利應如何體現於病人身上，以及保障病人的人性尊嚴，不得無故強制治療、

---

❶　芦部信喜，《憲法》，岩波書店，1995 年 5 月 25 日，第 103 頁。

❶　環境權，係指人民可要求擁有一個適合居住與生長的環境，隨著社會環境保護意識之提高，環境權儼然成為新興人權的代表。陳新民，《中華民國憲法釋論》，自版，1997 年 9 月，修訂 2 版，第 130 頁。

❶　李震山，〈人性尊嚴之憲法意義〉，收錄於《人性尊嚴與人權保障》，元照，2000 年 2 月，第 13 頁。

❶　吳全峰，《全民健康保險制度與醫療人權相關之分析》，陽明大學衛生福利研究所碩士論文，1999 年 2 月。

強制住院、病人對其身體的自主決定，或醫療資源平等分享權、人民得參與醫療資源的分配等❸。

　　健康權是人民的基本人權，國家必須積極地以制度、金錢，排除第三人或自然災害等對於個人健康的侵害，照顧、保護個人健康之完整性❹，而將健康權具體落實在衛生法規及醫病關係者，則為醫療人權（如圖1-3）。

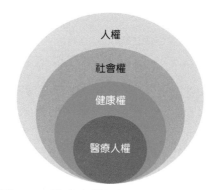

圖 1-3　醫療人權關係圖（作者自繪）

### 2.醫療人權之發展

醫療人權之觀念，係由社會基本權所發展出來：

#### ⑴世界人權宣言

　　世界人權宣言第 25 條第 1 項：「人人有權享受為維持他本人和家屬的健康和福利所需的生活水準，包括食物、衣著、住房、醫療和必要的社會服務。」

---

❸　陳怡安，《全民健康保險法規範下的醫療關係》，東吳大學法研所碩士論文，1996 年 7 月，第 52-53 頁。

❹　林明昕，〈健康權──以「國家之保護義務」為中心〉，《法學論著》，第 32 期，2005 年 3 月，第 31 頁。

⑵經社文權利國際公約

1966 年「經濟、社會、文化權利國際公約」(International Convention on Economic, Social and Culture Rights, ICESCR) 第 12 條第 1 項規定，要求會員國承認醫療人權之存在，預防、治療及控制流行病、職業病等疾病；確保罹病時之健康照護服務等。

⑶消除對婦女一切形式歧視公約

1979 年 12 月聯合國大會通過 「消除對婦女一切形式歧視公約」(Convention on the Elimination of All Forms of Discrimination Against Women, CEDAW)，確保婦女在保健、生育、健康方面的醫療人權。

## ㈢醫療人權保護面向

醫療人權有三個面向：一般醫療人權、病患醫療人權及醫事人員的醫療人權。

1.**一般醫療人權**：涉及國家對於國民生存之保護義務，以及國家財政能力之負擔，就整體國家資源之分配如何落實在保障人民之健康權，以及醫療資源適當及平等使用權，乃至於針對國家面臨人口急速老化問題，必須及早因應規劃老人醫療及長期照護相關制度[20]等，屬於廣義的醫療人權。

2.**病患醫療人權**：應著重於緊急救護請求權、病人自主權、知情同意權、隱私權之保障。

3.**醫事人員醫療人權**：核心在於獲得適當報酬、適宜工作時間、安全執業環境，以及醫療糾紛責任合理化[21] （如圖 1-4）。

---

[20]　吳秀玲，《國家照顧義務與國家財政能力之均衡——以長期照護之法律體系為中心》，中山大學中國與亞太區域研究所博士論文，2011 年 7 月。

[21]　吳秀玲，〈醫療人權與正義——以健保實施對醫療人權之影響為論述中心〉，《金陵法學評論》，2013 年春季卷，2013 年 8 月，第 267 頁。

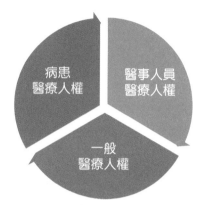

圖 1-4 醫療人權保護三面向（作者自繪）

醫療正義的核心內容，在於醫療人權之落實。由於法治國亦應同時是正義國，而以人權保障作為憲法最高價值之法治國，其目的即在於實踐正義❷。因此，醫療人權之落實，將是醫療正義最重要之課題。

# 八 國家照顧義務

## (一)生存照顧義務

### 1.生存權、社會保障權與健康權均為基本人權

生存權的保障是社會權的原理原則，將任何國民都能過有尊嚴的生活，視為權利❷。1948 年公布之世界人權宣言第 22 條，將受社會保障的權利規定具體化，使社會保障權、健康權獲得基本人權之地位❷。1966 年「經濟、

---

❷ 黃俊杰、吳秀玲合著，〈醫療正義之研究〉，《中原財經法學》，第 5 期，2000 年 7 月，第 4 頁。

❷ 芦部信喜著，李鴻禧譯，社會權，《憲法》，月旦，1997 年 5 月，第 1 版第 3 刷，第 238 頁。

❷ 人權宣言之萌芽、誕生、普及、社會化與國際化，參芦部信喜、高橋和之補訂，社

社會及文化權利國際公約」及「公民與政治權利國際公約」二國際人權公約，使得社會保障的權利更豐富及具實效性，其中「經濟、社會及文化權利國際公約」第 12 條第 1 項規定健康權、同條第 2 項規定為達成實現完全的健康權的措施等。而生存權在憲法上之意涵，則是國家不得侵害國民生存權，且須防止國民之生存權遭受不當的侵害；國家更須積極地充實各種與生存相關的條件，以確保全體國民的生存權得以落實及發展❷。

### 2.國家應保障人民生存權

　　由於給付國家之國家任務過度膨脹，導致國家財政赤字高度攀升，不得已藉由民營化作為解套手段，因而國家的理念，從以往的「給付國家」變遷為「保障國家」，影響所及，國家對於人民的生存照顧所擔負之主要責任，從給付責任轉變為保障責任❷。我國憲法第十三章「基本國策」中，規定深具社會國理念之原則性條款，於第四節「社會安全」部分，更明定國家應保障人民的工作機會、推行社會保險與社會扶助，以及推展衛生保健事業及公醫制度等。我國憲法基本國策直接與生存權相關，「國家為謀社會福利，應實施社會保險制度」、「國家為增進民族健康，應普遍推行衛生保健事業及公醫制度」，憲法第 155 條及第 157 條定有明文，為制憲者對於人民生存權保障之宣示❷。

　　給付國家，國家須保護經濟弱者並儘可能防杜其流弊；為達成社會正義，產生新興的二個法領域，即勞工法與社會福利法，係國家對經濟領域之干預與對社會弱者之保護❷。給付國家對經濟生活為主之社會領域，主要干預工

会権，《憲法第三版》，岩波書店，2003 年 6 月，第 1 版第 4 刷，第 73-77 頁。

❷　許慶雄，《社會權論》，眾文，1991 年 5 月，第 1 版第 2 刷，第 29 頁。

❷　詹鎮榮，〈生存照顧〉，《民營化與管制革新》，元照，2005 年 9 月，第 279 頁。蔡宗珍，〈從給付國家到擔保國家——以國家對電信基礎需求之責任為中心〉，《台灣本土法學雜誌》，第 122 期，2009 年 2 月，第 33-36 頁。

❷　鍾秉正，〈社會福利之憲法保障——兼論相關憲法解釋〉，《憲法解釋之理論與實務》第四輯，湯德宗主編，中央研究院法律籌備處，2005 年 5 月，第 61 頁。

❷　翁岳生，〈法治行政之時代意義〉，收錄於《法治國家之行政法與司法》，1995 年 11

具有三：法律上強制禁止規定、國家財經政策及國家重分配政策❷。而國家干預的程度，仍不得過當而有違比例原則；尤其醫療尖端科技快速發展，健康照護資源之分配、 照護需求能否得到滿足、 個人之平等機會是否受到限縮❸，乃民眾所矚目的正義課題。

## (二)基本醫療照顧義務

「國家應推行全民健康保險」，乃憲法增修條文第 10 條第 5 項所明示，確立國家對於人民負有基本醫療照顧的義務。為保障國民的健康權，我國自 1995 年 3 月實施全民健康保險制度，對於醫療衛生體制之發展與國人的生命醫護健康福祉，有重大影響。全民健保得以順利展開，乃植基於我國醫療法之施行，對於醫療機構的設立、醫療業務之進行、場所及設施安全、病人之自主權，以及相關違法責任等，規範明確，醫療服務提供體系完備，滿足民眾的就醫可近性。**隨著時代演進，國家為保護、照顧人民而存在。**保護人民生命和健康、自由及財產等基本權利，為國家的重要功能；解決民眾的健康問題，為國家的行政責任。

國家為提供全民醫療服務、保護國民健康、維護醫療品質，**對於醫事人員之執業進行管制，藉由訂定各種醫事人員專法，嚴格限制執業之資格與範圍，更禁止無資格者擅自執行相關業務，以保障民眾之醫療人權。**而醫療機構乃各種專業醫事人員提供專業服務及病患就醫接受診治的場所，醫療制度之建構、成效良窳、醫療資源的合理分配，影響民眾就醫權益甚鉅。

## (三)長期照顧義務

人口老化及其對國家財政所造成的嚴重衝擊，是 21 世紀先進國家所必須面對的極重要議題。我國自 1995 年實施全民健康保險制度，保障民眾的醫療

---

月，第 223 頁。

❷ 吳秀玲，《日本介護保險制度與生存權保障》，翰蘆，2017 年 7 月，第 32、66 頁。

❸ 吳全峰，〈健康照護資源分配之界限──兼論醫療科技發展下健康照護資源分配之變與不變〉，收錄於《2009 科技發展與法律規範雙年刊　科學管制、學術研究自由與多元民主價值》，2010 年 5 月，第 343 頁。

權利，醫療照護水準提升，國民壽命普遍延長。我國在 1993 年 65 歲以上老人所占人口比率，已逾 7%，為「高齡化社會」❸，2018 年 3 月老人人口數高達 331 萬人，比率占 14.1%，邁入「高齡社會」；2021 年 12 月底老人人口比率達 16.85%❸；預估 2026 年可能達 20%，邁入「超高齡社會」❸。歐美先進國家人口緩慢老化，人口老化率從 7% 至 14%，法國為 127 年、挪威 92 年，有充裕的時間作政策規劃，而我國人口老化率從 7% 至 14%，與日本一樣快速，僅費時 25 年，令人心驚！

　　我國人口老化程度日趨嚴重，民眾對醫療及照護需求激增，醫療費用支出持續成長；老年人的經濟、照護、弱勢者之生活需求等，皆為國家必需妥為處理的問題。對於失能民眾及為其照顧的家人而言，國家可以具體地為人民提供必要的協助與服務，方能彰顯國家的存在與價值。

　　我國於 2015 年 6 月 3 日制定公布長期照顧服務法，已自 2017 年 6 月 3 日施行，有關長期照顧服務法的體系架構，財源穩定性、服務可近性、服務品質與「長期照護過失」所衍生的法律問題，以及政策從長期規劃推行「長期照顧保險」制度改為稅收制之轉折，皆屬既重要且複雜的議題；加以日本自 2000 年實施介護保險產生合憲性之爭議，保險費及部分負擔高漲，不但影響各級政府財政，更發生有保險無給付或給付不足問題，殊值探究，本書對於「長期照顧」制定之建構及困境，特於第七章以專章介紹。

## 九　衛生行政處分與行政救濟

　　民主法治國家，在憲法權力分立下，為保障人權及增進公共福祉，國家應適時制定推展公共事務、維護社會秩序、增進社會福利之相關制度與法律，並應依法行政。

---

❸　2018 年第 15 回內政部統計通報〈人口結構分析〉，內政部統計處行政公告，2018 年 4 月 14 日。

❸　行政院國情簡介，人口，內政部，2022 年 3 月 2 日，https://www.ey.gov.tw/state/99B2E 89521FC31E1/835a4dc2-2c2d-4ee0-9a36-a0629a5de9f0（2022 年 5 月 31 日瀏覽）。

❸　2015 年 6 月 4 日行政院院會通過長期照顧保險法草案總說明。

　　有關醫事護理法規之制定，係為維護國民健康、保障病人權益，基於公益上的理由，國家的安寧及公共秩序之維持，**有許多強制或禁止規定**，**醫事護理人員或醫療機構如違反未予遵守，國家即可以公權力為後盾，予以制裁，使醫事護理法規，產生強制的效力**。違反強制或禁止規定，國家的制裁，可分為：行政罰、行政刑罰；人民如因醫事護理人員或醫療機構之違法行為致受有損害，得依法請求民事損害賠償、涉及刑事責任依法提出告訴；醫事護理人員或醫療機構違反相關行政專業法規之規定時，必須接受主管機關之行政處分。

## ㈠行政機關定義

　　**行政程序法第 2 條第 2 項**規定：「本法所稱行政機關，係指代表國家、地方自治團體或其他行政主體表示意思，從事公共事務，具有單獨法定地位之組織。」

### 1.判斷行政機關之要件

　　行政機關以行使公權力為其主要特徵，得以行政機關名義，對外表示意思。至於如何判斷是否為具有單獨的法定地位之機關，或僅為機關基於內部作業分工而劃分之內部分支單位？則應以是否具備下面四個要件：①有單獨之組織法規；②有獨立的編制（人員）；③有獨立的預算；④有印信（依印信條例頒發之大印或關防），作為判斷依據。例如：各縣市政府之地價評議會，僅屬內部單位，並非對外具有獨立權限之行政主體。

### 2.準行政機關

　　若干本質上非行政機關，但在法規之授權或委託之下，對於受委託之特定事項得行使公權力之團體或個人，就該受委託的特定之事項範圍內，**被擬制為行政機關，取得與行政機關相同的權限和地位，稱為準行政機關**。行政程序法第 2 條第 3 項規定：「受託行使公權力之個人或團體，於委託範圍內，視為行政機關。」例如：財團法人海峽交流基金會（簡稱海基會）受行政院大陸委員會之委託，處理有關大陸文書之認證，就此受委託之特定事項而言，

海基會具有行政機關之地位。

## ㈡行政處分意涵

行政程序法第 92 條第 1 項規定：「本法所稱行政處分，係指行政機關就公法上具體事件所為之決定或其他公權力措施而對外直接發生法律效果之單方行政行為。」第 2 項規定：「**前項決定或措施之相對人雖非特定，而依一般性特徵可得確定其範圍者，為一般處分，適用本法有關行政處分之規定。有關公物之設定、變更、廢止或其一般使用者，亦同。**」衛生行政處分，即衛生行政機關，關於衛生行政事項所為之公法上行為。

行政處分大多以「決定」之方式為之，惟不限於積極作為，行政機關駁回人民之申請，亦屬行政處分。惟凡具有規制作用之行政行為，不問其態樣，皆可構成行政處分，行政程序法第 92 條第 1 項爰以「公權力措施」之用詞，涵括行政處分之行為態樣。據此規定，不論口頭、書面、手勢或符號，凡具有規制作用，即可認為係行政處分，不因其用語、形式而異其結果（釋字第 423 號解釋參照）。「公權力措施」不以人之行為為限，以電腦、自動化設置取代人力所作成之行為，亦屬之。例如：**核定稅額通知書或自動變化之交通紅綠燈**。

行政處分為「對外直接發生法律上效果」之行政行為，亦即**行政處分為具有「法效性」之行政行為**；此項特徵，主要與不發生法律效果的「單純事實行為」作區隔。例如：**興建公園、修築道路、縣、市政府清運垃圾、警察處理車禍、撲殺流浪狗，因無法發生法律效果，所以屬於「事實行為」❸❹**。

行政指導與行政處分不同，行政指導係「行政機關就其所掌職務，對特定之個人、公私法人或團體，以非強制手段，取得相對人之同意與協力，以達到行政上目的之行為。」依行政程序法第 165 條規定：「本法所稱行政指導，謂行政機關在其職權或所掌事務範圍內，為實現一定之行政目的，**以輔導、協助、勸告、建議或其他不具法律上強制力之方法，促請特定人為一定作為或不作為之行為。**」行政指導之行為，本身並未直接發生法律上權利義

---

❸❹　李惠宗，《行政法要義》，五南，2000 年 9 月，第 302 頁。

務之效力，人民可自行決定是否採納，因此，**屬於行政上的「事實行為」**，例如：**中央氣象局氣象報告之颱風預測。**

## ㈢行政罰法概述

對於違法者處罰，應依法為之，係現代法治國家基本原則。為因應國家行政事務龐雜，所欲達成行政目的之多元化，致行政法規繁多，對於違反行政法上之義務者處罰規定，散見於各行政法律及自治條例，且依處罰性質，可區分為行政刑罰及行政罰，前者，為刑事特別刑法，適用刑法總則有關規定，由司法機關依刑事訴訟程序追訴、審判及處罰。然由行政機關裁處之行政罰，則欠缺共通適用之法律，處罰名稱、程序及標準互異，見解分歧，實務上雖常賴司法院解釋、行政判例（或判決）、行政解釋作為依據，仍屢生爭議❸❺。為保障民眾權益，健全行政法體系，我國爰於 2005 年 2 月 5 日制定公布「行政罰法」，自公布後一年施行，藉以統一行政罰之裁處。

### 1.處罰法定主義及裁處權時效

行政機關對於違反醫事護理法規之處罰，亦須遵守「行政罰法」之規定，貫徹「處罰法定主義」及有責原則，「違反行政法上義務之處罰，以行為時之法律或自治條例有明文規定者為限」（行政罰法第 4 條）。「違反行政法上義務之行為非出於故意或過失者，不予處罰」（第 7 條第 1 項）。並考量行為人之年齡因素，規定不罰或得減輕：「未滿十四歲人之行為，不予處罰。十四歲以上未滿十八歲人之行為，得減輕處罰。」（第 9 條第 1、2 項）；另，「依法令之行為，不予處罰。」（第 11 條第 1 項）行政罰裁處權之行使如不確定，久懸不決，不但影響民眾權益，亦不利於社會秩序之維護，行政罰法第 27 條第 1 項爰明定行政罰裁處權之時效：「行政罰之裁處權，因三年期間之經過而消滅。」

---

❸❺ 黃俊杰，《行政罰法》，元照，2006 年 3 月，第 8 頁。

### 2.比例原則與便宜主義

行政處罰必須合於「比例原則」，不能過當，行政罰法第 18 條第 1 項規定：「裁處罰鍰，應審酌違反行政法上義務行為應受責難程度、所生影響及因違反行政法上義務所得之利益，並得考量受處罰者之資力。」此外，行政處罰亦須合於「便宜主義」，行政罰法第 19 條第 1 項明文：「違反行政法上義務應受法定最高額新臺幣 3 千元以下罰鍰之處罰，其情節輕微，認以不處罰為適當者，得免予處罰。」

## ㈣行政救濟

行政機關之行政處分，可能授給利益、核准申請，此時對於民眾並無不利益或侵害其權利，因此並無給予救濟之必要。反之，人民申請事項未能獲得行政機關之核許，或者並未違反行政上的作為或不作為義務，卻遭受行政機關之行政處罰時，人民的權利或利益受到侵害，必須給予人民平反的機會。此平反的制度設計，法律上使用「行政救濟」一詞，包括：行政處分機關的上一級機關之參與，稱為訴願程序，以及不服訴願決定或逾期不作決定時，透過司法機關的介入審理，稱為行政訴訟程序。

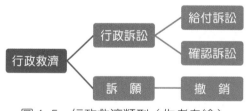

圖 1–5　行政救濟類型（作者自繪）

### 1.訴　願

訴願法於 1970 年 12 月 23 日修正後，全文共 28 條，嗣於 1998 年 10 月 28 日大幅修正，全文共 101 條，並自 2000 年 7 月 1 日施行；其後迄 2012 年

6 月 27 日止再微修二次。訴願法修正最重要的改變，擴大行政處分之概念、調整訴願管轄機關層級、簡化程序、禁止不利益之變更等。由於訴願法已超過 20 年未全面檢討，為配合行政程序法、行政訴訟法等法律及實務所需，有必要進行全案修正，行政院於 2022 年 5 月 19 日第 3803 次院會決議通過訴願法修正草案，將函請立法院審議，以強化訴願制度、周延救濟權利。

⑴訴願提起

①提起時限

訴願法第 14 條規定：「訴願之提起，應自行政處分達到或公告期滿之次日起三十日內為之。利害關係人提起訴願者，前項期間自知悉時起算。但自行政處分達到或公告期滿後，已逾三年者，不得提起。」

②針對違法或不當之行政處分

人民對於中央或地方機關之行政處分，認為「違法」或「不當」，致損害其「權利」或「利益」者，得依本法提起訴願（訴願法第 1 條第 1 項）。

③依法申請案件逾期不作為

人民因中央或地方機關對其「依法申請之案件」，於「法定期間」內「應作為而不作為」，認為損害其權利或利益者，亦得提起訴願（訴願法第 2 條第 1 項）。至於「法定期間」，如法令未規定者，自機關受理申請之日起為 2 個月（同條第 2 項）。

⑵訴願之管轄

依訴願法第 4 條規定：「訴願之管轄如左：……。三、不服縣（市）政府之行政處分者，向中央主管部、會、行、處、局、署提起訴願。四、……。五、不服直轄市政府之行政處分者，向中央主管部、會、行、處、局、署提起訴願。……」此外，對於無隸屬或有隸屬關係之機關，受委託或受委任辦理事件所為之行政處分，有關訴願之管轄問題，訴願法第 7 條以下有明文規定，以杜爭議。

### (3)訴願程序 ㊱

#### ①經由原處分機關向訴願管轄機關提起

訴願之提起，應由訴願人**繕具訴願書**，載明法定事項，如「訴願請求事項、訴願之事實及理由」等，由訴願人或代理人簽名或蓋章（訴願法第 56 條第 1 項），並附原行政處分書影本（同條第 2 項），經由原行政處分機關向訴願管轄機關提起訴願（訴願法第 58 條第 1 項）。

#### ②原處分機關重新審查合法妥當性

原行政處分機關對於前項訴願**應先行重新審查原處分是否合法妥當，其認訴願為有理由者，得自行撤銷或變更原行政處分**，並陳報訴願管轄機關（訴願法第 58 條第 2 項）。原行政處分機關不依訴願人之請求撤銷或變更原行政處分者，應儘速附具答辯書，並將必要之關係文件，送於訴願管轄機關（同條第 3 項）。

#### ③原處分機關限期答辯

行政院發布之行政院及各級行政機關訴願審議委員會審議規則第 6 條規定：「原行政處分機關收受之訴願書未附具訴願理由者，應於十日內移由訴願管轄機關審理；附具訴願理由者，應於二十日內依本法（訴願法）第五十八條第二項至第四項規定辦理（第 1 項）。」

#### ④訴願先程序後實體審理

有關訴願事件之審查次序，行政院及各級行政機關訴願審議委員會審議規則第 8 條規定：「對於訴願事件，應先為程序上之審查，其無應不受理之情形者，再進而為實體上之審查。」所謂「程序審查」，例如：提起訴願是否逾期；「實體審查」，則指訴願有無理由問題。

---

㊱　有關訴願程序及其基本原則等節，參蔡志方，〈訴願制度〉，收錄於翁岳生主編，《行政法 2000（下冊）》，第 1055–1118 頁。

⑷訴願應依法定期限作成決定

①原則 3 個月內

訴願之決定，自收受訴願書之次日起，應於 3 個月內為之；必要時，得予延長，並通知訴願人及參加人。延長以 1 次為限，最長不得逾 2 個月（訴願法第 85 條第 1 項）。訴願人提起訴願，經訴願管轄機關認為「訴願無理由者」，受理訴願機關應以「決定駁回」之（訴願法第 79 條第 1 項）。

②不利益之禁止

訴願管轄機關審議結果，如認為「訴願有理由者」，受理訴願機關應以「決定撤銷原行政處分之全部或一部」，並得視事件之情節，逕為變更之決定或發回原行政處分機關另為處分。「但於訴願人表示不服之範圍內，不得為更不利益之變更或處分。」（訴願法第 81 條第 1 項）

### 2.行政訴訟

行政訴訟法於 1975 年 12 月 12 日全文修正公布，共 34 條；1998 年 10 月 28 日經大幅修正公布，條文共 308 條，並自 2000 年 7 月 1 日施行，其後迄 2020 年 1 月 15 日止，又修正 9 次。1998 年修正時，增加訴訟種類及權利保護途徑、建立二級二審的行政法院。2011 年 11 月 23 日修正，將行政訴訟由「二級二審」改為「三級二審」。所稱行政訴訟，指「撤銷訴訟」、「確認訴訟」及「給付訴訟」三者（第 3 條）❸❼。2022 年 6 月 22 日總統令修正公布行政訴訟法修正條文，增訂、修正及刪除條文逾 80 條。行政訴訟法本次修法重點，包括：將原「地方法院行政訴訟庭」改設為高等行政法院「地方行政訴訟庭」，並透過「巡迴法庭」、「線上起訴」、「遠距審理」等配套措施，提升訴訟便利性。行政訴訟堅實第一審新制，訂於 2023 年 8 月 15 日施行，以第一審行政法院為事實審中心，最高行政法院則專注於重要的法律解釋、適用及統一法律見解。

---

❸❼ 行政訴訟之類型等項，參劉宗德、彭鳳至合著，〈行政訴訟制度〉，收錄於翁岳生主編，《行政法 2000（下冊）》，第 1119–1323 頁。

　　高等行政法院「高等行政訴訟庭」之通常訴訟程序管轄範圍：訴訟標的金（價）額超過新臺幣（以下同）150 萬元的第一審、都市計畫審查案件的第一審；以及「地方行政訴訟庭」第一審審判的上訴、抗告事件（終審）。

　　高等行政法院「地方行政訴訟庭」之通常訴訟程序管轄範圍：訴訟標的金（價）額超過 50 萬元以上 150 萬元以下的第一審；訴訟標的金（價）額 50 萬元以下的簡易訴訟程序事件、交通裁決事件、收容聲請事件，以及其他法律規定的事件（稅捐、罰鍰或其附帶之裁罰性、管制性不利處分、其他公法上財產關係訴訟）第一審。

⑴行政訴訟之提起

　　依訴願法第 90 條規定：「訴願決定書應附記，如不服決定，得於決定書送達之次日起二個月內向行政法院提起行政訴訟。」人民因中央或地方機關之「違法」行政處分（不包括不當），認為損害其「權利」或「法律上之利益」（不包括事實上之利益），經依訴願法提起訴願而不服其決定，或提起訴願逾 3 個月不為決定，或延長訴願決定期間逾 2 個月不為決定者，得向「行政法院」提起撤銷訴訟（行政訴訟法第 4 條第 1 項）。逾越權限或濫用權力之行政處分，以違法論 （同條第 2 項）。2007 年 7 月 4 日行政訴訟法修正公布，改採有償主義，徵收裁判費，以期避免濫訟。

⑵行政法院審級與裁判

①審級：三級二審

　　行政法院原分為第一審的「高等行政法院」，以及上訴第二審的「最高行政法院」，採二級二審制。對於高等行政法院之終局判決，除法律別有規定外，得上訴於最高行政法院 （行政訴訟法第 238 條第 1 項）。行政訴訟法於 2011 年 11 月 23 日修正，增訂第 3 條之 1 規定：「辦理行政訴訟之地方法院行政訴訟庭，亦為本法所稱之行政法院。」將行政訴訟由「二級二審」改為「三級二審」，於地方法院設立行政訴訟庭審理簡易訴訟程序及交通裁決等事件，以解決第一審行政訴訟之法院僅有臺北、臺中及高雄高等行政法院三所，民眾就審或尋求訴訟輔導並不便利，飽受舟車勞頓之累的問題。

2022 年 6 月 22 日行政訴訟法修正公布，將原分散於各地方法院之行政訴訟庭，改於高等行政法院增設地方行政訴訟庭（相當於「地方行政法院」審級）；第 3 條之 1 修正為：「本法所稱高等行政法院，指高等行政法院高等行政訴訟庭；所稱地方行政法院，指高等行政法院地方行政訴訟庭。」以符實際需求。設立地方行政訴訟庭後，原地方法院行政訴訟庭已無設立必要，爰刪除現行條文規定。

行政訴訟法本次修正，並逐步擴大強制律師代理範圍、保障人民應訴便利性、強化促進訴訟程序及替代裁判之紛爭解決機制；保障原住民族、弱勢兒少與身心障礙者近用司法之權益。增訂專業委員參與、強化行政訴訟和解、個案濫訴之防杜與處罰等配套制度，以及提高適用簡易訴訟程序之金額為新臺幣 50 萬元以下，俾與民事訴訟法一致等。

②**裁　判**

行政訴訟提起之後，行政法院審理完畢，案件達於可為裁判之程度者，行政法院應為終局判決 （行政訴訟法第 190 條）。按法院對外所為之意思表示，通稱為裁判，包含判決及裁定二種。前者，乃針對**實體事項**為表示；後者，則就**程序事項**為表示。**裁判，除依本法應用判決者外，以裁定行之**（行政訴訟法第 187 條）。行政法院認原告之訴為有理由者，除別有規定外，應為其勝訴之判決；認為無理由者，應以判決駁回之（行政訴訟法第 195 條第 1項）；撤銷訴訟之判決，如係變更原處分或決定者，不得為較原處分或決定不利於原告之判決（同條第 2 項）。

⑶**訴願前置主義**

綜上所述，對於衛生行政機關之違法、不當行政處分，損害其權利、利益者，依法可提起訴願，不服訴願決定者，若符合行政訴訟要件，得提起行政訴訟。行政訴訟之審理分為三級二審，不服訴願決定時，得向「高等行政法院或地方法院行政訴訟庭」提起行政訴訟；不服裁判時，得於法定上訴期間向「最高行政法院」提起上訴。提起行政訴訟**限定特定訴訟類型，必須先經過訴願之手續才可提起**，即所謂「訴願前置主義」。

由於考量特殊類目的行政處分案件數量龐大或金額較高，受到不利益行

政處分的民眾，對之如有不服直接提起訴願，訴願管轄機關之負擔過重等問題，立法者爰於一些行政法律當中，特別規定民眾於提起訴願之前，必須先行向原行政處分機關，提出「復核」、「復查」或「審議」，讓原行政處分機關有充分自省機會。

※例1：藥事法第99條：「依本法規定處罰之罰鍰，受罰人不服時，得於處罰通知送達後十五日內，以書面提出異議，申請復核。但以一次為限。（第1項）。……。受罰人不服前項復核時，得依法提起訴願及行政訴訟。（第3項）。」

※例2：稅捐稽徵法第35條第1項：「納稅義務人對於核定稅捐之處分如有不服，應依規定格式，敘明理由，連同證明文件，依下列規定，申請復查：……。」

※例3：全民健康保險法第6第1項：「本保險保險對象、投保單位、扣費義務人及保險醫事服務機構對保險人核定案件有爭議時，應先申請審議，對於爭議審議結果不服時，得依法提起訴願或行政訴訟。」

# 第二章　醫療法與行政管制

## 本章要旨

本章以醫療法為主軸，介紹醫療機構定義與種類、醫療法人之設立與管制、醫療機構之管理、構築以病人安全為核心價值的醫療體系、研析醫療爭議之現況與立法趨勢、規範人體試驗之意義、辨明醫療違規案件之處分。

## 一 醫療法立法目的及沿革

科技進步一日千里，醫學之研究發展，更是日新月異，妥適的醫療行為，足以維護民眾健康，延長人類壽命。然醫療行為具有不確定性，先端醫療科技或新藥，蘊含無法預測的危險，療效與預期有顯著的落差，甚至產生嚴重的後遺症。為避免醫療糾紛之發生，建立彼此互信的醫病關係，爰立法管制，彌補僅以職權命令作為規範的法效薄弱問題。

### ㈠立法目的及重要定義

臺灣在戰後國民政府遷臺，接收原日治官方醫療院所設備，恢復運作或擴充功能；增設若干公立醫院，以及成立軍方、榮民醫院系統。但政府對於私立醫療院所卻採取放任態度，不加以管制；宗教醫院陸續設立、小規模私人醫院大幅增加，各鄉鎮市區也開始設立衛生所，便利民眾就醫。由於醫事人力並未適切規劃、管理鬆散，致密醫盛行；加以鄉村地區正規醫師人力不足，約四分之一的衛生所沒有醫師，政府竟讓未受過正規醫學教育的二千多位退除役軍醫，美其名經特種考試卻全額錄取為公共衛生醫師（民間譏稱為總統牌醫師，對其無法信任），投入基層醫療工作，醫療品質不佳的問題也隨

之而來❶。

中央衛生主管機關於 1981 年 9 月 30 日召開「醫療法」草案籌備會議，研議 3 年完成醫療法（草案）呈報行政院，1986 年 2 月 27 日行政院院會通過，函送立法院審議。**醫療法在 1986 年 11 月 11 日經立法院三讀通過，總統於同月 24 日制定公布施行，全文 91 條，以「促進醫療事業之健全發展，合理分布醫療資源，提高醫療品質，保障病人權益，增進國民健康。」（第 1 條）作為立法目的，賦與衛生主管機關管理醫療機構的法源依據。**醫療法完成立法，乃我國醫政史上的創舉，具有促進醫政改革的正面意義及功能；醫療人權之保護，實為醫療法重心所在。

醫療法所稱醫事人員，係指「領有中央主管機關核發之醫師、藥師、護理師、物理治療師、職能治療師、醫事檢驗師、醫事放射師、營養師、助產師、臨床心理師、諮商心理師、呼吸治療師、語言治療師、聽力師、牙體技術師、驗光師、藥劑生、護士、助產士、物理治療生、職能治療生、醫事檢驗生、醫事放射士、牙體技術生、驗光生及其他醫事專門職業證書之人員。」（第 10 條第 1 項）；所稱醫師，係指「醫師法所稱之醫師、中醫師及牙醫師。」（第 10 條第 2 項）；所稱主管機關：「在中央為衛生福利部；在直轄市為直轄市政府；在縣（市）為縣（市）政府。」（第 11 條）

## ㈡立法沿革

醫療法自 1986 年制定公布迄 2020 年 1 月 15 日止，共修正 16 次，俾期周妥，其中，以應醫療環境變遷，使私立醫院得以醫療法人型態設立、提升醫療機構服務品質、強化病歷管理制度、保障病人就醫安全與知的權利。2004 年 4 月 28 日之修正幅度最大，該次之修正重點為：**建立醫療法人制度、規範醫療機構之滋擾暴力行為、提升醫療服務品質、強化尊重病人知的權益**：明定醫療機構的說明義務及對象、增列醫療機構有提供病歷複製本之義務、對於組織檢體或手術切取之器官，均應送請病理檢查，其結果並應告知病人、

---

❶　林宜平、邱弘毅、陳保中主編，《臺灣公衛百年記事》，行政衛生署、臺灣公共衛生學會編，2011 年 12 月，第 7–8、13–15 頁。

司法院應設醫事專業法庭等。

　　另為保障人體試驗受試者之權益與福祉，參照 2008 年赫爾辛基宣言❷，2009 年 5 月 20 日醫療法增訂第 8 條第 2 項：「**人體試驗之施行應尊重接受試驗者之自主意願，並保障其健康權益與隱私權。**」並於 2011 年明定，醫療機構對於所屬醫事人員執行直接接觸病人體液或血液之醫療處置時，應自 2012 年起，5 年內按比例逐步完成全面提供安全針具（醫療法第 56 條）。

　　由於病人接受人體試驗存有無法事先預測之風險，為避免對於刑事責任不必要之誤解或顧慮，而影響施行人體試驗之意願，2012 年 12 月 12 日醫療法第 79 條增訂第 5 項：「醫師依前四項規定施行人體試驗，因試驗本身不可預見之因素，致病人死亡或傷害者，不符刑法第十三條或第十四條之故意或過失規定」。醫療機構對於不同意參與人體試驗者或撤回同意之接受試驗者，應施行常規治療，不得減損其正當醫療權益（同法第 79 條之 2）。並增訂**醫療法第 57 條第 2 項：「醫療機構不得聘僱或容留未具醫事人員資格者，執行應由特定醫事人員執行之業務。」**

　　2014 年 1 月 29 日及 2017 年 5 月 10 日修正針對違反醫療法第 24 條滋擾醫療機構秩序者，除處罰鍰外，參酌刑法第 135 條第 1 項妨害公務罪及第 304 條強制罪之法定刑，增訂刑責規定，並於 2017 年 5 月 10 日再度修正，改為結果犯、行為人如涉及刑責、警察機關應主動移送檢察官偵辦、建立通報機制、納入「緊急醫療救護人員」為保障對象。2018 年 1 月 24 日醫療法第 82 條修正並新增 2 項，緩和醫護人員的民事賠償責任、刑事責任。

## ㈢修法方向

　　為改善醫師勞動條件並確保病人安全與民眾就醫權益，衛生福利部於 2019 年 3 月 14 日預告增訂及修正醫療法（共 16 條）。有鑑於醫療事業具公

---

❷　「赫爾辛基宣言」(Declaration of Helsinki) 係於 1964 年 6 月芬蘭赫爾辛基第 18 屆世界醫師會大會通過，以醫師為主要規範對象，作為人體醫學研究的倫理原則，要求人體試驗前，必須使受試者對於試驗有概括了解、取得其同意及保障受試者隱私。迄 2013 年 10 月止，世界醫師會大會共為 9 次修正。

益性、強制性及突發性，不同於一般行業且醫師工作具多元特性與獨立性，如將全體醫師納入適用勞動基準法，恐衝擊醫病關係、病人安全及偏鄉醫療服務，爰優先將自主性與選擇性較受限制的住院醫師，於 2019 年 9 月 1 日納入勞動基準法之適用。為保障未納入勞動基準法適用之其他聘僱醫師（含主治醫師、研修醫師）之勞動權益，修正草案增訂醫師勞動權益保障專章（第 4 章之 1）；另，為加強保障醫療機構內聘僱人員之保險權益，並提供醫師於醫療糾紛負損害賠償責任之保障，增訂醫療機構應為符合勞工保險條例所定資格之聘僱人員辦理勞工保險，以及為醫事人員投保醫療業務責任保險或提供相當之保障。此外，醫療機構對於聘僱醫師夜間工作，應提供必要之保障設施及交通工具，以維護其安全；並應為聘僱醫師提繳退休金等。

## 二、醫療機構

### ㈠醫療機構之定義及類型

　　醫療法所稱醫療機構，係指供醫師執行醫療業務之機構（第 2 條）。因設立主體不同，可分為：「公立醫療機構」、「私立醫療機構」、「醫療法人」（含醫療財團法人與醫療社團法人）、「法人附設醫療機構」、「教學醫院」及「軍事醫療機構」等（如表 2–1）。

表 2–1　醫療機構定義及類型表

| 機構類型 | 定　義 | 醫療法 |
|---|---|---|
| 公立醫療機構 | 由政府機關、公營事業機構或公立學校所設立之醫療機構。 | 第 3 條 |
| 私立醫療機構 | 係指由醫師設立之醫療機構。 | 第 4 條 |
| 醫療財團法人 | 係指以從事醫療事業辦理醫療機構為目的，由捐助人捐助一定財產，經中央主管機關許可並向法院登記之財團法人。 | 第 5 條第 2 項 |

| 醫療社團法人 | 係指以從事醫療事業辦理醫療機構為目的，經中央主管機關許可登記之社團法人。 | 第 5 條第 3 項 |
|---|---|---|
| 法人附設醫療機構 | 1.私立醫學院、校為學生臨床教學需要附設之醫院。<br>2.公益法人依有關法律規定辦理醫療業務所設之醫療機構（例：農會法、漁會法規定農會、漁會得為其會員舉辦醫療服務，**農會、漁會得附設醫療機構**）。<br>3.其他依法律規定，應對其員工或成員提供醫療衛生服務或緊急醫療救護之事業單位、學校或機構所附設之**醫務室**。 | 第 6 條 |
| 教學醫院 | 教學、研究、訓練設施，經依本法評鑑可供醫師或其他醫事人員接受訓練及醫學院、校學生臨床見習、實習之醫療機構。 | 第 7 條 |
| 軍事醫療機構 | 1.軍事機關所屬醫療機構，及其附設民眾診療機構之設置及管理，依醫療法之規定。<br>2.所屬醫療機構涉及國防安全事務考量之部分，其管理依國防部之規定。 | 第 118 條 |

註：作者製表

## ㈡醫療機構分類

醫療機構之分類，依醫療機構設置標準第 2 條規定，分為醫院、診所及其他醫療機構三大類（如表 2–2）。醫院名稱，可以稱為：「某某醫院」、「某某綜合醫院」及「某某專科醫院」。醫院可以設一科或數科，並得設中醫、牙醫部門。

表 2-2　醫療機構之分類及定義表

| 醫療機構分類 | 細分 | 定義 | 醫療機構設置標準第2條 |
|---|---|---|---|
| 醫院 | 醫院 | 設有一科或數科診療科別，每科均有專科醫師之醫院。 | 第1款第1目 |
| | 慢性醫院 | 設有慢性一般病床，其收治之病人平均住院日在 30 日以上之醫院。 | 第1款第2目 |
| | 精神科醫院 | 設有病床，主要收治罹患精神疾病病人之醫院。 | 第1款第3目 |
| | 中醫醫院 | 設有病床，主要從事中醫診療業務之醫院。 | 第1款第4目 |
| | 牙醫醫院 | 設有病床，專門從事牙醫診療業務之醫院。 | 第1款第5目 |
| | 性侵害犯罪加害人強制治療醫院 | 設有病床，專門收治性侵害犯罪加害人強制治療業務之醫院。 | 第1款第6目 |
| 診所 | 診所 | 由醫師從事門診診療業務之處所。 | 第2款第1目 |
| | 中醫診所 | 由中醫師從事中醫門診診療業務之處所。 | 第2款第2目 |
| | 牙醫診所 | 由牙醫師從事牙醫門診診療業務之處所。 | 第2款第3目 |
| | 醫務室 | 依法律規定，應對其員工或成員提供醫療衛生服務或緊急醫療救護之事業單位、學校、矯正機關或其他機關（構）所附設之機構。 | 第2款第4目 |
| | 衛生所 | 由直轄市、縣（市）政府設立，辦理各該轄區內有關衛生保健事項之處所。 | 第2款第5目 |
| 其他醫療機構 | 捐血機構 | 專門從事採集捐血人血液，並供應醫療機構用血之機構。 | 第3款第1目 |
| | 病理機構 | 專門從事解剖病理或臨床病理業務之機構。 | 第3款第2目 |
| | 其他 | 執行其他非以直接診治病人為目的，而由醫師辦理醫療保健業務之機構。 | 第3款第3目 |

註：作者製表

### ㈢醫事人員之配置

有關醫事人員之配置，醫療機構設置標準第 3 條之附表㈠醫院設置基準表「三、人員」規定：㈠醫師：1.每 10 床應有 1 人以上。 2.各診療科均應有專科醫療至少 1 人以上。……；㈡護產人員：1.急性一般病床，49 床以下者，每 4 床應有 1 人以上；50 床以上者，每 3 床應有 1 人以上。 2.⑴手術室：每床應有 2 人以上。⑵加護病房：每床應有 1.5 人以上。……⑹門診：每床應有 1 人以上。……；㈢藥事人員：1.一般病床：每 50 床應有藥師 1 人以上；如採單一劑量，每 40 床至少藥師 1 人。 2.……⑴加護病房：每 20 床應有藥師 1 人。……

### ㈣醫院與診所之區別

醫療法第 12 條規定，醫療機構設有病房收治病人者為「醫院」，僅應門診者為「診所」（第 1 項）；診所得設置「9 張」以下之觀察病床；婦產科診所，得依醫療業務需要設置「10 張」以下產科病床（第 2 項）。醫療機構之類別及各類醫療機構應設置之服務設施、人員與診療科別設置條件等之設置標準，由中央主管機關定之（第 3 項）。中央主管機關訂定發布「醫療機構設置標準」，2020 年 12 月 1 日止計修正 22 次。

### ㈤醫療機構會診、支援限制

有關醫師之執業與會診、支援，醫療機構設置標準第 20 條補充規定：「醫療機構之醫事人員，除醫療機構間之會診、支援外，前往他醫療機構執行業務，應依各該醫事人員法律規定，經事先報准，始得為之（第 1 項）。前項所稱醫療機構間之會診、支援，指未固定排班提供診療者而言（第 2 項）。第一項所定之事先報准，其為越區前往他醫療機構執行業務者，應報經所在地直轄市或縣（市）主管機關核准，並副知執行地直轄市或縣（市）主管機關（第 3 項）。」

惟如經事先報准，可不受應經核准登記之診療科別限制，醫療機構設置標準第 21 條規定：「醫師經事先報准前往他醫療機構執行業務之科別，不受

第十七條規定應經核准登記之診療科別限制。」

## (六)聯合診所

在社會變遷快速和全民健保實施後，結合多家診所於同一地點聯合門診的形式，方便民眾就診，並可藉由共同檢驗、藥事、病歷等設施，節省醫療機構的成本。醫療法第 13 條爰規定：「二家以上診所得於同一場所設置為聯合診所，使用共同設施，分別執行門診業務；其管理辦法，由中央衛生主管機關定之。」據此，中央主管機關訂定發布「聯合診所管理辦法」，全文計12 條：數家診所可在同一場所設置聯合門診，使用共同設施，分別執行門診業務；在聯合門診中，各診所應有各自的診所名稱（第 3 條第 1 款）、診療室隔間要和其他診所區隔清楚（第 3 條第 3 款）；聯合門診之設置，其場所使用數樓層者，各樓層應為連續使用（第 10 條）；設置場所內不得雜有商業性機構，維持醫療院所品質。

聯合診所共同使用之設施，其所應置之醫事人員得登記執業於任一家診所。但各該獨立設置之設施，其所應置之醫事人員仍應依規定登記執業於各該診所（第 6 條第 2 項）。聯合診所之各該診所與相關之醫事機構，除應分別依規定申請核准登記，**發給開業執照外**，並應檢具共同合約書及負共同責任之切結書，申請所在地直轄市或縣（市）衛生主管機關**核備**（第 8 條第 1 項）。

## (七)醫院設立或擴充

為使醫院之構造符合醫療需要，並促進醫療資源均衡發展，醫療法第 14條明定，**醫院之設立或擴充**，均須先經主管機關審核許可，始得申請建築執照；其設立分院者，亦同（第 1 項）。有關醫院設立或擴充的許可，其**申請人之資格、審查程序及基準、限制條件、撤銷、廢止及其他應遵行事項之辦法，授權由中央主管機關定之**（同條第 2 項）。據此授權，中央主管機關於 2010年 1 月 25 日訂定發布「醫院設立或擴充許可辦法」。

### 1.依性質及病床數劃分許可機關

「醫院之擴充」，指「**醫院總樓地板面積之擴增或病床之增設**」（醫療法

施行細則第 3 條第 1 項）。而公立醫療機構、私立醫療機構或法人附設醫療機構設立或擴充後之規模：在 99 病床以下者，係由所在地直轄市或縣（市）主管機關許可；100 病床以上者，由所在地直轄市或縣（市）主管機關核轉中央主管機關許可（醫療法施行細則第 5 條第 1 項第 1 款）。**醫療法人申請醫院之設立或擴充，由中央主管機關許可**（同條項第 2 款）。

### 2.廢止或核減許可

為利管理，醫院設立或擴充許可辦法於 2021 年 5 月 28 日全文修正第 11 條明定，「經許可設置之病床，核定之主管機關得限定其完成開放使用之期日；屆期未完成者，得廢止其許可或減少其許可之病床數。」惟如有：「自許可之日起，逾三年未取得建造執照」、「自取得建造執照之日起，逾五年未取得使用執照」、「自取得使用執照之日起，許可設置或擴充之病床，逾二年未全數開放使用或開放使用後再行停止使用逾二年」等情事之一者，得廢止其許可或核減其已許可之病床數（同辦法第 12 條第 1 項第 1–3 款）。

## (八)醫院開業登記與停、歇業

醫療機構之開業，應向所在地直轄市、縣（市）主管機關申請核准登記，經發給開業執照，始得為之；**其登記事項如有變更，應於事實發生之日起 30 日內辦理變更登記**（醫療法第 15 條第 1 項）。醫療機構並應將其開業執照、診療時間及其他有關診療事項，揭示於明顯處所（同法第 20 條）。至於醫療機構所為醫療廣告或施行人體試驗如有違相關規定、或超收醫療費用或擅立收費項目收費經查屬實，而未依限將超收部分退還病人時，其開業執照可能被廢止。

而醫療機構如有歇業、停業時，則應於事實發生後 30 日內，報請原發開業執照機關備查（醫療法第 23 條第 1 項）。停業期間，以 1 年為限；逾 1 年者，應於屆至日起 30 日內辦理歇業（同條第 2 項）。

醫療機構歇業，或受撤銷、廢止開業執照處分者，應將其招牌拆除（醫療法施行細則第 13 條）。

## ㈨醫療機構名稱使用、變更

醫療法第 17 條:「醫療機構名稱之使用、變更,應以所在地直轄市、縣（市）主管機關核准者為限;其名稱使用、變更原則,由中央主管機關定之（第 1 項）。」違反者,經予警告處分,並限期改善;屆期未改善者,處新臺幣 1 萬元以上 5 萬元以下罰鍰,按次連續處罰（第 101 條）。

於為避免非醫療機構任意使用醫療機構名稱,誤導民眾致延誤就醫,醫療法第 17 條第 2 項規定:「非醫療機構,不得使用醫療機構或類似醫療機構之名稱。」對於違反者,依醫療法第 103 條第 1 項第 1 款,處新臺幣 5 萬元以上 25 萬元以下罰鍰。

### 1.命令規定

醫療法施行細則第 9 條規定 1 至 8 款**醫療機構名稱之使用**,應標明或得標明事項,例如:「**專科醫師所設之醫院、診所,得標明其專科名稱**」（第 4 款）;「**醫療法人設立之醫療機構,應冠以其醫療法人名稱**」（第 5 款）。

### 2.禁止規定

醫療法施行細則第 10 條另規定 1 至 6 款醫療機構名稱之使用、變更之禁止規定,例如:不得有「**單獨使用外文名稱**」（第 1 款）、「**使用疾病名稱**」（第 3 款）,或「**使用有妨害公共秩序、善良風俗之名稱**」（第 4 款）等。

## ㈩負責醫師與代理

醫療法第 18 條明定:醫療機構應置負責醫師一人,對其機構醫療業務,負督導責任。私立醫療機構,並以其申請人為負責醫師（第 1 項）。負責醫師之資格,限制必以在中央主管機關指定之醫院、診所,接受 2 年以上之醫師訓練並且取得證明文件者為限（第 2 項）。俾能確實負起督導醫療機構之責。

醫療機構對其機構醫療業務及其所屬醫事人員應負督導之責,因此,負責醫師如因故不能執行業務,應有人代理其職務;且代理期限不宜無所限制,致有礙機構之正常運作,因此,醫療法第 19 條要求:「負責醫師因故不能執

行業務，應指定合於負責醫師資格之醫師代理。**代理期間超過四十五日者，應由被代理醫師報請原發開業執照機關備查。**前項代理期間，不得逾一年。」

## 三　醫療法人設立與管制

臺灣的財團法人醫院家數占所有醫療院所 3%，但健保給付以 2014 年為例，39 家醫療財團法人從健保全體給付 5,700 億元當中，拿走了四分之一，約 1,562 億元 (27.4%)，占醫院總額的 40.4%。考察醫療院所是否回歸其非營利之公益屬性，首要觀察醫院是否落實「以病人為中心」的照顧服務。哈佛大學競爭力大師 Michael Porter 提倡「以價值為本的健康照護」，引起學術界極大的關注，以導正逐漸向財務績效及營利傾斜的醫療體系❸。

### ㈠醫療財團法人的存在與稅賦減免問題

由於醫療財團法人負有濃厚之公益色彩，醫療法雖訂有醫療法人的管制規定，惟仍有諸多問題，例如：董事會淪為橡皮圖章、財務不透明、收入結餘之不當處理及運用範圍恣意等，社會有許多批判聲浪。2017 年 6–7 月，媒體連續報導長庚急診醫師集體離職事件，引發社會大眾的關切，也是讓醫界和衛生主管機關共同思考急診結構性的問題，並尋求有效對策的機會。事件起因是長庚醫療集團的決策單位認為，急診每年虧損須採取措施減少損失，規劃將基隆及嘉義院區由重度級醫院降為中度級醫院，同時減少急診專科醫師在雲林院區之值班，改由內外科進駐看診。林口長庚的急診醫療團隊不認同，歧見無法化解，該急診部主任被決策層以「6 年未參與臨床業務為由，記過免職」❹，遂爆發一批急診醫師跟進離職的風波。整個事件的源頭是「急診服務經營虧損」，但「急診服務有虧損嗎？」衛生福利部表示，林口長庚是重度急救責任醫院，若急診醫師不符規定人數，恐從醫學中心降級❺。

---

❸　劉梅君，〈醫院治理：醫事人員勞動權益保障被忽略的環節〉，《月旦醫事法報告》，第 2 期，2016 年 10 月，第 68–70、78 頁。

❹　〈新聞幕後／急診前主任遭拔　子弟兵不服！〉，2017 年 6 月 29 日，《聯合報》。

長庚醫療財團法人設有 7 家紀念醫院、1 間診所，以及數家公辦民營醫院，其中 3 家屬於醫學中心，由於每年有極高比例的健保資源使用於長庚醫療體系，因此，有關醫療財團法人的經營治理，與其非營利之公益組織成立性質及存在目的，是否吻合？誠備受質疑。

醫療法第 38 條規定：「醫療財團法人所得稅、土地稅及房屋稅之減免，依有關稅法之規定辦理。」2015 年臺灣計有 52 家「財團法人」醫院，從健保獲取 1,441.5 億元之給付，卻僅繳稅 4.8 億元不及 1%；其中，彰化基督教醫院和奇美醫院繳稅 2 億元，其他 50 家只繳 2.8 億元，而長庚、慈濟醫院都是「零」❻。「財團法人」長庚醫院 2016 年醫務利益僅占 3 億 2,154 萬元，非醫務利益之股利收入卻高達 114 億 1,700 萬元，適用租稅減免而無需繳納任何所得稅❼。不但造成課稅不平等，更違反租稅正義與社會法治國財貨秩序，使租稅源泉枯竭，崩壞稅基。為實現稅課平等以符租稅倫理，醫療法等對於醫療財團法人之稅賦減免規定，應作檢討和修正。

## ㈡建立醫療社團法人之必要性

醫療法原僅規範財團法人醫療機構，為改善國內私立醫院體質及經營困境，使私立醫院得以社團法人型態設立，醫療法 2004 年修正時，增訂醫療法人制度，釐清法人所有權與法人經營權，將第三章章名「財團法人醫療機構」，修正為「醫療法人」，以資涵蓋醫療社團法人，提供醫療機構永續經營之機會，使醫院得以募集資金、擴充醫療設備，提高醫院競爭力及服務品質（醫療法第 5 條）。

### 1.符合公告規模應改設醫療法人

私立醫療機構如其設立已達一定規模時，對於當地醫療服務之提供具有

---

❺　〈三院區 40 醫師提離職　長庚急診爆出走潮〉，2017 年 6 月 28 日，《聯合報》。

❻　徐嶔煌，〈全台 52 家「財團法人」醫院吃掉健保 1441 億，長庚和慈濟醫院居然還不用繳稅〉，2015 年 3 月 2 日，《報橘》，第 1 頁。

❼　〈長庚醫院股利百億卻免繳稅，黃國昌批：淪為財團避稅的控股中心〉，信傳媒，2017 年 10 月 10 日，https://www.storm.mg/article/342441（2021 年 4 月 10 日瀏覽）。

重要性影響，為促進其管理制度化，提升醫療水準，應有以法人型態設立之必要。醫療法第 16 條：「**私立醫療機構達中央主管機關公告一定規模以上者，應改以醫療法人型態設立。**」至於所稱一定規模，則授權中央主管機關衡酌實際情況，訂定公告。

### 2.醫療法人設定之限制與必要財產最低標準

#### ⑴得設立醫院、診所、其他醫療機構及其他附設機構

為避免醫療法人之家數過多衍生之問題，並考量醫療法人宜具有一定規模之必要性，醫療法第 31 條規定：「**醫療法人得設立醫院、診所及其他醫療機構。其設立之家數及規模，得為必要之限制**（第 1 項）。前項設立家數及規模之限制，由中央主管機關定之（第 2 項）。經中央主管機關及目的事業主管機關之許可，**並得附設護理機構、精神復健機構、關於醫學研究之機構**，以及老人福利法等社會福利法規規定之相關福利機構等（第 3 項）。」

#### ⑵應有足以達成其設立目的所必要之財產

醫療法第 32 條規定：「醫療法人應有足以達成其設立目的所必要之財產。前項所稱必要之財產，依其設立之規模與運用條件，由中央主管機關定之。」依此法律授權，中央主管機關訂定發布「**醫療法人必要財產最低標準**」，本標準第 2 條：「醫療財團法人之必要財產，其最低基準如下：一、新設醫療財團法人、私立醫院改設醫療財團法人及其後續擴充者，設立或擴充急性一般病床及慢性一般病床，每床應有新臺幣一百五十萬元之淨值；設立或擴充精神急性一般病床及精神慢性一般病床，每床應有新臺幣六十萬元之淨值。二、**醫療財團法人設立診所者，應有新臺幣一億元之淨值**。三、……」本標準第 3 條第 2 款亦規定：「二、醫療社團法人設立診所者，應有新臺幣一億元之淨值。」

## ㈢醫療法人行為之管制

### 1.應為一定行為

#### ⑴應設董事會及建立會計制度

**醫療法人，應設董事會，置董事長一人，並以董事長為法人之代表人**（醫療法第 33 條第 1 項）。醫療法人應建立會計制度，採曆年制及權責發生制，其財務收支具合法憑證，設置必要之會計紀錄，並應保存之（第 34 條第 1 項）。中央主管機關得隨時命令醫療法人提出財務、業務報告或檢查其財務、業務狀況（第 5 項）；醫療法人對於前項之命令或檢查，不得規避、妨礙或拒絕（第 6 項）。

#### ⑵設立申請許可及向法院登記

醫療財團法人之設立，應檢具捐助章程、設立計畫書及相關文件，**申請中央主管機關許可後，於 30 天內成立董事會**；並將董事名冊報請中央主管機關核定後，30 天內向該管地方法院辦理法人登記。經完成登記後 3 個月內，將捐助之全部財產移歸法人所有，並報請中央主管機關備查（第 42 條）。

#### ⑶應提撥一定比例結餘及營運基金

醫療財團法人應提撥年度醫療收入結餘之 10% 以上，辦理有關研究發展、人才培訓、健康教育；以及另行提撥 10% 以上，辦理醫療救濟、社區醫療服務及其他社會服務事項（第 46 條）。醫療社團法人之設立、管理與解散，以及剩餘財產之歸屬，醫療法第 47 條以下詳為規定。因醫療社團法人仍具公益性，故於年度結算有盈餘時，應提撥一定比例，從事特定用途或社會公益活動。醫療法第 53 條規定，醫療社團法人結餘之分配，應提撥 10% 以上，辦理研究發展、人才培訓、健康教育、醫療救濟、社區醫療服務及其他社會服務事項基金；並應提撥 20% 以上作為營運基金。

⑷辦理解散登記

醫療社團法人解散時，應辦理解散登記（第 51 條第 3 項）。

## 2.不得為一定行為

⑴不得規避檢查

中央主管機關得隨時命令醫療法人提出財務、業務報告或檢查其財務、業務狀況（第 34 條第 5 項）；醫療法人對於前項之命令或檢查，不得規避、妨礙或拒絕（第 6 項）。

⑵不得為合夥人

醫療法人不得為公司之無限責任股東或合夥事業之合夥人；如為公司之有限責任股東時，其所有投資總額及對單一公司之投資額或其比例應不得超過一定之限制（第 35 條第 1 項）。如有違反者，中央主管機關得處新臺幣 1 萬元以上 10 萬元以下罰鍰，並限期命其補正。逾期未補正者，並得連續處罰之（第 113 條第 1 項）。

⑶不得為保證人

醫療法人不得為保證人（第 37 條第 1 項），以確保醫療法人資產之穩定，不被掏空或不當運用。違反時，中央主管機關得處新臺幣 10 萬元以上 50 萬元以下罰鍰，並得限期命其改善；逾期未改善者，得連續處罰之。其所為之保證，並由行為人自負保證責任（第 112 條第 1 項）。

⑷資金（產）不得違規出借（供擔保）

醫療法人之資金，不得貸與董事、社員及其他個人或非金融機構；亦不得以其資產為董事、社員或任何他人提供擔保（第 37 條第 2 項）。

## ㈣醫療法人修正草案

　　根據醫改會於 2014 年針對財團法人醫院財報所呈現的董事會運作情況分析，董事會可歸類為四種型態，運作確未盡理想：「董監互換型」，董監事永遠由同一批人輪流擔任；「一手遮天型」，董事會是董事長個人意志決定所有決策；「董事變股東型」，使捐助人或發起醫師將捐助當投資，錯將董事視為股東期待「獲利」；「國王人馬型」，董事會是由原捐助企業之關係人掌控。

　　而財團法人醫院財報的關係人交易內容，則有四大問題類型：1.「散財童子型」，將醫院醫事人員血汗勞動所獲得的結餘，捐贈給原捐助企業或教會之相關企業，但卻與醫院成立之宗旨，顯然無關。2.「萬年包租公型」，醫院無自有建物房舍土地，長期向關係人或企業承租，而不論租金是否合理。3.「金主變債主型」，醫院向關係人借貸，不問利息是否合理與必要。4.「裙帶外包型」❽。董事會治理有此些不合理的情形，即使醫院有結餘，可預期仍無法緩和醫院血汗問題，故有修法導正之必要。

　　**由於醫療法人具有高度公益性質，其法人治理及財產使用方式的良窳，對於整體社會環境影響甚鉅**，並為建構良好醫療法人法制環境，行政院院會 2017 年 4 月 6 日通過衛生福利部所擬「醫療法」部分條文修正草案（針對醫療法人部分；其他部分，另有 2019 年 3 月 14 日預告增訂及修正草案），送請立法院審議，草案重點如下：

### 1.防杜不正利益輸送

　　為避免醫療法人董事長利用職務之便於不同醫療法人間從事不正之利益輸送，並強化財務、業務監督功能，提升法人治理效能，定明同一人不得同時擔任醫療財團及醫療社團法人之董事長或二以上醫療財團法人之董事長；醫療法人應設置監察人、監察人不得兼任同一醫療法人之董事或職員等（修正條文第 33 條）。

---

❽　劉梅君，〈醫院治理：醫事人員勞動權益保障被忽略的環節〉，《月旦醫事法報告》，第 2 期，2016 年 10 月，第 71–76 頁。

### 2.醫療財團法人應置公益監察人

為求監督管理之一致性，維護醫療法人之獨立性及公益性，定明達中央主管機關公告一定規模以上之醫療財團法人，應置公益監察人一人，並增訂中央主管機關就醫療法人章則、捐助章程及組織章程訂定相關準則之依據（修正條文第 33 條、第 42 條及第 47 條）。

### 3.限制連任次數

為健全醫療財團法人治理，避免形成「萬年董事長」現象，定明醫療財團法人董事長連選連任以一次為限；另為強化醫療財團法人之治理效能，爰將「社會公正人士」及「員工代表」納入其董事會成員（修正條文第 43 條）。

## 四 醫療業務之內涵

### (一)醫療業務的概念

#### 1.醫療業務之意義

醫師執行醫療業務，從醫療行為的主體性觀察，醫療業務即醫師業務。依中央主管機關之函釋，「醫療業務」係指：「**以醫療行為為職業者而言，不問是主要業務或附屬業務，凡職業上予以機會，為非特定多數人之醫療行為均屬之，但不以收取報酬為要件**，法令另有規定者從其規定。」❾

#### 2.公法上醫療行為定義

「醫療行為」乃醫療關係之核心，需視其為公法上或私法上之規範，而作不同定義❿。而現行衛生法規，並未於條文中定義「醫療行為」，中央衛生

---

❾ 行政院衛生署 1976 年 4 月 6 日衛署醫字第 107880 號函。

❿ 賴進祥，《醫療關係之危險責任》，國立編譯館，2004 年 9 月，第 1–2 頁。

主管機關基於醫政管理之需，以行政解釋將「醫療行為」定義為：「凡以治療、矯正或預防人體疾病、傷害、殘缺或保健為目的，所為的診察、診斷及治療，或基於診察、診斷結果，以治療為目的，所為的處方、用藥、施術或處置等行為的全部或一部的總稱為醫療行為。」❶然因爭議過多而取締工作難以貫徹，又針對一些案例另為特別解釋，加以排除❷。

### 3.醫療行為定義未能與時俱進

惟醫學科技發展急速，僅以具有診療目的之「醫療行為」，作為醫師治療、診斷等相關行為之概念，無法配合醫學的進展。例如：為器官移植手術摘取之器官，可能取自健康之捐贈者；輸血之需要而自健康者身上抽取血液；以美容為目的之整型行為；非治療性之墮胎行為等，不但不具診療目的，甚至具有破壞目的。故前述函釋定義之醫療行為，乃屬「治療目的性之醫療行為」，即狹義之醫療行為，不足以涵括全部醫療行為概念。

### 4.行政命令解釋醫療行為妥當性？

醫療行為之定義，涉及醫師及其他醫事人員執業範圍之界限，關係病人及其家屬與醫師或醫療機構之間權利義務之事項，透過行政命令加以解釋，並非妥適❸。民眾之行為是否涉及密醫行為，不僅是行政管理上之取締問題而已，更是觸犯刑責與否之認定關鍵，故醫療行為之定義，顯為「重要之事項，應以法律定之」，自應於醫師法或醫療法中予以修正增訂，以符法制。

### 5.不以合法業務為限

「業務」，係指「凡以反覆實行同種類之行為為目的之社會活動」而言，故業務須有持續性及固定性，若僅係偶一為之，即不能認為是業務。法律上所謂「業務」的概念，不以合法業務為限，非法業務亦包括在內，實務係採

---

❶　行政院衛生署 1992 年 1 月 6 日衛署醫字第 1001162 號函、1992 年 7 月 31 日衛署醫字第 8153463 號函及 1992 年 8 月 22 日衛署醫字第 8159081 號函。

❷　賴進祥，《醫療關係之危險責任》，國立編譯館，2004 年 9 月，第 2 頁。

❸　賴進祥，同上註，第 3 頁。

「以事實上執行業務為準，不以曾經官署許可之業務為限」的「事實業務說」。即其業務，只須為法令所許可或並不違背公序良俗而為習慣所許可者，但不以經主管官署核准者為限；也不以本職為限❶。故「密醫」，雖未具合法醫師的資格與證照，但如違法執行醫療業務，致病人死傷時，仍應依「業務」過失致死（傷）罪論處。

### 6.業務上正當行為阻卻違法

刑法第 22 條規定：「業務上之正當行為，不罰。」從事某種業務者，就其業務上所為之行為，例如：醫師為車輛重傷病人緊急開刀，並未逾越社會公認該業務工作、目的之適當範圍，足以阻卻「違法性」。刑法條文所指「業務」，必須係「正當業務之正當行為」，才符合「阻卻違法事由」；如「非業務上行為」或「業務上之不正當行為」，自不得依刑法第 22 條規定，阻卻違法。例如：開業醫師對於疾病已痊癒的病人，為貪圖收取醫療費用，而囑病人應繼續回診治療，即所謂「過剩治療」，乃業務上不當的醫療行為。

## (二)醫療費用收取標準與限制

### 1.醫療費用收據之開立與收費項目之限制

為使醫療機構收費資訊公開、透明，民眾得以預見及選擇，醫療法爰明定醫療機構收取醫療費用的標準，由直轄市、縣（市）主管機關核定之（第 21 條）。而醫療機構於收取醫療費用時，應開給載明收費項目及金額之收據（第 22 條第 1 項），以杜爭議。醫療法施行細則第 11 條第 1 項規定，醫療費用之收據，「應載明全民健康保險醫療費用申報點數清單所列項目中，申報全民健康保險及自費項目之明細；非屬醫療費用之收費，並應一併載明之。」

醫療機構不得違反收費標準，超額或擅立收費項目收費（第 22 條第 2 項）。本條項所稱「擅立收費項目收費」，係指收取未經依醫療法第 21 條規定核定之費用（醫療法施行細則第 11 條第 3 項）。

---

❶ 最高法院 74 年台上字第 6262 號判決。

### 2.醫療機構違規之處罰

醫療機構如有違規收費情形，處罰新臺幣 5 萬元以上 25 萬元以下罰鍰（第 103 條第 1 項第 1 款）。此外，如「超收醫療費用或擅立收費項目收費經查屬實，而未依限將超收部分退還病人」，應再次處罰，處新臺幣 5 萬元以上 50 萬元以下罰鍰，並得按其情節就違反規定之診療科別、服務項目或其全部或一部之門診、住院業務，處 1 個月以上 1 年以下停業處分或廢止其開業執照。全民健康保險法第 68 條訂有「保險醫事服務機構對本保險所提供之醫療給付，除本法另有規定外，不得自立名目向保險對象收取費用」之明文。

## ㈢指派醫師值班

醫療法第 59 條規定：「醫院於診療時間外，應依其規模及業務需要，指派適當人數之醫師值班，以照顧住院或急診病人。」醫院依本法第 59 條規定，於診療時間外照顧住院及急診病人，應指派醫師於病房及急診部門值班；設有加護病房、透析治療床或手術恢復室者，於有收治病人時，應另指派醫師值班（醫療法施行細則第 41 條）。

## ㈣提供安全針具

有鑑於臺灣每年發生醫事服務人員遭針扎的次數高達 8 千多次，影響醫護人員的健康，亦損害病患受照護的權益，並且造成醫療成本增加。護理人員為醫事人員中被針扎率最高的族群，平均高達 93%，高於全體醫事人員的 87.3%。2011 年醫療法修正增訂第 56 條第 2 項：醫療機構對於所屬醫事人員執行直接接觸病人體液或血液之醫療處置時，應自 2012 年起，5 年內按比例逐步完成全面提供安全針具。違反者，應予以警告處分，並限期改善；屆期未改善者，處新臺幣 1 萬元以上 5 萬元以下罰鍰，按次連續處罰（第 101 條）。

## ㈤禁止收取不正當利益

為防止醫療機構以不正當方法招攬業務或其他急診病人，而造成糾紛，且為防止醫療機構利用業務上機會收受不正當利益，醫療法第 61 條規定：

「醫療機構，不得以中央主管機關公告禁止之不正當方法，招攬病人（第1項）。醫療機構及其人員，不得利用業務上機會獲取不正當利益（第2項）。」

惟醫療機構基於老年殘疾病人行動困難、偏遠地區交通不便、接駁鐵路車站或捷運站等原因，提供車輛載送病人，尚無不可，惟其不得有招攬病人就醫、刺激或創造醫療需求、以及不當擴大醫療服務區域等情形❶⑤。

中央主管機關於2005年3月17日公告「醫療機構不正當招攬行為」，禁止醫療機構以下列不正當方法招攬病人❶⑥： 1.公開宣稱就醫即贈送各種形式之禮品、折扣、彩券、健康禮券、醫療服務，或於醫療機構慶祝活動贈送免費兌換券等情形。2.未經主管機關核備，擅自派員外出辦理義診、巡迴醫療、健康檢查或勞工健檢等情形。 3.宣傳優惠付款方式，例如：無息貸款、分期付款、低自備款、治療完成後再繳費等。違反者，依醫療法第103條第1項處罰。

## ㈥病歷製作與保存

醫療法要求醫療機構，應建立清晰、詳實、完整之病歷（第67條第1項）。「病歷」係提供醫師診治病人之重要醫療資訊，且為醫療責任之重要憑據；亦為法院於醫療訴訟上認定事實之證據，病歷表之記載，常為醫療鑑定之基礎，與事實認定密切相關❶⑦。有關病歷之記載及診療經過，或病歷之不記載與事實經過，以及病歷記載之接續問題，均為檢討醫師或其他醫事人員有無過失、須否負責之重要依據❶⑧。醫療行為進行中，因為詳實記錄而產生各種醫療紀錄，醫療紀錄本身，乃醫療過程之反映，常為最重要且係唯一之證據，因此，有關醫療病歷之範圍、記載事項及增刪，醫療法予以明確規定，以利遵循。

---

❶⑤ 行政院衛生署2001年6月14日衛署醫字第0900030330號函。
❶⑥ 行政院衛生署2005年3月17日衛署醫字第0940203047號公告。
❶⑦ 吳秀玲，〈醫事護理法令相關的新生議題例舉〉，《輔英通識教育年刊》，創刊號，2002年7月，第192頁。
❶⑧ 鄭淑屏，《醫療過失案件中過失之類型與證據之判斷》，臺灣大學法研所博士論文，1996年6月，第321頁。

### 1. 病歷範圍

醫療機構之病歷包括以下各項資料：(1)醫師依醫師法執行業務所製作之病歷。(2)各項檢查、檢驗報告資料。(3)其他各類醫事人員執行業務所製作之紀錄（醫療法第 67 條第 2 項）。例如：護理人員法第 25 條第 1 項明定，「護理人員執行業務時，應製作紀錄。」

### 2. 病歷製作與增刪

醫療法要求醫療機構應督導其所屬醫事人員，於執行業務時親自記載病歷或製作紀錄，並簽名或蓋章及加註執行年、月、日（醫療法第 68 條第 1 項）。前項病歷或紀錄如有增刪，應於增刪處簽名或蓋章及註明年、月、日；刪改部分，應以畫線去除，不得塗燬（第 2 項）。醫囑應於病歷載明或以書面為之。但情況急迫時，得先以口頭方式為之，並於 24 小時內完成書面紀錄（第 3 項）。

### 3. 電子病歷

為因應醫療資訊電子化趨勢，醫療法第 69 條規定：「醫療機構以電子文件方式製作及貯存之病歷，得免另以書面方式製作；其資格條件與製作方式、內容及其他應遵行事項之辦法，由中央主管機關定之。」中央主管機關訂定發布醫療機構電子病歷製作及管理辦法，予以規範。

### 4. 病歷保管及銷燬

醫療機構之病歷，應指定適當場所及人員保管，並至少保存 7 年。但未成年者之病歷，至少應保存至其成年後 7 年；人體試驗之病歷，應永久保存（醫療法第 70 條第 1 項）。醫療機構因故未能繼續開業，其病歷應交由承接者依規定保存；無承接者時，病人或其代理人得要求醫療機構交付病歷；其餘病歷應繼續保存 6 個月以上，始得銷燬（第 2 項）。醫療機構具有正當理由無法保存病歷時，由地方主管機關保存（第 3 項）。如違反病歷保存規定者，處新臺幣 1 萬元以上 5 萬元以下罰鍰，並令限期改善；屆期未改善者，按次

連續處罰（同法第 102 條第 1 項第 1 款）。

## ㈦危急病人處理與轉診

醫院、診所遇有危急病人，應先予適當之急救，並即依其人員及設備能力予以救治或採取必要措施，不得無故拖延（醫療法第 60 條第 1 項）。醫院、診所因限於人員、設備及專長能力，**無法確定病人之病因或提供完整治療時，應建議病人轉診**。但危急病人應依第 60 條第 1 項規定，先予適當之急救，始可轉診（同法第 73 條第 1 項）。前項轉診，應填具轉診病歷摘要交予病人，不得無故拖延或拒絕（第 2 項）。目前法院之判決，通常對於應轉診而未轉診者，認定或推定有過失❶❾。

### 1.轉診義務中的轉送義務

醫師在符合醫療當時臨床所實踐之醫療水準，並知悉病患應轉診之醫療情況，即必須進行適當的轉診，包括轉診的說明義務及轉送義務的踐行❷⓪。醫療法施行細則第 50 條第 1 項規定：「醫院、診所依本法第七十三條第一項規定辦理轉診業務，應置適當人員，並對轉診病人作必要之處置。」

醫院遇有緊急傷病患時，應即檢視，並依其醫療能力予以救治或採取必要措施，不得無故拖延；其**無法提供適切治療時**，應先做適當處置，並協助安排轉診至適當之醫療機構或報請救災救護指揮中心協助（緊急醫療救護法第 36 條第 1 項）。緊急醫療救護法第 36 條所謂「**無法提供適切治療**」，依緊急傷病患轉診實施辦法第 3 條第 1 項規定，係指：「**一、因設備、人員、及其專長能力之限制，難以確定緊急傷病之病因或提供完整之診療時。二、傷病患負荷量過大，經調度院內人員、設備或設施，仍不能提供必要之處置時。**」

❶❾　臺灣高等法院 88 年上訴字第 3364 號刑事判決；王宗倫，〈人球還是義務？論轉診法律實務與醫療糾紛〉，《月旦醫事法報告》，第 11 期，2017 年 9 月，第 31–45 頁。

❷⓪　廖建瑜，〈論緊急醫療救護法與轉診之轉送義務：診所能請消防局救護車轉診嗎？〉，《月旦醫事法報告》，第 11 期，2017 年 9 月，第 50 頁。

### 2.轉送過程安全確保

轉診患者在轉診過程中，可能遭遇危險，例如：時機不當、聯繫不足、資料不完整、救護車設備不全、轉診中照護中斷等❷。因此，醫院辦理轉診應妥適聯絡接受轉診之醫院，並提供病人病情、醫療處置等有關資料。並且應將聯絡的過程，作成紀錄（緊急傷病患轉診實施辦法第 7 條）；以及應協助病患選擇及安排適當之救護運輸工具、救護人員，並提供適當之維生設備及藥品、醫材（同辦法第 8 條）。

### 3.後送醫院不得拒絕轉診

緊急醫療救護法第 40 條明定：**「遇緊急傷病或大量傷病患救護，或為協助其轉診服務，救災救護指揮中心得派遣當地醫院救護車及救護人員出勤，醫院不得無故拒絕。」** 緊急傷病患轉診實施辦法第 4 條第 1 項：「醫院辦理轉診，應先聯繫後送醫院。後送醫院不得拒絕接受其轉診。」病患或其家屬要求醫院將緊急傷病患轉診至非後送醫院時，醫院應告知其可能之風險，並記載於病歷（同條第 2 項）。

## ㈧安排適當醫療場所及出院

醫療法第 75 條第 1 項規定，「醫院得應出院病人之要求，為其安排適當之醫療場所及人員，繼續追蹤照顧。」針對尚未治癒而要求出院之病人，醫院得要求病人或其法定代理人、配偶、親屬或關係人，**簽具自動出院書**（第 2 項）；病人如經診治並依醫囑通知可以出院時，應即辦理出院或轉院（第 3 項）。

## ㈨發給各種證明書與接受委託提供服務

醫療法第 76 條第 1 項明定：「醫院、診所如無法令規定之理由，**對其診治之病人，不得拒絕開給出生證明書、診斷書、死亡證明書或死產證明書。**

---

❷　廖建瑜，同上註，第 51 頁。

開給各項診斷書時，應力求慎重，尤其是有關死亡之原因。」惟死亡證明書之開立，則因病人到院前已死亡致屢有爭議。醫療法施行細則第 53 條爰詳為規範：「醫院、診所對其診治之病人死亡者，應掣給死亡證明書（第 1 項）。醫院、診所對於就診或轉診途中死亡者，應參考原診治醫院、診所之病歷記載內容，於檢驗屍體後，掣給死亡證明書（第 2 項）。**病人非前二項之情形死亡，無法取得死亡證明書者，由所在地衛生所或所在地直轄市或縣（市）主管機關指定之醫療機構檢驗屍體，掣給死亡證明書**（第 3 項）。衛生所或所在地直轄市或縣（市）主管機關指定之醫療機構依前項規定檢驗屍體，得商洽原診治之醫院、診所，提供病歷摘要或診斷書參考，原診治之醫院、診所不得拒絕（第 4 項）。」而醫院、診所對於非病死或可疑為非病死者，有報請檢察機關依法相驗之義務（醫療法第 76 條第 3 項）。

## ㈩醫療廣告

廣告是創意的表現，乃作為消費行為之重要判斷依據，廣告資訊不對等，係造成消費者受害或衍生消費爭議之主要原因❷。世界著名新聞媒介，極重視正確醫學資訊之傳播，如《紐約時報》、倫敦《泰晤士報》等；由於人民對於醫藥功效並無鑑別能力，因此，各國對於醫療廣告大都有嚴格限制，通常僅能刊登於醫學期刊。

### 1.醫療廣告定義

廣告任意牽涉醫療或故意誇大不實，影響消費者權益甚鉅，因此，有立法加以規範之必要性。醫療廣告之定義，「係指利用傳播媒體或其他方法，宣傳醫療業務，以達招徠患者醫療為目的之行為。」（醫療法第 9 條）**為避免非醫療機構任意為醫療廣告**，致民眾誤信而延誤接受治療之良機，故明文禁止「非醫療機構，不得為醫療廣告」（醫療法第 84 條）。

---

❷ 黃明陽，〈廣告規範實務——以消費者保護法為中心〉，《消費者保護研究》，第 22 輯，行政院，2018 年 3 月，第 1 頁。

## 2.廣告內容限制

### ⑴醫療廣告利用廣播電視應事先審查，其餘採事後審查機制

醫療法第 85 條規定：「醫療廣告，其內容以下列事項為限：一、醫療機構之名稱、開業執照字號、地址、電話及交通路線。二、醫師之姓名、性別、學歷、經歷及其醫師、專科醫師證書字號。三、全民健康保險及其他非商業性保險之特約醫院、診所字樣。四、診療科別及診療時間。五、……六、其他經中央主管機關公告容許登載或播放事項（第 1 項）。利用廣播、電視之醫療廣告，在前項內容範圍內，得以口語化方式為之。但應先經所在地直轄市或縣（市）主管機關核准（第 2 項）。醫療機構以網際網路提供之資訊，除有第一百零三條第二項各款所定情形外，不受第一項所定內容範圍之限制，其管理辦法由中央主管機關定之。（第 3 項）。」

醫療法第 85 條第 1 項第 4 款所定醫療廣告之「診療科別」，以經主管機關核准登記服務醫師之專科別為限（醫療法施行細則第 59 條）。衛生福利部並於 2014 年 1 月 24 日訂定發布「醫療法第八十五條第一項第六款所定容許登載或播放之醫療廣告事項」，公告事項：「一、醫療廣告之內容，在符合醫學倫理，傳遞正確醫療資訊，提供就醫指引，維護病人安全為原則下，得予容許登載或播放之項目如下：㈠疾病名稱。㈡診療項目、檢查及檢驗項目。㈢醫療儀器及經完成人體檢驗之醫療技術。㈣醫療費用。」

中央主管機關於 2010 年 2 月 4 日訂定發布醫療機構網際網路資訊管理辦法，第 3 條第 1 項規定：「醫療機構提供網路資訊，應將其網域名稱、網址或網路工具及網頁內主要可供點閱之項目，報所在地主管機關備查；異動時亦同。」、「網路資訊內容，應由醫療機構負責其正確性，不得有與事實不符或無法積極證明其為真實之內容。（辦法第 6 條）。」

由於利用廣播、電視之醫療廣告，因其傳播速度既快且廣，且事後採證不易，故採事前審查制；廣播電視法第 34 條亦配合規定：「廣播電視事業播送依法應經目的事業主管機關核准之廣告內容時，應先取得目的事業主管機關核准之證明文件，始得播送。」以達法律制定之規制效果。

⑵化粧品廣告所為之事前審查規定違憲，立即失效

司法院大法官會議釋字第 744 號解釋，認定化粧品衛生管理條例（現已改為化粧品衛生安全管理法）第 24 條第 2 項規定：「化粧品之廠商登載或宣播廣告時，應於事前……申請中央或直轄市衛生主管機關核准……。」係就**化粧品廣告所為之事前審查，限制化粧品廠商之言論自由，已逾越必要程度**，不符憲法第 23 條之比例原則，與憲法第 11 條保障人民言論自由之意旨有違，應**自本解釋公布之日起失其效力**。本號解釋強調，言論自由在於保障資訊之自由流通，使人民有取得充分資訊及自我實現之機會。化粧品廣告係利用傳播方法，宣傳化粧品效能，以達招徠銷售為目的，具商業上意見表達之性質。**商業言論所提供之訊息，內容非虛偽不實或不致產生誤導作用，以合法交易為目的而有助於消費大眾作出經濟上之合理抉擇者**，應受憲法第 11 條言論自由之保障（釋字第 577 號、第 623 號解釋）。

⑶**藥物廣告事前審查規定合憲**

司法院大法官會議釋字第 414 號解釋指出，藥物廣告係為獲得財產而從事之經濟活動，涉及財產權之保障，並具商業上意見表達之性質，惟因**與國民健康有重大關係**，基於公共利益之維護，應受較嚴格之規範。藥事法第 66 條第 1 項規定：藥商刊播藥物廣告時，應於刊播前**將所有文字、圖畫或言詞，申請省（市）衛生主管機關核准**，旨在確保藥物廣告之真實，維護國民健康，為增進公共利益所必要，與憲法第 11 條及第 15 條尚屬相符。

### 3.廣告方法之限制

鑑於登載或散播醫療廣告之方式日趨複雜繁多，違規廣告層出不窮，例如：假藉達官貴人、社會名流名義刊登對醫師之「銘謝啟事」；利用招待記者會或工商報導方式以招徠患者就醫等，醫療法第 86 條爰明定：「醫療廣告不得以下列方式為之：一、假借他人名義為宣傳。二、利用出售或贈與醫療刊物為宣傳。三、以公開祖傳秘方或公開答問為宣傳。四、摘錄醫學刊物內容為宣傳。五、藉採訪或報導為宣傳。六、與違反前條規定內容之廣告聯合或

並排為宣傳。七、以其他不正當方式為宣傳。」以資規範。

　　有關本條第 7 款「以其他不正當方式為宣傳」之內涵，屬不確定法律概念，衛生福利部於 2016 年 9 月 27 日發布衛部醫字第 1051666009 號令，包含：①醫療法第 103 條第 2 項所定內容虛偽、誇張、歪曲事實、有傷風化或以非法墮胎為宣傳之禁止事項。②強調最高級及排名等敘述性名詞或類似聳動用語之宣傳（如：「國內首例」、「唯一」、「首創」、「第一例」、「診治病例最多」、「全國或全世界第幾臺儀器」、「最專業」、「保證」、「完全根治」等）。③**標榜生殖器官整形、性功能、性能力之宣傳。**④標榜成癮藥物治療之宣傳。⑤誇大醫療效能或類似聳動用語方式（如：「完全根治」、「一勞永逸」、「永不復發」等）之宣傳。⑥以文章或類似形式呈現之醫療廣告，且未完整揭示其醫療風險（如：適應症、禁忌症、副作用等）之宣傳。⑦違反醫療費用標準之宣傳。⑧無法積極證明廣告內容為真實之宣傳。⑨**刊播手術或治療前後比較影像。**⑩**刊播藝人影像。**以及⑪以優惠、團購、直銷、消費券、預付費用、贈送療程或針劑等具有意圖促銷之行為。⑫其他違背醫學倫理或不正當方式之宣傳。

　　衛生福利部於發布前述函釋後，經再次審慎評估及與醫療產業溝通後，嗣於 2016 年 11 月 17 日以衛部醫字第 1051667434 號函發布「核釋醫療法第 86 條第 7 款規定所稱『以其他不正當方式宣傳』之範圍」，並自 2016 年 11 月 17 日起生效，同時廢止 2016 年 9 月 27 日衛部醫字第 1051666009 號函釋。**新函釋納入前函釋之內容並修正下列三大項：**①「刊播手術或治療前後比較影像」修正為「**非用於醫療機構診療說明、衛生教育或醫療知識用途，利用**『**手術或治療前後之比較影像**』**進行醫療業務宣傳**」。②「刊播藝人影像」修正為「非屬個人親身體驗結果之經驗分享或未充分揭露正確資訊之代言或推薦」。③「以優惠、團購、直銷、消費券、預付費用、贈送療程或針劑等具有意圖促銷之行為」修正為「以優惠、團購、直銷、消費券、預付費用、贈送療程或針劑等具有意圖促銷之醫療廣告宣傳」。重申「手術或治療前後之比較影像」不得出現於醫療廣告；醫療業務不應有代言、促銷：任何醫療過程均有風險，且其效果亦因人而異，因此，任何人均不得代言推薦，更不應以促銷等行為刺激不必要之醫療需求，但如為**個人親身體驗結果之經驗分享且充**

分揭露正確資訊，並符合其他醫療廣告規定，得不視為不正當之廣告宣傳方式。

### 4.醫療廣告之擬制

醫療法第 87 條規定：「廣告內容暗示或影射醫療業務者，視為醫療廣告（第 1 項）。醫學新知或研究報告之發表、病人衛生教育、學術性刊物，未涉及招徠醫療業務者，不視為醫療廣告（第 2 項）。」中央主管機關公告「醫療機構及醫事人員發布醫學新知或研究報告倫理守則」[23]，以確保醫療保健資訊品質，促進正面衛生教育宣導，保障病人權益，維護醫療秩序。前開倫理守則內容第 3 點，針對發表醫學新知或研究報告（含特殊個案病例）予以規範，不得有下列各款情形：(1)藉新聞媒體採訪、參加節目錄音錄影或召開記者會等方式，暗示或影射招徠醫療業務或為不實宣傳。(2)為招徠醫療業務，刻意強調「國內首例」、「北臺灣第一例」、「診治病例最多」、「全國或全世界第幾臺機器」等用語。

醫療法第 87 條第 1 項所稱「暗示」、「影射」，係指以某種刺激或假借某種名義，誘導、眩惑民眾達到招徠醫療業務目的而言。廣告內容雖未明示「醫療業務」，惟綜觀其文字、方式、用語已具招徠他人醫療之效果者，則視為醫療廣告[24]。

醫療廣告違反醫療法第 85 條廣告**內容之限制**事項或利用**廣播、電視的醫療廣告未先經主管機關核准**，或違反第 86 條廣告方式的限制規定或**擅自變更核准內容者**，由主管機關依醫療法第 103 條第 1 項第 1 款規定處新臺幣 5 萬元以上 25 萬元以下罰鍰。如有「內容虛偽、誇張、歪曲事實或有傷風化」、「以非法墮胎為宣傳」、「1 年內已受處罰 3 次」情形之一者，**主管機關可以再為行政處分**，得處 1 個月以上 1 年以下停業處分或廢止其開業執照，並由中央主管機關吊銷其負責醫師之醫師證書 1 年。由於為遏止違規醫療廣告或累犯之處分，可謂嚴厲，因此，醫療機構為醫療廣告時，允宜慎重。

[23] 行政院衛生署 2001 年 11 月 22 日衛署醫字第 0900072518 號公告。
[24] 行政院衛生署 1995 年 11 月 7 日衛署醫字第 84070117 號函。

### 5.民俗調理業管理規範──刊登廣告

民俗療法原非不列入醫療管理，惟中央主管機關鑑於地方衛生主管機關人力受限，管理取締不易，為兼顧現況，遂於 1993 年 11 月 19 日公告㉕不列入醫療管理之行為及相關事項。所稱不列入醫療管理，並無其他資格之限制，**業者均可自行執行**㉖。但由於民眾一再檢舉無證照的推拿人員從事推拿工作，加上部分民眾接受中醫傷科推拿後，造成脊椎受傷，產生嚴重的醫療糾紛，監察院爰函請前衛生署明確解釋。前衛生署於 2008 年 8 月「確認推拿是醫療行為，應由醫療專業人員從事」；2010 年 3 月 15 日訂定「推拿等民俗調理之管理規定事項」，並於同日另以公告，停止適用上開 1993 年 11 月 19 日公告。

為促進民俗調理人員發揮自律精神，保護消費者權益，**衛生福利部**於 2015 年 5 月 12 日訂定「**民俗調理業管理規範**」共 15 點，規定重點：⑴**民俗調理事項**：係以紓解筋骨、消除疲勞為目的，單純運用手技對人施以傳統整復推拿、按摩、腳底按摩、指壓、刮痧、拔罐，或使用民間習用之青草泥、膏、液狀外敷料所為之非醫療行為（第 2 點）。⑵營業登記：辦理公司、商業登記，並得使用「傳統整復推拿」、「按摩」或「腳底按摩」作為市招名稱（第 6 點）。⑶刊登廣告：指壓、刮痧、拔罐；紓解筋骨、消除疲勞、促進血液循環、經絡調理、民俗調理；民俗調理相關技術士檢定合格或民間團體依法辦理之教育訓練或能力鑑定證明。傳統整復推拿業：傳統整復推拿、民俗推拿、頭頸肩背放鬆、……。按摩業：按摩、頭頸肩背放鬆、……。腳底按摩業：……。以及其他經主管機關核可之內容（第 9 點）。⑷禁止行為：民俗調理人員不得為易讓人誤認具有醫療效能之建議或宣傳、不得在醫療機構招攬客人，並不得對消費者從事下列行為：醫療行為、以口語或其他方式提供醫療或藥物諮詢建議、自行調製藥品、販賣藥品／醫療器材（第 10–12 點）。

---

㉕　行政院衛生署 1993 年 11 月 19 日衛署醫字第 82075656 號公告。
㉖　行政院衛生署 1993 年 12 月 30 日衛署醫字第 82082498 號公告。

# 五 病人安全與自主權

　　根據臺灣病人安全通報系統 (TPR) 火災事件分析，自 2005 年至 2009 年 6 月，已收案之醫療機構公共意外事件 1,063 件，其中火災有 126 件，在 2008 年至 2009 年發生 63 件，5 件對病人造成傷害。我國醫療院所火災主要原因包括：電線走火、家屬或病人的不當行為、醫療人員使用器材不慎、電器故障等❷❼。

## (一)場所及設施安全

　　為保障民眾就醫診療場所環境之整潔與安全，醫療法規定，醫療機構應依其提供服務之性質，具備適當之醫療場所及安全設施（醫療法第 56 條第 1 項）；以及保持環境整潔、秩序安寧，不得妨礙公共衛生及安全（同法第 24 條第 1 項）。醫療法第 25 條第 1 項並規定，醫院除其**建築構造、設備應具備防火、避難等必要之設施**外，並應建立緊急災害應變措施。

## (二)緊急災害應變措施

　　中央主管機關訂定「醫院緊急災害應變措施及檢查辦法」，要求醫院應組設「緊急災害指揮中心」，負責緊急災害應變措施之指揮及人員、器材之調度事宜。每年至少應舉行緊急災害應變措施講習 1 次，直轄市、縣（市）主管機關對所轄醫院訂定之災害應變措施計畫，**應每年定期檢查**，檢查之方式可採實地訪查或書面檢查。

### 1.臺大醫院開刀房事件

　　2008 年 12 月 17 日晚上 7 時 40 分臺大醫院 4 樓開刀房起火❷❽，造成手

❷❼　醫療機構火災意外警示，《從爭議案例探討病人安全》，中華民國醫師公會全國聯合會，2010 年 4 月，第 30–33 頁。
❷❽　2008 年 12 月 18 日，《聯合報》，第 A5 版。

術中病人死亡事件之後，檢討聲浪不斷，也引發醫界重視醫院安全的革新浪潮。

### 2. 新營醫院北門分院附設護理之家事件

2012 年 10 月 23 日凌晨，前衛生署署立新營醫院北門分院附設護理之家發生大火，現場濃煙四竄，住院病人雖緊急避難逃生，仍然造成 13 名長者往生及 59 人嗆傷❷，這是臺灣醫療史上最嚴重且震驚社會的火警，被搶救出來的病患，或躺地上或坐輪椅，場面混亂慘重，暴露出醫療院所相當嚴重的安全維護問題。

### 3. 臺中明德醫院護理之家事件

臺中市太平區明德醫院護理之家，2017 年 7 月 25 日晚間 7 點多發生火警，疑似 4 樓病房內冷氣室內機起火燃燒，消防隊趕到後 10 分鐘內將火勢撲滅，疏散 51 人、2 人送醫❸。

### 4. 恆春南門護理之家事件

屏東縣恆春鎮草埔路南門護理之家 2017 年 5 月 19 日清晨 5 時許發生火警，疑似電線走火，火勢很快撲滅。起火點房內 4 名行動不便長者，疑因吸入濃煙不幸罹難，另 49 名長者，陸續送往部立恆春旅遊等 4 家醫院急救❹。

### 5. 臺北醫院護理之家事件

衛福部部立臺北醫院附設護理之家 2018 年 8 月 13 日清晨發生大火，造成收容的患者 14 人死亡、10 人輕重傷悲劇；檢警消當時調查，起火點位於病床，疑是電動床墊電線走火釀禍。但仍有醫院管理、通報延誤等綜合因素，全案肇責難以歸咎單一責任，將由司法機關認定最後責任歸屬❺。

---

❷　自由時報電子報，2012 年 10 月 23 日。
❸　自由時報電子報，2017 年 7 月 25 日。
❹　聯合報電子報，2017 年 5 月 19 日。

依據美國消防協會 (National Fire Protection Association, NFPA) 研究者 Campbell (2017) 及 Ahrens (2012) 統計研究分析，2011 年至 2015 年，**美國平均每年發生 5,750 件醫療機構火災，其中護理之家占 48% 幾乎一半，精神醫療機構亦占 22%**，護理之家火災事件有逐漸上升趨勢，火災安全風險不容忽視❸❸。

2012 年前衛生署署立新營醫院北門分院附設護理之家火災事件，造成 13 人死亡，衛生福利部陸續推動火災安全對策之強化作為，包括：等待救援空間、推動各類護理之家評鑑、一般護理之家自動撒水設備補助方案等。這幾年衛生福利部發布很多護理之家、養護機構之督導考核標準，其中一項重點是「火災時一定要關門」，且係每次演練必做的項目，然何以在真實火災發生時，卻沒關門？如忘記，需要檢討訓練的方式；倘係來不及關門，則要檢討人力的配置問題；如無法關門，要檢討的是硬體設計。唯有真正找到問題，方能有效解決問題，而非僅檢討災害應變的過程❸❹。

## ㈢醫療品質管控

### 1.醫療品質管理制度

醫療法第 62 條第 1 項：要求「醫院應建立醫療品質管理制度，並檢討評估。」為提升醫療服務品質，中央主管機關得訂定辦法，就特定醫療技術、檢查、檢驗或醫療儀器，規定其適應症、操作人員資格、條件及其他應遵行事項（同條第 2 項）。

---

❸❷ 〈臺北醫院大火 14 死 起火主因指向「超長波床墊」〉，自由時報電子報，2018 年 9 月 14 日。

❸❸ 施盈孜、簡賢文，〈我國護理之家火災安全研究趨勢〉，《災害防救學報》，第 20 卷，2019 年 12 月，第 208–209 頁。

❸❹ 林金宏，〈臺北醫院大火釀死傷：解決問題，必須先發現問題〉，鳴人堂，2018 年 8 月 13 日。

⑴品質管理事項

醫療法施行細則第 42 條補充規定，醫院依本法第 62 條第 1 項所定醫療品質管理制度，至少應包括下列事項：⑴醫療品質管理計畫之規劃、執行及評估。⑵醫療品質教育訓練。⑶**院內感染管制制度**。⑷設有醫事檢驗及血庫作業部門者，其作業品質管制制度。⑸病人安全制度。⑹人員設施依醫療機構設置標準規定，實施自主查核制度。

⑵特定醫療技術檢查檢驗醫療儀器施行或使用管理辦法

中央衛生主管機關依醫療法第 62 條第 2 項之授權，訂定發布「特定醫療技術檢查檢驗醫療儀器施行或使用管理辦法」全文 11 條，並為多次修正；最近一次於 2021 年 2 月 9 日修正發布全文 44 條，自發布日施行。本辦法規定：不得為未滿 18 歲之人施行特定美容醫學手術項目「眼整形、鼻整形、顱顏整形、胸部整形、植髮、削骨、拉皮、抽脂、包皮環切術外之生殖器整形。」（第 22 條）、明定施行特定美容醫學手術之醫師資格（第 25–28 條）、且需有麻醉科專科醫師或受過相關訓練之醫師在場執行麻醉業務（第 29 條）❸，避免美容醫學手術重大麻醉醫療事故的發生，**並規定 99 床以下的醫院施行特定美容醫學手術，應有緊急後送轉診計畫，並與後送醫院簽訂協議書或契約**（第 30 條），以維護病人安全。此外，有關使用施行或使用特定檢查、檢驗或醫療儀器之適應症、操作人員資格、條件及其他應遵行事項（第 34–35 條），亦有具體規範。

### 2.院內感染管制制度

至於醫院建立「院內感染管制制度」，必須辦理：按月製作調查報表、**指派醫師負責院內感染管制制度之實施**，以及指派曾受感染管制訓練之護理人

---

❸　有關本辦法第 29 條（原第 27 條）第 1 項「全身麻醉」與第 2 項「中度、輕度鎮靜」之差別，參陳坤堡，〈美容醫學特管法，麻醉安全露曙光〉，《月旦醫事法學報告》，第 29 期，2019 年 3 月，第 19–31 頁。

員，負責執行感染管制例行工作；其人員配置依醫療機構設置標準規定辦理（醫療法施行細則第 43 條）。

### 3.限制委外經營

為維持醫療之品質，保障病人之安全，醫院委外經營受到限制，醫療機構設置標準第 21 條之 1 明定：「醫療機構提供病人醫療服務，除前二條情形外，**應以自行進用之醫事人員為之，不得委外辦理。**」該「前二條」，係指同標準第 20 條：醫事人員之會診、支援事先報准及第 21 條規定。另依中央主管機關 2010 年 2 月 23 日衛署醫字第 0990202981 號公告之「**醫療機構業務外包作業指引**」第 1 點規定：「**醫療機構委託外部承攬者（以下簡稱承攬者）經營、管理或執行部分業務**（以下簡稱外包業務），應以診斷、治療、核心護理以外之非醫療核心業務為原則。但於醫療資源缺乏地區，醫事人員羅致顯有困難之情事者，不在此限。」第 2 點並明文限制：「外包業務涉有醫療行為時，承攬者應為領有開業執照之醫療機構。」

### 4.病房區隔限制

為避免醫院院內感染事件之發生，醫療機構設置標準第 14 條明定：「醫院設慢性病房者，其急性病房與慢性病房應有獨立空間區隔；慢性病房使用數樓層者，各樓層應為連續使用，不得與急性病房交叉樓層設置。」

### 5.院內感染防治

世界衛生組織 (WHO) 病人安全聯盟於 2011 年 4 月 7 日世界衛生日提出：「**乾淨的照護就是安全的照護**」之病人安全挑戰目標，並將多重抗藥性問題，列為重要的議題，強調「**今天不行動，明天沒藥醫**」，足見感染管制在醫療照護品質，以及保障病人安全的重要性[36]。

我國傳染病防治法第 32 條第 1 項規定：「醫療機構應依主管機關之規定，

---

[36] 編輯部，〈全球首例高致死性超級細菌在美國被發現〉，《月旦醫事法報告》，第 11 期，2017 年 9 月，第 175 頁。

執行感染管制工作，並應防範機構內發生感染；對於主管機關進行之輔導及查核，不得拒絕、規避或妨礙。」醫療機構執行感染管制措施及查核辦法第7條第2項：「對於可能感染特定抗藥性細菌等高風險病人就醫住院時，應強化監測工作，落實執行前項標準作業程序與措施；在兼顧病人隱私之情形下，於其**病歷、病床周遭建立標示，提醒醫療照護工作人員採取適當之防護措施。**」醫療機構並應訂定洗手標準作業程序，並有充足且適當之洗手設備與管控及查核機制（第8條前段）；醫療機構對於照護環境設施、衛材、器械、儀器面板等，應定期清潔並確實消毒（第10條）。

### 6.院內感染事件

國內外皆曾發生嚴重的院內感染事件，醫院是否發生嚴重的院內感染事件，得以窺見醫院之醫療品質管控良窳，亦攸關病患之醫療權益，值得關注。茲以我國為例，摘述如下：

#### (1)肺結核院內集體感染事件

2002年3月發生醫院爆發肺結核集體感染事件，引起社會注意，關切醫院院內感染控制相關問題。據報載，新竹縣湖口仁慈醫院呼吸治療病房18名病患中，有10人感染開放性肺結核，其中最早證實感染的老婦人業已死亡，衛生機關獲知後，緊急通知醫院將病患隔離治療，以免病況持續擴大[37]。政府應引以為鑑，強化醫院對病患隔離及檢體的送驗妥善處理程序，保障民眾就醫安全。

#### (2)C型肝炎群聚感染事件

2017年5月17日桃園市楊梅區的維蓮診所護理師，涉嫌重複使用針頭為病患施打點滴、營養劑，國內首度發生診所5名患者急性病毒性C型肝炎群聚感染事件，逾千人有感染風險[38]，衛生福利部陳時中部長表示，要追蹤

---

[37]　2002年3月26日，《聯合晚報》，第1版；2002年3月27日，《聯合晚報》，第5版。
[38]　〈C肝群聚感染首爆　診所重複用針頭　害慘病患〉，中國時報電子報，2017年5月

1,200 人速驗血，並依法處辦該診所相關醫事人員 ❸。

## ㈣急診暴力之規制

醫療機構急診室診療作業，24 小時開放，尤其場所如有毒癮發作或夜間鬥毆滋事受傷病患，更容易引致尋仇報復而成為暴力危害對象。另外，在發生醫療糾紛時，更易遭受不法勒索或暴力滋擾，故為使醫療機構、醫師能在安全無慮之環境下提供醫療服務、診治病人，同時為使病人安全及就醫權益獲得保障，2004 年 4 月 28 日醫療法之修正，增訂第 24 條第 2 項：「為保障病人就醫安全，任何人不得以強暴、脅迫、恐嚇或其他非法之方法，滋擾醫療機構秩序或妨礙醫療業務之執行。」違反者，**警察機關應協助排除或制止之**（同條第 4 項）。

### 1.修正醫療法第 24 條

醫療法第 24 條繼 2014 年 1 月 29 日之修正，於 2017 年 5 月 10 日再度修正為：「為保障就醫安全，任何人不得以強暴、脅迫、恐嚇、**公然侮辱**或其他非法之方法，妨礙醫療業務之執行（第 2 項）。醫療機構應採必要措施，以確保醫事人員執行醫療業務時之安全（第 3 項）。違反第二項規定者，警察機關應排除或制止之；如涉及刑事責任者，應移送司法機關偵辦（第 4 項）。中央主管機關應建立通報機制，定期公告醫療機構受有第二項情事之內容及最終結果（第 5 項）。」

醫療法第 24 條第 2 項之修正理由：為增加保障醫護人員或陪病者等之安全，首句刪除「病人」二字，並增加「公然侮辱」，以增加保障之樣態；以及刪除末句：「，致生危害醫療安全或其設施」之必要條件規範。同條第 4 項：為確保警察機關之處理權責，次句「警察機關應協助排除或制止之」，刪除其中「協助」二字；並配合實務作業將末句「應移送該管檢察官偵辦」，修正為

---

17 日。

❸ 〈國內首爆 C 肝群聚感染　陳時中：追蹤 1200 人速驗血〉，自由時報電子報，2017年 5 月 17 日。

「應移送司法機關偵辦。」並增列第 5 項。

## 2. 修正醫療法第 106 條

醫療法第 106 條最近一次於 2017 年 5 月 10 日修正：「違反第二十四條第二項規定者，處新臺幣三萬元以上五萬元以下罰鍰。如觸犯刑事責任者，應移送司法機關辦理（第 1 項）。毀損醫療機構或其他相類場所內關於保護生命之設備，致生危險於他人之生命、身體或健康者，處三年以下有期徒刑、拘役或新臺幣三十萬元以下罰金（第 2 項）。對於**醫事人員或緊急醫療救護人員**以強暴、脅迫、恐嚇或其他非法之方法，妨害其執行醫療或救護業務者，處三年以下有期徒刑，得併科新臺幣三十萬元以下罰金 （第 3 項）。犯前項之罪，因而致醫事人員或緊急醫療救護人員於死者，處無期徒刑或七年以上有期徒刑；致重傷者，處三年以上十年以下有期徒刑（第 4 項）。」

醫療法第 106 條第 3 項之修正理由：為擴增對醫護人員安全之保障，新增「或緊急醫療救護人員」範疇，將「恐嚇或其他非法之方法」列入保障處罰要件等。

## 3. 妨害醫療罪非告訴乃論之罪

2014 年 1 月 29 日公布修正醫療法第 24 條及第 106 條罰則規定，第 106 條增訂妨害醫療罪，由於條文並未限制犯本條之罪須「告訴乃論」**[40]**，故為公訴罪，即使欠缺被害人之告訴，檢察官仍得逕行偵查起訴。急診暴力行為人，乃以同一「**事實行為**」，實現數個犯罪構成要件，即同時符合刑法第 277 條第 1 項「傷害構成要件」，亦實現醫療法第 106 條第 3 項所規定的「對醫事人員施暴構成要件」，實現數個犯罪構成要件**[41]**。

---

**[40]** 所謂「告訴乃論」，係指犯罪案件未經有告訴權人（通常為犯罪被害人或法定有告訴權利之人）合法提出告訴，檢察官不得將涉案的加害人提起公訴，法官也不能判罪。凡屬「告訴乃論之罪」，法律皆明定「本章或○○罪，須告訴乃論」，例如過失傷害、毀損等罪，通常被侵害的法益較為輕微，公權力未必需要介入，故尊重有告訴權人是否提告之決定。如決定提告，則必須在法定的期限內（6 個月）為之。

**[41]** 鄭逸哲，〈追訴「急診暴力」不待告訴〉，《月旦醫事法報告》，第 2 期，2016 年 10

## ㈤告知說明及同意

醫療上之告知說明與病人之同意 (informed consent)，涉及病人在醫療上之主體性與「醫療人權」之落實，故需要將此種說明義務予以法制化。

### 1.醫療機構告知說明義務

#### ⑴病情告知

醫療法第 81 條規定：「醫療機構診治病人時，應向病人或其法定代理人、配偶、親屬或關係人告知其病情、治療方針、處置、用藥、預後情形及可能之不良反應。」

#### ⑵手術原因、風險說明

醫療法第 63 條第 1 項規定：「醫療機構實施手術，應向病人或其法定代理人、配偶、親屬或關係人說明手術原因、手術成功率或可能發生之併發症及危險，並經其同意，簽具手術同意書及麻醉同意書，始得為之。但如情況緊急，不在此限。」本條項但書所稱「情況緊急」，中央主管機關函釋係指病情危急，**時間不容許取得病人或其配偶、親屬或關係人之同意時，為解救病人性命，醫院可逕予實施必要之手術及麻醉。**至病人意識不清或無行為能力，而無緊急情況者，醫院實施手術，仍應取得其配偶、親屬或關係人（等）之同意，始得為之❷。違反醫療法第 63 條第 1 項之說明義務，依同法第 103 條第 1 項第 1 款規定，處新臺幣 5 萬元以上 25 萬元以下罰鍰；對於行為人亦處以各該條之罰鍰，其觸犯刑事法律者，並移送司法機關辦理（醫療法第 107 條第 1 項）。

---

月，第 173–176 頁。

❷ 行政院衛生署 1987 年 4 月 17 日衛署醫字第 653847 號函。

### ⑶侵入性檢查、治療之說明

為促進醫病關係，避免衍生爭議，醫療法第 64 條第 1 項：「醫療機構實施中央主管機關規定之侵入性檢查或治療，應向病人或其法定代理人、配偶、親屬或關係人說明，並經其同意，簽具同意書後，始得為之。但情況緊急者，不在此限。」所稱「侵入性檢查或治療」，例如：胃鏡、直腸內視鏡檢查、子宮頸癌鐳錠放射治療、抽血檢驗❸等。

### ⑷病理檢查結果告知

醫療機構對採取之組織檢體或手術切取之器官，應送請病理檢查，並將結果告知病人或其法定代理人、配偶、親屬或關係人（醫療法第 65 條第 1 項）。並應就臨床及病理診斷之結果，作成分析、檢討及評估（同條第 2 項）。

### ⑸對外籍病人之說明義務

醫師面對需要治療的病人，不問其國籍，都有盡其專業治療之義務，但如雙方語文不通，說明義務並不能免除或降低，但卻**顯然難以履行**。德國過去認為，醫療提供者應主動積極尋求翻譯人員，以協助翻譯和說明。惟近來德國已逐漸改變此一見解，認為病人有協力義務，應主動尋求信賴之人陪同就醫，或主動讓醫師知道其理解能力有限，在醫師的同意下尋找第三者協力進行翻譯和說明❹。

### 2.簽具同意書

醫療法第 63 條規定：「醫療機構實施手術時，應向病人或其法定代理人、配偶、親屬或關係人說明手術原因、手術成功率或可能發生之併發症及危險，

---

❸　薛瑞元，〈醫療契約與告知義務〉，《月旦法學雜誌》，第 112 期，2004 年 9 月，第 40–41 頁。

❹　侯英泠，〈對外籍病人之說明義務履行〉，《月旦醫事法報告》，第 8 期，2017 年 6 月，第 151–156 頁。

並經其同意，簽具手術同意書及麻醉同意書，始得為之。**但情況緊急者，不在此限**（第 1 項）。前項同意書之簽具，病人為未成年人或無法親自簽具者，得由其法定代理人、配偶、親屬或關係人簽具（第 2 項）。第一項手術同意書及麻醉同意書格式，由中央主管機關定之（第 3 項）。」

醫療法第 63 條第 1 項但書所稱「情況緊急」，中央主管機關函釋係指病情危急，時間不容許取得病人或其配偶、親屬或關係人之同意時，為解救病人性命，醫院可逕予實施必要之手術及麻醉。至病人意識不清或無行為能力，而無緊急情況者，醫院實施手術，仍應取得其配偶、親屬或關係人（等）之同意，始得為之 **❹❺**。至於醫院為病人施行手術後，如有再度為病人施行手術之必要，除有醫療法所定「情況緊急」者外，仍應受條文原則規定之限制，即應於取得病人或其配偶、親屬或關係人（等）之同意，並簽具同意書，始得為之 **❹❻**。

## ㈥隱私保護

隱私權之觀念發源於美國，華倫 (Sammuel D. Warren) 及白蘭迪斯 (Louis D. Brandeis) 二人於 1890 年《哈佛法學評論》(*Harvard Law Review*) 第 4 期合著論述 *The Right to Privacy* 之專文，力倡隱私權應受保障，意指「個人不受干擾之權利」(right to be let alone) **❹❼**。隱私權與病患之自己決定權可謂當代最重要的新人權。個人私生活不受任意干涉或洩漏，乃個人尊嚴的維護上所不可或缺之條件。

我國醫事法規對於病人隱私權之保護，各相關規定雷同，重點在於「不得無故洩漏」，而所謂「無故」，乃指「無正當理由」。護理人員法於 2015 年 1 月 25 日修正時，採「依法」或「當事人書面同意」，對於病人保護更為周全。

---

**❹❺** 行政院衛生署 1987 年 4 月 17 日衛署醫字第 653847 號函。
**❹❻** 行政院衛生署 1991 年 4 月 12 日衛署字第 936894 號函。
**❹❼** 周悅儀，〈美國保護隱私權法制之研究〉，《法務部法律事務司 82 年度研究發展報告》，1993 年 12 月，第 5 頁。

### 1.醫療法

醫療法第 72 條規定：「醫療機構及其人員因業務而知悉或持有病人病情或健康資訊，不得無故洩漏。」如有違反者，依同法第 103 條第 1 項第 1 款規定，處新臺幣 5 萬元以上 25 萬元以下罰鍰。

### 2.醫師法

醫師法第 23 條規定：「醫師除依前條規定外，對於因業務知悉或持有他人病情或健康資訊，不得無故洩露。」旨在避免醫師任意提供病人資料予第三者，有侵犯病人隱私權之虞，因此，醫師如經病人同意，將其病情資料提供給特定之第三者，既係有正當理由，即非屬「無故洩漏」。醫師法第 22 條所稱之「有關機關」，依醫師法施行細則第 6 條補充規定，係指「衛生、司法或司法警察等機關」，據此，醫師對上開機關之詢問或委託鑑定，有依法陳述或報告之義務。

### 3.護理人員法

2015 年 1 月 25 日護理人員法修正公布，第 28 條規定：「除依前條規定外，護理人員或護理機構及其人員對於因業務而知悉或持有他人秘密，非依法、或經當事人或其法定代理人之書面同意者，不得洩漏。」修正前原條文僅規定「不得無故洩漏」，而「有正當理由」，即可揭露資訊，對於病人之隱私保護，有不周之處，爰修法增訂須有「書面同意」，以杜資訊流通之任意性。

### 4.其他醫事法律

有關醫事法規明定保密規定者，例如：心理師法第 17 條、物理治療師法第 31 條、醫事檢驗師法第 32 條、藥師法第 14 條、傳染病防治法第 10 條、人類免疫缺乏病毒傳染防治及感染者權益保障條例第 12 條第 2 項、第 14 條等。**油症患者健康照護服務條例**第 6 條：「非經油症患者同意，不得對其錄音、錄影或攝影（第 2 項）。媒體報導油症事件或製作相關節目時，應注意油

症患者或其遺屬之名譽及隱私（第 3 項）。從事油症患者醫療照護之機關、機構、團體及其人員，應注意執行之態度及方法，維護其隱私與社會生活之經營，**不得無故洩漏其資料**（第 4 項）。」

### 5.刑法妨害秘密罪

隱私權係保障個人生活私領域免受他人侵擾之基本人權，病人之醫療過程多涉及個人隱私，因此上述醫療法第 72 條等，對於病人之病情或健康資訊，明文規定「不得無故洩漏」。而刑法第 315 條之 1 妨害秘密罪，更對於無故以錄音、照相、錄影或電磁紀錄竊錄他人非公開之活動、言論、談話或身體隱私部位者，明定刑責。

### 6.醫療機構醫療隱私維護規範

衛生福利部為充分保障病人隱私權，在 2009 年訂定「門診醫療隱私維護規範」，嗣於 2015 年 1 月 30 日公告修正「醫療機構醫療隱私維護規範」，將醫療隱私權維護規範，由「門診」擴大為「全院」適用，無論門診、手術或住院皆納入上開規範，確保就醫民眾的醫療隱私權益，相關措施包含：(1)診療過程中，醫病任一方如需錄音或錄影，均應先徵得對方之同意。(2)進行檢查及處置之場所，應至少有布簾隔開，且視檢查及處置之種類，儘量設置個別房間。(3)診療過程中呼喚病人，**應顧慮其權利及尊嚴**。此外，病人接受醫療、診治或檢查時，有權要求不相關之人不得在場，但若教學醫院依醫療法第 96 條規定，接受醫學院、校學生臨床見習、實習，而有實習醫師在場，病人不得予以拒絕。

## (七)病歷資料提供

### 1.原診治之醫院、診所

醫療法第 74 條規定：「醫院、診所診治病人時，得依需要，並經病人或其法定代理人、配偶、親屬或關係人之同意，商洽病人原診治之醫院、診所，提供病歷複製本或病歷摘要及各種檢查報告資料。**原診治之醫院、診所不得**

拒絕；其所需費用，由病人負擔。」

### 2.病歷複製本

為尊重病人對病情資訊了解之權利，醫療法第 71 條規定：「醫療機構應依其診治之病人要求，提供病歷複製本，必要時提供中文病歷摘要，不得無故拖延或拒絕；其所需費用，由病人負擔。」醫療法施行細則第 49 條之 1：「本法第七十一條所稱必要時提供中文病歷摘要，指病人要求提供病歷摘要時，除另有表示者外，應提供中文病歷摘要。」藉以保障民眾知的權利。

## 六 醫院評鑑

中央主管機關辦理之醫院評鑑，藉以加強業務管理、確保醫療服務品質、奠定分級醫療基礎，提供民眾就醫參考；醫院經營者藉由評鑑機會獲得專家建議，使醫院的經營更上軌道。

### ㈠評鑑目的與作業程序

醫院評鑑目的，在於確保所評鑑的醫療設施具備優良的品質、使用最少的經費，可獲致最大的效果；協助決策者決定醫療設施的設立，並改進各種不妥適之醫療措施。醫療法第 28 條規定：**中央主管機關應辦理醫院評鑑；直轄市、縣（市）主管機關對轄區內醫療機構業務，應定期實施督導考核。醫療法施行細則第 17 條明定：「直轄市或縣（市）主管機關依本法第二十八條規定辦理醫院、診所業務督導考核，應訂定計畫實施，每年至少辦理一次。」**

為辦理醫院評鑑，中央主管機關「應訂定醫院評鑑基準及作業程序，並得邀請有關學者、專家為之」（醫療法施行細則第 15 條）；並「應將評鑑結果，以書面通知申請評鑑醫院，並將評鑑合格之醫院名單與其合格有效期間及類別等有關事項，以公告方式公開之」（施行細則第 16 條第 1 項）；公告「應載明醫院在評鑑合格有效期間內，有違反法令或不符醫院評鑑基準情形，經主管機關令其限期改善屆期未改善或其違反情節重大者，中央主管機關**得調降其評鑑合格類別或註銷其評鑑合格資格。**」（同條第 2 項）

## (二)評鑑的缺失與改革

我國自 1978 年實施醫院評鑑，由於當時的時空背景，醫療資源缺乏、設施老舊，因此，醫院的評鑑制度偏重於硬體或結構面，鼓勵醫院提供基本之就醫環境，著重於病床、儀器設備及醫事人員證照數之審查，除**未能防止醫院大費周章的造假作弊**，其評鑑結果與全民健保制度又互相連結，致促成醫院的大型化，**醫院與基層醫療機構競逐門診，造成基層的萎縮**。醫院評鑑時，評鑑委員實地評鑑的時間過短，評鑑流於形式化、書面化，評鑑結果無法充分反映醫院各科之醫療品質。就此，監察院於 2004 年 2 月 24 日依法提案糾正行政院，要求迅即檢討並為適當之處置。

中央主管機關自 2001 年起著手進行醫院評鑑制度改革計畫，師法國外先進國家，參考國際醫院評鑑標準及內容，**朝向「以病人為中心、重視病人安全」的角度定義品質**，導入國際評鑑趨勢，且速度已並駕齊趨。改革核心價值，是「顧客、社區、貢獻」，建立安全、有效、適時、效率、公正優質的評鑑機制❹❽。規劃以過程面、結果面、醫療品質及醫療服務成效為評核標的之新制醫院評鑑，自 2007 年全面實施新制，藉以打破病床規模、科別設置為醫療品質分級之迷思。

## (三)評鑑類型

### 1.醫院評鑑

醫療法第 28 條規定：**中央主管機關應辦理醫院評鑑**。醫療法施行細則第15 條：「中央主管機關依本法第二十八條規定辦理醫院評鑑，**應訂定醫院評鑑基準及作業程序**，並得邀請有關學者、專家為之。」「醫院評鑑標準」將醫院區分為「醫學中心」、「區域醫院」及「地區醫院」3 種，並異其評鑑標準。

---

❹❽ 林淑綿，《臺灣醫院評鑑制度運作之研究》，臺北大學公共行政暨政策學系碩士在職專班碩士論文，2010 年 1 月；林靖傑，《醫院評鑑制度的實施與檢討——以臺大醫院為例》，淡江大學公共行政學系，碩士班學位論文，2013 年。

醫院未達評鑑標準，僅降低醫院層級而已，但醫院、診所不符「醫療機構設置標準」，則無法設立，不得開業。

### (1)公告名單及效期

醫療法施行細則第 16 條第 1 項規定：「中央主管機關依本法第二十八條規定辦理醫院評鑑，**應將評鑑結果，以書面通知申請評鑑醫院**，並將評鑑合格之醫院名單與其合格有效期間及類別等有關事項，以公告方式公開之。」

### (2)違規調降合格類別或註銷

前開公告，應載明醫院在評鑑合格有效期間內，有違反法令或不符醫院評鑑基準情形，經主管機關令其限期改善屆期未改善或其違反情節重大者，中央主管機關得調降其評鑑合格類別或註銷其評鑑合格資格（醫療法施行細則第 16 條第 2 項）。

### 2.教學醫院評鑑

為提高醫療水準，醫院得申請評鑑為「教學醫院」（醫療法第 94 條）。教學醫院之評鑑，由中央主管機關會商中央教育主管機關定期辦理。中央主管機關應將教學醫院評鑑結果，以書面通知申請評鑑醫院，並將評鑑合格之教學醫院名單及其資格有效期間等有關事項公告之（醫療法第 95 條）。

## 七　人體試驗

## ㈠人體試驗受試者權益維護

為促進國內醫療技術、藥品及醫療器材之研究發展，醫療法於制定公布時，對人體試驗定義為，醫療機構依醫學理論於人體施行「**新醫療技術、新藥品及新醫療器材**」之試驗研究，惟對於學名藥相關人體試驗，並無任何規範。鑑於受試者未能充分明瞭人體試驗性質而低估風險，於短期間內多次參與人體試驗，致嚴損身體健康，醫療法第 8 條第 2 項規定：「人體試驗之施行

應尊重接受試驗者之自主意願,並保障其健康權益與隱私權。」以保障人體試驗受試者之權益與福祉。

醫療法第 78 條:「為提高國內醫療技術水準或預防疾病上之需要,教學醫院經擬定計畫,報請中央主管機關核准,或經中央主管機關委託者,得施行人體試驗。但學名藥生體可用率、生體相等性之人體試驗研究得免經中央主管機關之核准(第 1 項)。非教學醫院不得施行人體試驗。但醫療機構有特殊專長,經中央主管機關同意者,得準用前項規定(第 2 項)。」

由於人體試驗具有相當危險性,為保障受試者之生命安全及身體健康,其施行宜有嚴格之限制,故原則僅限於「教學醫院」,並須擬定計畫報經中央衛生主管機關核准者,始得為之。例外情形,乃「有特殊專長之非教學醫院經中央主管機關同意」,得準用擬定計畫報經核准之規定。醫療機構未經中央主管機關核准、委託或同意,施行人體試驗者,由中央主管機關處新臺幣 20 萬元以上 100 萬元以下**罰鍰,並令其中止或終止人體試驗**;情節重大者,並得處 1 個月以上 1 年以下**停業處分**或廢止其開業執照(第 105 條第 1 項)。

## ㈡人體試驗程序

### 1.事前書面同意

為保障及尊重受試者意願,醫療法對施行人體試驗之醫院,課以醫療上必要之注意義務,且必須於試驗前取得同意,第 79 條規定:「醫療機構施行人體試驗時,應善盡醫療上必要之注意,並應先取得接受試驗者之書面同意;接受試驗者以有意思能力之成年人為限。但顯有益於特定人口群或特殊疾病罹患者健康權益之試驗,不在此限(第 1 項)。前項但書之接受試驗者為限制行為能力人,應得其本人與法定代理人同意;接受試驗者為無行為能力人,應得其法定代理人同意(第 2 項)。」

### 2.書面同意應記載事項

醫療法第 79 條第 3 項、第 4 項明揭書面同意應記載之事項及應給予充分時間考慮:「醫療機構應至少載明下列事項,並於接受試驗者或法定代理人同

意前，以其可理解方式先行告知：一、試驗目的及方法。二、可預期風險及副作用。三、預期試驗效果。四、其他可能之治療方式及說明。五、接受試驗者得隨時撤回同意之權利。六、試驗有關之損害補償或保險機制。七、受試者個人資料之保密。八、受試者生物檢體、個人資料或其衍生物之保存與再利用（第 3 項）。前項告知及書面同意，醫療機構應給予充分時間考慮，並不得以脅迫或其他不正當方式為之（第 4 項）。」醫療法第 79 條之 2：「醫療機構對不同意參與人體試驗者或撤回同意之接受試驗者，應施行常規治療，不得減損其正當醫療權益。」

## (三)人體試驗報告與責任減免

### 1.安全疑慮之停止及報告之提出

醫療法第 80 條規定：醫療機構施行人體試驗期間，應依中央主管機關之通知提出試驗情形報告；中央主管機關認有安全之虞者，醫療機構應即停止試驗（第 1 項）。醫療機構於人體試驗施行完成時，應作成試驗報告，報請中央主管機關備查（第 2 項）。

### 2.未知風險責任減免

由於病人接受人體試驗具有無法事先預測之高風險存在，可能導致死亡或傷害的結果，但醫師如已善盡醫療上必要之注意，對病人而言，仍有相對的利益。且人體試驗對醫療科技之發展甚為重要，無法事先預測之醫療風險係無認識之可能，本即不符刑法關於故意及過失之責任要件，為避免對於刑事責任不必要之誤解或顧慮，使醫療刑責合理化及明確化，2012 年 12 月 12 日醫療法第 79 條增訂第 5 項：「醫師依前四項規定施行人體試驗，因試驗本身不可預見之因素，致病人死亡或傷害者，不符刑法第十三條或第十四條之故意或過失規定。」

## 八 緩和醫護人員民事、刑事責任

醫療法第 82 條原規定:「醫療業務之施行,應善盡醫療上必要之注意(第 1 項)。醫療機構及醫事人員因執行醫療業務致生損害於病人,以故意或過失為限,負損害賠償責任(第 2 項)。」2018 年 1 月 24 日醫療法第 82 條修正公布,緩和醫護人員的民事賠償責任,區分醫療機構之民事賠償責任,將原第 2 項條文刪除「及醫事人員」後,遞移為第 5 項;第 2 項新規定:「醫事人員因執行醫療業務致生損害於病人,以故意或違反醫療上必要之注意義務且逾越合理臨床專業裁量所致者為限,負損害賠償責任。」新增第 3 項:「**醫事人員執行醫療業務因過失致病人死傷,以違反醫療上必要之注意義務且逾越合理臨床專業裁量所致者為限,負刑事責任。**」並新增第 4 項補充規定:「**前二項注意義務之違反及臨床專業裁量之範圍,應以該醫療領域當時當地之醫療常規、醫療水準、醫療設施、工作條件及緊急迫切等客觀情況為斷。**」

## 九 醫事人力及設施分布

為避免醫療資源均衡發展缺乏有效規範,致造成醫事人力及醫療設施集中於都市,而偏遠地區則明顯不足之現象,醫療法於第六章「醫事人力及設施分布」專章予以規範,其要點如下:

### ㈠ 建立分級醫療制度／醫缺獎勵設立／過賸之限制

中央主管機關,為促進醫療資源均衡發展,統籌規劃現有公私立醫療機構及人力合理分布,「得」劃分醫療區域,建立分級醫療制度,訂定醫療網計畫。主管機關得依前項醫療網計畫,**對醫療資源缺乏區域,獎勵民間設立醫療機構、護理之家機構;必要時,得由政府設立**(醫療法第 88 條)。**醫療區域之劃分,應考慮區域內醫療資源及人口分布,得超越行政區域之界限**(第 89 條)。一定規模以上的大型醫院之設立或擴充,應報由中央主管機關核准。對於醫療設施過賸區域,主管機關得限制醫療機構或護理機構之設立或擴充(第 90 條)。

## ㈡審評危險性醫療儀器之購置使用

　　醫療機構購置及使用具有危險性醫療儀器，中央主管機關於必要時得予審查及評估（第 93 條第 1 項）；第 1 項所稱之具有危險性醫療儀器之項目及其審查及評估辦法，由中央主管機關定之（第 93 條第 3 項）。

## ㈢醫療網實施情況

### 1.第一期至第三期

　　醫療法原規定「應」劃分醫療區域（現行規定「得」），建立分級醫療制度，訂定「醫療網實施計畫」；醫療法自 1986 年 11 月 24 日公布實施迄 2000 年 6 月止，約 15 年時間共實施三期醫療網計畫，花費約新臺幣 700 億元，有其時代意義：均衡醫療資源分布、縮短城鄉之差距、避免醫療資源重複投資、加強發展特殊的醫療體系（精神、慢性病）等，惟自 1995 年 3 月 1 日**實施全民健保後，醫療網之功能已不如往昔**。

### 2.第四期至第六期

　　「醫療網第四期計畫──新世紀健康照護計畫」（2001-2004 年），側重於建立區域輔導體系，加強整合各區域之醫療資源，提升醫療服務品質及發展綜合性與特殊性整體醫療照護。具體作法：推動民眾衛生教育、建立民眾健康資料庫、推動整合性醫療照護系統及轉診／轉檢制度、協助推動緊急醫療救護。

　　第五期醫療網計畫（2005-2008 年），重在全人健康照護，以病人為中心，著重病人安全及醫院評鑑改革，建立器捐制度化。第六期醫療網計畫（2009-2012 年），策略總目標在於健康服務加值，均衡醫療（次）區域之健康服務資源，加強醫院新擴建事前審查，檢討修訂審查原則，提升病床運用效益。

### 3. 第七期至第八期

第七期醫療網計畫（2013–2016 年），目標放在整合衛生與福利之資源，人本服務，守護貧窮，提供連續性、完整性及全責式之照護，建構完善「社會安全網」。第八期醫療網計畫（2017–2020 年），建構於「開創全民均等健康照護計畫」之基礎上，連結社會福利、預防保健、長期照護及精神健康等相關體系，建構在地化、整合性之公衛與醫療服務網絡，均衡醫療照護資源，落實分級醫療、強化連續性之全人健康照護體系、推動受僱醫師納入勞動基準法，保障醫事人員之勞動條件。

### 4. 第九期

2021 年衛生福利部第九期醫療網計畫，以「建構敏捷韌性醫療照護體系計畫」為目標，2021 年 1 月 1 日 –2024 年 12 月 31 日四年計畫總經費為新臺幣 74.48 億元，計畫執行重點在於：重塑以價值為基礎之醫療服務體系、完善全人全社區醫療照護網絡、建構更具韌性之急重難症照護體系、充實醫事人員量能改善執業環境、運用生物醫學科技強化醫療照護效能。

雲林縣區域聯防以臺大雲林分院和雲林智慧醫療雲為中心，聯合成大醫院、若瑟醫院、虎尾醫院、雲林彰基，以及安養機構和眼科診所，提供**遠距眼科、遠距高危病患出院管理和遠距傷口照護等服務**。衛生福利部計畫同時**推動宅醫照護模式**，透過網站平臺和 App 來串聯醫院、診所、居護所與民眾，來支援院外照護作業❹❾。

## 十 醫療違規責任

有關違反醫療法之罰則，可分為：行政罰與行政刑罰，前者，處罰類別

---

❹❾ iThome，〈衛福部遠距醫療下一步： 全臺偏鄉衛生所都能用 5G 進行專科會診〉，2020 年 10 月 15 日，https://www.ithome.com.tw/news/140556（2021 年 4 月 10 日瀏覽）。

可分為：警告、限期改善、罰鍰、停業、廢止開業執照、吊銷負責醫師證書等。後者，指行政法針對特別規定的禁止要件，嚴格要求禁止觸犯，如有違反者，科以刑事責任。

## ㈠處罰機關

　　醫事護理人員或醫療機構違反醫療法之規定，處罰機關依醫療法第 116 條規定：「本法所定之罰鍰、停業及廢止開業執照，**除本法另有規定外**，由直轄市、縣（市）主管機關處罰之。」而本條所謂的「本法另有規定」，乃指由中央主管機關直接處罰之規定，例如：

　　1.「醫療機構受廢止開業執照處分，仍繼續開業者」，中央主管機關得吊銷其負責醫師之醫師證書 2 年（醫療法第 111 條）。

　　2.「醫療法人違反規定為保證人者」，中央主管機關得處新臺幣 10 萬元以上 50 萬元以下罰鍰，並得限期命其改善（同法第 112 條）。

　　3.「違反醫療法第 78 條第 1 項或第 2 項規定，未經中央主管機關核准、委託或同意，施行人體試驗者」，由**中央主管機關**處新臺幣 20 萬元以上 100 萬元以下罰鍰，並令其中止或終止人體試驗；情節重大者，並得處 1 個月以上 1 年以下停業處分或廢止其開業執照（同法第 105 條第 1 項）。

## ㈡處罰對象

　　醫療法所定之罰鍰，於私立醫療機構，處罰其負責醫師；於醫療法人設立之醫療機構，處罰醫療法人。於依第 107 條規定處罰之行為人為負責醫師者，不另為處罰（醫療法第 115 條）。

## ㈢處罰態樣

　　醫療法主要以醫療機構為規範對象，故其罰則亦多針對醫療機構而定。違反醫療法規定者，依醫療法第 101 條以下罰則規定，約可歸納為以下幾種處罰態樣（如圖 2–1），並例舉醫療法違規處罰情況（如表 2–3）。

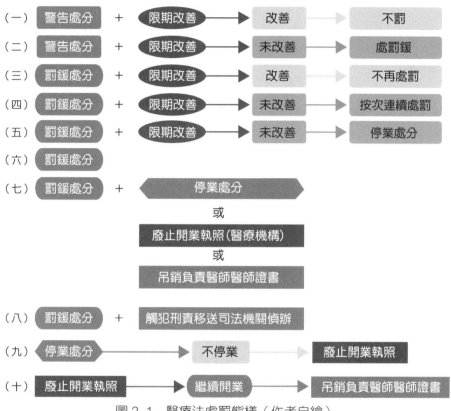

（一）警告處分 ＋ 限期改善 ➤ 改善 ➤ 不罰

（二）警告處分 ＋ 限期改善 ➤ 未改善 ➤ 處罰鍰

（三）罰鍰處分 ＋ 限期改善 ➤ 改善 ➤ 不再處罰

（四）罰鍰處分 ＋ 限期改善 ➤ 未改善 ➤ 按次連續處罰

（五）罰鍰處分 ＋ 限期改善 ➤ 未改善 ➤ 停業處分

（六）罰鍰處分

（七）罰鍰處分 ＋ 停業處分
或
廢止開業執照(醫療機構)
或
吊銷負責醫師醫師證書

（八）罰鍰處分 ＋ 觸犯刑責移送司法機關偵辦

（九）停業處分 ➤ 不停業 ➤ 廢止開業執照

（十）廢止開業執照 ➤ 繼續開業 ➤ 吊銷負責醫師醫師證書

圖 2-1 醫療法處罰態樣（作者自繪）

表 2-3　醫療法違規處罰例舉

| 第一階段 | 第二階段 | 第三階段 | 違反條項 | 處罰條項 |
|---|---|---|---|---|
| 警告處分 | 限期改善 | 未改善者，處新臺幣（以下同）1萬元以上5萬元以下罰鍰（已改善者，不罰） | 1.第17條第1項名稱使用或變更未報經核准<br>2.第19條第1項負責醫師代理報備義務<br>3.第22條第1項，未開給載明收費項目及金額之收據 | 第101條 |
| 罰鍰處分（1萬元以上5萬元以下） | 限期改善 | 未改善者，按次連續處罰鍰（已改善者，不罰） | 1.第26條提出報告及接受檢查<br>2.第59條指派醫師值班<br>3.第60條第1項危急病患之救治義務 | 第102條第1項第1款 |
| 罰鍰處分（1萬元以上5萬元以下） | 限期改善 | 未改善者，處1個月以上1年以下停業處分 | 1.第25條第1項未建立緊急災害應變措施<br>2.第66條診治病人交付藥劑載明事項作為義務 | 第102條第2項 |
| 罰鍰處分（5萬元以上25萬元以下） | 無 | | 1.第15條第1項未經核准登記即開業<br>2.第63條第1項、第64條，未予說明或取得同意實施手術或實施侵入性檢查或治療<br>3.第72條無故洩漏病人病情或健康資訊<br>4.第84條非醫療機構為醫療廣告 | 第103條第1項第1款<br><br><br><br><br>第104條 |
| 罰鍰處分（5萬元以上25萬元以下） | 停業處分（1個月以上1年以下）<br>廢止開業執照<br>吊銷負責醫師之醫師證書 | | 第85條、第86條違規醫療廣告或擅自變更核准內容，有虛偽、誇張、歪曲事實或有傷風化或1年內已受處罰3次 | 第103條第2項 |
| 罰鍰處分（3萬元以上5萬元以下） | 觸犯刑責移送司法機關辦理 | | 第24條第2項以強暴、脅迫、恐嚇、公然侮辱或其他非法之方法，妨礙醫療業務之執行 | 第106條第1項 |

| 醫療機構其他違法或不正當行為 | | | |
|---|---|---|---|
| 第一階段 | 第二階段 | 違規內容 | 處罰條項 |
| 罰鍰處分（5 萬元以上 50 萬元以下） | 停業處分（1 個月以上 1 年以下）<br><br>廢止開業執照 | 1.超收醫療費用未依限將超收部分退還病人<br>2.執行中央主管機關規定不得執行之醫療行為（例：為非遺傳疾病診斷之胎兒性別鑑定）<br>3.使用中央主管機關規定禁止使用之藥物 | 第 108 條 |
| 廢止開業執照 | 吊銷負責醫師之醫師證書二年 | 廢止開業執照仍繼續開業 | 第 111 條 |
| 罰鍰兩罰原則 | | 違反第 72 條對於知悉或持有病人之病情或健康資訊無故洩漏；或違反第 78 條、第 79 條有關人體試驗之規定，除醫療機構依法受罰，對其行為人亦處以各該條之罰鍰 | 第 107 條第 1 項 |
| 限期改善 | 廢止許可證 | 醫療法人許可設立後未依計畫書設立醫療機構 | 第 114 條第 2 項 |

註：作者製表

# 第三章　醫師法與醫學倫理

## 本章要旨

本章以醫師之法為重心，介紹醫師之資格、執業限制、強制入會及證照更新之意義、探究醫學倫理及醫病關係之發生與責任、提示醫師義務與懲戒方式和程序、申明密醫行為和例外，探討醫師勞動權益之保障及醫藥分業適法性等議題。

## 一 醫師法立法目的與沿革

科技進步一日千里，醫學研究發展日新月異，妥適的醫療行為足以維護民眾健康、延長人類壽命。然醫療行為具有不確定性，先端醫療科技或新藥，蘊含無法預測的危險，甚至產生嚴重的後遺症。醫師執業上的疏失、未履行業務上的義務，使病患蒙受傷害，為醫病間的訴訟之源。**我國醫師法之立法目的，在於保障民眾健康權益、避免醫療糾紛發生，建立互信的醫病關係。**

醫師法自 1943 年 9 月 22 日制定公布至 2000 年 7 月 19 日僅作 7 次部分修正。有鑑於政經社會環境大幅變動，有必要適時通盤檢討修正醫師法、健全醫師養成培育及繼續教育、建立執業執照定期更新制度、強化醫事倫理規範及落實懲戒制度功能，遂於 2002 年 1 月 16 日修正公布全文，計修正 42 條條文、增訂 12 條及刪除 4 條；截至 2020 年 1 月 15 日醫師法又微修 6 次。2022 年 6 月 22 日總統令修正公布醫師法第 4 條之 1、第 8 條之 2、第 10 條、第 27 條及第 28 條；增訂第 41 條之 6、第 41 條之 7；刪除第 30 條、第 41 條之 2。本次修正重點：新增自 2023 年 1 月 1 日起進入國外大學、獨立學院醫學系、牙醫學系就讀者，畢業返國報考醫師國家考試前，需先通過學歷甄試規定，藉以保障國人健康；放寬醫師執業登錄場所及支援報備管理規定；增

訂教學醫院接受外國醫事人員從事臨床醫療訓練或教學之申請程序及應遵行事項之法源；新增短期行醫證之申請要件及管理規定等。

## 二 醫師的資格條件

醫師法上所稱之「醫師」，係廣義地通含「西醫師、牙醫師和中醫師」三者。醫師為專門職業，必須依法經醫師考試及格，請領醫師證書，方具有醫師資格。非領有醫師證書者，不得使用醫師名稱。非領有專科醫師證書者，不得使用專科醫師名稱（醫師法第 7 條之 2），違反者，處新臺幣 3 萬元以上15 萬元以下罰鍰（同法第 28 條之 2）。

### ㈠醫師的資格

醫師的資格，主要為「經醫師考試及格」；醫師之考試，依專門職業及技術人員考試法第 3 條規定：專門職業及技術人員考試，得分高等考試、普通考試二等，每年或間年舉行一次考試。為應特殊需要或職業管理法律對曾從事該種類業務人員之特別規定，得限期舉行特種考試。

按醫師法規定，中華民國人民經醫師考試及格並依醫師法領有醫師證書者，得充醫師（醫師法第 1 條）；且醫師考試之應考資格，區分醫師、中醫師及牙醫師考試，各有不同。

#### 1.醫　師

醫師法第 2 條第 1 項規定：具有下列資格之一者，得應醫師考試：⑴公立或立案之私立大學、獨立學院或符合教育部採認規定之國外大學、獨立學院醫學系、科畢業，並經實習期滿成績及格，領有畢業證書者。⑵**84 學年度以前入學之私立獨立學院 7 年制中醫學系畢業**，經修習醫學必要課程及實習期滿成績及格，得有證明文件，且經中醫師考試及格，**領有中醫師證書者**。⑶**中醫學系選醫學系雙主修畢業**，並經實習期滿成績及格，領有畢業證書，且經中醫師考試及格，**領有中醫師證書者**。

### 2.中醫師

醫師法第 3 條第 1 項規定：具有下列資格之一者，得應中醫師考試：(1)公立或立案之私立大學、獨立學院或符合教育部採認規定之國外大學、獨立學院中醫學系畢業，並經實習期滿成績及格，領有畢業證書者。(2)本法修正施行前，經公立或立案之私立大學、獨立學院醫學系、科畢業，並修習中醫必要課程，得有證明文件，且經醫師考試及格，領有醫師證書者。(3)醫學系選中醫學系雙主修畢業，並經實習期滿成績及格，領有畢業證書，且經醫師考試及格，領有醫師證書者。

### 3.牙醫師

公立或立案之私立大學、獨立學院或符合教育部採認規定之國外大學、獨立學院牙醫學系、科畢業，並經實習期滿成績及格，領有畢業證書者，得應牙醫師考試（醫師法第 4 條）。

### 4.以外國學歷應先經教育部學歷甄試及例外

由於國外的醫療水準或醫學水準，遠落後於我國者尚非少數，考量國外學位取得之難易不同，所學內涵殊異，「以外國學歷參加考試者」，依原醫師法第 4 條之 1 規定，「其為美國、日本、歐洲、加拿大、南非、澳洲、紐西蘭、新加坡及香港等地區或國家以外之外國學歷，應先經教育部學歷甄試通過，始得參加考試。」本條所稱之「歐洲」，醫師法施行細則第 13 條第 1 項規定，係指「歐洲聯盟會員國及英國」。

醫師法第 4 條之 1 於 2022 年 6 月 22 日修正公布，明定未來持外國學歷報考國內醫師考試，一律先經教育部學歷甄試，始得參加醫師考試；但 2022 年 12 月 31 日以前，已「入學」（上述）九大國家或地區醫學院校修畢全程學業取得畢業證書者，免經教育部學歷甄試，以符信賴保護原則。另，已在九大國家或地區合法註冊醫師，並已實際執行醫療業務 5 年以上者，免經甄試可直接報考醫師國考。該落日期限所指之「入學」，包括「取得入學許可」；又修法後，對於已在九大國家或地區之合法註冊醫師，並已實際執行醫療業

務 5 年以上者，亦得免學歷甄試。

### 5.短期行醫證

2022 年 6 月 22 日公布醫師法增訂第 41 條之 6，經中央主管機關公告之特殊或緊急情事時（例如九二一大地震、八仙樂園塵爆事件等大型嚴重災難事件），允許持九大國家或地區之醫師證書或許可執業證明者，得向中央主管機關申請短期行醫證；並明定申請資格須於該等國家或地區實際執行臨床醫療業務 10 年以上者為限。效期不得逾一年，效期屆滿有展延必要者，得向中央主管機關申請展延。

## ㈡不得充任醫師／喪失醫師資格

醫師法第 5 條規定：「有下列各款情事之一者，不得充醫師；其已充醫師者，撤銷或廢止其醫師證書：一、曾犯肅清煙毒條例或麻醉藥品管理條例之罪，經判刑確定。二、曾犯毒品危害防制條例之罪，經判刑確定。三、依法受廢止醫師證書處分。」由於觸犯上開罪名經判刑確定，有損醫德，則更有危及病人健康之虞，故明定其不得充任醫師。

至於醫師證書被撤銷或廢止後，如擅自執行醫療業務，即成立醫師法第 28 條之密醫罪。

## ㈢專科醫師甄審／無排他性

為提高醫療服務品質及提升醫療專業水準，建立「專科醫師」制度，醫師法第 7 條之 1 規定：「醫師經完成專科醫師訓練，並經中央主管機關甄審合格者，得請領專科醫師證書（第 1 項）。前項專科醫師之甄審，中央主管機關得委託各相關專科醫學會辦理初審工作。領有醫師證書並完成相關專科醫師訓練者，均得參加各該專科醫師之甄審（第 2 項）。專科醫師之分科及甄審辦法，由中央主管機關定之（第 3 項）。」專科醫師之訓練，以具備合法醫師資格為前提要件。

### 1.專科醫師之業務範圍除特別規定外並無排他性

醫師法第 7 條之 2 第 2 項規定，**非領有專科醫師證書者，不得使用專科醫師之名稱**。然專科醫師並非經考試院依法考選之專門職業人員執業資格，且在**法律上並無直接限制專科醫師執行醫療業務範圍或科別之明文規定**，除了少數醫療行為，如墮胎、移植手術、腦死判定等，法律有特別規定者外（如人體器官移植條例、優生保健法），法令並未規定專科醫師的業務範圍。臨床醫療作業上，專科醫師不僅在醫療業務科別區劃不易，且在甚多緊急救護時刻，反以重疊為宜，以應救命所需。故專科醫師制度，僅為經中央主管機關甄審合格而取得之「醫療專長認定之榮譽制度」，其**業務範圍並無排他性**。

### 2.專科醫師分科及甄審辦法

中央主管機關為國內醫療作業現況及醫政管理之需要，依法律授權訂定發布「專科醫師分科及甄審辦法」（以下簡稱甄審辦法），最近一次於 2018 年 10 月 5 日修正，第 8 條第 1 項規定：「醫師依本辦法所定之分科完成專科醫師訓練或領有外國之專科醫師證書經中央衛生主管機關認可者，得參加各該分科之專科醫師甄審。」**醫師之專科分科**計有：家庭醫學科、內科、外科、兒科、婦產科、骨科、神經外科、泌尿科、耳鼻喉科、眼科、皮膚科、神經科、精神科、復健科、麻醉科、放射診斷科、放射腫瘤科、解剖病理科、臨床病理科、核子醫學科、急診醫學科、職業醫學科、整形外科等 23 科（甄審辦法第 3 條）。**專科醫師之甄審，各科每年至少應辦理一次**。但中央衛生主管機關得依專科醫師人力供需情況增減之（甄審辦法第 8 條第 2 項）。**專科醫師證書有效期限及每次展延之期限，最短為 3 年，最長為 6 年**（甄審辦法第 11 條第 2 項）。

牙醫師之專科分科，則於 2018 年 10 月 5 日另訂定發布「**牙醫專科醫師分科及甄審辦法**」，第 6 條規定：口腔顎面外科、口腔病理科、齒顎矯正科、牙周病科、兒童牙科、牙髓病科、贗復補綴牙科、牙體復形科、家庭牙醫科、特殊需求者口腔醫學科、其他經中央主管機關認定之牙醫專科等 11 科。

# 三 醫師之執業

## (一)加入公會

　　我國職業法規採專門職業人員「業必歸會」之原則，賦予其公會相當大的自律功能。醫師法第 9 條第 1 項規定：「醫師執業，應加入所在地醫師公會。」

### 1.公會不得拒絕適格者入會

　　醫師「執業登記」與「加入醫師公會」，屬於兩個不同的執業條件，妨害醫師申請主管機關執業登記執行醫療業務之權利，違反人民團體法第 37 條第 2 項：「職業團體不得拒絕具有會員資格者入會」之規定。醫師法 2002 年 1 月修正時，第 9 條增訂第 2 項：「醫師公會不得拒絕具有會員資格者入會。」

### 2.公會違規裁罰機關之商榷

　　按醫師法第 29 條之 2 明定：「本法所定之罰鍰……，由直轄市或縣（市）主管機關處罰之……」「醫師公會」為人民團體，其有違反醫師法第 9 條第 2 項者，本應由人民團體主管機關處罰，但醫師法第 27 條之罰則規定，並未區分違反醫師法第 9 條第 1 項、第 2 項，致違反醫師法「第 9 條第 2 項」應處罰鍰之機關，依法為醫師法之主管機關「直轄市政府或縣（市）政府」。顯為醫師法之闕失，有待修正。

## (二)執業登記

　　醫師應向執業所在直轄市或縣（市）主管機關申請執業登記，領有執業執照，始得執業（醫師法第 8 條第 1 項）。若未申請登記，取得執業執照，雖具備醫師資格得充醫師，行醫固不構成密醫行為，但違反醫師法第 8 條第 1 項之規定，將受衛生主管機關依同法第 27 條規定：「處新臺幣二萬元以上十萬元以下罰鍰，並令限期改善；屆期未改善者，按次處罰。」

### 1.不得發給執業執照之限制

2018 年 12 月 19 日公布修正之醫師法第 8 條之 1 規定：「有下列情形之一者，不得發給執業執照；已領者，撤銷或廢止之：一、經撤銷或廢止醫師證書。二、經廢止醫師執業執照，未滿一年。三、有客觀事實認不能執行業務，經直轄市、縣（市）主管機關邀請相關專科醫師及學者專家組成小組認定（第1 項）。前項第三款原因消失後，仍得依本法規定申請執業執照（第 2 項）。」

### 2.不能執行業務

#### ⑴中　風

根據行政院衛生署之函釋：「醫師（中醫師、牙醫師）**因身體殘障，如半身不遂等不能執行醫療業務**，……，不得為醫院、診所之負責醫師核發其開業執照。」❶採取如此見解，最主要理由，乃醫師應保持身心最佳狀況以治療病人。

#### ⑵眼　疾

行政院衛生署之函釋：「有關醫師因眼疾致視力模糊不清，無法寫看，可否制止其執業疑義？非無爭議。按『醫師非親自診察，不得施行治療、開給方劑……』，『醫師執行業務時，應製作病歷』，為醫師法第十一條及第十二條所明定。又『醫療工作之診斷、處方、手術、病歷記載、施行麻醉等醫療行為，應由醫師親自執行』，前經本署 65 年 6 月 3 日衛署醫字第 111974 號函釋在案，**醫師為病人診察病情，首重視覺，我國傳統醫學望、聞、問、切之說，亦將目視之診斷置於首要地位**，因此，為維護病人權益，**醫師視力模糊不清致無法視診、書寫病歷者**，宜認屬醫師法第八條之一第一項第三款所定之『**身體有異狀，不能執行業務**』。」❷故除「半身不遂」之外，「視力模糊不清，

---

❶　行政院衛生署 1976 年 11 月 13 日衛署醫字第 129149 號函。
❷　行政院衛生署 1989 年 1 月 5 日衛署醫字第 769488 號函。

無法寫看」者，亦不能執業。

### (3)重　聽

醫師患有重度重聽，若配戴助聽器後即可獲得改善者，尚難限制其執行醫療業務❸。中醫師如確為**重聽**、**無法言語**、**走路不平衡**、**尚須有人扶持**等情事，其身體狀況顯已不能執行業務，應依醫師法第 8 條之 1 第 1 項第 3 款規定，不准其執業❹。

### (4)色　盲

「紅綠色盲」是常被誤用之名稱，事實上辨色能力異常有程度上的不同，由輕度色弱及嚴重色弱至完全無辨色力的色盲，執行醫療業務應有妨礙。輕度色弱者則應視其醫療工作性質而定，應避免外科系、病理、檢驗及其他有關辨色的工作❺。

### (5)無法言語

中醫師氣管割除，如經確認為**無法言語**，**無法書寫病歷**，其身體狀況已達不能執行醫療業務程度，應即依醫師法第 8 條之 1 第 1 項第 3 款規定，不准其執業❻。

### 3.撤銷與廢止執業執照之區辨

「撤銷」❼指有效成立的行政處分，因具撤銷的原因，由有權限機關依

---

❸　行政院衛生署 1992 年 2 月 20 日衛署醫字第 8105565 號函。
❹　行政院衛生署 1997 年 5 月 26 日衛署醫字第 86026134 號函。
❺　行政院衛生署 1993 年 8 月 25 日衛署醫字第 8255288 號函。
❻　行政院衛生署 1997 年 8 月 1 日衛署醫字第 86040408 號函。
❼　行政程序法第 117 條：「違法行政處分於法定救濟期間經過後，原處分機關得依職權為全部或一部之撤銷；其上級機關，亦得為之。但有下列各款情形之一者，不得撤銷：一、撤銷對公益有重大危害者。二、受益人無第一百十九條所列信賴不值得保護之情形，而信賴授與利益之行政處分，其信賴利益顯然大於撤銷所欲維護之公益者。」

聲請或依職權，予以撤銷，使其不發生效力，或消滅已發生的效力，而溯及既往回復至未為處分之狀態，通常亦稱「撤銷處分」。「廢止」係指，已成立且生效無瑕疵的行政處分，基於法律規定、事實上原因或政策之特殊考量，決定將其廢棄，使其向將來失其效力的行為。行政程序法第 125 條本文規定：「合法行政處分經廢止後，自廢止時或自廢止機關所指定較後之日時起，失其效力。」

## ㈢繼續教育及證照更新

「執照期限制度」之目的，乃藉由執照的更新，促進專門職業人員隨時接受新知，維持專業素質。尤其醫療學理與技術日新月異，醫師之專業能力亦求不斷進步，以應所需。

專科醫師分科及甄審辦法第 11 條第 2 項規定，專科醫師有效期限及每次展延之期限，最短為 3 年，最長為 6 年，寓有證照更新之實。醫事人員規定「執照期限制度」，首先出現於 2000 年 2 月 3 日制定公布之「醫事放射師法（第 7 條）」及「醫事檢驗師法（第 7 條）」。2002 年 1 月 16 日修正公布醫師法，亦將「繼續教育及執照更新」予以納入。

醫師法第 8 條第 2 項規定：「醫師執業，應接受繼續教育，並每六年提出完成繼續教育證明文件，辦理執業執照更新。但有特殊理由，未能於執業執照有效期限屆至前申請更新，經檢具書面理由及證明文件，向原發執業執照機關申請延期更新並經核准者，得於有效期限屆至之日起六個月內，補行申請。」本條項但書係於 2020 年 1 月 15 日修正增訂，至於何謂「特殊理由」，醫師法施行細則於 2021 年 10 月 4 日增訂第 4 條之 1 加以補充規定，係指：「有下列情形之一，致影響繼續教育積分之取得者：一、罹患重大疾病。二、分娩、育嬰、懷孕安胎休養。三、出國進修。四、中央流行疫情指揮中心成立期間，指揮官所為之指示、限制或其他措施。五、其他經中央主管機關公告之事由。」

醫師法第 8 條第 4 項，授權中央主管機關會商相關醫療團體，訂定醫師接受繼續教育之課程內容、積分、實施方式、完成繼續教育證明文件及其他應遵行事項之辦法。據此，中央主管機關於 2003 年 4 月 23 日發布「醫師執

業登記及繼續教育辦法」（已廢止，相關規定現已併入醫事人員執業登記及繼續教育辦法），以利適用。

### 1.醫事人員執業登記及繼續教育辦法

依各類醫事人員專業法規之授權，由主管機關訂定發布各該執業登記及繼續教育辦法，計有 13 種。惟此類辦法所規定之事項，**同質性高，一再重複，應有統整之必要**。因此，行政院組織改造前，前行政院衛生署於 2013 年 7 月 1 日訂定發布通用之「醫事人員執業登記及繼續教育辦法」，以利共通適用，並於同日公告廢止「醫師執業登記及繼續教育辦法」等 13 種各別單獨之辦法。本辦法嗣於 2015 年 12 月 30 日及 2016 年 10 月 7 日修正，分別將藥師和藥劑生，以及驗光師和驗光生納入。

### 2.定期換照是否違憲？

定期換證之構想，係政府機關加強管理專門職業者的方式，然是否絕對必要，不無商榷的餘地。專門職業本身係自由職業，政府未特別保障其執業權利。在職訓練教育，宜多舉辦學術演講，增進知能，但不應以定期換證措施強制再教育，況且強制再教育，未達致一定效果者，不予換照執業，則有**變相剝奪憲法保障人民的工作權之疑慮**[8]。

本書認為，醫師法第 8 條增訂應接受繼續教育之規定，以符時代潮流，固值贊同，惟規定以接受繼續教育為換證之必要條件，則有待商榷。**合格之醫師，應具有相當的醫學水準，已具基本的醫理、醫術，如仍繼續執行醫療業務者，似難謂渠等嗣後未定期接受再教育即突失此技能**。惟若屬尖端醫療科技，自需具備此項技術人員方得據以執行。尖端醫療科技固可以曾接受繼續教育文件，證明其具備此項特殊能力，進而決定其是否得以在特殊之醫療科技領域中生存；然就具備基本的醫理、醫術之醫師，以未定期接受繼續教育即剝奪其工作權，不無違憲之嫌。抑且，醫事人員執業登記及繼續教育辦

---

[8] 曾肇昌，〈談執業律師定期換證暨應行加入公會之妥當性〉，《全國律師》，第 3 卷第 11 期，1999 年 11 月，第 3–4 頁。

法所訂之醫師接受繼續教育之課程內容、積分，**醫事人員為取得積分，只有簽到及簽退，並未真正聽講或實作，繼續教育無法獲得新知或充實工作經驗，**僅重形式未重實質內容的結果，反而讓醫事人員浪費時間應付，無暇關心病患感受與病情變化。

## ㈣執業處所範圍之限制與例外

為提高醫療服務品質，醫師執行醫療實務之場所，有必要予以限制，應以經地方衛生主管機關核准登錄之場所為限；惟為符實際，急救、會診等，例外允許其在原所核准登記之醫療機構外之其他處所執業。醫師法第 8 條之 2 原規定：「醫師執業，應在所在地主管機關核准登記之醫療機構為之。但急救、醫療機構間之會診、支援、應邀出診或經事先報准者，不在此限。」醫師執業，其登記執業之醫療機構以一處為限（醫師法施行細則第 4 條），而且原則上僅限於在該醫療機構執業。

有關醫師執業處所範圍限制之例外規定，醫師法第 8 條之 2 於 2022 年 6 月 22 日修正公布，增列依據長期照顧服務法及精神衛生法等相關法規所設置之機構，得為醫師執業登記之場所；並考量因應發生新興傳染病或大型嚴重災難之需，增訂但書第 4 款，經各級主管機關指派至非執業登記之場所執行特定醫療業務，得免事先報備支援規定，以提升執行公共衛生政策之應變效能。醫師法第 8 條之 2 規定：「**醫師執業，應在所在地主管機關核准登記之醫療機構、長期照顧服務機構、精神復健機構或其他經中央主管機關認可之機構為之。**但有下列情形之一者，不在此限：一、急救。二、執業機構間之會診、支援。三、應邀出診。四、各級主管機關指派執行緊急醫療或公共衛生醫療業務。五、其他事先報所在地主管機關核准。」

### 1.急　救

急救可分為：一般「臨時施行急救」及緊急醫療救護法所稱之「**緊急醫療救護**」。**緊急醫療救護**，係指在緊急傷病或大量傷病患或野外地區傷病之現場，緊急救護及醫療處理、送醫途中之緊急救護；重大傷病患或離島、偏遠地區難以診治之傷病患之轉診，與醫療機構之緊急醫療（緊急醫療救護法第

3 條）。緊急醫療救護應由醫師、護理人員及受過初級、中級及高級救護技術訓練之救護技術員為之，救護技術員施行緊急救護業務之地點限於救護指揮中心、緊急傷病現場、送醫途中及抵達送醫目的醫療機構而醫護人員尚未處置前。至於**臨床上的急救，則仍僅限由醫師為之**。由於事出緊急，醫師實施緊急醫療救護或在臨床上的急救，其有無辦理執業登記或執業場所是否在執業登記之原醫療機構，均可不問。又在「臨時施行急救」的情況下，醫師及未取得合法醫師資格者均得為之，　醫師法第 28 條第 4 款列為排除密醫的規定，鼓勵醫師或具一定程度醫療知識之社會大眾，臨難施援。

### 2.醫療機構間之會診、支援

「會診」與「轉診」不同，「轉診」依醫療法第 73 條第 1 項規定：「醫院、診所因限於人員、設備及專長能力，無法確定病人之病因或提供完整治療時，應建議病人轉診。但危急病人應依第六十條第一項規定（醫院、診所遇有危急病人，應先予適當之急救，並即依其人員及設備能力予以救治或採取一切必要措施，不得無故拖延）先予適當之急救，始可轉診。」亦即**「轉診」，乃因醫院、診所之人員、設備及專長能力不足，有其侷限性**，以致無法確定病人之病因或提供完整治療時而為之。但醫療機構間的「會診」，係因醫療個案之臨時需要，會同其他醫療院所具有特殊專長之醫師共同診治。

「支援」係指醫療機構間之互相支援，並以醫師辦理執業登記之當地衛生主管機關所轄醫療機構間之支援為限，其支援得免向該管機關主管機關報備。醫師越區至其他縣市醫療機構執行醫療業務，係屬應事先報請原執業地及行為發生地衛生主管機關核准之事項❾。

### 3.應邀出診

「應邀出診」係指應情況危急或地區偏遠就醫不便之病患之邀往診❿。醫療機構之醫師應廠商之邀，至該醫療機構以外場所執行勞工健康檢查工作，

---

❾　行政院衛生署 1995 年 10 月 30 日衛署醫字第 84064081 號函。
❿　行政院衛生署 1991 年 9 月 24 日衛署醫字第 966164 號函。

非屬「應邀出診」之範疇。有關「醫療機構間之會診、支援」之認定，**醫療機構設置標準第 20 條第 2 項補充規定：前項所稱醫療機構間之會診、支援，指未固定排班提供診療者**而言。

### 4.事先經報准

醫師若事先經報准，則可在非執業登記之醫療機構執行醫療業務。醫療機構設置標準第 20 條第 3 項規定：「……事先報准，其為越區前往他醫療機構執行業務者，應報經所在地直轄市或縣（市）主管機關核准，並副知執行地直轄市或縣（市）主管機關。」若醫師不在原核准之執業場所辦理義診，應事先向義診所在地衛生主管機關報備，始可為之；但醫師**配合公益團體公益活動，應邀辦理義診，得免事先報准❶**。

### ㈤停業、歇業備查／復業及註銷執業執照

醫師法第 10 條規定：醫師歇業或停業時，應自事實發生之日起 30 日內報請原發執業執照機關備查（第 1 項）。**前項停業期間，以 1 年為限；停業逾 1 年者，應於屆至日次日起 30 日內辦理歇業（第 2 項）**。醫師未依前項後段規定辦理歇業時，其原執業執照失其效力，並由原發執業執照機關註銷之（第 3 項）。醫師變更執業處所或復業者，準用第 8 條第 1 項關於執業之規定（第 4 項）。醫師死亡者，由原發執業執照機關註銷其執業執照（第 5 項）。**本條規定係於 2022 年 6 月 22 日修正公布，增訂第 2 項、第 3 項，以利規範管理長期停業卻遲不辦理歇業及執業執照的效力問題**。

## 四 醫病關係之探討

醫事人員、機構與病患發生特定的關係，因此，醫病雙方皆負有一定的責任，例如：醫師對於病人有診療、說明之義務等；病人則有遵從醫囑、繳

---

❶ 行政院衛生署 1982 年 3 月 16 日衛署醫字第 367093 號函、1991 年 10 月 3 日衛署醫字第 990414 號函。

費之義務等。醫病關係之探討，首先應釐清醫病責任發生的原因：醫療契約、強制性醫療契約、無因管理；而責任種類：又可區分行政責任、刑事責任及民事責任。

## ㈠醫病關係之發生

醫療契約原則上以醫師的醫療義務與病人之報酬給付義務為內容，常由病人以口頭、書面或電腦語音向醫療機構掛號（要約），經其受理掛號（承諾）而成立。

### 1.醫療契約

就契約關係而言，病人雖有可能與醫師間發生直接的法律關係，但通常大多直接與醫院發生法律關係。亦即醫師、護理人員與就診之病人間通常並無直接之契約關係，當病人掛號看門診或住院治療，均由醫療機構之行政單位辦理相關手續；醫療機構應向病人履行的醫療照護義務，須透過醫療機構之醫師、護理人員等執行。

醫療契約❶❷的性質，主要有委任契約說及僱傭契約說❶❸，實務則認為係委任契約之一種❶❹；所謂「委任」，係指當事人約定，一方委託他方處理事務，他方允為處理之契約（民法第 528 條）。委任並不以給付報酬為必要，病人委任醫療機構處理醫療事務，醫療機構允為處理，通說認為醫療契約是委任契約❶❺。而有償的委任契約，醫師或醫療機構負有善良管理人之注意義務，以保障病人之權益。

僱傭契約以受僱人供給勞務為目的，而委任契約則以法律行為或其他事務之處理為目的，僱傭必為有償，委任則得為有償。學者主張，若醫師與病

---

❶❷　醫療契約的屬性，學者看法不一，有委任契約說、僱傭契約說、承攬契約說、準委任契約說、混合契約說及無名契約說，參曾育裕，《醫護法規》，五南，2013 年 1 月，增訂 6 版，第 106–110 頁。

❶❸　鄭玉波，《民法債編各論（下）》，三民，1997 年 8 月，第 17 版，第 414–415 頁。

❶❹　最高法院 70 年台上字第 1049 號判決。

❶❺　王澤鑑，《民法案例研究第一冊》，自版，1982 年，第 211 頁。

人之間訂立之契約，倘著重於勞務之提供者，則為僱傭。醫師於治療中，對於治療方法原有自由裁量權，不受病患之指揮監督，且**醫療契約乃醫療人員盡其學識、經驗、技術儘量救治病患，並非以「工作之完成」為條件**，因此，契約性質與承攬契約大異其趣，故通說及實務上之見解❶認為，**醫療契約係委任契約**。

中央主管機關認為：「病歷為記載病人個人之病史、診斷、治療過程之原始資料，其**依民法規定應屬醫療機構依其與病人間之委任契約，於執行委任（醫療）業務時所製作之文書，除醫療法律有特別規定外，應由醫療機構自行保管。」** ❶

### 2.強制性醫療契約

醫療法規定，醫院、診所遇有第三人護送前來之危急病人，應即救治，不得無故拖延，若第三人未辦理掛號手續，亦應視為醫院與病人間業已成立委任醫療契約關係，此即所謂「強制性醫療契約」，醫療機構並無拒絕自由。若醫師不在場，護理人員亦應即依護理人員法第 26 條之規定，於必要時，可先行給予緊急救護處理。

### 3.無因管理

醫師如自行開業，醫師與其開設之診所實為同一法律主體，則病人與醫師或醫療機構所發生的法律關係，並無區別。醫師如並未受病人委任或任何法律上之義務，而為病人實施醫療行為，並且以有利於病人之方法為之者，可能成立民法第 172 條之無因管理。依民法第 175 條，醫師若為免除病人之生命、身體或財產上急迫危險而為事務管理者，對於因其管理所生之損害，除有惡意或重大過失者外，不負賠償責任。

醫師、護理人員若於醫療機構之外，遇有昏迷或瀕死狀態之病人，除病人已無法委任醫療機構或醫師實施治療，醫師、護理人員並無法律義務予以救

---

❶ 最高法院 53 年台上字第 2354 號判決、70 年台上字第 1049 號判決。

❶ 行政院衛生署 1988 年 8 月 24 日衛署醫字第 748341 號函。

治，若醫師、護理人員自動為病人實施醫療或看護，則為「無因管理」行為❸。又醫師、護理人員應本於無因管理之法理，為病人做最適當、最有利之醫護；注意程度與依醫療契約履行醫療看護所應具之注意，不應有任何差異。

## ㈡醫療責任

醫療行為因故意或過失（醫療法 2018 年 1 月修正限縮過失之民事及刑事責任範圍，請參閱第五章「醫療事故預防及爭議處理法與醫療訴訟」四、醫療責任合理化），致發生死亡或傷害的結果，醫事人員除需負刑事責任外，並應負民事責任；醫療機構因執行醫療業務致生損害於病人，以故意或過失為限，負損害賠償責任。

### 1.契約上債務不履行

通常情形，醫療契約多為有償契約，醫師、護理人員自應盡善良管理人之注意。所謂「善良管理人之注意」，指「交易上一般觀念，認為有相當知識經驗及誠意之人應盡之注意」，如未盡善良管理人注意致病患生命、身體受到傷害甚至死亡時，乃屬「契約上債務不履行」，應依民法第 220 條第 1 項：「債務人就其故意或過失之行為，應負責任。」之規定，對病人負賠償責任。

依民法第 224 條，醫師、護理人員有所疏失，醫院與醫師、護理人員負同一責任。護理人員執行護理業務，若係完全遵照醫師之指示而為，該指示有誤且護理人員無從判斷是否正確，則僅該醫師負損害賠償之責；但若該護理人員得判斷指示之正確與否，明知有誤仍加以執行，或指示無誤，純係護理人員執行錯誤，則應由護理人員負損害賠償之責。

---

❸ 所謂「無因管理」，係指未受委任，並無義務，而為他人管理事務，民法第 172 條以下，對於管理人之責任及權利義務有具體規定。

### 2.不法侵權行為

#### ⑴侵權行為損害賠償請求權

醫師於執行醫療行為時，因故意或過失，不法侵害病人之權利，發生損害時，除發生前述債務不履行之損害賠償責任（契約責任）之外，如符合**民法第 184 條第 1 項前段：「因故意或過失，不法侵害他人之權利者，負損害賠償責任。」**侵權行為之要件時，亦應負侵權行為之損害賠償責任（侵權責任），並與債務不履行之契約責任**發生競合關係**。

若醫療契約係由病人與醫療機構訂立，而由醫療機構聘僱醫師為病人治病，則醫師僅於構成侵權行為時，始負侵權責任。但病人可依民法第 224 條規定：「**債務人（醫療機構）之代理人**或使用人（醫師），關於債之履行有故意或過失時，債務人應與自己之故意或過失負同一責任。但當事人另有訂定者，不在此限。」據此向醫療機構請求侵權行為及契約不履行之損害賠償。醫療機構與其醫師、護理人員之間的法律關係為「僱傭關係」，則醫療機構對病人為損害賠償後，可轉而依民法第 188 條規定，向醫師、護理人員行使求償權。

#### ⑵請求權消滅時效

民法第 197 條第 1 項規定：「因侵權行為所生之損害賠償請求權，自請求權人知有損害及賠償義務人時起，二年間不行使而消滅，自有侵權行為時起，逾十年者亦同。」侵權行為所生之損害賠償請求權，如時效已消滅，被請求之一方，自得以時效消滅抗辯，拒絕原告之請求❶⑨。

---

❶⑨ 王聖惠，〈醫護人員、醫院應善用：「時效抗辯」〉，《月旦醫事法報告》，第 8 期，2017 年 6 月，第 169–176 頁。

### 3.例外規定

⑴正當防衛

民法第 149 條：對於現時不法之侵害，為防衛自己或他人之權利所為之行為，**不負損害賠償之責**。但已逾越必要程度者，仍應負相當賠償之責。

⑵緊急避難

民法第 150 條第 1 項：因避免自己或他人生命、身體、自由或財產上急迫之危險所為之行為，**不負損害賠償之責**。但以避免危險所必要，並未逾越危險所能致之損害程度者為限。

### 4.連帶責任

⑴**數人共同不法行為**

民法第 185 條第 1 項：數人共同不法侵害他人之權利者，連帶負損害賠償責任；不能知其中孰為加害人者，亦同。

⑵**僱用人連帶責任與免責**

民法第 188 條第 1 項：受僱人因執行職務，不法侵害他人之權利者，由僱用人與行為人連帶負損害賠償責任。但選任受僱人及監督其職務之執行，**已盡相當之注意或縱加以相當之注意而仍不免發生損害者，僱用人不負賠償責任。**

### 5.損害賠償請求權人與請求範圍

⑴民法第 192 條第 1 項：**不法侵害他人致死者，對於支出醫療及增加生活上需要之費用或殯葬費之人，亦應負損害賠償責任。**

⑵民法第 192 條第 2 項：被害人對於第三人負有法定扶養義務者，加害人對於該第三人亦應負損害賠償責任。

⑶民法第 194 條：不法侵害他人致死者，被害人之父、母、子、女及配偶，雖非財產上之損害，亦得請求賠償相當之金額。

⑷民法第 195 條第 1 項：**不法侵害他人之身體、健康、名譽、自由、信用、隱私、貞操，或不法侵害其他人格法益而情節重大者**，被害人雖非財產上之損害，亦得請求賠償相當之金額。其名譽被侵害者，並得請求回復名譽之適當處分。

### 6.請求賠償途徑

病人因受到不當醫療或品質不佳之醫療，遭致生命、身體健康之損害，醫療機構對於病人所受損害，負有賠償責任。**⑴被害人在損害時起 10 年之內，得提起醫療民事訴訟**。⑵病人可依民事訴訟法第 403 條以下相關規定，先經法院調解，避免興訟。⑶病人與醫師或醫療機構之間，可依民法第 736 條以下規定，進行和解。

## 五 醫師的義務

## ㈠親自診察原則與例外

醫師法第 11 條規定：「醫師非親自診察，不得施行治療、開給方劑或交付診斷書。但於山地、離島、偏僻地區或有特殊、急迫情形，為應醫療需要，得由直轄市、縣（市）主管機關指定之醫師，以通訊方式詢問病情，為之診察，開給方劑，並囑由衛生醫療機構護理人員、助產人員執行治療（第 1 項）。前項但書所定之通訊診察、治療，其醫療項目、醫師之指定及通訊方式等，由中央主管機關定之（第 2 項）。」

本條原則規定「醫師非親自診察，不得施行治療、開給方劑或交付診斷書。」但山地、偏僻及離島地區，因地理環境及經濟等因素，醫師前往開業者甚少，民眾未能獲得醫師照顧，影響生命安全，為使民眾醫療及保健照顧機會均等，並減輕民眾醫療費用，使山地、離島、偏僻地區居民健康充分獲得保障，爰定有例外規定，利用當地或鄰近衛生醫療機構，建立電話醫療系

統，由醫師以通訊方式診察，開具方劑，囑咐護理人員、助產人員執行治療。但為防止例外規定之濫用，通訊診察相關細節明定由中央主管機關予以詳明規定❷。中央衛生主管機關依醫師法第 11 條第 2 項之授權，公告「山地、離島及偏僻地區通訊醫療規定」，指定衛生所、衛生室、公立醫療機構、「全民健康保險山地離島地區醫療給付效益提升計畫」之醫師，於 16 個縣市 53 個鄉鎮中，得以通訊方式進行診療。

## ㈡遠距與智慧醫療服務

電腦網路、電傳視訊科技日益普及，「遠距醫療」(Telemedicine)❷已在行政院有關部門逐步落實和推動，主要的目的與效益，在於爭取時效、掌握治療先機，使病人得以及早接受治療，提高治癒率。對於醫療資源缺乏地區，最直接的影響，為提升醫療資源的可近性 (accessibility)。近年來，**穿戴式醫療裝置、視訊科技進步，可準確掌握病情**，例如監測血壓、血糖等，狀況穩定的患者就不需常跑醫院，**減少門診壅塞**，遠距醫療上路後，健保給付和通訊規範，應為能否普及的二大關鍵。

1959 年美國利用交互式電視 (IATV)，從事神經、精神的照會；1970 年美國太空人身上貼了心電圖電極等裝置，將太空人的生理狀況即時傳回地球，航太總署和國防部成為遠距醫療科技的先驅。**2015 年美國有 47 個州及華盛頓特區，將遠距醫療納入美國聯邦醫療保險給付中。**

日本厚生勞動省 1993 年首次制訂有關智慧醫療的政策，成立「醫療資訊系統顧問委員會」，投入電子病歷的發展與研究。**2001 年日本將健康、醫療**

---

❷　醫師法第 11 條第 1 項前段規定醫師親自診察原則，屬於保護他人之法律，但例外之規定是否過於嚴格致無法掌握病人病情的瞬息萬變，宜由衛生主管機關以函釋作目的性限縮解釋。黃清濱，〈醫療行為與醫師親自診察原則〉，《醫事法學》，第 20 卷第 2 期，2013 年 12 月，第 1–26 頁。

❷　所謂遠距醫療，是藉由無時空限制之通訊設備與技術，在不同地點，傳遞病患醫療臨床資料與醫師的專家意見，以克服時間及空間障礙，達成遠端會診之目的。李厚懿、張永生合著，〈電腦網際網路在臨床醫學之運用〉，《臺灣醫界》，第 41 卷第 2 期，1998 年 2 月，第 70 頁。

與社福的數位化，列入「數位化日本」(e-Japan) 策略的一環。2002 至 2003 年，日本政府投入 450 億日圓推動電子病歷的普及化。健康照護科技 (Health IT) 是日本健康照護所面臨的各種挑戰之解決方法；智慧醫療 (e-health) 會增進病人安全，幫助醫師做更好的臨床診斷、節省醫師時間、減少錯誤處方等。Health IT 幫助人們更容易評估重要資訊❷❷。日本厚生勞動省將遠距醫療區分為：「遠距病理診斷」、「遠距畫像診斷」、「遠距商談」及「在宅醫療」四類。遠距醫療結合電腦、通信技術與醫事人員的專業知識，使醫師可相隔千里進行視訊會議及隔空會診，提供偏遠和離島地區民眾醫療照顧，卸解「面對面診療原則」之束縛❷❸。

依據世界衛生組織的定義，遠距醫療是「使用互動式視訊及資訊通訊技術，進行包括診斷、治療及諮詢等醫療照護行為，以及衛生教育與醫療資訊的傳遞。」遠距醫療系統採用無線技術，藉由影像資訊 (Information Technology, IT) 及電信技術 (Communication Technology, CT)，交換臨床資料及專家意見，克服空間及時間的障礙，實現全球的互通作業性。優點在於，打破空間與時間的限制，為病患爭取診療時效，節省醫療成本；缺點則是，硬體設備昂貴、病人隱私問題、衝擊病患對偏遠地區醫療人員的信任感，使得醫病關係更為疏離。有關遠距醫療是否可以取代門診的功能？遠端照護系統是否可以取代病患去醫院從事例行檢查？以及透過網路，將醫生的 3D 空間虛擬動作，傳輸至另一端的機械手臂，使之同步動作以完成複雜的開刀手術，此遠距離手術之可行性與安全性，值得慎重討論，亦為當前醫界與科學界共同努力的方向。

### 1.通訊診察治療辦法

鑑於網路時代來臨、科技產品之進步，以及高齡化社會需求，衛生福利

---

❷❷　郭年真，〈智慧醫療關鍵議題與對策之研究〉，國家發展委員會委託研究，2017 年 4 月，第 82–83 頁。

❷❸　前田俊輔，《遠隔医療が高齢者医療を救う AI がひらく個別化医療の時代》，PHP 研究所，2017 年 5 月，第 21–24、34、45 頁。

部在 2018 年 1 月 10 日預告「通訊診療辦法」草案，放寬遠距醫療之照護對象與模式，針對雲端操作可能面臨的資安問題加以防護，讓遠距醫療應用的防護網更完整 ❷ 。2018 年 5 月 11 日訂定發布「通訊診察治療辦法」，運用科技提升醫療照護效能與可近性，為我國醫療發展的重要里程碑。並依中央法規標準法第 21 條第 4 款之規定，廢止「山地、離島及偏僻地區通訊醫療規定」。

　　通訊診察治療辦法第 2 條第 2 款第 1–5 目明定 5 種合乎特殊條件之病人，**亦得進行通訊診療**，不限於山地、離島、偏僻地區：⑴急性住院病人，依既定之出院準備服務計畫，於出院後 3 個月內之追蹤治療。⑵機構住宿式服務類之長期照顧服務機構與醫療機構訂有醫療服務契約，領有該醫療機構醫師開立效期內慢性病連續處方箋之長期照顧服務使用者，因病情需要該醫療機構醫師診療。⑶衛生機關有關家庭醫師整合性照護法令規定之病人，因病情需要家庭醫師診療。⑷衛生機關認可之遠距照護，或居家照護相關法令規定之收案對象，於執行之醫療團隊醫師診療後 3 個月內之追蹤治療。⑸**擬接受或已接受本國醫療機構治療之非本國籍，且未參加全民健康保險之境外病人。**

　　醫療機構欲執行上開特殊情形通訊診療，應擬具通訊診療實施計畫（通訊診察治療辦法第 5 條），載明實施之醫事人員、醫療項目、實施對象、期間、合作之醫事或長期照顧服務機構、告知同意書及資料安全維護措施，經直轄市、縣（市）主管機關核准後，始得實施。通訊診療之實施，得以固定通信、行動通信、網際網路及其他可溝通之通信設備或方式為之（同辦法第 6 條）。但限於在機構內執行通訊診察，並應事先取得通訊診察對象之同意，執行過程應確保病人之隱私並製作病歷，以保障民眾之權益（同辦法第 7 條）。通訊診察治療辦法除「偏鄉、急迫情形及國際患者」外，初診病人不能接受通訊診療；且除偏鄉或有急迫情形，醫師不得開給方劑，用藥限制方面，亦需突破。

---

❷　〈迎接遠距醫療時代建構區塊鏈防護網〉，2018 年 4 月 26 日，《經濟日報》。

### 2.行政函釋放寬通訊診察治療辦法適用範圍

2019 年 12 月中國爆發「新型冠狀病毒」(COVID-19) 引發的肺炎，導致全世界大流行，至 2022 年 6 月 16 日止，疫情造成全球 542,529,533 人確診，死亡人數超過 6,336,651 人❷❺。衛生福利部 2020 年 2 月 10 日、19 日（衛部醫字第 1091660661 號及第 1091661115 號）函釋，將有急迫就醫需求的居家檢疫隔離民眾，納入遠距診療對象；公布「全民健康保險特約醫事服務機構提供因 COVID-19（武漢肺炎）疫情接受居家隔離或檢疫之保險對象視訊診療作業須知」，相關費用由健保各部門總額預算支應。

## ㈢製作及保存病歷

醫師執行業務時，應製作病歷，並簽名或蓋章及加註執行年、月、日（醫師法第 12 條第 1 項）。病歷除應於首頁載明病人姓名、出生年、月、日、性別及住址等基本資料外，亦應載明下列事項： 1.就診日期。 2.主訴。 3.檢查項目及結果。 4.診斷或病名。 5.治療、處置或用藥等情形。 6.其他應記載事項（同條第 2 項）。病歷由醫師執業之醫療機構依醫療法規定保存（同條第 3 項）。

### 1.病歷之範圍

醫療科技進步，各項醫療作業日趨精細複雜，醫療作業紀錄應有明定規範之需要，以利診療參考，並提升醫療品質，醫療法第 67 條規定：「醫療機構，應建立清晰、詳實、完整之病歷（第 1 項）。前項病歷，應包括下列各款之資料：一、醫師依醫師法執行業務所製作之病歷。二、各項檢查、檢驗報告資料。三、其他各類醫事人員執行業務所製作之紀錄（第 2 項）。」

---

❷❺　〈全球 COVID-19 疫情〉，PRIDE 政策研究指標資料庫，2022 年 6 月 16 日，https://pride.stpi.narl.org.tw/index/graph-world/detail/4b1141ad70bfda5f0170e64424db3fa3（2022 年 6 月 16 日瀏覽）。

### 2.病歷製作及增刪原則

為加強對病歷管理，強化醫事人員行為責任，醫療法第 68 條規定：「醫療機構應督導其所屬醫事人員於執行業務時，親自記載病歷或製作紀錄，並簽名或蓋章及加註執行年、月、日（第 1 項）。前項病歷或紀錄如有增刪，應於增刪處簽名或蓋章及註明年、月、日；刪改部分，應以畫線去除，不得塗燬（第 2 項）。醫囑應於病歷載明或以書面為之。但情況急迫時，得先以口頭方式為之，並於二十四小時內完成書面紀錄（第 3 項）。」

### 3.電子病歷

「電子病歷」，係指病人在接受醫療行為時，醫事人員為病人所作的紀錄，將之儲存於電磁紀錄，或是其他類似媒體上，藉由電腦、綜合文字、聲音、圖像、影像等形式，據實呈現病人所接受之醫療行為的紀錄資料❷。「電子病歷」係符合「病歷透明化」、「提升醫療品質」及「節制醫療浪費」政策，以電子簽章代替醫療人員之簽名或蓋章，**並得免另以書面方式製作病歷**。醫療機構以電子文件方式製作與貯存之病歷，得免另以書面方式製作；其資格條件與製作方式、內容及其他應遵行事項之辦法，由中央主管機關定之（醫療法 69 條）。

中央主管機關依據授權，於 2005 年訂定發布「醫療機構電子病歷製作及管理辦法」，雖經 2008 及 2009 年二次全文修正，但條文僅 8 條。為妥處現行法規、實務上所遭遇之困難，爰於 2022 年 7 月 18 日再度修正全文 23 條，重點略如：

⑴因應資通訊安全之重要性，增訂使用國際標準組織適用之加密機制，及因應資料遭洩漏、毀損或其他安全事故之預防、通報與應變、檢討及修正機制等事項（辦法第 3–5 條）。

⑵明定醫療機構委託大專校院、法人、機構或團體建置及管理電子病歷

---

❷ 梁奕忠，〈電子病歷與醫療倫理〉，門諾醫院黃勝雄等合著，《天使的眼睛——臺灣第一本基督徒醫療倫理的告白》，2000 年 5 月，第 166–167 頁。

資訊系統，應訂定書面契約之原則與例外規定，並訂定契約內容及受託機構
應具備之條件，以確保系統安全（辦法第 6、7 條）。

(3)醫療機構製作電子病歷應符合下列情形：「一、……。二、增刪電子病
歷時，應能與增刪前明顯辨識，並保存個人使用紀錄及日期資料。三、依本
法第六十八條第一項所為之簽名或蓋章，以電子簽章為之。四、病歷製作後，
應於二十四小時內完成電子簽章。五、電子簽章後，應進行存檔及備份。」
（辦法第 11 條第 2 項）

(4)醫療機構依本法（醫療法）第 70 條第 2 項、第 4 項銷毀電子病歷時，
應記錄銷毀之人員、方法、時間及地點，並保存紀錄至少 5 年；委外銷毀時，
亦同（辦法第 16 條）。

### 4.電子病歷上雲端

2010 年 4 月起，中央主管機關推動總預算達 60 億元為期 3 年的「醫院
電子病歷及互通補助計畫」，輔導醫院實施「無紙本、無片化」電子病歷，以
及病歷互通，避免不必要的重複檢查與浪費健保資源❷。但如何兼顧病患的
隱私權，杜免衍生醫療糾紛，則為醫院所在意與關切。中央主管機關於 2011
年 8 月發布「全國電子病歷及影像資訊網計畫」，推動 126 家醫院辦理，2012
年正式上路之後，推廣至全國 500 多家醫院及 2 萬多家診所，全面透過雲端
分享電子病歷，將醫療影像及報告、血液檢驗、門診用藥紀錄，以及出院病
歷摘要等資料，儲存在雲端。在獲得民眾紙本同意書，以及透過雙槽讀卡機，
取得民眾健保卡與醫事人員卡的「雙卡」認證後，醫院即可調閱雲端病歷，
估計可節省新臺幣 500 億元的醫療支出❷。

---

❷ 〈電子病歷互通　患者少受罪〉，2010 年 2 月 21 日，《中國時報》，第 A1 版。
❷ 〈電子病歷 11 月上雲端　醫師調閱須病患同意〉，2011 年 8 月 10 日，《自由時報》，
　第 A7–1 版；〈電子病歷分享　百家醫院 11 月上路〉，2011 年 8 月 7 日，《中國時
　報》，第 A6 版。

### 5.病歷之保存

醫療機構之病歷，應指定適當場所及人員保管，並至少保存 7 年。但未成年者之病歷，至少應保存至其成年後 7 年；人體試驗之病歷，應永久保存（醫療法第 70 條第 1 項）。如有診病之事實，僅單純未填寫處方箋及記載病歷，應屬違反醫師法第 12 條及第 13 條之規定；如有預填記載隔日之病歷，顯係為不實之記載，應屬業務上不正當行為❷❾。

## ㈣說明義務

尊重病人之自主權，醫師診治病人時，應向病人或其家屬告知其病情、治療方針、處置、用藥、預後情形及可能之不良反應（醫師法第 12 條之 1）。醫療法第 63 條第 1 項規定：「醫療機構實施手術，應向病人或其法定代理人、配偶、親屬或關係人說明手術原因、手術成功率或可能發生之併發症及危險，並經其同意，簽具手術同意書及麻醉同意書，始得為之。但情況緊急者，不在此限。」因此，醫師的說明義務，一般性而言，包含：1.診斷的病名、病況。2.治療方針、處置，及其他替代方案之利弊分析。3.治療風險：成功率、預後情形、併發症、副作用。4.醫院的設備及醫師的專業能力。

## ㈤處方箋應載明、藥劑容器應記載事項

醫師處方時，應於處方箋載明下列事項，並簽名或蓋章：1.醫師姓名。2.病人姓名、年齡、藥名、劑量、數量、用法及處方年、月、日（醫師法第 13 條）。醫師對於診治之病人交付藥劑時，應於容器或包裝上載明病人姓名、性別、藥名、劑量、數量、用法、作用或適應症、警語或副作用、執業醫療機構名稱與地點、調劑者姓名及調劑年、月、日（同法第 14 條）。

## ㈥非病死報請相驗

醫師檢驗屍體或死產兒，如為非病死或可疑為非病死者，應報請檢察機

---

❷❾　行政院衛生署 2009 年 4 月 29 日衛署醫字第 0980068582 號函。

關依法相驗（同法第 16 條）。

## ㈦其他義務

### 1.交付證明文件

醫師如無法令規定之理由，不得拒絕診斷書、出生證明書、死亡證明書或死產證明書之交付（醫師法第 17 條）。

### 2.正當使用管制、毒劇藥品

醫師除正當治療目的外，不得使用管制藥品及毒劇藥品（醫師法第 19 條）。管制藥品管理條例第 6 條第 1 項規定：「醫師、牙醫師、獸醫師及獸醫佐非為正當醫療之目的，不得使用管制藥品。」違反者，處新臺幣 6 萬元以上 30 萬元以下罰鍰（同條例第 39 條第 1 項）。

### 3.合宜收取醫療費用

醫師收取醫療費用，應由醫療機構依醫療法規規定收取（醫師法第 20 條）。

### 4.危急病人救治

醫師對於危急之病人，應即依其專業能力予以救治或採取必要措施，不得無故拖延（醫師法第 21 條）。

### 5.據實陳述、報告

醫師受有關機關詢問或委託鑑定時，不得為虛偽之陳述或報告（醫師法第 22 條）；而何謂「有關機關」，依醫師法施行細則第 6 條補充規定，係指「衛生、司法或司法警察機關」。

### 6.保守秘密

醫師除依前條規定外，對於因業務知悉或持有他人病情或健康資訊，不

得無故洩露（醫師法第 23 條）。

### 7.遵從特別指揮

醫師對於天災、事變及法定傳染病之預防事項，有遵從主管機關指揮之義務（醫師法第 24 條）。

### 8.傳染病處理與報告義務

醫師診治病人或檢驗屍體，發現罹患傳染病或疑似罹患傳染病時，應依傳染病防治法規定辦理（醫師法第 15 條）。醫師診治病人或醫師、法醫師檢驗、解剖屍體，發現傳染病或疑似傳染病時，**應立即採行必要之感染控制措施，並報告當地主管機關**（傳染病防治法第 39 條第 1 項）。**醫師對外說明相關個案病情時，應先向當地主管機關報告並獲證實，始得為之**（同條第 3 項）。醫事機構、醫師、法醫師及相關機關（構）應依主管機關之要求，提供傳染病病人或疑似疫苗接種後產生不良反應個案之就醫紀錄、病歷、相關檢驗結果、治療情形及解剖鑑定報告等資料，不得拒絕、規避或妨礙（同條第 4 項前段）。

## 六 醫學倫理

### ㈠醫學倫理起源

倫理學最早可以追溯到亞里斯多德的時代。**醫學鼻祖希波克拉底強調，對於「生命神聖性」的敬重，已成倫理重心**。20 世紀中期以後，伴隨醫療科技的突飛猛進，人口快速增加，以及二次世界大戰期間所發生的種種不人道的實驗行為，促使倫理學在醫學領域的應用與價值，逐漸受到重視。

醫學所衍生的倫理困境，日益複雜；醫療科技不斷進步，倫理爭議無法完全消失。醫療倫理 (Medical Ethics) 基本概念，係以醫師對人生而具有同等生命尊嚴 (Dignity of Life) 之尊重，即醫師基於職業上之尊嚴及對生命之敬畏，所應遵循之心理規範，亦即醫學倫理。

## ㈡醫學倫理內涵

　　醫學倫理是一種思考過程，以作成良、善、美的醫療決定，使醫學更合乎人性，是維護人性尊嚴的學問；醫學倫理探討安樂死、墮胎、器官移植等問題，關心醫病關係。醫學倫理四大基本原則：切勿傷害、利益病患、病人自主、秉持公義。這四個基本原則，可涵蓋許多臨床案例，促成病患及民眾的平等醫療權利。

　　1949 年 10 月於英國倫敦舉辦第三屆世界醫師會大會，通過國際醫學倫理規範，明定醫師的一般性責任義務：醫師應進行獨立的專業判斷，並維持最高標準的專業型行為、不應為任何財務利益或其他誘因而轉介病患，以及應尊重各國與地域性的醫學倫理規範等。**醫師對病患的責任義務規定：應永遠將尊重生命乃醫師之義務，謹記在心，應以病患的最大利益提供醫療照護、尊重病患的隱私權**。唯有病患同意，或病患及其他人將面臨立即的危害，此刻唯有放棄或侵犯隱私權，才能免除危害時，醫師揭露病情隱私才符合倫理的規範❸。

　　中華民國醫師公會全國聯合會為發揚醫師倫理、尊重生命尊嚴、維護病人權益，2002 年 6 月 23 日第 6 屆第 1 次會員代表大會，修正通過「醫師倫理規範」，2013 年 5 月 26 日再修正。醫師倫理規範第 5 條第 1 項要求醫師：應充實醫學新知、加強醫療技術，接受繼續教育，跟隨醫學進步並提昇醫療服務品質。同條第 2 項提示醫師：必須隨時注意與執業相關之法律和法規，以免誤觸法令聲譽受損。第 28 條則約束醫師：應盡量避免參與醫療及健康有關之商業廣告或代言。

## ㈢生命倫理之開展

　　醫療保健科技之推進，以醫病關係為重心的醫學倫理，不再只是單純的醫療決定，醫學倫理已擴展至社會、環境及生命倫理。

---

❸　國際醫學倫理規範，《全球化思維的醫學倫理》，中華民國醫師公會全國聯合會，2010 年 4 月，第 16–18 頁。

### 1. 再生醫療

再生醫療，係將自胚胎幹細胞培養和製造出來的細胞、組織，以及植入有活細胞的醫療器具移植到人的體內，使其受到傷害的內臟器官和組織，得以再生或恢復。再生醫療新科技被寄予極大的期望。幹細胞移植，已從親屬走向非親屬、從骨髓發展至臍帶血幹細胞移植，**再生醫療的崛起，讓幹細胞增生倍受重視**。臍帶血之使用可能性，約萬分之一至二十萬分之一，**是否有必要保存至本人死亡，耗費龐大保存臍帶血費用**？此外，為治療罹患疾病的子女病情，母以治療為目的再度懷孕，生產另一個小孩，把新生兒當作另一個人的存活補充零件，也易導致不尊重生命及倫理的爭議❸。

### 2. 人類胚胎及胚胎幹細胞研究

人類胚胎及胚胎幹細胞研究，在世界各國都是極受爭議之議題。各國除禁止製造複製人有共識外，其餘開放研究範圍因涉及倫理和宗教問題，故管理寬嚴不一。為落實「合理禁止」與「有效管理」目的，2007 年 8 月 9 日訂定發布「**人類胚胎及胚胎幹細胞研究倫理政策指引**」；行政院在「尊重人性尊嚴及人類胚胎生命，保障研究自由，避免不當製造及使用人類胚胎及胚胎幹細胞」之考量下，2008 年 7 月 24 日通過「人類胚胎及胚胎幹細胞研究條例」草案，函送立法院審議❸。

## (四)醫師違反倫理之責任

醫學的目的是為了保障人類尊嚴，然而過量的門診，剝奪病人被適當治療及接受衛生教育的權利。**不必要的手術或住院，違反道德和醫學倫理，醫學缺少倫理原則，有如失控的車子**，對於人類造成難以復原的傷害。因此，醫師法第 25 條第 4 款規定，「醫師執行業務違背醫學倫理」，由醫師公會或主

---

❸　曾淑瑜，《醫療倫理與法律 15 講》，元照，2010 年 4 月，第 202–204 頁。

❸　陳原風，「人類胚胎及胚胎幹細胞研究條例（草案）」法案評估，立法院，2009 年 11 月。

管機關移付懲戒。

司法院大法官釋字第 545 號解釋，就修正前醫師法第 25 條規定：醫師於業務上如有違法或不正當行為，得處 1 個月以上 1 年以下停業處分或撤銷其執業執照，其中的「業務上之違法行為」，闡釋係指「醫師於醫療業務，依專業知識，客觀上得理解不為法令許可之行為。」而「業務上之不正當行為」，則為「醫療業務行為雖未達違法之程度，但有悖於醫學學理及醫學倫理上之要求而不具正當性應予避免之行為。」

## (五)醫療過剩檢討

醫學迷宮中最大危害者乃醫療過剩，在刻意為民眾施行的手術當中，有三分之一是多餘的[33]。醫學的雙重標準是，醫師愛惜自己不輕易接受手術；而患者因資訊不足，受到侵入性的方式折磨。醫事人員與病人共享醫療資訊、依據實證醫學作醫療決策、病人參與醫療決策、由整個醫療體系確保病人安全、加強醫療機構之間、醫院內部醫師的合作溝通、減少醫療浪費，己所不欲，勿施於人。

### 1.日本高齡者死亡前高額醫療費用

社團法人日本醫學會「後期高齡者（年滿 75 歲者）死亡前住院醫療費用調查分析」報告：估算高齡者死亡前 1 個月平均醫療費用，每人 112 萬日圓。每年於醫療機構死亡人數約 80 萬人，推估高齡者於死亡末期使用的醫療費用，1 年高達 9,000 億日圓[34]。

### 2.美國癌末病人無效醫療

美國 40% 癌症專科醫師承認：曾提供癌末病人沒有幫助的治療，因為難

---

[33] 尤格‧布雷希著，李中文譯，《無效的醫療——拆穿用藥與手術的迷思》，左岸文化，2009 年 11 月。

[34] 佐藤貴久，《医療‧介護連携で実現する高齢者のための地域医療》，幻冬舍，2017 年 6 月，第 18 頁。

以啟口而錦囊無妙計又無方。要如何告知病情真相？壞消息如何傳達？什麼是適當時機、場所及適當語言？手術是兩面刃：可能改善病情，也可能帶來更大的威脅。病患拉札洛夫的故事顯示出這個問題，他患了絕症，在醫院裡待了好幾個月，醫院裡的腫瘤、放射、外科醫師，無一不知拉札洛夫不可能痊癒，但沒有人坦承自己能力有限，眼看著病人接受開刀、受到感染、受盡了折磨，卻沒有醫師能面對現實、說明真相、給予病人安慰❸❺。

　　世界衛生組織 (WHO) 多次報告顯示：美國 1 年 2 兆美元的醫療支出，有一半以上浪費；世界衛生組織的報告估計，20% 至 40% 的醫療是浪費、無效率。許多醫師鼓勵病患接受自己不會採用的手術，不必要的醫療行為或有害的醫療措施，是醫界的黑暗面與醫療體制的詐欺。

### 3.德國與歐洲的醫療浪費

　　德國每千人作了近 1,254 次的 X 光檢查，世界排名第二，其中三分之一的 X 光檢查，屬於不必要。歐洲總醫療支出 5.3 兆美元，6% 係可歸因於醫療疏失或作假。

### 4.我國無效醫療

　　我國長期依賴呼吸器維生人數居高不下、葉克膜的濫用，以及末期腎臟病 (ESRD) 之發生率，仍為世界第一，遠高於歐洲各國、美國和日本；盛行率方面，亦是世界第一（發生率為每百萬人口 476 人，盛行率為每百萬人口 3,092.6 人），透析醫療費用耗用健保資源甚鉅，造成健保財務沉重壓力與過度負擔。臺灣的加護病床密度，世界第一，每 10 萬人口 30.9 床，是美國 20 床的 1.5 倍、日本 4.5 床的 7 倍；1 年使用葉克膜 1,000 例，為美國的二分之一；慢性呼吸照護病床 13 年增加近 4 倍，長期依賴呼吸器患者 1 年的醫療費用，是一般民眾的 29 倍❸❻。

---

❸❺ Atul Gawande（葛文德）著，廖月娟譯，《凝視死亡——一位外科醫師對衰老與死亡的思索》，遠見天下文化，2016 年 12 月 25 日，第 1 版 14 刷。

❸❻ 吳秀玲、葉明功、周淑婉，〈從法制面探討影響我國全民健康保險財務之因素〉，《中

### 5.5 成的醫師實施無效醫療

根據統計，臺灣有 5 成的醫師為避免醫療爭議，實施「無效醫療」；特別是加護病房的臨終前無效醫療，1 年耗費 35.8 億元❸。全球每年有近億的人不得善終，而以亞洲為最。臺灣有 65 萬人需要照護，間接拖垮 58 萬戶以上的家庭；平均每 12 個家庭就有 1 個家庭，因其家人需要照護，面臨身心及經濟的雙重煎熬❸。醫療無止境的延伸，妨礙有尊嚴的死亡；不顧一切代價延長末期病人生命，可謂恐怖的仁慈，造成四個輸家：病人苦、家屬痛、醫療人員無奈、國家財政慘淡。「善終」使病人、家屬及照顧者免除壓力和痛苦，符合病人與家屬的期望及臨床的文化和倫理道德之標準。良好的生命末期照顧，方能生死兩安、愛的延伸、醫療團隊有成就感，醫療資源得到合理的分配❸。

## 七 醫師法之罰則與密醫罪

有關違反醫師法之罰則，可分為：行政罰與行政刑罰，行政罰之處罰類別可分為：懲戒、罰鍰、停業、限制執業範圍、廢止執業執照、廢止醫師證書等；行政刑罰主要係針對未具合法醫師資格而執行醫療業務者，依密醫罪科以刑責。

### (一)處罰機關

違反醫師法之處罰機關，依醫師法第 29 條之 2 前段規定，本法所定之罰鍰、限制執業範圍、停業及廢止執業執照，由直轄市或縣（市）主管機關處

正財經法學》，第 14 期，2017 年 1 月，第 246–247 頁。

❸ 立法院第 8 屆第 6 會期第 19 次會議，《立法院公報》，第 104 卷第 11 期，2015 年 1 月 22 日，第 155 頁。

❸ 〈重症患者拖垮 58 萬家庭〉，《時報周刊》，第 1568 期，2008 年 3 月 7–13 日。

❸ 陳秀丹，〈生命末期的優質照顧大家一起來努力〉，第三波健保改革研討會，2011 年 9 月 4 日，臺大公共衛生學院。

罰之。由於「醫師證書」係由中央主管機關核發（醫師法第 7 條），「廢止醫師證書」爰明定「由中央主管機關處罰之」（醫師法第 29 條之 2 後段）。

## ㈡處罰對象

　　違反醫師法之規定，受處罰對象，有醫師、醫師公會及涉及密醫之醫師以外醫事人員或民眾。醫師公會會成為處罰的對象，乃因醫師法第 9 條第 1 項強制醫師執業，應加入所在地醫師公會。同條第 2 項：「醫師公會不得拒絕具有會員資格者入會。」違反者，醫師法第 27 條第 1 項明定，應處新臺幣 2 萬元以上 10 萬元以下罰鍰，並令限期改善；屆期未改善者，按次連續處罰。

　　由於醫師公會乃屬依法設立之社團，而人民團體法之主管機關為內政部，醫師公會違反拒絕入會法規之處分機關，應為內政部。惟醫師法在體例上，並未如護理人員法第 33 條第 2 項規定：「護理人員公會違反第十條第二項規定者，由人民團體主管機關處新臺幣一萬元以上五萬元以下罰鍰。」加以區分，應有未宜。

## ㈢處罰類別

### 1.移付懲戒

　　醫師的懲戒，於醫師法修正前，第 29 條已有規定：醫師懲戒辦法，由中央衛生主管機關定之。惟此授權之事項並未明確，懲戒事由及方式，因涉及人民權利之限制或剝奪，逕於醫師懲戒辦法予以規範，逾越母法授權之範圍而違背重要事項應以法律規定之法律保留原則。醫師法嗣於 2002 年 1 月 16 日全文修正，第 25 條及第 25 條之 1 明定懲戒事由及懲戒方式，以符法制，並於第 25 條之 2 第 6 項規定授權依據與明確之範圍；主管機關爰配合修正醫師懲戒辦法全文並發布。**有關醫師的懲戒事由及懲戒方式等，於本章八、醫師懲戒中另為詳細介紹。**

### 2.業務上違法或不當行為之懲處

#### (1)容留未具醫師資格之人擅自執行醫療業務

原告係在診所負責人於臺北榮民總醫院進修期間，身為負責診所業務之醫師，容留未具醫師資格人員擅自執行醫療業務，即屬業務上之不正當行為，此項行為並不限於診斷、治療病患，得予停業或撤銷其執業執照之處分，於醫療法、醫師法中既有明文規定，原處分自非無據[40]。

#### (2)中醫師為病患診斷處方給予西藥

①中醫師為病患診斷處方給予西藥，應視同醫師不正當行為，依違反（舊）醫師法第 25 條規定處罰，本署 1978 年 4 月 14 日衛署醫字第 189029 號函釋有案[41]。中醫師以西藥摻入處方調劑，應認屬醫師業務上不正當行為，依（舊）醫師法第 25 條規定，得處 1 個月以上 1 年以下停業處分或撤銷其執業執照[42]。

②中醫師依自開處方調劑中藥，交付就診之特定病人服用，**應不得摻入防腐劑**，違者依據醫師法第 25 條業務上不正當行為論處[43]。

### 3.釋字第 545 號解釋

解釋意旨:「中華民國七十五年十二月二十六日公布之醫師法第二十五條規定:『醫師於業務上如有違法或不正當行為，得處一個月以上一年以下停業處分或撤銷其執業執照。』……係為維護醫師之職業倫理，維持社會秩序，增進公共利益所必要，與憲法第二十三條規定之意旨無違。」

(1)按本條所謂「業務上之違法行為」，係指醫師於醫療業務，依專業知

---

[40] 最高行政法院 78 年判字第 21 號。
[41] 行政院衛生署 1991 年 7 月 24 日衛署訴字第 945240 號函。
[42] 行政院衛生署 1992 年 3 月 20 日衛署醫字第 8108624 號函。
[43] 行政院衛生署 1992 年 11 月 5 日衛署醫字第 8178638 號函。

識，客觀上得理解不為法令許可之行為，此既限於執行醫療業務相關之行為而違背法令之規定，並非泛指醫師之一切違法行為，其範圍應屬可得確定。

(2)所謂「業務上之不正當行為」，則指醫療業務行為雖未達違法之程度，但有悖於醫學學理及醫學倫理上之要求而不具正當性應予避免之行為。

(3)本號解釋指出，法律就前揭違法或不正當行為，無從鉅細靡遺悉加規定，因以不確定法律概念予以規範，惟其涵義在個案中，並非不能經由適當組成之機構，依其專業知識及社會通念，加以認定及判斷，並且可經由司法機關予以審查確認，即與法律明確性原則並無不合，亦不牴觸憲法保障人民權利之意旨。首揭規定授權主管機關得於前開法定行政罰範圍內，斟酌醫師醫療業務上違法或不正當行為之於「醫療安全、國民健康及全民健康保險對象暨財務制度之危害程度」，而為如何懲處之決定，係為「維護醫師之職業倫理，維護社會秩序，增進公共利益所必要」。

### 4.處罰鍰並令限期改善

醫師有違反執業登記、繼續教育、執業地點、強制入會、停歇業報告，以及醫師名稱專用等情事，依醫師法第 27 條第 1 項規定：「違反第八條第二項、第九條、第十條第一項規定者，處新臺幣二萬元以上十萬元以下罰鍰，並令其限期改善；**屆期未改善者，按次處罰。**」「違反第八條第一項、第八條之二或依第十條第四項準用第八條第一項關於執業之規定者，處新臺幣二萬元以上十萬元以下罰鍰。」（第 27 條第 2 項）醫師法第 28 條之 2 規定：「違反第七條之二規定者，處新臺幣三萬元以上十五萬元以下罰鍰。」另，藥品容器包裝之標示未符合醫師法第 14 條之規定者，應依醫師法第 29 條本文規定，處新臺幣 2 萬元以上 10 萬元以下罰鍰。

### 5.處罰鍰併處限制執業範圍、停業、廢止執業執照或醫師證書

鑑於醫師法修正前所定「業務上違法或不正當行為」，乃屬不確定之法律概念，醫師法爰增訂第 28 條之 4，逐一列舉明定違規事實，以資明確：「醫師有下列情事之一者，處新臺幣十萬元以上五十萬元以下罰鍰，**得併處限制執業範圍、停業處分一個月以上一年以下或廢止其執業執照；情節重大者，**

並得廢止其醫師證書：一、執行中央主管機關規定不得執行之醫療行為。二、使用中央主管機關規定禁止使用之藥物。三、聘僱或容留違反第二十八條規定之人員執行醫療業務。四、將醫師證書、專科醫師證書租借他人使用。五、出具與事實不符之診斷書、出生證明書、死亡證明書或死產證明書。」醫師受停業處分仍執行業務者，廢止其執業執照；受廢止執業執照處分仍執行業務者，得廢止其醫師證書（醫師法第 29 條之 1）。

## ㈣行政刑罰密醫罪

為保障民眾的健康及生命、身體安全，醫療業務必須由具有合法醫師資格者執行，倘有違反者，應負刑責。醫師法第 28 條規定：未取得合法醫師資格，執行醫療業務，除有下列情形之一者外，處 6 個月以上 5 年以下有期徒刑，得併科新臺幣 30 萬元以上 150 萬元以下罰金：……。此即所謂的密醫罪。

### 1.醫療業務與醫療行為

「醫療業務」指以「醫療行為」為職業者而言，不問是主要業務或附屬業務（輔助主要業務不可或缺之附隨行為），凡職業上予以機會，為非特定多數人實施之醫療行為均屬之，但不以收取報酬為要件[44]。而「業務」並不以本職為限，以對於他人的生命、身體有危害之虞為必要；且不以合法業務為限，包括非法業務。所謂「醫療行為」，依主管機關之函釋[45]與修正[46]，係指「凡以治療、矯正或預防人體疾病、傷害、殘缺或保健為目的，所為的診察、診斷及治療；或基於診察、診斷結果，以治療為目的，所為的處方、用藥、施術或處置等行為的全部或一部的總稱。」而「診療、處方、麻醉、手術、病歷記載」，乃屬核心的醫療行為，應由醫師親自執行，方為適法。

---

[44] 行政院衛生署 1975 年 4 月 6 日衛署醫字第 107808 號函。

[45] 行政院衛生署 1992 年 1 月 6 日衛署醫字第 1001162 號函。

[46] 行政院衛生署 1992 年 7 月 31 日衛署醫字第 8153463 號函，除「處方、用藥」外，增加「施術或處置」；1992 年 8 月 22 日衛署醫字第 8159081 號函，刪除「直接目的」之「直接」二字。

### 2.成立密醫罪例舉

⑴護理人員未經醫師指示,為醫療輔助行為,成立密醫罪。⑵非專科護理師經醫師指示,為醫療行為,成立密醫罪。⑶專科護理師未於醫師監督下執行醫療業務,成立密醫罪。⑷專科護理師自行為診斷、處方、醫囑,成立密醫罪。⑸未盡緊急通知義務,成立密醫罪。護理人員法第26條:「護理人員執行業務時,遇有病人危急,應立即聯絡醫師。但必要時,得先行給予緊急救護處理。」

### 3.除外規定

#### ⑴醫師法第 28 條排除密醫六款規定

考量醫療行為之目的,在於救治病人、恢復病人健康,本質上是利他的行為,醫學院、校的學生或畢業生,於受認可之醫療機構之醫師指導下,為實地實習以磨練醫技;或護理人員、醫事人員等,於醫療機構在醫師指示下,為受容許範圍內的醫療行為(或醫療輔助行為);以及遇有突發狀況,基於見義勇為之臨時施行急救情況,並無應予課責之非難性,刑法第28條密醫罪定有排除入刑之六款規定:「一、在中央主管機關認可之醫療機構,於醫師指導下實習之醫學院、校學生或畢業生。二、在醫療機構於醫師指示下之護理人員、助產人員或其他醫事人員。三、合於第十一條第一項但書規定(即通訊醫療)。四、臨時施行急救。五、領有中央主管機關核發效期內之短期行醫證,且符合第四十一條之六第二項所定辦法中有關執業登錄、地點及執行醫療業務應遵行之規定。六、外國醫事人員於教學醫院接受臨床醫療訓練或從事短期臨床醫療教學,且符合第四十一條之七第四項所定辦法中有關許可之地點、期間及執行醫療業務應遵行之規定。」本條於 2022 年 6 月 22 日修正公布,第 1 至 4 款原列為例外不處罰,修正為自始不構成密醫罪;並配合醫師法增訂第 41 條之 6、第 41 條之 7 規定,增訂第 5、6 款規定,一併予以排除。

⑵傳染病防治法第 28 條第 1 項規定

公共衛生基層護理人員施行預防接種工作，傳染病防治法明文排除不受醫師法第 28 條等之限制。由於偏遠地區衛生所並無醫師編制，無法執行傳染病預防接種，造成防疫工作推展困境，中央主管機關逕以行政函釋，允許公衛護士不須在醫師之指示下，為預防接種工作。此行政命令明顯牴觸「依法行政原則」之下的子原則「法律優位原則」。2002 年間，南投縣竹山鎮發生未滿兩歲幼兒因施打三合一傳染病疫苗後意外死亡案件，涉案公衛護士及南投縣衛生局局長，以違反醫師法第 28 條密醫行為被起訴，2006 年 3 月 2 人獲判無罪，打擊士氣甚鉅。爰修正傳染病防治法，主管機關規定之各項預防接種業務及因應疫情防治實施之特定疫苗接種措施，得由受過訓練且經認可之護理人員施行之，不受醫師法第 28 條、藥事法第 37 條及藥師法第 24 條規定之限制（傳染病防治法第 28 條第 1 項）。

⑶心理師法第 42 條第 2 項規定

心理師的業務具有獨特的專業性及排他性，心理師法第 42 條第 1 項本文規定：「未取得臨床心理師或諮商心理師資格，擅自執行臨床心理師或諮商心理師業務者，處二年以下有期徒刑，得併科新臺幣三萬元以上十五萬元以下罰金。」而同條第 2 項則明定排除之例外規定：「護理人員、職能治療師、職能治療生、社會工作師或其他專門職業及技術人員等依其專門職業法律規定執行業務，涉及執行本法所定業務時，不視為違反前項規定。」

⑷護理人員法第 24 條第 3 項

2014 年 8 月 20 日護理人員法第 24 條修正公布新增第 3 項：「專科護理師及依第 7 條之 1 接受專科護理師訓練期間之護理師，除得執行第 1 項業務外，並**得於醫師監督下執行醫療業務。**」及第 4 項：「前項所定於醫師監督下得執行醫療業務之辦法，由中央主管機關定之。」衛生福利部依據授權，於 2015 年 10 月 19 日訂定發布**「專科護理師於醫師監督下執行醫療業務辦法」**，2016 年 1 月 1 日施行。是以，專科護理師依據本法，**於醫師監督下**執行：涉

及侵入人體：①傷口處置。②管路處置。③檢查處置。④其他處置，以及未涉及侵入人體：①預立特定醫療流程所需表單之代為開立。②檢驗、檢查之初步綜合判斷。③非侵入性醫療處置。④相關醫療諮詢等**醫療業務**，乃屬合法的行為，並未觸犯密醫罪。

## 八 醫師懲戒

醫師法明定醫師之懲戒事項，有關懲戒事由、懲戒方式、懲戒委員會之設置及懲戒決議之執行機關，分述如下：

### ㈠移送懲戒事由

醫師法第 25 條明定，醫師有下列情事之一者，由醫師公會或主管機關移付懲戒：1.業務上重大或重複發生過失行為。2.利用業務機會之犯罪行為，經判刑確定。3.非屬醫療必要之過度用藥或治療行為。4.執行業務違背醫學倫理。5.前 4 款及第 28 條之 4 各款以外之業務上不正當行為。將原屬於醫學倫理層次之業務上違法或不正當行為之違規處罰，改以懲戒方式為之，並依實務運作經驗，分款予以明定，且為避免掛一漏萬，並於第 5 款為概括規定。

### ㈡懲戒方式

醫師法第 25 條之 1 規定醫師之懲戒方式：1.警告。2.命接受額外之一定時數繼續教育或臨床進修。3.限制執業範圍或停業 1 個月以上 1 年以下。4.廢止執業執照。5.廢止醫師證書（第 1 項）。前項各款懲戒方式，其性質不相牴觸者，得合併為一懲戒處分（第 2 項）。例如：因專業訓練不足、疏於注意之重大過失致病人重傷或死亡、重複發生之過失行為或違反醫學倫理，於予以警告、限制執業範圍或停業一定期間之懲戒，並得同時命接受額外之繼續教育或臨床進修。

## (三)懲戒程序與覆審

### 1.通知答辯、陳述意見

醫師移付懲戒事件,由醫師懲戒委員會處理之(醫師法第 25 條之 2 第 1 項)。醫師懲戒委員會應將移付懲戒事件,通知被付懲戒之醫師,並限其於通知送達之翌日起 20 日內提出答辯或於指定期日到會陳述;未依限提出答辯或到會陳述者,醫師懲戒委員會得逕行決議(同條第 2 項)。醫師法課予醫師懲戒委員會通知當事人提出答辯、到會陳述之義務,屬於正當法律程序之落實,如有違反,所作成之懲戒決議即屬違法。

### 2.覆　審

被懲戒人對於醫師懲戒委員會之決議有不服者,得於決議書送達之翌日起 20 日內,向醫師懲戒覆審委員會請求覆審(醫師法第 25 條之 2 第 3 項)。

## (四)懲戒委員會及覆審委員會之設置

醫師懲戒委員會、醫師懲戒覆審委員會之委員,應就不具民意代表身分之醫學、法學專家學者及社會人士遴聘之,其中法學專家學者及社會人士之比例不得少於三分之一(醫師法第 25 條之 2 第 5 項)。**醫師懲戒委員會由中央或直轄市、縣(市)主管機關設置;醫師懲戒覆審委員會由中央主管機關設置**;其設置、組織、會議、懲戒與覆審處理程序及其他應遵行事項之辦法,由中央主管機關定之(同條第 6 項)。

醫師懲戒辦法第 13 條規定:「醫師懲戒委員會議對外不公開,與會人員對於討論內容均應嚴守秘密。醫師懲戒委員會委員對懲戒事件有利害關係者,應行迴避。」以維常事人隱私,並期委員於執行職務時,保持客觀、公正立場,避免因利害關係致生偏頗。

## (五)懲戒決議執行機關

醫師懲戒委員會、醫師懲戒覆審委員會之懲戒決議,應送由該管主管機

關執行之（醫師法第 25 條之 2 第 4 項）。醫師法所定之罰鍰、限制執業範圍、停業及廢止執業執照，由直轄市或縣（市）主管機關處罰之；廢止醫師證書，由中央主管機關處罰之（醫師法第 29 條之 2）。醫師懲戒辦法第 21 條規定：「醫師懲戒委員會、醫師懲戒覆審委員會之懲戒決議，應送由下列各該主管機關執行之：一、廢止醫師證書，送由中央主管機關執行之。二、其餘之懲戒方式，送由各該直轄市、縣（市）主管機關執行之。」

### ㈥行政救濟

按醫師懲戒委員會、醫師懲戒覆審委員會之**決議，其性質分別屬於行政處分及訴願決定**；懲戒決議係行政處分，被懲戒者有所不服，對之聲請覆審，實質上與訴願相當，故醫師對於懲戒覆審決議如有不服，參酌司法院大法官釋字第 295 號解釋意旨：「財政部會計師懲戒覆審委員會對會計師所為懲戒處分之覆審決議，實質上相當於最終之訴願決定，不得再對之提起訴願、再訴願。被懲戒人如因該項決議違法，認為損害其權利者，應許其逕行提起行政訴訟，以符憲法（第 16 條）保障人民訴訟權之意旨。」**應得提起行政訴訟。**

## 九 醫師法附則

### ㈠外國人得應醫師考試／及格在國內執業應經許可

外國人得依中華民國法律，應醫師考試。前項考試及格，領有醫師證書之外國人，在中華民國執行醫療業務，應經中央主管機關許可，並應遵守中華民國關於醫療之相關法令、醫學倫理規範及醫師公會章程；其執業之許可及管理辦法，由中央主管機關定之（醫師法第 41 條之 3 第 1 項、第 2 項）。

### ㈡收取證書費或執照費

中央或直轄市、縣（市）主管機關依本法核發證書或執照時，得收取證書費或執照費；其費額，由中央主管機關定之（醫師法第 41 條之 4）。

### ㈢特殊或緊急情事特定國家（地區）執業醫得申請短期行醫證

　　2022 年 6 月 22 日醫師法修正公布，增訂第 41 條之 6：「有中央主管機關公告之特殊或緊急情事時，領有美國、日本、歐洲、加拿大、南非、澳洲、紐西蘭、新加坡及香港等國家或地區醫師證書或許可執業證明，執行臨床醫療業務十年以上者，得向中央主管機關申請發給短期行醫證，效期不得逾一年；效期屆滿有展延必要者，得向中央主管機關申請展延。（第 1 項）」

### ㈣教學醫院申請許可接受外國醫事人員臨床醫療訓練／短期臨床醫療教學

　　2022 年 6 月 22 日醫師法修正公布，同時增訂第 41 條之 7：「教學醫院接受外國醫事人員臨床醫療訓練者，應指派訓練類別之醫事人員於現場指導，並取得病人同意（第 1 項）。教學醫院邀請外國醫事人員從事短期臨床醫療教學，其臨床醫療教學過程中涉及執行醫療業務者，應事先取得病人同意，並指派本國醫師於現場（第 2 項）。前二項情形，教學醫院應向中央主管機關申請許可後，始得為之（第 3 項）。」藉以增進國際醫療合作、醫學交流並促進國內醫療技術發展。

## ⬤十　醫師勞動權益保障之探討

### ㈠醫師人力不足──五大皆空？

　　人口老化的因素，以及重大傷病患者急增，加以醫療科技進步之影響，健保醫療費用與保費收入的年成長率，存有超過 2% 的落差，醫療資源過度與不當使用、過度用藥等問題，並導致健保財務危機。保險人採取許多措施，控制醫療給付費用的成長，醫療資源竟大幅度地流向低風險、高支付的科別，造成內科、外科、婦科、兒科及急診五大科，風險高、值班多、醫療糾紛多、給付點數低，陷入「五大皆空」的困境。急診壅塞情況嚴重，人力不足、工

作超時、未獲合理報酬；病患須久候病床、延誤病情，民眾的醫療權益無法確保。監察院即點明健保給付厚洗腎及呼吸器依賴照護，薄待婦產科及兒科❹。

　　臺灣上述五大科的醫師人力明顯不足的現象，已逐漸影響到民眾就醫權益，主要因素包括：健保支付不足、工作負擔沉重，以及醫療糾紛多，引發醫師逃離潮。而醫院病床數成長快速、醫院評鑑及查核次數增加，大量的文書處理作業，工作負荷過大等，也使得醫學生選擇五大科的意願趨低。此外，醫美、健檢等自費醫療盛行，吸引相關科別人才，各專科醫師需求失衡。急診醫療時間緊迫壓力大且暴力頻傳，執業環境惡化，都是影響醫師留任的原因❹。

## ㈡醫師工時過勞──適用勞基法？

### 1.醫師納入勞動基準法之角力

　　1989 年，前行政院衛生署曾以「醫療機構不得拒絕病人」、「醫護人員需對病患負完全責任」等由，力主將包含醫師、護理人員在內的「醫療保健服務業」，排除在勞動基準法之外。1998 年，前勞工委員會重提關於醫師是否納入勞動基準法的討論，惟受到醫師工會全國聯合會以「責任制」、「增加醫療院所負擔」等由，行文反對。2011 年接連二起醫師過勞猝發疾病遭解僱，以及實習醫師過勞猝死案例，再度引發社會議論，年輕醫師號召醫事人員走上街頭，以「醫師長工時，病人沒品質」，訴求醫師納入勞動基準法保障。然主管機關仍以「恐衝擊醫院財務狀況、人力短缺，以及醫師職業之特性」等，表達入法之難處❹。

---

❹　《我國全民健康保險制度總體檢調查報告》，監察院，2011 年 1 月。

❹　吳秀玲，〈醫療人權與正義──以健保實施對醫療人權之影響為論述中心〉，《金陵法學評論》，2013 年春季卷，2013 年 8 月，第 264–284 頁。

❹　陳甫亮、陳成曄，〈醫師過勞職災判決評析──兼論受僱醫師納入勞動基準法〉，《月旦醫事法報告》，第 2 期，2016 年 10 月，第 17–18 頁。

### 2. 2020 年前納入勞動基準法

醫師納入勞動基準法之效益，除限制工時保障醫師免於過勞及職業災害得獲得殘補式補償外，同時有工資給付及加班費保障、解僱保障、調動五原則與勞退制度等完整之保護❺⓪。經過抗爭，衛生福利部終於宣示，2020 年前所有聘僱醫師將納入勞動基準法保障，然未來納入勞動基準法之後，工作時間如何認定、加班費給付，以及過勞之認定，應仍為爭議之所在❺①。

## ㈢日本執業醫師勞動現況

### 1.醫師人力嚴重不足

日本在先進國家當中，相較於經濟暨合作發展組織 (OECD) 加盟國的醫師平均數，醫師人力不足 11 萬人，醫師承擔過重的工作致而過勞死，乃因國家醫療行政的決策錯誤所致。由於社會高齡化的急速進展，醫療的需求慢慢增大，1980 年代初期，國家推動促進醫療費用的抑制政策，醫學部的員額數被減少，使醫院無法增加服務的提供以收取費用，結果造成全國許多的醫院發生財務虧損，同時在醫療的現場，也使得醫師人數絕對數不足，且互為因果❺②。

### 2.急救專門醫師不足夜間急救困難

2013 年 3 月 5 日本新聞報導，當年 1 月一位住在埼玉縣久喜市的 75 歲男性，因呼吸困難請求救護車載送醫院，卻遭 25 家醫院以「處置困難」、

---

❺⓪ 張濱璿，〈醫師應如何適用勞動基準法——以會計師、律師適用進程為例〉，臺北榮民總醫院醫療糾紛案例學術研討會系列，第 11 次臺北醫法論壇 (IX)，2014 年 5 月 10 日，臺北榮民總醫院。

❺① 陳甫亮、陳成曄，〈醫師過勞職災判決評析——兼論受僱醫師納入勞動基準法〉，《月旦醫事法報告》，第 2 期，2016 年 10 月，第 20 頁。

❺② 本田宏，〈はじめに——「医療崩壊」第二幕が始まる〉，《本当の医療崩壊はこれからやってくる！》，洋泉社，2015 年 2 月 27 日，第 5–6 頁。

「病床滿床」、「正在治療其他患者」及「無專門醫師」等理由，共拒絕 36 次，包括死亡患者平常就診的醫院，致無法接受治療而死亡。類此夜間無法急救的情形，10 年以前即屢次發生，且為全國性。2012 年在急救運送的重症患者當中，約有 2 成比例，相當 77,860 件被拒絕 1 次；被拒絕 10 次以上的有 684 件（其中 167 件屬於埼玉縣）。各處的醫院值班醫師的人數少，2013 年日本全國急救專門醫師只有 3,626 人，培育必要數量的專門醫師，乃當務之急❸。

### 3.執業醫師年齡偏高，勞動時間偏長

先進國家的醫師，每一周的平均勞動時間，不超過 60 小時，而日本的醫師，平均年齡 59 歲以內者，平均工作時間均超過 60 小時，已達過勞死的認定基準。日本以外的國家，只有未滿 65 歲者，幾乎沒有 70 歲以上的醫師。日本的醫師超過 80 歲者，每周的平均工作時間，超過 30 小時以上，更有 100 歲以上的醫師，仍在執業，維持日本的醫療現況❹。

## (四)設置臨床助理之可行性？

醫療法第 58 條明定：「醫療機構不得置臨床助理執行醫療業務。」立法院蔡委員錦隆等 21 位委員，為讓臨床助理獲得妥適的規管，保障病人健康權，減輕醫師部分工作負擔，提升醫療品質，爰提出醫療法第 58 條條文修正草案，賦予臨床助理得於醫師監督下自主從事部分醫療工作案。前行政院衛生署於 2012 年 10 月 18 日立法院第 8 屆第 2 會期社會福利及衛生環境委員會第 10 次全體委員會議，提出書面報告表示：「一、本署於 2002 年送立法院審議之醫療法修正草案第 55 條，即有醫院得設置臨床助理之新增條文，爰經參考先進國家作法，引進臨床助理制度，規定臨床助理應具護理人員資格，並經接受適當訓練，且界定其工作範圍，期能適度減輕醫師部分工作負擔，

---

❸　本田宏，同上註，第 4–5 頁。

❹　本田宏，〈医療崩壊の真相、現場からの告白〉，《本当の医療崩壊はこれからやってくる！》，洋泉社，2015 年 2 月 27 日，第 26 頁。

使其更有時間集中心力照顧病人，以提升醫療品質。惟當時經審議後因未獲共識而未能通過。」❺❺

　　然而有關設置臨床助理之可行性，立場不同者有不同聲音，認為可能衍生業者基於成本考量，而減少住院醫師及專科護理師之聘用；且納入臨床助理制，將挹注大量人力、物力、時間與金錢，於立法、教育、考試、訓練及認證，耗時費力、緩不濟急等❺❻，故持反對意見。

## 十　醫藥分業

　　從醫療社會發展史的角度來看，不論中醫或西醫，「醫藥分業」確實是存在久遠的醫療服務型態。以西方醫學來說，據稱「現代醫學之父」希波克拉提斯 (Hippocrates) 於西元前 5 世紀，即已倡議❺❼。

### (一)醫藥分業之沿革

　　古希臘時代醫學之父希波克拉提斯首創「醫藥分業」一詞，意指由醫師負責診察病情，視患者需要斟酌開立處方，再交由藥師檢核並調劑❺❽。醫藥分業的法源依據，在西方國家最早可追溯自 1231 年德國的「醫藥法」，這個法規嚴格地監管處方之調劑、管制藥局的數量和設備，並公訂藥價❺❾。

　　1246 年羅馬帝國腓德烈二世 (Friedrich II) 更以拉丁文及希臘文公布了「醫藥取締法」❻⓿，明定「醫師不得開設藥房」，也「不得參與藥房的經營管

---

❺❺　行政院衛生署，立法院第八屆第二會期社會福利及衛生環境委員會第 10 次全體委員會議書面報告，2012 年 10 月 18 日，第 4–5 頁。

❺❻　林萍章，〈專科護理師：醫師的最佳輔助人力〉，《月旦醫事法報告》，第 7 期，2017 年 5 月，第 39 頁。

❺❼　陳敏郎，〈醫藥分業社會實踐之限制及其可能性的探討〉，《人文及社會科學集刊》，第 23 卷第 4 期，2011 年 12 月，第 537 頁。

❺❽　沈愛玉、李蜀平，〈民眾用藥知識與醫藥分業認知的探討〉，藥學雜誌電子報，2008 年 9 月，第 95 期。

❺❾　張笠雲，《醫療與社會──醫療社會學的探索》，巨流，1998 年 3 月，第 196 頁。

❻⓿　沈愛玉、李蜀平，〈民眾用藥知識與醫藥分業認知的探討〉，藥學雜誌電子報，第 95

理」❻。由於腓德烈二世被毒殺事件，乃因主治醫師開立之處方藥，未經第三者之檢查，因此，法律禁止醫師兼藥劑師，故自 13 世紀起，歐洲即實施醫藥分業，迄今已有 800 年的歷史。日本的醫藥分業政策，乃自明治時代開始❻。

　　醫藥分業在許多西方國家已行之多年，醫師得以專心看病，藥師專責調劑，醫、藥雙方均能充分發揮專業，民眾用藥因有兩種專業人員把關，使健康照護品質提升。韓國醫藥分業自 2000 年 7 月實施，其處方箋已百分之百釋出，因韓國禁止醫療機構與藥局違法串通，不依法釋出處方箋之醫療機構醫師，處 3 年以下有期徒刑，併科罰金 1,000 萬韓元（約新臺幣 339,551 元）之重罰❻。

　　日本於 1874 年即頒布「醫藥分業原則」，並於 1925 年頒訂「藥劑師法」，但附則中亦認可醫師的調劑權❻。厚生省於 1951 年提出「醫藥分業法案」獲通過，惟因日本醫師公會反對，遲至 1956 年施行，但真正的開展起點是在 1974 年診療報酬改定。透過制度的改革及增加誘因，如降低藥價差及增加專業項目給付，使處方釋出率逐年上升。2015 年全國的醫藥分業率為 70%，福井縣 49.4%，秋田縣 86.9%❻。日本藥劑師人數約有 288,151 人，藥局共 58,326 家，而收受處方之分布，有將近 7 成的藥局處方來源，為特定合作的醫療機構，其 90% 以上的所得來自處方調劑❻。

---

期，2008 年 9 月。

❻　陳敏郎，〈醫藥分業社會實踐之限制及其可能性的探討〉，《人文及社會科學集刊》，第 23 卷第 4 期，2011 年 12 月，第 538 頁。

❻　真野俊樹，《日本の医療くらべてみたら 10 勝 5 敗 3 分けで世界一》，講談社，2017 年 2 月，第 95–98 頁。

❻　蔡獻章，〈門前藥局容易讓您發生不良的藥物交互作用〉，《醫改會會訊》，第 15 期，2006 年 6 月。

❻　張苙雲，《醫療與社會——醫療社會學的探索》，巨流，1998 年 3 月，第 196 頁。

❻　翁百合，〈医療の利用者である国民の視点に立った健康増進；医療機会の提供〉，《国民視点の医療改革——超高齢社会に向けた技術格新と制度》，慶應義塾大学出版会，2017 年 9 月，第 83–87 頁。

❻　〈他山之石！醫藥分業後日本藥師努力朝專業照護發展〉，民報電子報，2017 年 11

## ㈡醫藥分業目的與爭議

日本醫藥分業的本來目的，係由藥師監視醫師處方失誤所引致藥的副作用不良反應等，並使藥師責任明確化，同時提高具藥師資格者的價值[67]。由於醫藥品係與人體之生命、健康深切相關的物質，調劑事故的發生很多導因於人為的錯誤，醫藥分業是將診斷與給藥分離，防止人為失誤的檢查機制；期待「實現高品質的藥物療法」與「實現有效率的醫療」，改善藥價差的流通慣行，達成減少藥劑種類過多的剩藥浪費及減輕醫療費用支出之經濟效果[68]。

我國實施醫藥分業之目的，乃藉由建立醫師開立處方箋，交由藥事人員調劑的專業分工方式，經雙重確認 (double check)，進而提升醫療服務的品質，確保民眾用藥安全。「醫藥分業」，是醫師與藥師間業務之分工合作制度，即醫師診斷處方而不調劑，藥師調劑給藥而不診斷處方。中央主管機關依據藥事法第 102 條規定[69]，於 1997 年 2 月 1 日公告自 1997 年 3 月 1 日起，臺北市、高雄市轄區內醫師親自為藥品之調劑，應以「醫療急迫情形」為限；但醫療機構仍得聘藥師或藥劑生為藥品之調劑。這是我國醫藥分業法制正式實施的開端，然涉醫藥兩業利益的重新分配，因此引起醫師及藥師的「街頭示威」、「休診抗議」等抗爭活動。

## ㈢巧立門前藥局

我國實施醫藥分業，由於事前未就醫藥分業議題廣泛討論，相關配套法

---

月 6 日。

[67] 荒川博之，〈トラッグストアと調剤藥局〉，《最新医藥品業界の動向とカラクリがよ～くわかる本（第 5 版）》，秀和システム，2016 年 4 月，第 113 頁。

[68] 藤田道男，〈医藥分業批判が始末った〉，《最新藥局業界の動向とカラクリがよ～くわかる本》，秀和システム，2014 年 1 月，第 68-77 頁。

[69] 藥事法第 102 條：「醫師以診療為目的，並具有本法規定之調劑設備者，得依自開處方，親自為藥品之調劑（第 1 項）。全民健康保險實施二年後，前項規定以在中央或直轄市衛生主管機關公告無藥事人員執業之偏遠地區或醫療急迫情形為限（第 2 項）。」

律制度亦不完備，導致實施過程紛爭不斷，以藥事法第 102 條作為直接限縮醫師的調劑權，有違憲之虞，更衍生診所紛紛設置「門前藥局」**❼⓪**，卻幾乎只收自家診所釋出的處方箋，巧妙規避新法令對於醫師調劑權之限制，且可多收健保鼓勵處方箋釋出及藥局的調劑費共二筆費用。因此，醫藥分業不但沒有減少醫療資源的支出，反而增加數十億元至百億元的相關醫療與藥費給付**❼①**。主管機關訂定發布「藥局設置作業注意事項」**❼②**第 4 點規定：「藥局不得在醫療機構內，以隔間方式設置。」第 5 點：「藥局申請設立，如與其他營業、執業單位或機構同一樓層或同一門牌地址，應具備各自獨立出入門戶及明顯區隔之條件，且藥事服務作業應獨立進行，民眾進出互不影響。」

## ㈣限制醫師藥品調劑權是否違憲

針對藥事法第 102 條第 2 項限制醫師藥品調劑權，是否牴觸憲法第 15 條保障人民工作權之意旨？司法院釋字第 778 號解釋強調：「尚未牴觸憲法第 23 條比例原則，與憲法第 15 條保障人民工作權之意旨，尚無違背。」惟藥事法施行細則第 50 條有關「本法第 102 條第 2 項所稱醫療急迫情形，係指醫師於醫療機構為急迫醫療處置，須立即使用藥品之情況」之補充規定，以及行政院衛生署食品藥物管理局（現為衛生福利部食品藥物管理署）2011 年 4 月 12 日 FDA 藥字第 1000017608 號函對於藥事法第 102 條第 2 項「醫療急迫情形」之解釋，則指明：「均為增加法律所無之限制，逾越母法之規定，與憲法第 23 條法律保留原則之意旨不符。上開施行細則規定應自本解釋公布之日起，失其效力；上開函應自本解釋公布之日起，不再援用。」

---

**❼⓪**　門前藥局出資者是醫師，藥局的藥師等於醫師雇用的員工，負責藥物調劑等業務，收益由醫師把持，處方與調劑均由醫師所經手，易生弊端，例如開立利潤較高的藥品處方，或效果不見得較好的處方等，成為民眾用藥隱憂。〈你真的了解藥局嗎？門前藥局 V.S 合作藥局〉，中時電子報，2016 年 7 月 4 日。

**❼①**　陳敏郎，〈醫藥分業社會實踐之限制及其可能性的探討〉，《人文及社會科學集刊》，第 23 卷第 4 期，2011 年 12 月，第 540 頁。

**❼②**　行政院衛生署 2002 年 10 月 21 日衛署藥字第 0910064719 號公告訂定發布，2004 年 2 月 25 日修正。

# 第四章　護理人員法與專科護理師

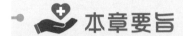

## 本章要旨

本章以護理人員法為核心，介紹護理人員之資格、執業限制、強制入會及證照更新之意義、討論護理人員之義務、專科護理師業務的特殊性、說明護理機構的設置與管理、涉及密醫罪案例及違規罰則，關切護理機構評鑑之義務與效益等議題。

## 一　護理人員法立法目的與沿革

　　護理人員之業務性質，依中央主管機關釋示❶：「護理業務之執行，係以護理及醫學專業知識與技術評估病患健康之違和及功能，設計護理計畫，執行護理活動並協助醫師執行醫療行為，具有高度專業技術及獨立性。」護理人員法於 1991 年 5 月 17 日制定公布施行後，迄 2020 年 1 月 15 日歷經九次之修正，俾其週延。例如：

　　①針對「病歷隱私權」之保護，原採概括性的「不得無故洩露」，而所謂「無故」，一般係指「無正當理由」，依反面解釋「有正當理由」即可揭露資訊，有病歷資訊流動不易掌握之缺失，爰修正為「非依法、或經當事人或其法定代理人之書面同意者，不得洩漏」。

　　②專科護理師執業範圍，法規並無明文，僅有衛生福利部之行政函釋，有許多情況是在醫師指示下執行之醫療業務，恐使專科護理師日常執業遊走於密醫罪之法律邊緣。為避免觸法，爰增訂專科護理師在醫師指示下可執行的醫療業務之法源依據。

---

❶　行政院衛生署 1984 年 11 月 7 日衛署保字第 502582 號函。

③增修中央主管機關辦理護理機構評鑑後，應公告之事項、評鑑合格效期內違反本法相關規定之處理，使護理機構接受評鑑及督導考核具強制性，並增訂護理機構不得規避、妨礙或拒絕中央主管機關之評鑑。

## 二 護理人員的資格條件

護理人員法第 2 條規定：「本法所稱護理人員，指護理師及護士。」一般認為，護理人員包含助產人員在內，但助產人員另有助產人員法予以規範，因此，兩者實應嚴以區別，而另以「護產人員」為其二者之通稱。

### ㈠積極資格

護理人員法第 1 條規定：「中華民國人民經護理人員考試及格，並依本法領有護理人員證書者，得充護理人員（第 1 項）。前項考試得以檢覈行之；其檢覈辦法，由考試院會同行政院定之（第 2 項）。」故護理人員之積極資格，主要為「經護理人員考試及格」或「檢覈及格」。若具有一定資格，該考試亦得以檢覈行之。惟檢覈規定，與 2001 年 1 月 1 日修正施行之「專門職業及技術人員考試法」明顯牴觸。蓋專門職業及技術人員考試法已取消檢覈規定，不再受理各類檢覈，醫事人員檢覈辦法失所附麗，也在 2006 年 10 月 23 日廢止在案，護理人員法第 1 條第 2 項之規定，**遲未修正，予以刪除，實為立法怠惰**。

### ㈡消極資格

護理人員法第 6 條規定，有下列情形之一者，不得充護理人員；其已充護理人員者，撤銷或廢止其護理人員證書： 1.曾犯肅清煙毒條例或麻醉藥品管理條例之罪，經判刑確定。 2.曾犯毒品危害防制條例之罪，經判刑確定。 3.依本法受廢止護理人員證書處分。依同法第 30 條規定，護理人員受停業處分仍執行業務者，廢止其執業執照；受廢止執業執照處分仍執行業務者，廢止其護理人員證書。若受廢止護理人員證書處分，已喪失護理人員資格，自不得再充護理人員。

### ㈢專科護理的資格

　　護理人員法明定：非領有護理師或護士證書者，不得使用護理師或護士名稱（第 7 條第 1 項）。非領有專科護理師證書者，不得使用專科護理師名稱（同條第 2 項）。違反者，同法第 38 條規定，處新臺幣 1 萬元以上 6 萬元以下罰鍰，並令限期改善；屆期未改善者，按次連續處罰。

## 三 護理人員執業

### ㈠加入公會

#### 1.護理人員應加入公會方能執業

　　為促進公會組織之健全發展，協助政府推行政策，參照其他各類專門職業法規之體例及人民團體法第 37 條第 2 項「職業團體不得拒絕具有會員資格者入會」之規定，護理人員法第 10 條第 1 項明定：「護理人員非加入所在地護理人員公會，不得執業。」違反者，同法第 33 條第 1 項規定，處新臺幣 6 千元以上 3 萬元以下罰鍰，並令其限期改善；屆期未改善者，處 1 個月以上 1 年以下之停業處分。

#### 2.公會不得拒絕適格者入會

　　護理人員公會不得拒絕具有會員資格者入會 （護理人員法第 10 條第 2 項）。護理人員公會如違反本條項之情事者，由**人民團體主管機關**處新臺幣 1 萬元以上 5 萬元以下罰鍰（同法第 33 條第 2 項）。

### ㈡執業登記

　　護理人員應向執業所在地直轄市、縣（市）主管機關申請執業執照，領有執業執照，始得執業（護理人員法第 8 條第 1 項）。

　　2018 年 12 月 19 日修正公布之護理人員法第 9 條規定：有下列情形之一

者，不得發給執業執照；已領者，撤銷或廢止之：「一、經撤銷或廢止護理人員證書。二、經廢止護理人員執業執照未滿一年。三、有客觀事實認不能執行業務，經直轄市、縣（市）主管機關邀請相關專科醫師、護理人員及學者專家組成小組認定（第 1 項）。前項第三款原因消失後，仍得依本法規定申請執業執照（第 2 項）。」

有關「撤銷」與「廢止」之概念區辨，前章已作介紹，不再贅述。

## ㈢繼續教育與證照更新

護理人員法第 8 條第 2 項：「護理人員執業，應每六年接受一定時數繼續教育，始得辦理執業執照更新。但有特殊理由，未能於執業執照有效期限屆至前申請更新，經檢具書面理由及證明文件，向原發執業執照機關申請延期更新並經核准者，得於有效期限屆至之日起六個月內，補行申請。」本條項但書規定，乃顧及實務上可能出現之不便情況，或遇偏鄉人力不足難以抽空申請等問題，以確保護理人員之執業不至於中斷而影響病患受照護權益與護理人員執業權益，爰於 2020 年 1 月 15 日修正增訂。惟何謂「特殊理由」？護理人員法施行細則雖於 2021 年 10 月 12 日全文修正，卻未就此加以補充規範。參考 2021 年 10 月 4 日醫師法施行細則修正增訂第 4 條之 1 規定：「本法第八條第二項但書所稱特殊理由，指有下列情形之一，致影響繼續教育積分之取得者：一、罹患重大疾病。二、分娩、育嬰、懷孕安胎休養。三、出國進修。四、中央流行疫情指揮中心成立期間，指揮官所為之指示、限制或其他措施。五、其他經中央主管機關公告之事由。」

護理人員法第 8 條第 3 項規定第 1 項申請執業登記之資格、條件、應檢附文件、執業執照發給、換發、補發、更新與前項繼續教育之課程內容、積分、實施方式、完成繼續教育之認定及其他應遵行事項之辦法，由中央主管機關定之。主管機關於 2008 年 6 月 20 日訂定發布「護理人員執業登記及繼續教育辦法」，以利適用。嗣於 **2013 年 7 月 1 日訂定發布「醫事人員執業登記及繼續教育辦法」**，作為醫事人員共通適用之依據，並於同日廢止「護理人員執業登記及繼續教育辦法」。

## ㈣執業處所範圍之限制

護理人員執業，應在所在地主管機關核准登記之醫療機構、護理機構或其他經中央主管機關認可之機構為之。但急救、執業機構間之支援或經事先報准者，不在此限（護理人員法第 12 條）。

## ㈤停業、歇業備查

護理人員停業或歇業時，**自事實發生之日起 30 日內**，報請原發執業執照機關備查（護理人員法第 11 條第 1 項）。前項停業之期間，以 1 年為限；逾 1 年者，應辦理歇業（同條第 2 項）。

## 四 護理人員之義務

## ㈠執行法定護理業務

護理人員法第 24 條第 1 項規定護理人員之業務如下：1.健康問題之護理評估。 2.預防保健之護理措施。 3.護理指導及諮詢。 4.醫療輔助行為。前項第 4 款醫療輔助行為應在醫師之指示下行之（第 2 項）。2014 年 8 月 20 日護理人員法第 24 條修正公布，新增第 3 項：「專科護理師及依第七條之一接受專科護理師訓練期間之護理師，除得執行第一項業務外，並**得於醫師監督下執行醫療業務**。」以及新增第 4 項：「前項所定於醫師監督下得執行醫療業務之辦法，由中央主管機關定之。」授權主管機關訂定子法規，補充規定其細節。

### 1.遵從醫師指示執行醫療輔助行為

護理人員法第 24 條第 2 項規定護理人員執行第 1 項第 4 款之醫療輔助行為時，應在醫師之指示下行之（第 2 項）。因而，**護理人員未經醫師指示為醫療輔助行為，成立密醫罪**。

## (1)醫療輔助行為定義

有關護理人員法第 24 條第 1 項第 4 款「醫療輔助行為」，中央主管機關於 1993 年 6 月 29 日公告其範圍及其相關事項❷，並作補充規定❸。然「醫療」及「護理」予以混淆，爰於 2001 年 3 月 12 日公告❹「修正醫療輔助行為」如下：「一、輔助施行侵入性檢查。二、輔助施行侵入性治療、處置。三、輔助各項手術。四、輔助分娩。五、輔助施行放射線檢查、治療。六、輔助施行化學治療。七、輔助施行氧氣療法（含吸入療法）、光線療法。八、輔助藥物之投與。九、輔助心理、行為相關治療。十、病人生命徵象之測量與評估。十一、其他經中央衛生主管機關認定之醫療輔助行為。」

中央主管機關於 2014 年 6 月 20 日函中華民國護理師公會全國聯合會時，重申本號公告內涵，請該會協助加強護理人員業務範疇宣導，以避免觸法❺。

## (2)醫療輔助行為之具體類型❻

①輔助藥物投與：例如：「為人注射針劑、打針、靜脈注射，得由醫師指示後由護理人員執行❼。」、「單純受病患請託，代為施打注射藥劑，雖無診斷、或開給處方，仍屬醫療行為❽。」、「將針劑注入點滴內注射，得由醫師指示後由護理人員執行❾。」

②採血送驗：抽血送驗屬於醫療行為，未依醫師處方擅自為之，違反醫

---

❷　行政院衛生署 1993 年 6 月 29 日衛署醫字第 8246034 號公告。

❸　行政院衛生署 1993 年 9 月 3 日衛署醫字第 8255075 號函。

❹　行政院衛生署 2001 年 3 月 12 日衛署醫字第 0900017655 號公告。

❺　衛生福利部 2014 年 6 月 20 日衛部照字第 1031561132A 號函。

❻　姚念慈，《專科護理師——護理人員法第 24 條問題與研究》，元照，2015 年 6 月，第 10–46 頁。

❼　行政院衛生署 1979 年 6 月 14 日衛署醫字第 231879 號函、2009 年 11 月 30 日衛署醫字第 0980032955 號函。

❽　行政院衛生署 1985 年 9 月 20 日衛署醫字第 557280 號函。

❾　行政院衛生署 1997 年 5 月 24 日衛署醫字第 86020965 號函。

師法第 28 條❿。

③**輔助傷口照護**：處置褥瘡之「清創術」，係屬侵入性醫療行為，是否應由醫師親自執行，應由醫師視清創狀況，得在**醫師指示下**，由護理人員協助為之⓫。氣切管周圍傷口擦藥及更換紗布之行為，屬於**醫療輔助行為**，應由醫師或護理人員依醫囑執行之⓬。

④**輔助管路照護**：氣管插管置入，係屬侵入性醫療行為，具相當程度之危險性，應由醫師親自為之，護理人員在醫師指導下，得協助醫師執行**氣管插管置入**⓭。鼻胃管初次置入，仍有相當程度之危險性，宜由醫師親自為之；至於鼻胃管全管拔除及需長期鼻胃管留置患者之定期更換，如經醫師診察、判斷後，得指示護理人員協助為之⓮。

⑤**牙齒及口腔照護**：牙結石清除、牙齦發炎治療、根管治療、換藥拔牙、蛀牙填補、開消炎藥處方，係屬牙醫醫療業務，應由牙醫師親自為之⓯。

### 2.專科護理師遵從醫師監督執行醫療業務

護理人員法第 24 條第 3 項：「專科護理師及依第七條之一接受專科護理師訓練期間之護理師，除得執行第一項業務外，並得於醫師監督下執行醫療業務。」因此，專科護理師自行為診斷、處方、醫囑，成立密醫罪；**未於醫師監督下執行醫療業務，亦成立密醫罪**。

衛生福利部依據護理人員法第 24 條第 4 項之授權，於 2015 年 10 月 19 日訂定發布「專科護理師於醫師監督下執行醫療業務辦法」，2016 年 1 月 1 日施行；**嗣於 2017 年 5 月 8 日修正發布第 8 條條文及第 3 條附表**。有關「監督」之內涵，依本辦法第 2 條第 1 項定義：「本法第二十四條第三項所稱監督，指由專科護理師及接受專科護理師訓練期間之護理師（以下稱專師及訓

---

❿　行政院衛生署 2006 年 3 月 17 日衛署醫字第 0950005061 號函。
⓫　行政院衛生署 2004 年 8 月 27 日衛署醫字第 0930022696 號函。
⓬　行政院衛生署 2006 年 1 月 17 日衛署醫字第 0950000308 號函。
⓭　行政院衛生署 2008 年 1 月 22 日衛署醫字第 0972800481 號函。
⓮　行政院衛生署 2008 年 3 月 5 日衛署醫字第 0970201201 號函。
⓯　行政院衛生署 1997 年 9 月 24 日衛署醫字第 86056912 號函。

練專師），執行醫療業務前或過程中，醫師對其所為之指示、指導或督促（第1項）。前項監督，不以醫師親自在場為必要（第2項）。」

## ㈡製作及保存護理病歷

護理人員法第 25 條規定：「護理人員執行業務時，應製作紀錄（第 1 項）。前項紀錄應由該護理人員執業之機構依醫療法第七十條辦理（第 2 項）。」

## ㈢危急病人緊急處理

護理人員法第 26 條規定：「護理人員執行業務時，遇有病人危急，應立即聯絡醫師。但必要時，得先行給予緊急救護處理。」

## ㈣據實陳述、報告

護理人員法第 27 條規定：「護理人員受有關機關詢問時，不得為虛偽之陳述或報告。」

## ㈤保守秘密

護理人員法第 28 條規定：「除依前條規定外，護理人員或護理機構及其人員對於因業務而知悉或持有他人秘密，非依法、或經當事人或其法定代理人之書面同意者，不得洩漏。」

## ㈥不為違法或不正當行為

護理人員法第 35 條規定：「護理人員於業務上有違法或不正當行為者，處一個月以上一年以下之停業處分，其情節重大者，得廢止其執業執照；其涉及刑事責任者，並應移送該管檢察機關依法辦理。」

## ㈦發現傳染病報告義務

傳染病防治法第 40 條第 1 項明定：「醫師以外醫事人員執行業務，發現傳染病或疑似傳染病病人或其屍體時，應即報告醫師或依前條第二項規定報

告當地主管機關。」

## 五 專科護理師的業務範圍

### ㈠專科護理師源起與法源依據

#### 1.源 起

專科護理師 (Nurse Practitioner, NP) 起源於美國，1900 年美國護理師學會即有初步專科護理師的概念，嗣後又發展執業護理師；在偏遠與醫療資源相當不足地區，專科護理師可獨立開業，以彌補醫師之不足。在一定條件下，允許經過進階訓練之資深護理人員，代替醫師獨立執行部分核心醫療行為 ❶❻。1986 年林口長庚醫院「進階護理人員」培訓養成計畫與馬偕紀念醫院「進階護理人員」培訓養成計畫，1997 年 8 月 14 日護理師護士全聯會開會命名為「專科護理師」，英文簡稱為 NP。

我國在 1991 年護理人員法制定公布之前，從 1964 年起，即以「護理人員管理規則」管理護理從業人員，並自 1967 年正式建立護理人員執業證照。護理人員法於 1991 年施行後，2004 年中央衛生主管機關發布「專科護理師分科及甄審辦法」，新增「專科護理師」法定角色功能與執業證照，2006 年 12 月 30 日完成首次的專科護理師甄試，2007 年甄審通過 582 位專科護理師，創造臺灣護理專業新里程碑 ❶❼。

#### 2.法源依據

我國護理人員法 2000 年 11 月 8 日修正，納入專科護理師，賦與法源依

---

❶❻ 姚念慈，《專科護理師──護理人員法第 24 條問題與研究》，元照，2015 年 6 月，第 81–82 頁。

❶❼ 蔡淑鳳、王秀紅，〈臺灣專科護理師的政策制定與發展〉，《護理雜誌》，第 54 卷第 6 期，2007 年 12 月，第 5 頁。

據。專科護理師制度設計原意，使渠等於偏遠和醫療資源不足地區，得獨立執行部分醫療業務，或部分替代醫師的角色，彌補醫師人力不足，滿足民眾就醫需求。

## ㈡專科護理師名稱之限制

非領有護理師或護士證書者，不得使用護理師或護士名稱（護理人員法第 7 條第 1 項）。非領有專科護理師證書者，不得使用專科護理師名稱（同條第 2 項）。違反者，處新臺幣 1 萬元以上 6 萬元以下罰鍰，並令限期改善；屆期未改善者，按次連續處罰（護理人員法第 38 條）。

## ㈢專科護理師甄審

護理人員法第 7 條之 1：護理師經完成專科護理師訓練，並經中央主管機關甄審合格者，得請領專科護理師證書（第 1 項）。前項專科護理師之甄審，中央主管機關得委託各相關專科護理學會辦理初審工作。領有護理師證書並完成相關專科護理師訓練者，均得參加各該專科護理師之甄審（第 2 項）。專科護理師之分科及甄審辦法，由中央主管機關定之（第 3 項）。

## ㈣專科護理師困境

專科護理師入法後，未同步增定法令明列專科護理師之職掌，仍以行政函釋例示專科護理師之執業範圍。醫療及實務上，專科護理師仍被歸類為護理人員，業務範圍仍受護理人員法之限制。醫院將住院醫師職責交由專科護理師執行，或住院部夜間值班處理醫師工作，陷其於違反醫師法之險境。專科護理師執行業務內容，因科別有所不同，有病房違法要求專科護理師執行靜脈穿刺術，而其他病房則遵守法律。專科護理師面臨不同科別要求，須執行遊走於法律邊緣的醫療行為；專科護理師的角色、名稱、教育及訓練不一，臨床實務範圍與政策法規模糊不清。

## ㈤遵從醫師監督為醫療行為

### 1.專科護理師於醫師監督下執行醫療業務辦法

2014 年 8 月 20 日護理人員法第 24 條修正公布，新增第 3 項：「專科護理師及依第七條之一接受專科護理師訓練期間之護理師，除得執行第一項業務外，並**得於醫師監督下執行醫療業務**。」及第 4 項：「前項所定於醫師監督下得執行醫療業務之辦法，由中央主管機關定之。」衛生福利部依此授權，於 2015 年 10 月 19 日訂定發布 「**專科護理師於醫師監督下執行醫療業務辦法**」，2016 年 1 月 1 日施行；本辦法並於 2017 年 5 月 8 日修正發布第 8 條條文及第 3 條附表。

#### ⑴「監督」意涵

專科護理師於醫師監督下執行醫療業務辦法第 2 條第 1 項，定義護理人員法第 24 條第 3 項「監督」意涵，係指「由專科護理師及接受專科護理師訓練期間之護理師（以下稱專師及訓練專師），執行醫療業務前或過程中，醫師對其所為之指示、指導或督促。」**前項監督，不以醫師親自在場為必要**（同條第 2 項）。

#### ⑵「監督」下的醫療業務範圍

本辦法第 3 條明定：「專師及訓練專師於醫師監督下得執行之醫療業務，其範圍如下：一、**涉及侵入人體者**：㈠傷口處置。㈡管路處置。㈢檢查處置。㈣其他處置。二、**未涉及侵入人體者**：㈠預立特定醫療流程所需表單之代為開立。㈡檢驗、檢查之初步綜合判斷。㈢非侵入性醫療處置。㈣相關醫療諮詢（第 1 項）。前項二款醫療業務之項目，規定如附表（第 2 項）。」依第 3 條附表所載，「傷口處置」包括：「 1.鼻部、口腔傷口填塞止血。 2.表淺傷口清創。 3.未及於肌肉及肌腱之表層傷口縫合。 4.拆線。」「**管路處置**」包括：「**初次胃管置入、非初次胃造瘻／腸造瘻 (Enterostomy) 管更換、胃造瘻／腸造瘻／真空球形引流管拔除、周邊動脈導管 (Arterial Line) 置入及拔除**」等

17 項。「檢查處置」包括「陰道擴張器（鴨嘴器）置入採集檢體。」「其他處置」包括「心臟整流術」。

### (3)特定醫療流程

本辦法第 5 條：「專師及訓練專師執行監督下之醫療業務，得由醫師預立特定醫療流程（第 1 項）。預立特定醫療流程之訂定內容，應包括下列事項：一、症狀、病史及身體評估等情境或診斷。二、執行之項目。三、相關處置及措施。四、書寫紀錄。五、監督之醫師及方式。六、專師及訓練專師應具備之特定訓練標準或要件（第 2 項）。」此外，專師及訓練專師執行預立特定醫療流程後，監督醫師應於 24 小時內完成核簽；執行其他監督下之醫療業務，監督醫師亦應於 24 小時內完成書面醫囑紀錄（本辦法第 7 條）。

### 2.專科護理師為醫師最佳輔助人力

醫療法第 58 條明定：「醫療機構不得置臨床助理執行醫療業務。」為保障病人健康權及減輕醫師部分工作負擔，曾有立法委員提出醫療法第 58 條條文修正草案，賦予臨床助理得於醫師監督下自主從事部分醫療工作案。但考量設置臨床助理可能衍生業者基於成本考量，而減少住院醫師及專科護理師之聘用，以及立法、教育、考訓之耗時費力，學者認為：醫師與專科護理師聯合照顧模式，可使病患享有更優質的醫療照護，「適度的開放中度危險程度之醫療業務範圍及項目，並確立醫師與專科護理師的法律責任關係，將使得專科護理師成為醫師的最佳輔助人力[18]。」

## ㈥執行醫療輔助行為需要醫師指示？

按護理人員法第 24 條第 2 項明定，護理人員為本條第 1 項第 4 款之「醫療輔助行為」，應在醫師之指示下行之。因此，倘無緊急情況下，護理人員未經醫師指示為「醫療輔助行為」，乃構成醫師法第 28 條之密醫罪，並無疑義。

---

[18]　林萍章，〈專科護理師：醫師的最佳輔助人力〉，《月旦醫事法報告》，第 7 期，2017年 5 月，第 26、39 頁。

然同條新增第 3 項:「專科護理師及依第七條之一接受專科護理師訓練期間之護理師,除得執行第一項業務外,並得於醫師監督下執行醫療業務。」本條項所謂「除得執行第一項業務外」文義,是否排除同條第 2 項之適用?即專科護理師可直接執行本條第 1 項之醫療輔助行為,無需適用同條第 2 項「應在醫師之指示下行之」的限制?非無爭議。

姚念慈採肯定說,認為:專科護理師根據護理人員法第 24 條第 3 項規定,得不經醫師指示,獨立執行醫療輔助行為;立法理由未明確記載,易使人誤會專科護理師執行醫療輔助行為仍須經醫師指示,失去大部分修法之意義❶。然據 2017 年 9 月 4 日衛生福利部主管司主責科長明確表達否定見解,認為:護理人員法第 24 條雖新增第 3 項之規定,但並無意解除同條第 1 項第 4 款「醫療輔助行為」與同條第 2 項「應在醫師之指示下行之」之關聯與限制。

本書認為,護理人員法第 24 條第 3 項有限度地明文鬆綁專科護理師執行介於「核心醫療行為」及「醫療輔助行為」之間的「其他醫療行為」,但必須受到第 24 條第 4 項授權訂定發布專科護理師於醫師監督下執行醫療業務辦法之規範,因此,「核心醫療行為」仍為護理人員之禁域,且護理人員法第 24 條第 3 項放寬對象,除了「專科護理師」,亦包括「依第 7 條之 1 接受專科護理師訓練期間之護理師」,渠於訓練期間尚需多方學習及賴專科護理師之指導,是否得以通過甄試,還無法確定前,僅因正「接受專科護理師訓練」,即可不需醫師指示逕為「醫療輔助行為」,對於病患醫療人權之保障,形成破網,故肯定說見解,並不足採。

---

❶ 姚念慈,《專科護理師——護理人員法第 24 條問題與研究》,元照,2015 年 6 月,第 98 頁。

# 六　護理倫理與護理人力

## ㈠護理倫理

### 1.專業倫理重要性

專業倫理係為符合社會期待及滿足社會需求，對於專業團體成員的社會控制、不可或缺的行為指標，因此，專業倫理之訂定有其重要性。護理倫理規範，乃約束護理從業人員於職場上應遵循之守則，以利益病患為出發，護理人員也因信守護理倫理規範，而獲得工作上的成就感與自我滿足。然職責與個人價值觀發生衝突時，護理人員亦生倫理之困境與正義難題，例如：精神科專科醫院因護理人力不足，未經病患同意，逾越精神衛生法第 24 條第 2 項「保障病人安全之必要範圍」，設置監看設備，乃侵犯病患隱私權與自主權。

### 2.中華民國護理倫理規範

我國護理師護士公會全國聯合會研究、討論通過「中華民國護理倫理規範」，報請內政部備查[20]，嗣於 2006 年 3 月 11 日通過修正，就護理人員之「基本責任」、「服務對象」、「專業服務」、「社會互動」、「工作團隊」及「專業成長」六個面向析述，摘列如下：

⑴護理人員的基本責任：負起服務對象的健康促進、疾病預防、重建健康和減輕痛苦的責任。

⑵護理人員與服務對象：尊重服務對象的生命，協助瀕臨死亡者安詳且尊嚴死亡；**尊重服務對象的自主性、人性尊嚴及接納其宗教信仰、文化之差異；尊重並維護其隱私及給予心理支持**；提供醫療照護活動時，應善盡告知

---

[20]　內政部與行政院衛生署會文後，於 1994 年 6 月 21 日以臺 (83) 內社字第 8385576 號函准予備查。

責任，經確實知悉同意後執行；察覺工作團隊成員有不適當的醫療照護行為時，應立即主動關懷了解，採取保護服務對象的行為並同時報告有關人員或主管。

⑶護理人員與專業服務：提供合乎專業標準的照顧，定期檢討並致力改進；接受責任時先確立自身身心安全；維持自我身心平衡，終身學習，提升個人專業行為之標準及執業能力；委婉謝絕服務對象或家屬的饋贈。

⑷護理人員與社會互動：積極參與促進大眾健康的活動，增廣其保健知識與能力；不以執業身分替商品代言促銷。

⑸護理人員與工作團隊：以專業知識和經驗，凝聚團隊共識，協助其他成員發展專業能力。對任何危及專業、服務品質或對服務對象身、心、社會方面有影響的活動，都需立即採取行動，同時報告有關人員或主管。

⑹護理人員與專業成長：積極充實護理專業知識與技能；致力提升護理執業標準、發展護理實務、管理、研究及教育。

## ㈡護理人力與護病比

全球正面臨氣候變遷、人口老化、非傳染性疾病、抗微生物抗藥性、疫苗、衝突及災難、社會解體、不平等及心理衛生等挑戰，世界衛生組織提出強化 2016-2020 年護產專業發展全球策略。中國自 2010 年實施醫療改革，2015 年護理人員人數增加至 324 萬名，每千人口有 2.36 名護理人員；醫師與護理人員比，從 2010 年 1:0.85 增加至 2015 年 1:1.07。

新加坡由於民眾醫療照護需求增加及人口老化，近兩年新增 7,400 名護理人員中，超過 4,000 名是外籍護理人員；衛生部致力改善工作環境，**使進階護理師有處方權**（針對穩定病人）；**增設更多助理護士**（或稱護佐(Assistant Nurse Clinician)）職缺，提供註冊護理師更多領導職位；引進更多彈性及兼職工作。日本面臨高齡及少子化社會，總人口持續下降，政府推出相關政策希望提升婦女社會參與率，日本護理學會特別要求輪值夜班需符合三個排班標準，包括兩班之間至少間隔 11 小時、採取順時鐘排班法、連續夜班天數不得超過 2 天。

根據研究顯示，我國護理人員骨骼肌肉疾病之發生率有逐年增加趨勢，

臨床護理人員常感焦慮 (65.4%)、睡眠品質差 (73.1%)。職場暴力方面，49.6% 護理人員過去一年曾遭受至少一次職場暴力，46.3% 為言語暴力，19.1% 為身體暴力❷。為有效遏止醫療職場暴力，醫療法修正第 24 條及第 106 條，對施暴者予以法律制裁。

我國為解決護理的高離職率、畢業生低就業率、人力招募困難等問題，衛生福利部自 2009 年起挹注 8.35–20 億元專款，鼓勵醫院調高護理人員薪資及夜班費、增聘護理人員。各護理專業學會聯合向政府遊說：全日平均護病比於 2015 年正式納入醫院評鑑條文；護病比與健保給付連動；推動護病比立法。

為避免護理人員過勞影響病患醫護品質，**衛生福利部業將護病比入法**，在 2019 年 2 月 1 日醫療機構設置標準修正增訂第 12 條之 1，並自 2019 年 5 月 1 日施行。第 12 條之 1 第 1 項定：「第三條醫院及第五條精神科醫院，應依住院病人人數，配置適當之護產人員；其急性一般病床之全日平均配置比例（以下簡稱護病比），按每一護產人員照護之病人人數，規定如下：一、醫學中心：九人以下。二、區域醫院及精神科教學醫院：十二人以下。三、地區醫院及精神科醫院：十五人以下。」第 3 項：「醫院應每月定期公告其前一月份之護病比。」（醫院如屬新設立或未經評鑑，其護病比之人力配置自不適用本條之規定。）健保署宣布 2019 年挹注約 10 億元用於住院護理費加成，當醫學中心護病比小於 1：7 時，可獲給付加成 20%，同時調高重症的加護病房護理費，以提高醫療品質❷。未來護理職場環境之改善及護理政策之參與，應致力推動進階護理師認證及立法推動護理分級制度。

衛生福利部 2021 年 7 月修訂（醫療網第九期）「建構敏捷韌性醫療照護體系計畫」（2021–2024 年），強化醫療照護體系對於未來全球環境趨勢及國內社會結構變遷等挑戰之應變能力，建構優質護理職場環境並持續推動多項改善措施（護病比納入醫院評鑑、護病比連動健保住院診療報酬、護病比資

---

❷ 王桂芸，臺灣護理學會，2016 年第十七屆「ICN 亞洲護理人力論壇」暨第十三屆「亞洲護理學會聯盟」會議報告，2016 年 11 月 15–17 日。

❷ 〈醫學中心護病比小於 1：7 健保給付加 2 成／健保署挹注 10 億同時調高重症加護病房護理費〉，自由時報電子報，2019 年 1 月 3 日。

訊公開、護病比入法及建置護理職場爭議通報平台等），改善工作負荷，提升職場勞動條件、護理人力量能與回流。

# 七 護理機構之設置與管理

為減少醫療資源浪費，因應連續性醫療照護之需求，並發揮護理人員之執業功能，依護理人員法第 14 條規定，得設置護理機構，中央主管機關訂定發布「護理機構設置標準」，2008 年 9 月 23 日名稱修正為「護理機構分類設置標準」（以下稱分類設置標準）。護理機構的功能，介於醫療機構與普通家庭之間，利用護理機構所提供的專業護理人員與醫療照護設施，可以節約龐大的醫療資源，並促進其充分利用與合理分配之外，更可減輕病患家屬對病患長期照護之身心負擔，就社會需要而言，護理機構的功能必將趨於重要。為責令護理機構服務人員善盡職責，護理機構分類設置標準第 7 條規定：「護理機構之負責資深護理人員，應督導其機構所屬護理人員及其他人員，善盡業務上必要之注意。」

## ㈠護理機構的種類

為配合護理人員法 2020 年 1 月 15 日修正已刪除第 15 條（護理機構之服務對象）之規定，護理機構分類設置標準於 2020 年 7 月 22 日全文修正發布，將護理機構分類從原先的「居家護理機構」、「護理之家」、「產後護理機構」三類，修正調整為二類：「居家護理所」及「護理之家」。

### 1.居家護理所

係指「至受照顧者居（住）所提供護理及健康照護服務，並得於所內提供照護之服務、諮詢、指導、訓練或其他相關服務之機構。」（第 2 條第 1 項第 1 款）；於「居家護理所」內提供服務者，以護理人員為限（第 2 條第 3 項）。

### 2.護理之家

　　係指「**提供受照顧者入住，並全時予以護理健康照護服務之下列機構：**㈠**一般護理之家。**㈡**精神護理之家。**㈢**產後護理之家。**」（第 2 條第 1 項第 2 款）。至於「**護理及健康照護服務**」之範圍，則包括「**個案之護理需求評估、健康促進、疾病預防與照護、長期失能、失智、安寧及其他全人照護**」（第 2 條第 2 項）。護理機構對於其所服務之對象如有醫療需求時，**應轉介醫師診療**；並得依其照護需求，轉介相關的醫事人員提供服務；護理機構就前條醫師診療及相關醫事人員**依法執行業務之紀錄，應連同護理紀錄妥善保存**（護理機構分類設置標準第 5–6 條）。

## ㈡機構設置或擴充

　　護理機構之設置或擴充，應先經申請主管機關許可，其申請程序應依中央主管機關之規定。而且護理機構之分類及設置標準，亦由中央主管機關定之（護理人員法第 16 條第 1 項）；中央主管機關爰於 2012 年 12 月 19 日訂定發布護理機構設置或擴充許可辦法，並於 2021 年 10 月 12 日全文修正發布。

　　按護理人員法施行細則修正前之第 5–7 條規定，申請許可設置或擴充護理機構，應檢具之相關文件等，然護理機構設置或擴充許可辦法已於 2012 年 12 月 19 日訂定發布，鑑於申請護理機構之設置、擴充及開業，為依序之相關行政作業程序，已整合至該辦法中規範，爰於 2021 年 10 月 12 日護理人員法施行細則全文修正時，將此重複之規定予以刪除。

　　**護理機構設置或擴充後之規模在 100 床以上者**，由所在地直轄市、縣（市）主管機關初審通過後，報中央主管機關許可（護理機構設置或擴充許可辦法第 4 條第 1 項）。申請設置或擴充之護理機構為護理之家者，申請人應填具申請書，並檢具下列文件、資料：「一、設置或擴充計畫書及計畫摘要。二、財團法人護理之家，其董事會同意設置或擴充之會議紀錄。三、其他法人依有關法律附設之護理之家，其董事會或社員總會同意設置或擴充之會議紀錄，及該法人主管機關同意函。」（同辦法第 5 條）

　　前條第 1 款之「設置或擴充計畫書」，應載明或附具之事項、資料，包

括：「一、護理機構名稱、設置類別、申請人、設立床數、組織架構、人員配置及其他相關基本資料。二、設置或擴充目的、當地資源概況、住民來源分析、……品質管理及營運後三年內機構業務預估。三、建築地址（地號）、建物位置圖、基地面積、建築面積、……；**擴充者，其擴充前後配置對照表。**四、……。六、**設置進度、預定開業日期與床數開放期程、收費及服務契約。七、申請擴充者，其最近三年之財務報告。**八、其他護理機構分類設置標準所定之事項。」（同辦法第 6 條）

## (三)開業執照之發給

護理機構之開業，應依下列規定，向所在地直轄市或縣（市）主管機關申請核准登記，發給開業執照：「一、公立護理機構：由其代表人為申請人。二、財團法人護理機構：由該法人為申請人。三、**私立護理機構：由個人設置者，以資深護理人員為申請人**；由其他法人依有關法律規定附設者，以該法人為申請人。」（護理人員法第 17 條）

## (四)名稱使用、變更之限制

護理人員法第 18 條規定：「護理機構名稱之使用或變更，應以主管機關核准者為限（第 1 項）。非護理機構不得使用護理機構或類似護理機構之名稱（第 2 項）。」依護理人員法施行細則第 7 條第 1 項規定：「本法第十八條所定護理機構名稱之使用或變更，應依下列規定辦理：一、護理機構，依護理機構分類設置標準所定之分類，標明其名稱。二、**財團法人護理機構，冠以「財團法人」字樣。**三、依本法第十七條第三款由其他法人依有關法律規定附設者，冠以其法人名稱，並加註「附設」字樣。四、其他經中央主管機關核准使用之名稱。」本辦法 2021 年 10 月 12 日**修正施行前，主管機關已核准護理機構冠以醫療機構附設之名稱者，得繼續使用原名稱**（同條第 2 項）。護理人員法第 18 條之 2，明定護理機構不得使用下列名稱：「一、在同一直轄市或縣（市）區域內，他人已登記使用之護理機構名稱。二、在同一直轄市或縣（市）區域內，與被廢止開業執照未滿一年或受停業處分之護理機構相同或類似之名稱。三、**易使人誤認其與政府機關、公益團體有關或有妨害公**

共秩序或善良風俗之名稱。」

## ㈤廣告內容範圍之限制

護理機構之評鑑、督導考核與廣告之限制，均屬涉及權利義務之重要事項，依法律保留原則，應以法律規定。有關護理機構廣告之明文，規定於護理人員法施行細則中，應有未宜，護理人員法於 2002 年 6 月修正，增訂第 18 條之 1：「護理機構廣告，其內容以左列事項為限：一、護理機構之名稱、開業執照字號、地址、電話及交通路線。二、負責護理人員之姓名、性別、學歷、經歷、護理人員證書及執業執照字號。三、業務項目及執業時間。四、開業、歇業、停業、復業、遷移及其年、月、日。五、其他經中央主管機關公告容許事項（第 1 項）。非護理機構，不得為護理業務之廣告（第 2 項）。」

## ㈥資深護理設置與代理

護理人員法第 19 條第 1 項規定：「護理機構應設置負責資深護理人員一人，對其機構護理業務，負督導責任，其資格條件由中央主管機關定之。」護理人員法施行細則第 9 條補充規定：「本法第十九條第一項所定護理機構負責資深護理人員之資格條件，應具備從事臨床護理工作年資七年以上，或以護理師資格登記執業從事臨床護理工作年資四年以上。」

由於護理機構之負責資深護理人員，應督導其機構所屬護理人員及其他人員，善盡業務上必要之注意，其重要性不容忽視，故護理人員法第 19 條之 1 明定：「護理機構負責護理人員因故不能執行業務，應指定合於負責人資格者代理之。代理期間超過一個月者，應報請原發開業執照機關備查。前項代理期間，最長不得逾一年。」

## ㈦轉介關係契約

護理機構之設置，護理人員法及其施行細則並未規定應有醫師常駐於護理機構中，但護理機構所收容的病人主要為：罹患慢性病需長期護理之病人、出院後需繼續護理之病人、產後需護理之產婦及嬰幼兒。此三類病人隨時均有出現病情惡化或突然疾病發作之虞，故須與鄰近醫院訂定轉介之契約，以

便需要時,可立即將病人轉送或電話請求醫療救援,以維護護理機構病人生命安全。護理人員法第 20 條爰規定:「護理機構應與鄰近醫院訂定轉介關係之契約(第 1 項)。前項醫院以經主管機關依法評鑑合格者為限(第 2 項)。第一項契約終止、解除或內容有變更時,應另訂新約,並於契約終止、解除或內容變更之日起十五日內,檢具新約,向原發開業執照機關報備(第 3 項)。」有關醫療轉介契約,依護理人員法施行細則第 10 條規定,護理人員法第 20 條第 1 項「所稱之契約」,其內容應包括:「緊急醫療、轉診、出診或其他有關醫療照護事項。」

## (八)費用收取標準與限制

為避免護理機構收費過高,護理人員法第 21 條規定:「護理機構之收費標準,由直轄市、縣(市)主管機關核定之。但公立護理機構之收費標準,由該管主管機關分別核定(第 1 項)。」「護理機構不得違反收費標準,超額收費(第 2 項)。」違反收費標準之處理,除應依護理人員法第 36 條第 1 項規定,處新臺幣 1 萬 5 千元以上 15 萬元以下罰鍰外,另依同條第 2 項規定,並應限期退還超額收費。

護理機構如「超收費用經查屬實,而未依限將超收部分退還」時,依護理人員法第 29 條第 3 款之規定,處新臺幣 2 萬元以上 10 萬元以下罰鍰;其情節重大者,並得廢止護理機構之開業執照。護理機構受廢止開業執照處分,仍繼續開業者,得由中央主管機關吊扣其負責護理人員證書 2 年(護理人員法第 31 條)。

## (九)停業、歇業備查

護理人員法第 22 條規定:「護理機構停業、歇業或其登記事項變更時,應於事實發生之日起三十日內,報請原發開業執照機關備查(第 1 項)。」「護理機構遷移者或復業者,準用關於設立之規定(第 2 項)。」護理人員法施行細則第 11 條至第 13 條規定護理機構停業、歇業或其他登記事項變更等應報備遵循程序,第 11 條:「護理機構停業、歇業或其登記事項變更,依本法第二十二條第一項規定報請備查時,應填具申請書,並檢附開業執照及有

關文件、資料，送由原發給開業執照機關依下列規定辦理：一、停業：於其開業執照註明停業日期及理由後發還。二、歇業：註銷其開業登記及開業執照。三、登記事項變更：辦理變更登記（第 1 項）。前項第三款登記事項變更，如需換發開業執照，申請人應依規定繳納開業執照費（第 2 項）。護理機構停業或歇業時，第一項應檢附文件、資料，包括對於其服務對象予以適當轉介之說明（第 3 項）。」護理機構停業、歇業或受停業、撤銷、廢止開業執照處分者，其所屬護理人員，應依護理人員法第 11 條第 1 項、第 3 項規定辦理停業、歇業或變更執業處所（同細則第 12 條）。護理機構歇業或受撤銷、廢止開業執照處分者，應將其招牌拆除（同細則第 13 條）。

## ㈩據實陳述、報告義務

依護理人員法第 23 條規定：「護理機構應依法令規定或依主管機關之通知，提出報告，並接受主管機關對其人員配置、設備、收費、作業、衛生、安全、紀錄等之檢查及資料蒐集。」所謂「提出報告」，係指依傳染病防治法、人類免疫缺乏病毒傳染防治及感染者權益保障條例，以及其他依法令應提出報告而言。主管機關依護理人員法第 23 條規定執行檢查及蒐集資料時，其檢查及蒐集資料人員，應出示有關執行職務之證明文件或顯示足資辨別之標誌（護理人員法施行細則第 14 條）。

## ㈩一護理機構評鑑與督導考核

為使護理機構合法運作，以維護民眾權益，中央主管機關有必要視需要辦理護理機構評鑑，直轄市或縣（市）主管機關亦須對於轄區內護理機構辦理業務督導考核。2015 年 1 月 14 日護理人員法第 23 條之 1 修正規定：「中央主管機關應辦理護理機構評鑑。直轄市、縣（市）主管機關對轄區內護理機構業務，應定期實施督導考核（第 1 項）。護理機構對前項評鑑及督導考核，不得規避、妨礙或拒絕（第 2 項）。第一項之評鑑、督導考核，必要時，得委託相關機構或團體辦理（第 3 項）。」並增訂第 23 條之 2：「中央主管機關辦理護理機構評鑑，應將各機構評鑑之結果、有效期間及類別等事項公告之（第 1 項）。護理機構於評鑑合格有效期間內，違反本法或依本法所發布之

命令，經主管機關令其限期改善，屆期未改善或其違反情節重大者，中央主管機關得調降其評鑑合格類別或廢止其評鑑合格資格（第 2 項）。護理機構評鑑之標準，包括對象、項目、評等、方式等，與評鑑結果之撤銷、廢止及其他應遵行事項之辦法，由中央主管機關定之（第 3 項）。」以利遵循。護理人員法施行細則第 15 條配合母法補充規定：「直轄市或縣（市）主管機關依本法第二十三條之一規定辦理護理機構業務督導考核，應訂定計畫實施，每年至少辦理一次。」

# 八 密醫罪案例與行政違規處罰

## ㈠密醫罪案例

### 1.成立密醫罪例舉

⑴專科護理師自行為診斷、處方、醫囑，成立密醫罪。⑵未盡緊急通知義務，成立密醫罪。護理人員法第 26 條：「護理人員執行業務時，遇有病人危急，應立即聯絡醫師。但必要時，得先行給予緊急救護處理。」⑶護理人員未經醫師指示，為醫療輔助行為，成立密醫罪。⑷非專科護理師經醫師指示，為醫療行為，成立密醫罪。⑸專科護理師未於醫師監督下執行醫療業務，成立密醫罪。

### 2.排除刑責規定

⑴傳染病防治法第 28 條第 1 項

公共衛生基層護理人員施行預防接種工作，傳染病防治法明文排除不受醫師法第 28 條之限制。主管機關規定之各項預防接種業務及因應疫情防治實施之特定疫苗接種措施，得由受過訓練且經認可之護理人員施行之，不受醫師法第 28 條、藥事法第 37 條及藥師法第 24 條規定之限制（傳染病防治法第 28 條第 1 項）。

⑵心理師法第 42 條第 2 項

　　心理師的業務具有獨特的專業性及排他性，心理師法第 42 條第 1 項本文規定：「未取得臨床心理師或諮商心理師資格，擅自執行臨床心理師或諮商心理師業務者，處二年以下有期徒刑，得併科新臺幣三萬元以上十五萬元以下罰金。」而同條第 2 項則明定排除之例外規定：「護理人員、職能治療師、職能治療生、社會工作師或其他專門職業及技術人員等依其專門職業法律規定執行業務，涉及執行本法所定業務時，不視為違反前項規定。」

⑶護理人員法第 24 條第 3 項

　　護理人員法第 24 條第 3 項：「專科護理師及依第七條之一接受專科護理師訓練期間之護理師，除得執行第 1 項業務外，並**得於醫師監督下執行醫療業務。**」**乃屬合法的行為，並不涉及密醫罪**（請參閱本章五、專科護理師的業務範圍㈤遵從醫師監督為醫療行為）。

## ㈡行政違規處罰

### 1.處罰機關

　　護理人員法所定之罰鍰、停業、撤銷或廢止執業執照、開業執照，除本法另有規定外，由直轄市、縣（市）主管機關處罰之；撤銷、廢止或吊扣護理人員證書，由中央主管機關處罰之（護理人員法第 41 條）。助產人員法第 42 條亦定有類似之規定。

### 2.處罰對象

　　違反護理人員法之規定，受處罰對象有護理人員、護理機構、護理公會，以及涉及密護之人員或民眾。

### 3.處罰態樣

#### ⑴護理機構開業後有違規情形,得廢止護理機構開業執照

護理人員法第 29 條規定:「護理機構有下列情形之一者,處新臺幣二萬元以上十萬元以下罰鍰;其情節重大者,並得廢止其開業執照:一、容留未具護理人員資格者擅自執行護理業務。二、從事有傷風化或危害人體健康等不正當業務。三、超收費用經查屬實,而未依限將超收部分退還。四、受停業處分而不停業。」同法第 31 條規定:「護理機構受廢止開業執照處分,仍繼續開業者,得由中央主管機關吊扣其負責護理人員證書二年。」護理人員法第 34 條復規定:「護理機構受廢止開業執照處分者,其負責護理人員於一年內不得申請設置護理機構。」

#### ⑵護理人員違反停業處分或租借證照者,得廢止護理人員執業執照

護理人員法第 30 條規定:「護理人員受停業處分仍執行業務者,廢止其執業執照;受廢止執業執照處分仍執行業務者,廢止其護理人員證書。」護理人員法第 40 條規定:「護理人員受廢止執業執照之處分時,應自事實發生之日起三日內將執照繳銷;其受停業之處分者,應將執照送由主管機關將停業理由及期限記載於該執照背面,仍交由本人收執,期滿後方准復業。」

另為加強護理人員之管理,杜絕證照租借之惡習,護理人員法於 2007 年 1 月 29 日增訂第 30 條之 1,規定:「**護理人員將證照租借予不具護理人員資格者使用,廢止其護理人員證書;租借予前述以外之人使用者,處新臺幣二萬元以上十萬元以下罰鍰,得併處一個月以上一年以下之停業處分或廢止其執業執照(第 1 項)**。前項情形涉及刑事責任者,並應移送該管檢察機關依法辦理(第 2 項)。」以確保民眾就醫之安全與品質。

#### ⑶護理機構違反管理規定

護理機構未獲許可而設置或擴充;未請領開業執照而開業;其名稱之使用或變更未獲主管機關核准;護理機構所為廣告內容,違反規定事項;與醫

院訂契約終止、解除或內容有變更時，未訂新約或未依限期向原發開業執照機關報備；歇業、停業、復業或登記事項變更時未報備；未依法令或主管機關之通知提出報告或未接受檢查者，護理人員法第 32 條規定：「違反第十六條第一項、第十七條、第十八條第一項、第十八條之一第一項、第二十條第三項、第二十二條或第二十三條規定者，處新臺幣一萬五千元以上十五萬元以下罰鍰，並得限期令其改善；屆期未改善或情節重大者，處一個月以上一年以下之停業處分或廢止其開業執照。」

### ⑷護理人員違反管理規定

護理人員未請領執業執照或未加入所在地公會而執業、未接受繼續教育更新執照；非在主管機關核准登記之醫療機構、護理機構及其他經中央主管機關認可之機構執業；護理機構負責護理人員因故不能執行業務，未指定合於負責人資格者代理或代理期間超過 1 個月而未報備；規避、妨礙或拒絕評鑑及督導考核；未製作紀錄或未依限保存；執行業務，遇有病人危急，未立即聯絡醫師，或未予緊急救護處理；受有關機關詢問作虛偽陳述、報告；護理人員或護理機構及其人員無故洩漏因業務而知悉或持有他人之秘密者，依護理人員法第 33 條第 1 項規定：「違反第八條第一項、第二項、第十條第一項、第十二條、第十九條之一第一項、第二十三條之一第二項或第二十五條至第二十八條規定者，處新臺幣六千元以上三萬元以下罰鍰，並令其限期改善；屆期未改善者，處一個月以上一年以下之停業處分。」

未取得護理人員資格，執行護理人員法所定護理人員業務者之處罰，但在護理人員指導下實習之學生或畢業生不在此限。護理人員法第 37 條規定：「未取得護理人員資格，執行護理人員業務者，本人及其雇主各處新臺幣一萬五千元以上十五萬元以下罰鍰。但在護理人員指導下實習之高級護理職業以上學校之學生或畢業生，不在此限。」惟未具助產人員資格者，擅自執行助產業務，依助產人員法第 36 條規定，乃觸犯刑責。

非領有護理師或護士證書者，冒用護理人員名稱；非護理機構，而為護理業務之廣告，依護理人員法第 38 條規定：「違反第七條或第十八條之一第二項規定者，處新臺幣一萬元以上六萬元以下罰鍰，並令限期改善；屆期未

改善者,按次連續處罰。」有關助產人員違反助產人員法各章執業規定、管理限制、業務及責任定分之規定者(第 8 條、第 9 條第 1 項、第 2 項、第 11 條第 1 項、第 12 條、第 12 條之 1 第 1 項、第 15 條第 2 項、第 3 項、第 16 條第 1 項、第 18 條第 1 項、第 19 條第 1 項、第 20 條、第 21 條、第 24 條、第 29 條或第 13 條第 3 項),依助產人員法第 35 條第 1 項規定,處新臺幣 6,000 元以上 3 萬元以下罰鍰,並限期令其改善;屆期未改善者,處 1 個月以上 1 年以下之停業處分。

(5)護理人員業務上違法或不正當行為

護理人員法第 35 條規定:「護理人員於業務上有違法或不正當行為者,處一個月以上一年以下之停業處分,其情節重大者,得廢止其執業執照;其涉及刑事責任者,並應移送該管檢察機關依法辦理。」助產人員法第 32 條第 2 項定有相類之規定。

(6)護理人員歇業、停業、復業或變更執業處所未報備

護理人員法第 39 條規定:「違反第十一條第一項規定者,處新臺幣三千元以上三萬元以下罰鍰。」

(7)護理機構違反設置標準

護理人員法第 16 條第 2 項規定:護理機構之分類及設置標準,由中央主管機關定之。護理人員法第 31 條之 1 明定:「違反依第十六條第二項所定設置標準者,應令其限期改善;屆期未改善者,處新臺幣六萬元以上三十萬元以下罰鍰,並再令其限期改善;屆期仍未改善者,得處一個月以上一年以下停業處分;停業期滿仍未改善者,得廢止其設置許可。」

(8)護理機構接受評鑑不合格

護理人員法第 31 條之 2 明定:「護理機構依第二十三條之一第一項規定接受評鑑,經評鑑不合格者,除違反依第十六條第二項所定設置標準,依前條規定處罰外,應令其限期改善;屆期未改善者,其屬收住式護理機構,處

新臺幣六萬元以上三十萬元以下罰鍰，**其他護理機構**，處新臺幣六千元以上三萬元以下罰鍰，並得按次處罰；情節重大者，得處一個月以上一年以下停業處分，停業期滿仍未改善者，得廢止其設置許可。」

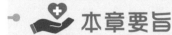

# 第五章　醫療事故預防及爭議處理法與醫療訴訟

## 本章要旨

本章以醫療爭議議題為主，說明醫療爭議源起、國外醫療訴訟現況與醫療訴訟遲延原因、醫療爭議造成的影響，簡介我國最新制定公布醫療事故預防及爭議處理法重點、探討醫療責任合理化、介紹醫療過失案例、以及醫療訴訟與司法制度。

## 一　醫療爭議現況

由於醫療行為具有不確定性，先端醫療科技或新藥，雖縮短癒後期間，但也增加醫療的複雜性並蘊含無法預測的危險，療效與預期有顯著的落差，甚至產生嚴重的有害副作用；或因醫事人員之故意或過失，未履行醫療業務上的說明或注意等義務，導致醫療爭議頻生，似為世界先進國家的共通現象❶。

臺灣於日據時代（1895–1945 年）鮮少發生醫療爭議，1945 年臺灣光復之後，隨之政府撤退來臺，由於大陸之醫療法令、衛生行政、醫學教育與醫療制度，與臺灣當時之制度難以銜接，因而密醫橫行❷，醫療爭議遂逐漸發

---

❶ 米田泰邦，《医事紛争と医療裁判——その病理と法理》，成文堂，1993 年 12 月，第 2 版，第 4 頁。

❷ 葛謹，〈醫事鑑定——以臺灣高等法院 99 年度醫上訴字第 2 號刑事判決為例〉，臺北榮民總醫院醫療糾紛案例學術研討會，臺北醫法論壇 (VII) 實務判決與實證研究，臺北榮民總醫院主辦，2012 年 4 月 21 日，第 119 頁。

生。1995 年實施全民健康保險,由於就醫便利,民眾之就診次數節節升高;高科技造成醫療需求擴增,醫療服務企業化經營、醫病關係既緊張又疏離、信賴關係亦趨淡,醫事爭議與日俱增,導致過度的防禦性醫療,不但有害民眾健康,亦造成醫事科別間的人力失衡,不利健保的永續經營。醫療爭議造成身體、生命之損傷、死亡,使得醫師和病人之關係對立、緊張。

## ㈠醫療爭議定義與發生原因

醫療爭議泛指,病人或其家屬親友,在醫療過程中或診療後,對醫療的過程、內容、方式、結果、收費或服務態度不滿所導生的紛爭。2022 年 6 月 22 日制定公布醫療事故預防及爭議處理法第 3 條定義:「一、醫療事故:指病人接受醫療機構之醫事服務,發生重大傷害或死亡之結果。但不包括因疾病本身或醫療處置不能避免之結果。二、醫療爭議:指病人方之當事人認為醫療不良結果應由醫事人員、醫療機構負責所生之爭議。……」依此定義,單純就醫療費用收取、醫療服務態度或方式認知差距,未達重大傷害或死亡結果事件之爭執,非屬醫療事故預防及爭議處理法處理之範圍。

醫療訴訟案件層出不窮,其發生原因可歸納為以下幾點❸:人際關係的時代性變化、醫學進步使社會大眾對醫療產生過高的期望、醫療本質的商業化、醫療保險的濫用以及傳播媒體的不當渲染所致。

醫療事故發生原因,除常見的用藥錯誤、手術不當、醫療疏忽、診斷錯誤等,醫師誇大病情、濫作檢查及手術,亦屬爭議之源。此外,**收費過高、醫事人員態度不佳、病人醫療知識與醫師診斷差異、誤診或漏診、醫療或手術效果期待落差、醫病關係信賴不足等**,亦為爭議的主要原因❹。而醫師違反告知義務、未獲得病人同意實施醫療行為,以及醫療行為違反醫療常規致生損害,使病人死亡、或病情加重等,該作為或不作為不具適法,可予非難,

---

❸ 蔡墩銘,〈醫療糾紛醫事鑑定之解讀〉,《刑事法雜誌》,第 44 卷第 4 期,2000 年 8 月,第 3–7 頁。

❹ 謝榮堂,〈經濟社會文化權利之國際及區域人權公約與憲法解釋——論醫療人權保障與醫療糾紛〉,《司法院大法官一〇四年度學術研討會——人權公約與我國憲法解釋》,司法院,2015 年 12 月 5 日,第 29–56 頁。

有被評價具有故意、過失或疏失的可能。

## (二)國外醫療訴訟現狀

### 1.美　國

美國首件醫療爭議案件在 1828 年發生❺，1960 年代後期至 1970 年，各地有 70 萬至 80 萬名律師，醫療事故短期內遽增且賠償金額龐大，因律師人數眾多民眾容易聘請律師，致易有濫訴之傾向。1983 年全美有 4.3 萬件醫療訴訟，在 1985 年平均每百位婦產科醫師，每年被告比例為 26.66%❻。**1988 年美國花費在醫療傷害責任保險之總支出，為 70 億美元，每一位醫師平均一年繳交 1.6 萬美元，約占其年淨收入 6%。**

1986 年發表之哈佛研究，係美國最權威的醫療爭議實證研究。1984 年由一批不同學科的哈佛大學學者，接受紐約州州政府委託，費時 4 年花費 300 萬美元，對於當年全紐約州 51 家醫院進行抽樣，選取 30,195 份病歷資料進行研究，發現每 100 件住院病人當中，有 3.7 件醫療傷害。依此推估，全美國每年因醫療致死人數，約有 15 萬人，學者遂以「醫療傷害之流行病學」稱之。1990 年哈佛研究團隊在猶他州及科羅拉多州，又進行一次一模一樣的研究，結果發現醫療傷害率為 2.9%，確立了醫療傷害率約 3%。各國醫界也都接受此一數據，並以此來推估各國的醫療傷害實況❼。

美國醫學研究機構醫療疏失專書指出，全美每年死於醫療疏失的人數約 44,000 人至 98,000 人，其中約 4,000 人以上死於用藥疏失，用藥疏失導致損失 25 億美元。有些藥物上市後，發生安全性與有效性之疑慮，但考量經濟利益，避免被視為打擊、威脅醫師的權威與地位，藥商和醫生皆不承認開列無謂的療程和藥劑❽。而美國的醫療費用高出臺灣甚多，理應有更佳的醫

---

❺　阮仲垠，〈醫院的夢魘──醫療糾紛〉，《臺灣醫界》，第 37 卷第 6 期，1994 年 6 月，第 101 頁。

❻　植木哲，《医療の法律学》，有斐閣，1998 年 4 月，第 46–49 頁。

❼　楊秀儀，〈醫療傷害流行病學：到底問題有多嚴重？〉，《月旦醫事法報告》，第 1 期，2016 年 7 月，第 23–25 頁。

療環境，但僅有 55% 的機會在求醫時，獲得適當或符合醫學證據之醫療；每年更有 150 萬件的醫療疏失，約 91,000 人未獲得適當醫療而死亡，以及約 10 萬人因不當醫療受傷害。因每 100 道程序中發生疏失的機率是 63%，而 1,000 道程序中發生疏失的機率，則高達 99.9%，故醫院可能隨時變成危險場所❾。

### 2.英　國

英國於 1347 年出現首宗醫療案件判例，醫療過失名列英國第三大死因，每年有 4 萬多人死於醫療事故，並使政府每年支出多出 11 億美元❿；醫療爭議所致時間浪費、精力耗損等無形損失，更難估算。英國對於醫療過失的刑事責任追究，呈現增加趨勢，1986 年設立皇家檢察廳 (Crown Prosecution Service)，有強力追究刑事責任的傾向，至 2005 年為止，20 年來的醫療過失刑事有罪率達 39%⓫。

### 3.紐西蘭

紐西蘭與英國一樣，對醫療過失採同樣的重大過失 (gross negligence) 概念，但追訴、處罰比英國謙抑與妥當。此乃基於原住民毛利族「修復的司法」（重在被害人與加害人之間的和解），即所謂的法文化，有助於紐西蘭獨特的醫療事故補償制度的建立⓬。

紐西蘭是全世界最早對於人身意外傷害，採行全面無過失補償的國家，1972 年制定事故補償法，強制國民加入社會保險體系，1974 年創立事故補償

---

❽　顧祐瑞，《藥學的第一堂課》，書泉，2007 年 9 月，第 74 頁。

❾　尤格・布雷希著，李中文譯，《無效的醫療——拆穿用藥與手術的迷思》，左岸文化，2009 年 11 月，初版第 5 刷，第 64–65 頁。

❿　劉文瑢，〈醫療過失 (Medical Negligence)——英美法案例為中心　（上）〉，《醫事法學》，第 7 卷第 4 期、第 8 卷第 1 期合刊，2000 年 3 月，第 28 頁。

⓫　大嶽浩司，〈医療訴訟の現状 B 海外における医療訴訟の現状〉，《医療安全と医療訴訟》，安本和正編輯，栖原イズミ，2014 年 2 月，第 120 頁。

⓬　大嶽浩司，同上註，第 121–122 頁。

委員會 (Accident Compensation Corporation, ACC) 負責收取保費，為紐西蘭境內所有民眾提供全天候 24 小時、全面的、無過失的意外傷害保險，賠償包括：醫療和康復費用、病假造成的工資損失及對於傷者的永久性傷害給予一次性賠償金。然「因意外造成的人身傷害」，明文排除「純因疾病、感染或老化過程之人身傷害」，滋生不少困擾。爰於 1992 年修正時，針對「醫療意外」定義為：「係指醫療錯誤或醫療不幸所導致之人身傷害」；「醫療錯誤」定義為：「醫療專業人員在系爭情況之下，怠於遵守一般可合理期望之照護標準」。若不涉及「醫療錯誤」，則需符合「醫療不幸」，才能獲得理賠。醫療意外所造成的傷害賠償要件：一為「醫療錯誤」，以醫療人員之過失為補償要件；二為「醫療不幸」，其補償要件不必建立在醫療人員之過失行為上，但必須是傷害罕見且嚴重的情況方有適用 ❸。

## 4. 日 本

日本 1961 年發生「東大輸血梅毒事件」❹，最高法院判決該名醫師應負最佳之注意義務之後，各大都市之醫事事故遂逐年增加，且爭議之內容多樣化，賠償金額亦趨高額化。日本第一審每年受理之 12 萬至 13 萬件訴訟當中，醫療過失關連案件約僅 300–400 件，惟參照勞動災害事故件數法則 ❺，推估每年應有 10 萬件醫療紛爭。在醫療爭議中，因醫師顯然之過失而私下和解未提出告訴者眾（和解率 45.5%）；患者提出訴訟，患者之勝訴率達 34.2% ❻。

日本在 1998 年以前，民事訴訟案件審理期間平均近 2 年，而醫療訴訟案件平均審理期間則將近 3 年；如果實施鑑定，平均審理期間更高達 4 年，醫

---

❸ 賴進祥，《醫療關係之危險責任》，國立編譯館，2004 年 9 月，第 95–103 頁。

❹ 「東大輸血梅毒事件」在日本社會上最有名，也是法學上最重要之判決。木ノ元，〈医療界と法曹界の相互理解のシンポジウム第 4 回──好ましい協力医、鑑定意見書とは〉，《判例タイムズ》，第 1374 期，2012 年 9 月，第 71 頁。

❺ 岡耕平，〈心理学からみた医療安全 A ヒューマンエラーとその防止〉，《医療安全と医療訴訟》，安本和正編輯，栖原イズミ，2014 年 2 月，第 34–35 頁。

❻ 鈴木俊光，1989 年 1 月 4 日舉辦之「醫療糾紛訴訟之理論與實際」座談意見，《醫事法學》，第 3 卷第 3–4 期合刊，1989 年 7–12 月，第 102 頁。

療訴訟案件的審理，明顯遲延。2002 年日本東京及大阪地方法院設置醫療集中部，之後醫療集中部體制擴大至全國的法院：橫濱、名古屋、福岡、千葉及札幌地方法院等。醫療集中部設置的意義，使通曉醫療訴訟審理的法官，能作迅速判斷，同時培養醫療訴訟的專門法官；並使律師公會及醫療機構之間，協議時能有恆定的窗口❶。2015 年日本各地方法院受理民事訴訟共 836 件，結案 786 件，其中，判決終結者 282 件，和解終結者 386 件，平均審理期間為 22.8 個月❸。以東京地方法院為例，分析如下（表 5–1）。

表 5–1　日本東京地方法院受理民事醫療訴訟案件件數及平均審理期間分析表

| 年度 | 案件件數（件） | 平均審理期間（月） | 上訴率 (%) | 和解率 (%) |
|------|----------------|--------------------|------------|------------|
| 2011 | 149 | 20.2 | | 55.3 |
| 2012 | 139 | 20.3 | | 51.3 |
| 2013 | 146 | 19.6 | 57.8 | 50.3 |
| 2014 | 204 | 17.4 | 57.1 | 45.5 |

資料來源：邱琦，〈臺日民事醫療訴訟——實務比較研究（上）〉，《月旦醫事法報告》，第 2 期，2016 年 10 月，第 186–188 頁。

醫療訴訟遲延的原因，略有以下幾點：法官及律師的專門性薄弱、爭點整理的長期化（醫療訴訟的核心，在於爭點整理與證據調查）、證人調查的長期化、鑑定人選任的困難性及鑑定的長期化、判決作成的遲延。醫療事故發生後，患者或其遺族提起醫療訴訟，大都有 5 個願望：回復原狀、追查真相、反省道歉、防止再度發生及損害賠償。以醫師的立場，則主張：醫療並非絕對可以將疾病治癒、患者並不明白醫師所作的努力、醫療訴訟的提起導致醫師處於不安定的立場，造成醫院間的異動困難❶。

---

❶　前田順司，〈医療訴訟の現状 A「日本における医療訴訟の現状」……医療訴訟の今昔〉，《医療安全と医療訴訟》，安本和正編輯，栖原イズミ，2014 年 2 月，第 115 頁。

❸　邱琦，〈臺日民事醫療訴訟——實務比較研究（上）〉，《月旦醫事法報告》，第 2 期，2016 年 10 月，第 186 頁。

## 二 醫療爭議之影響

### ㈠防禦性醫療

臺灣醫師總人數，自 1984 年至 2009 年從 13,353 人增加至 39,200 人，25 年之間增加了 3 倍，無疑代表醫療行為更為頻繁❷。此外，臺灣人口老化日益明顯，2018 年 3 月底，65 歲以上老人，已超過 331 萬人，占全體人口的 14.1% 以上，邁入高齡社會，快速老化的人口族群，醫療訴訟發生的機會隨之倍加。臺灣醫療爭議事件之解決，病人或其家屬常以提刑事告訴或自訴為手段，企圖達到賠償之目的，醫療爭議成為醫事人員最大的壓力源，「三低一高」，破毀醫病關係❷。臺灣的醫療爭議刑事訴訟比例偏高，以人口比例計算，醫師被起訴機率，為日本的 13 倍❷，醫師從崇高的特殊地位轉換成被告高風險群，造成重要科別人才流失，以及防禦性醫療的資源浪費。

### ㈡傷亡人數

美國醫學研究院 (Institute of Medicine, IOM) 曾於 1999 年提出研究報告 "To Err is Human"，其發現醫療錯誤致死已成為全美國第八大死亡原因，每年約略有 4 萬 4,000 人至 9 萬 8,000 人死於可預防的醫療錯誤之中。為了減少

---

❿ 前田順司，〈医療訴訟の現状 A「日本における医療訴訟の現状」……医療訴訟の今昔〉，《医療安全と医療訴訟》，安本和正編輯，栖原イズミ，2014 年 2 月，第 104–108 頁。

❷ 吳俊穎、楊增暐、陳榮基，〈醫療糾紛的請求權基礎、責任主體以及舉證責任轉換之實證分析〉，《實證法學醫療糾紛的全國性實證研究》，元照，2014 年 9 月，第 152 頁。

❷ 「三低一高」，指低起訴率 (8.31%)、低定罪率 (43.9%)、低課刑率及高偵查率。李明濱，〈解開刑事訴訟枉梏專注醫療本業守護全民健康〉，《臺灣醫界》，第 56 卷第 1 期，2013 年 1 月，第 5 頁。

❷ 李明濱，〈走出醫糾泥淖 守護臺灣醫療〉，《臺灣醫界》，第 55 卷第 8 期，2012 年 8 月，第 7–8 頁。

死亡與因醫療錯誤導致之傷害，研究報告認為，醫療照護制度必須提升醫療照護機構的能力，以及發展全國通報系統，鼓勵健康照護提供者主動自願參與通報系統，從醫療錯誤中學習，使醫療品質得到改善❷❸。

## ㈢財務影響

全美的住院病人中，有 3.7% 是曾經受過醫療傷害，其中，有 53–58% 來自可預防的醫療錯誤；據統計，在這 3.7% 的醫療傷害中，有 27% 在法律上可以被判定有過失的情況，但只有不到 2% 的病人會提起訴訟解決。美國每年賠償總花費約 170–290 億美元，因此，醫療錯誤揭露就顯得重要❷❹，爰於 2005 年提出全國性醫療改革的聯邦法案——「醫療錯誤揭露及賠償法案」❷❺。

美國醫療訴訟之目的，並非在於給予被害人救濟，而是對於加害者追究其責任，以有助於醫療安全為目的。美國的醫療過失平均賠償金額，從 1991 年的 15 萬美元遞增至 2003 年的 29 萬美元，增加了 88%；而賠償總金額則自 22 億美元成長至 45 億美元。**醫療訴訟的提起有偏於幾個特定科別之傾向，因賠償金額增加，致影響地域該特定科別醫師之充足率。**為防止此種現象，有幾個州規定上限，以免醫療過失賠償金額過度增加，例如德州於 2003 年規定：醫師的個人賠償金額以 25 萬美元、醫療機構以 50 萬美元為上限，結果促使該州執行醫療的醫師人數增加❷❻。

根據調查，我國在 1991 年 1 年內共發生 2,781 件醫療爭議訴訟，平均補償金額只有 23 萬元，而在此 1 年，醫師花在補償病人醫療傷害的支出約為 2 億 7,000 萬元，平均每位醫師負擔 13,690 元；所造成醫療成本的增加，高達

---

❷❸　張家維、楊智傑，〈美國醫療錯誤揭露制度之研究——以美國醫療錯誤揭露與賠償法案為中心〉，《治未指錄：健康政策與法律論叢》，第 3 期，2015 年 9 月，第 143 頁。
❷❹　陳君傑，《醫療糾紛處理之法制研究》，國立高雄大學法律學系研究所碩士論文，2018 年 1 月，第 52 頁。
❷❺　陳學德，《美國道歉制度的沿革及啟示》，元照，2014 年 6 月，第 23 頁。
❷❻　大嶽浩司，〈医療訴訟の現状 B 海外における医療訴訟の現状〉，《医療安全と医療訴訟》，安本和正編輯，栖原イズミ，2014 年 2 月，第 119–120 頁。

181.4 億元，**防禦性醫療行為所增加的支出為 175 億元**。許多文獻將醫師因擔心醫療責任的威脅，而採取的過度預防行為稱為防禦性醫療，此係源於對醫療責任的恐懼，對於病患病情改善的效益很低❷。由於防禦性醫療的存在，增加各國醫療成本上漲的壓力。

## ㈣醫療行為與消費者保護法

消費者保護法（以下稱消保法）並未對「服務」一詞加以定義❷，規範之「企業經營者」，包括任何以提供「服務」為業者，但醫院或診所等醫療服務經營者，所提供之醫療行為與消費行為之差異（如表 5–2）及應否適用消保法？迄有爭議（如表 5–3）❷。

表 5–2　消費行為與醫療行為差異❸

| | 消費行為 | 醫療行為 |
|---|---|---|
| 動　機 | 享受為目的 | 解除病人病痛及挽救病人生命為目的 |
| 選擇權 | 一般商品或服務雙方自由決定購買與否 | 醫師或醫療機構對危急病人不得拒絕或無故遲延，並無選擇權 |
| 安全性 | 一般商品或服務原則上是安全、沒有危險 | 醫療行為處理不安全、危險的狀況 |

---

❷　盧瑞芬、謝啟瑞合著，《醫療經濟學》，學富文化事業，2000 年 8 月，第 234–235 頁。

❷　消保法第 7 條：「從事設計、生產、製造商品或提供服務之企業經營者，於提供商品流通進入市場，或提供服務時，應確保該商品或服務，符合當時科技或專業水準可合理期待之安全性。商品或服務具有危害消費者生命、身體、健康、財產之可能者，應於明顯處為警告標示及緊急處理危險之方法。企業經營者違反前二項規定，致生損害於消費者或第三人時，應負連帶賠償責任。但企業經營者能證明其無過失者，法院得減輕其賠償責任。」

❷　吳秀玲、蘇嘉宏合著，《醫事護理法規概論》，三民，2020 年 9 月，第 14 版，第 383–385 頁。

❸　林茂泉，〈要保護消費者（病人）應將醫療排除於消保法〉，《臺灣醫界》，第 38 卷第 6 期，1995 年 6 月，第 14–16 頁。

| 危害性 | 一般消費行為企業經營者權衡利益，得決定提供或停止商品或服務，被服務者身體健康不因而受到危害 | 醫師、醫療機構對於危急病人若任意中止服務危及病人生命安全 |
|---|---|---|

註：作者製表

表 5–3　醫療行為應否適用消保法實務見解——肩難產案例

| 法院審級 | 肯定見解 | 否定見解 |
|---|---|---|
| 第一審❸❶（臺北地方法院） | 1.原告譚姓產婦應獲賠償<br>2.醫療服務行為與國民生活衛生健康安全攸關，參酌消保法保護消費者權益，促進國民消費生活安全，提升生活品質之立法目的，醫療服務應屬消保法規範對象 | |
| 第二審❸❷（臺灣高等法院） | 1.駁回被告醫院之上訴<br>2.醫療適用消保法無過失責任規定 | |
| 第三審❸❸（最高法院） | 肩難產案最高法院發回高等法院更審，兩造達成和解，原告撤告 | |
| 第三審 | | 醫療行為適用消保法無過失責任制度，反不能達消保法所定立法目的，應以目的性限縮解釋方式，將醫療行為排除於消保法適用範圍 |

註：作者製表

---

❸❶ 馬偕醫院與譚姓產婦肩難產醫療爭訟，1998 年 1 月 2 日臺北地方法院（85 年訴字第 5125 號）民事判決原告應獲賠償。

❸❷ 肩難產案被告馬偕醫院不服第一審判決提起上訴，臺灣高等法院（87 年上字第 151 號）1999 年 9 月 1 日民事判決駁回被告之上訴，馬偕醫院應賠償被害人新臺幣 100 萬元。

❸❸ 最高法院（97 臺上字第 741 號）民事判決，參吳秀玲、蘇嘉宏合著，《醫事護理法規概論》，三民，2020 年 9 月，第 14 版，第 383–385 頁。

## ㈤醫療爭議預防之道

### 1.醫事人員：提高注意義務避免人為錯誤

依國際標準化組織 (International Organization for Standardization, IOS) 指南之定義，所謂安全性，係指「沒有無法接受的風險」（受容できないリスクがないこと）；風險乃指「危害的發生率及危害程度的組合」。安全並非「完全無風險」，基於安全考量，應注意的是「人為錯誤」。根據研究指出，許多的事故災害：製造業事故 40% 以上、飛機事故 70–80% 以上、汽車事故 90% 以上，皆因「人為錯誤」而起❸❹。因此，**在醫療現場避免醫療爭議之發生，提高醫事人員的注意義務避免人為錯誤，應為首要**。

### 2.醫療機構責任

我國醫院趨大型化，組織分工精細與醫療儀器精密繁雜，容易導致組織錯誤或聯繫錯誤之危險。醫療機構在醫療法上之義務，需慎選醫事人員及督導其業務執行具有專業的水準，以確保病人的就醫權益及安全。

### 3.法令完備

醫學先進國家為解決醫療爭議或醫療傷亡認定困難等問題，採取各種解決途徑❸❺：美國訂有「醫療錯誤揭露及補償法案」；紐西蘭從 1972 年實施「意外傷害無過失補償制度」；瑞典則自 1975 年開始實施「病人賠償保險制度」；英國在 1995 年成立「國家健康服務訴訟機關」；日本 2009 年起由評鑑機構負責執行「產科醫療補償制度」等。相較之下，我國沒有整合處理醫療爭議、醫療事故傷亡補償、醫療疏失改錯專法，以致發生醫療事故傷亡或醫療訴訟事件時，病人或家屬藉由司法訴訟程序追求真相及請求損害賠償，疲於因應。相關法律欠缺或不足，對於病人或家屬的權益保障，仍未周全。

---

❸❹ 岡耕平，〈心理学からみた医療安全 A ヒューマンエラーとその防止〉，《医療安全と医療訴訟》，安本和正編輯，栖原イズミ，2014 年 2 月，第 33–35 頁。

❸❺ 行政院衛生署 2012 年 12 月醫療糾紛處理及醫療事故補償法（草案）總說明。

## 三 推動立法建構醫療事故救濟機制

　　臺灣的醫療爭議刑事訴訟比例偏高，造成重要科別人才流失，以及防禦性醫療的資源浪費。為儘速推動醫療爭議處理法案，建立醫療救濟制度，俾受到醫療處置傷害的病患或家屬能夠及時得到補償，前行政院衛生署推動醫療糾紛處理及醫療事故補償法立法工作❸❻，期有效處理醫事爭議。醫療爭議的起因與事由，多種多樣，例如藥害❸❼及生育事故等爭議，已制定施行藥害救濟法及生產事故救濟條例，作為救濟之法源依據，惟仍無法涵蓋全部面向，仍有積極推動立法建構醫療事故救濟機制之必要。

### ㈠藥害救濟

　　行政補償制度係透過政府行政力量的介入，對於遭受醫療傷害的病人，提供迅速與公平的補償管道，不需鑑定醫師有無過失，可節省爭議處理的成本。藥害救濟法之施行，已有效減少醫療糾紛之發生。醫藥品的安全性與危險性，猶如劍之雙刃，一般消費者無從防備❸❽；1960 年代，世界有名的「沙利竇邁」(Thaliomide) 藥害事件，孕婦服用此鎮定劑，因其副作用導致全世界 1 萬多名新生兒畸形，包括海豹肢、缺眼等嚴重副作用，而被各國禁用。臺灣在 1962 年公告沙利竇邁為禁藥 ，但 2002 年該藥又重新取得藥物許可證❸❾；近年證實具有抑制血管新生作用，藥似標靶藥物，最近鹹魚翻身，健保署已同意納入給付，適應症是治療多發性骨髓瘤❹⓪。

　　1997 年國內發生數起使用抗黴菌藥物造成之不良反應事件；1998 年血友病患者因使用遭污染的血漿製劑而感染人類免疫缺乏病毒 (HIV) 之求償案

❸❻　〈醫療糾紛先調解才能告〉，2012 年 10 月 5 日，《聯合晚報》，第 A1、A14 版。

❸❼　藥害救濟制度簡介及審議案例分析，《從爭議案例探討病人安全》，中華民國醫師公會全國聯合會，2010 年 4 月，第 189–200 頁。

❸❽　植木哲，《医療の法律学》，有斐閣，1998 年 4 月，第 163、220 頁。

❸❾　〈禁藥抗癌沙利竇邁鹹魚翻身〉，2012 年 9 月 2 日，《中國時報》。

❹⓪　〈禁藥沙利竇邁抗癌新星〉，2014 年 9 月 23 日，《聯合報》。

件，社會開始關注藥物安全與藥害問題。藥害由於責任歸屬不易釐清，因果關係難以證明，求償困難，鑑於藥物科技之發展有其極限，人類無法預知藥品所有可能發生的危險，為保護消費者之權益，**於 1998 年 10 月訂頒藥害救濟要點**，民眾因不良藥品反應導致死亡、殘障或重大疾病，免經訴訟可迅速獲得救濟。惟事關人民之權利義務，有必要以法律明定，爰於 2000 年 5 月 31 日制定公布藥害救濟法並施行，使正當使用合法藥物之受害者，可獲及時救濟。

藥害救濟金的主要來源，依藥害救濟法第 7 條第 1 項規定：「藥物製造業者及輸入業者應於主管機關規定期限內，依其前一年度藥物銷售額一定比率，繳納徵收金至藥害救濟基金。」**2013 年 6 月 1 日起藥害救濟徵收金比率，從千分之 0.4 調整為千分之 0.5。** 統計 1999 年至 2022 年 3 月藥害救濟申請案件，平均獲救濟比率為 59.22%；總給付的金額為 5 億 5,539 萬元，其中，死亡給付金額 4 億 516 萬元占 73%；障礙給付金額 9,280 萬元占 17%；嚴重疾病給付金額 5,742 萬元占 10%[41]。

## (二)生產事故救濟

### 1. 生育事故救濟計畫

為減少醫療訴訟，逐步推動醫療事故救濟措施，我國以生育事故為基礎，辦理手術、麻醉等高風險醫療事故救濟，使病人及時獲得適當的補償救濟，達成和解或調解者，提供最高 200 萬元救濟給付補助[42]，行政院於 2012 年 7 月 5 日核定生育事故救濟計畫，2012 年 10 月 1 日開辦。超過 9 成有接生的機構自願參加，約 260 個家庭得到救濟[43]，總金額 2 億 5 千餘萬元，平均每

---

[41] 財團法人藥害救濟基金會 2022 年 3 月藥害救濟業務執行現況。

[42] 孕婦難產死亡最高給 200 萬元、胎兒及新生兒死亡則補償 30 萬元、極重度障礙最高 150 萬元、重度 130 萬元、中度 110 萬元。

[43] 救濟金額來自衛生福利部成立的基金，來源包括政府預算、菸捐等收入。生產事故救濟必須與生產有因果關係才救濟，若是重大先天畸形、未滿 33 週早產所致胎兒死亡，不予救濟。

案不到 40 天就完成審定結果。試辦期間，相關醫療爭議司法訴訟鑑定案件減少 7 成，醫病關係改善，2015 年婦產科住院醫師招收率已回升至 100%，各界期待將其法制化。

### 2.生產事故救濟條例

生產事故救濟條例於 2015 年 12 月 30 日制定公布，全文 29 條；並自公布後半年施行。以「承擔女性的生產風險，國家建立救濟機制，確保產婦、胎兒及新生兒於生產過程中發生事故時能獲得及時救濟，減少醫療糾紛，促進產婦與醫事人員之伙伴關係，並提升女性生育健康及安全」（第 1 條），為立法目的。

#### ⑴設置生產事故關懷小組說明、溝通、關懷服務

醫院應設置生產事故關懷小組，於生產事故發生時 2 個工作日內，負責向產婦、家屬或其代理人說明、溝通，並提供協助及關懷服務（條例第 4 條第 1 項）。診所及助產機構發生生產事故糾紛時，應委由專業人員負責提供前項之關懷服務（同條第 2 項）。

#### ⑵提供個人病歷等資料複製本

生產事故糾紛發生，醫療機構或助產機構應於產婦、家屬或其代理人要求時，於 3 個工作日內提供個人病歷、各項檢查報告及健保醫令清單等資料複製本；資料眾多者，至遲應於 7 個工作日內提供（條例第 5 條第 1 項）。前項資料複製所需費用，由請求人負擔（同條第 2 項）。

#### ⑶遺憾、道歉不得採為證據

條例第 6 條明定：「依本章規定進行說明、溝通、提供協助或關懷服務過程中，醫事人員或其代理人所為遺憾、道歉或相類似之陳述，不得採為相關訴訟之證據或裁判基礎。」

### ⑷設生產事故救濟審議會

中央主管機關為辦理生產事故救濟之審議，應設生產事故救濟審議會（條例第 9 條第 1 項）。

### ⑸限時審定／不服審定之救濟

中央主管機關辦理生產事故救濟案件，應於收受申請之日起 3 個月內作成審定；必要時，得延長 3 個月，並以一次為限（條例第 10 條）。對救濟給付審定不服者，得依法提起訴願及行政訴訟（條例第 18 條）。

### ⑹請求權消滅時效

生產事故救濟款項請求權，自請求權人知有生產事故時起，因 2 年間不行使而消滅；生產事故發生逾 10 年者，亦同（條例第 14 條）。

### ⑺因果關係／生產事故救濟給付額度

生產事故之救濟以與生產有因果關係或無法排除有因果關係者為限（條例第 11 條本文規定）。中華民國國民申請生產事故救濟，以該生產事故在中華民國境內發生者為限（條例第 21 條第 1 項）。

依生產事故救濟作業辦法（2016 年 7 月 13 日定訂發布、2019 年 10 月 4 日修正發布）第 7 條規定，生產事故救濟給付額度如下：孕婦死亡最高 400 萬元（原 200 萬元）、胎兒及新生兒死亡最高 30 萬元、極重度障礙最高 300 萬元（原 150 萬元）、重度 200 萬元（原 130 萬元）、中度 150 萬元（原 110 萬元）。

### ⑻分析發生原因／命檢討提出改善方案

重大生產事故事件分析根本原因內容不得作為司法案件之證據（同條例第 22 條第 4 項）。中央主管機關對發生生產事故糾紛或生產事故之醫療機構及助產機構，得視需要分析發生原因，並命其檢討及提出改善方案（同條例第 24 條第 1 項）。前項分析，得委託具公信力之機構或團體辦理，並應注意

符合匿名、保密、共同學習之原則，且不以處分或追究責任為目的（同條第2項）。乃為疏減醫療訴訟及促進醫病和諧，必要且有效的限制方法。

## ㈢醫療爭議處理相關法案研擬

### 1. 1999 年 4 月醫療糾紛處理法（草案）

以司法程序處理醫療爭議案件，費時且費用高，加上一般民眾認同度不高，許多缺點亟待矯正，而各地方衛生主管機關在調處過程中，認事用法並非全然一致，我國中央主管機關為加強醫療爭議調處功能，提供醫病溝通管道，促進醫病關係和諧，減少醫療爭議訟源，於 1998 年 4 月 17 日公布「醫療爭議調處作業要點」；嗣於 1999 年 4 月間研擬「醫療糾紛處理法（草案）」，行政院於 2000 年 1 月 25 日審查通過送立法院審議。由於法案的推動延宕多年，監察院曾提出糾正。

### 2. 2008 年 4 月病人安全及醫療糾紛處理條例（草案）

中央主管機關於 2005 年 12 月再提「醫療糾紛處理法（草案）」，2008 年4 月改提「病人安全及醫療糾紛處理條例（草案）」，法案推動逾十年未見成果，甘添貴曾批評，相關機關立法怠惰❹。

### 3.醫療糾紛處理及醫療事故補償法（草案）

時隔多年，中央主管機關再研擬「醫療糾紛處理及醫療事故補償法（草案）」全文 52 條，於 2012 年 10 月 9 日函送行政院審查，採取「強化調解機制」及「提供及時補償」二大原則❺。

---

❹　法務部，〈「醫療行為刑事責任之探討」公聽會會議紀錄〉，2012 年 7 月 6 日，第 1–68 頁。

❺　行政院衛生署，〈「醫療糾紛處理及醫療事故補償法草案」及「醫療法第 83 條及第98 條修正草案」書面報告〉，立法院第 8 屆第 2 會期社會福利及衛生環境委員會第11 次全體委員會議，2012 年 11 月 21 日，第 2–4 頁。

### 4. 2018 年 4 月醫療事故預防及爭議處理法（草案）

發生醫療爭議後，醫療被害者期待的是：「回復原狀」、「責任究明」、「反省道歉」、「防止再犯」及「損害賠償」，以維尊嚴㊻；訴訟冗長浪費司法資源，亦不利醫療體系長遠發展，為減少醫病雙方煎熬，衛生福利部擬「醫療事故預防及爭議處理法（草案）」，於 2018 年 4 月 12 日經行政院通過，函請立法院審議，**規範發生醫療爭議時，醫病雙方須先調解**㊼，院方關懷小組㊽會即時介入，並啟動預防除錯機制，提升醫療品質。草案朝醫療爭議「調解先行、即時關懷、預防除錯提升品質」3 大原則，且為醫病雙方開誠布公，本法採用「道歉法則」，不論關懷溝通或爭議調解過程，其「為緩和醫病緊張關係所做的遺憾、道歉、讓步等陳述，不得作為相關行政處分、訴訟證據或裁判基礎」，而醫療機構內部病安事件通報的相關資料與重大醫療事故原因分析，也不得作為司法訴訟的證據或裁判基礎㊾。

## 四 制定公布醫療事故預防及爭議處理法

上開醫療事故預防及爭議處理法（草案）提出數年後，衛生福利部再全盤重新檢討，於 2021 年 1 月 28 日預告醫療事故預防及爭議處理法（草案）全文 48 條，廣徵民意，對於預告內容有任何意見或修正建議者，可於 60 日內陳述意見；並在 2021 年 3 月 5 日邀請各界召開研商會議。2021 年 10 月 22 日衛生福利部函送醫療事故預防及爭議處理法（草案）至行政院審查，行政

---

㊻ 加藤良夫，〈医療の安全につながる制度とするために——患者側弁護士の立場から〉，《年報醫事法學》，第 28 期，2013 年，第 108–109 頁。

㊼ 醫療糾紛強制調解之法理基礎，參沈冠伶，〈醫療糾紛處理與專家之協力——從行政院版「醫療糾紛處理及醫療事故補償法」草案論醫療糾紛之調解與鑑定〉，《台灣法學雜誌》，第 216 期，2013 年 1 月，第 18–38 頁。

㊽ 林萍章，〈醫事爭議處理法的再出發〉，《月旦醫事法報告》，第 13 期，2017 年 11 月，第 7–21 頁。

㊾ 〈行政院通過《醫爭法》草案，採道歉法則〉，蘋果日報電子報，2018 年 4 月 12 日。

院於 2022 年 4 月 28 日第 3800 次院會決議通過草案（全文 45 條），同日以院臺衛字第 1110173333 號函請立法院審議⑳。醫療事故預防及爭議處理法（草案）案經立法院於 2022 年 5 月 30 日三讀通過，總統於 2022 年 6 月 22 日制定公布，全文 45 條，施行日期由行政院定之。

## ㈠立法緣起

醫療行為具有公益性、急迫性及高風險性，病人的傷亡結果與本身狀況、病程發展具有關聯性，逕以傷亡結果研判與接受醫療行為之間的直接因果關係，誠有難度；倘距醫療行為已有相當時日，針對醫事人員所實施醫療行為有無過失責任認定，或鑑定病人所生之損害是否屬醫療疏失，益加困難。國內醫療糾紛動輒以（業務）過失致死⑤或重傷害罪提起訴訟，使得醫病關係趨於緊張，且訴訟過程冗長，醫病雙方飽受煎熬；病人及其家屬得不到及時之情緒紓解與賠（補）償，醫師為避免發生醫療糾紛，可能採取防禦性醫療措施，甚至規避投入高風險科別或服務，不僅不利醫療體系長遠發展，最終將損及民眾健康及權益。醫療事故預防及爭議處理法（以下稱醫預法）主要在建立醫療糾紛的非訴訟處理機制（醫療爭議調解先行），以「保障病人權益、促進醫病和諧、提升醫療品質」為目標，強調「醫療事故即時關懷」、「醫療爭議調解先行」、「醫療事故預防提升品質」三大原則，期舒緩改善緊張的醫病關係、免卻訟累煎熬、避免醫療人才流失，落實病人權益保障。

## ㈡醫預法重點

醫預法全文 45 條，共分 6 章：第 1 章總則（第 1–5 條）、第 2 章說明、

---

⑳　〈建立醫療糾紛的非訴訟處理機制政院通過「醫療事故預防及爭議處理法」草案〉，行政院（本院新聞），2022 年 4 月 28 日，https://www.ey.gov.tw/Page/9277F759E41CCD91/4ec0ad47-a536-401a-b58f-4ee40989b7ec（2022 年 7 月 7 日瀏覽）。

⑤　按刑法 2019 年 5 月 29 日之修正，已刪除第 276 條第 2 項業務過失致死、第 284 條第 2 項業務過失傷害罪責加重之條文規定。理由略以：學說認從事業務之人因過失行為而造成之法益損害未必較一般人為大，且對其課以較高之注意義務，有違平等原則，又難以說明何以從事業務之人有較高之避免發生危險之期待。

溝通及關懷（第 6–11 條）、第 3 章醫療爭議調解（第 12–32 條）、第 4 章醫療事故預防（第 33–37 條）、第 5 章罰則（第 38–42 條）、第 6 章附則（第 43–45 條）；醫預法第 1 條明揭立法目的為：「保障醫病雙方權益、促進醫病和諧關係、改善醫療執業環境、確保病人安全、提升醫療品質，並建立妥速醫療爭議處理機制，特制定本法。」醫預法施行日期由行政院定之（第 45 條），相關子法有待研訂；純就有關醫療費用收取、醫療服務態度或雙方認知差距等，未造成重大傷害或死亡結果事件，尚非醫預法處理範圍，應循醫療法第 99 條第 1 項第 3 款「醫療爭議之調處」，由直轄市、縣（市）主管機關設置之醫事審議委員會及其他民事法律途徑處理。

### 1.名詞定義／捐助設立財團法人委辦醫療爭議評析

醫預法針對下列名詞，定義如下：「一、醫療事故：指病人接受醫事機構之醫事服務，發生重大傷害或死亡之結果。但不包括因疾病本身或醫療處置不能避免之結果。二、醫療爭議：指病人方之當事人認為醫療不良結果應由醫事人員、醫事機構負責所生之爭議。三、**醫事機構：指醫療法第十條第一項所定醫事人員，依其專門職業法規規定申請核准開業之機構。四、醫療機構：指依醫療法設立之醫院及診所。五、當事人：指與醫療爭議有關之醫事人員、醫事機構、病人或其他依法得提起訴訟之人。」（第 3 條）中央主管機關應委託政府捐助設立的財團法人，辦理醫事專業諮詢及醫療爭議評析，必要時得捐助成立財團法人辦理之（第 4 條第 1 項）。

### 2.醫療事故關懷小組／說明、溝通及關懷服務

醫療機構應組成醫療事故關懷小組，於醫療事故發生翌日起 5 個工作日內，向病人、家屬或其代理人說明、溝通，並提供協助及關懷服務。但 99 床以下醫院及診所，得指定專業人員或委由專業機構、團體為之（第 6 條第 1 項）。醫療機構為第 1 項之說明、溝通、協助及關懷服務，應製作紀錄，並至少保存 3 年（第 6 條第 4 項）。

100 床以上醫院違反第 6 條第 1 項規定，未組成醫療事故關懷小組，由直轄市、縣（市）主管機關處新臺幣 2 萬元以上 10 萬元以下罰鍰，並令其限

期改善；屆期未改善者，得按次處罰（第 39 條第 1 款）。醫療機構違反第 6 條第 4 項規定，未製作紀錄或紀錄未保存至少 3 年，由直轄市、縣（市）主管機關令其限期改善；屆期未改善者，處新臺幣 1 萬元以上 5 萬元以下罰鍰，並得按次處罰（第 41 條第 2 款）。

### 3.訴訟採證之限制

為有效消弭醫療爭議，依醫預法第 6 條規定進行說明、溝通、提供協助及關懷服務過程中，**醫療機構、醫療事故關懷小組、專業人員、專業機構或團體、醫事人員或其代理人所為遺憾、道歉、讓步或其他為緩和醫病緊張關係所為陳述**，除醫療爭議當事人均同意外，不得於訴訟採為證據或裁判基礎，亦不得採為相關行政處分基礎 （第 7 條）。另為保障在醫療爭議所涉醫院員工，「醫療機構對於與醫療爭議有關之員工，應提供關懷及具體協助，並保護其在醫療爭議處理過程中，不受強暴、脅迫、恐嚇、公然侮辱或傷害。」（第 8 條）違反第 8 條之規定，未對與醫療爭議有關之員工提供關懷或具體協助，由直轄市、縣（市）主管機關令其限期改善；屆期未改善者，處新臺幣 1 萬元以上 5 萬元以下罰鍰，並得按次處罰（第 41 條第 3 款）。

### 4.醫療爭議調解會／限期調解

**地方主管機關應組成醫療爭議調解會**（第 12 條第 1 項），調解會成員應由具有醫學、法律或其他具專業知識的公正人士 9 人至 45 人組成，聘期為 3 年，並得連任。其中醫學以外委員，或任一性別委員，各不得少於委員總數三分之一（第 12 條第 2 項）。不論民、刑事醫療訴訟均應先經其調解，應於受理申請文件、資料齊備之日起算 45 日內召開調解會議，並於 3 個月內完成，必要時可延長 3 個月，經當事人合意得再延長一次（第 14 條第 1 項）。未於前項規定期間內完成調解者，視為調解不成立（第 14 條第 2 項）。

### 5.通知到場／未到場效力

調解會收受調解申請書、檢察官或法院移付調解之案件，應於收受之翌日起 7 個工作日內將受理調解之事實通知雙方當事人（第 17 條第 1 項）。當

事人經調解會通知到場進行調解者，應親自或委託代理人到場，並得各推舉一人至三人列席協同調解（第 19 條第 1 項）。

醫事機構應指派具調解決策權之代表，出席調解會議（第 19 條第 2 項）。醫事機構無正當理由不得有禁止或妨礙其所屬人員進行或成立調解之行為或措施（第 19 條第 3 項）。醫事機構不得因其所屬人員申請或同意調解，或因調解成立或不成立，予以不利之處置（第 19 條第 4 項）。

當事人無正當理由於調解期日不到場且未委託代理人到場者，視為調解不成立（第 20 條）；並由直轄市、縣（市）主管機關處新臺幣 3 千元以上 1 萬 5 千元以下罰鍰（第 42 條）。醫事機構有違反醫預法第 19 條第 2 項或第 3 項或第 4 項之一者，由直轄市、縣（市）主管機關處新臺幣 2 萬元以上 10 萬元以下罰鍰，並令其限期改善；屆期未改善者，得按次處罰（第 39 條第 3 款、第 4 款、第 5 款）。

### 6. 民事訴訟前應申請調解／視為起訴

當事人因醫療爭議提起民事訴訟前，應依本法申請調解，不適用醫療法第 99 條第 1 項第 3 款及鄉鎮市調解條例之規定（第 15 條第 1 項）。當事人未依前項規定申請調解而逕行起訴，第一審法院應移付管轄之調解會先行調解。調解期間，訴訟程序停止進行（第 15 條第 2 項）。當事人申請調解且調解不成立，於調解不成立證明書送達之翌日起 6 個月內起訴者，視為自申請調解時，已經起訴（第 15 條第 3 項）。

### 7. 刑事案件應移付調解／視為告訴

檢察官偵查或法院審理之醫療爭議刑事案件，應移付管轄之調解會先行調解。調解期間停止偵查、審判（第 16 條第 1 項）。當事人申請調解而調解不成立，於調解不成立證明書送達之翌日起 6 個月內就醫療爭議刑事案件提起告訴者，視為自申請調解時，已經提出告訴（第 16 條第 3 項）。

### 8. 保密規定

調解程序不公開之。但當事人另有約定者，不在此限（第 18 條第 1 項）。

調解委員及辦理調解相關業務之人員，因執行職務而知悉、持有他人之秘密，無正當理由不得洩漏（第 18 條第 2 項）。同一原因事實之醫療爭議，一方當事人分別與多數之他方當事人進行調解時，當事人於一案調解中所為之陳述、讓步及該案之調解結果，非經其同意，不得於另案調解中洩漏或援用（第 18 條第 3 項）。一方當事人未得調解委員及他方當事人之同意，不得將調解過程錄音、錄影或使用其他方式傳播（第 18 條第 4 項）。

調解委員或辦理調解相關業務之人員違反第 18 條第 2 項規定，無正當理由洩漏秘密；或當事人違反第 18 條第 3 項規定，於另案調解中，未經他方當事人同意，洩漏或援用其於本案之陳述、讓步或調解結果；或當事人違反第 18 條第 4 項規定，未經調解委員及他方當事人同意，以錄音、錄影或使用其他方式傳播調解過程，分別由直轄市、縣（市）主管機關令其限期改善；屆期未改善者，處新臺幣 1 萬元以上 5 萬元以下罰鍰，並得按次處罰（第 41 條第 5 款、第 6 款、第 7 款）。

### 9. 申請提供／令限期提供病歷等文件、資料

醫療爭議發生時，醫事機構應於病人或其代理人、法定代理人、繼承人申請病歷複製本之翌日起 7 個工作日內，提供病人之病歷及併同保存之同意書複製本（第 10 條第 1 項）。前項資料複製所需費用，由申請人負擔（第 10 條第 2 項）。醫事機構依第 10 條第 1 項規定提供之資料虛偽不實，由直轄市、縣（市）主管機關處新臺幣 2 萬元以上 10 萬元以下罰鍰，並令其限期改善；屆期未改善者，得按次處罰（第 39 條第 2 款）。醫事機構未依第 10 條第 1 項規定期限提供之資料，由直轄市、縣（市）主管機關令其限期改善；屆期未改善者，處新臺幣 1 萬元以上 5 萬元以下罰鍰，並得按次處罰（第 41 條第 4 款）。

因調解之需要，直轄市、縣（市）主管機關得限期令醫事機構提供所需的病歷、診療紀錄或其他相關文件、資料，而醫事機構不得規避、妨礙、拒絕或作虛偽的證明、報告或陳述（第 21 條第 1 項）。違者，可處新臺幣 5 萬元以上 25 萬元以下罰鍰，並令其限期改善；屆期未改善者，得按次處罰（第 38 條）。

### 10.調解委員力謀調解成立／請求排除（制止）非法滋擾

調解委員應本客觀、公正、和平及懇切之態度，對當事人說明調解程序及相關法律效果，並為適當之勸導，力謀調解之成立（第 22 條第 1 項）。調解過程中，當事人、其代理人或其他到場之人以強暴、脅迫、恐嚇、公然侮辱或其他非法之方法，滋擾調解處所與周圍之安寧或秩序者，調解委員得請求警察機關排除或制止之（第 22 條第 2 項）。

### 11.調解不成立發給證明書／調解成立送請法院核定

調解會於調解不成立時，應作成調解不成立證明書，並由直轄市、縣（市）主管機關於調解不成立之日起算 7 個工作日內，將該證明書發給當事人（第 25 條第 1 項）。檢察官或法院移付調解之事件，直轄市、縣（市）主管機關應於調解不成立時，陳報該管檢察官或法院，並檢還所送卷證。屬法院移付調解者，應續行訴訟程序（第 25 條第 2 項）。

調解會於調解成立時，應於成立當日作成調解書，由當事人、代理人及出席調解委員簽名或蓋章（第 26 條第 1 項）。直轄市、縣（市）主管機關應於調解成立之日起算 7 個工作日內，將調解書及卷證送請移付或管轄之法院核定（第 27 條第 1 項）。

### 12.法院核定調解之效力

調解經法院核定後，當事人就同一民事事件不得再行起訴或於刑事訴訟程序附帶提起民事訴訟；其已繫屬法院者，訴訟終結（第 28 條第 1 項）。調解經法院核定後，當事人就醫療爭議刑事案件，不得提起告訴或自訴（第 28 條第 2 項）。告訴乃論之醫療爭議刑事案件於偵查中或第一審法院辯論終結前，調解成立，並於調解書上記載當事人同意撤回意旨，經法院核定者，視為於調解成立時撤回告訴或自訴（第 28 條第 3 項）。

經法院核定之民事調解，與民事確定判決有同一之效力；經法院核定之刑事調解，以給付金錢或其他代替物或有價證券之一定數量為標的者，其調解書得為執行名義（第 28 條第 4 項）。

調解經法院核定後，當事人逕就同一醫療爭議案件向調解會再行申請調解者，調解會應不予受理（第 29 條第 2 項）。

### 13.宣告調解無效或撤銷調解之訴／請求續行訴訟程序

調解經法院核定後，有無效或得撤銷之原因時，當事人應於知悉該原因之日起 30 日內向原核定法院提起宣告調解無效或撤銷調解之訴。但調解經法院核定已逾 5 年者，不得提起（第 29 條第 1 項）。法院移付而成立之民事調解，經核定後，有無效或得撤銷之原因者，當事人得請求續行訴訟程序（第 29 條第 3 項）。

### 14.不收費用／通報機制／建立資料庫／採證限制

依醫療爭議調解章所為之醫療爭議調解程序，不收取任何費用（第 30 條）。已繫屬於法院之醫療爭議民事事件，經依本法移付調解成立，並經法院核定者，原告得於法院核定調解書送達之日起算 3 個月內，向法院聲請退還已繳裁判費三分之二（第 31 條）。

直轄市、縣（市）主管機關應將調解會辦理之調解案件，通報中央主管機關；其通報程序、內容、期限、方式及其他相關事項之辦法，由中央主管機關定之（第 32 條第 1 項）。中央主管機關得就前項通報內容建立資料庫，並進行統計分析，每年公布結果（第 32 條第 2 項）。前項資料庫之資料，除醫療爭議當事人均同意外，不得於本案訴訟採為證據或裁判基礎，亦不得採為相關行政處分之基礎（第 32 條第 3 項）。

### 15.建立病人安全管理制度／加強內部通報病人安全事件／通報人保護

醫院應建立病人安全管理制度、訂定推動計畫，加強內部人員通報病人安全事件，並就醫療事故風險進行分析、預防及管控，提升醫療品質及保障病人安全（第 33 條第 1 項）。病人安全事件之通報人，醫療機構應對其身分予以保密，並不得對之解聘（僱）、不予續聘（僱）或為其他不利之行為（第 33 條第 2 項）。第 1 項病人安全事件通報、分析及其相關預防管控措施，不

得於醫療爭議本案訴訟採為證據或裁判基礎，亦不得採為相關行政處分之基礎（第 33 條第 3 項）。

醫療機構違反第 33 條第 2 項規定，對病人安全事件通報人之身分未予保密，或對其有解聘（僱）、不予續聘（僱）或為其他不利之行為，由直轄市、縣（市）主管機關處新臺幣 2 萬元以上 10 萬元以下罰鍰，並令其限期改善；屆期未改善者，得按次處罰（第 39 條第 6 款）。

## 16.分析重大事故原因／提出改善方案／通報主管機關

醫療機構應就重大醫療事故，分析其根本原因、提出改善方案，並通報主管機關（第 34 條第 1 項）。第 1 項重大醫療事故通報、根本原因分析及改善方案，不得於醫療爭議本案訴訟採為證據或裁判基礎，亦不得採為相關行政處分之基礎（第 34 條第 3 項）。

## 17.組專案小組調查醫療事故／提出調查報告／不究責個人原則

醫事機構發生醫療事故或有發生之虞，且有下列情形之一者，中央主管機關應自行或委託政府捐助設立之財團法人組成專案小組進行調查，並提出報告後公布之：「一、於一定期間內，反覆於同一醫事機構發生或有發生之虞。二、跨醫事機構或跨直轄市、縣（市）發生或有發生之虞。三、**危害公共衛生及安全或有危害之虞**。四、其他經中央主管機關認定之情形。」（第 35 條第 1 項） 前項專案調查，得通知醫療事故有關人員到場說明及提供資料，被調查之醫事機構、法人、團體及有關人員，不得規避、妨礙或拒絕（第 35 條第 2 項）。第 1 項調查報告之內容，以發現事實真相、共同學習為目的，而非究責個人，且不得作為有罪判決判斷之唯一依據（第 35 條第 3 項）。

醫事機構、法人、團體或有關人員，規避、妨礙或拒絕專案小組依第 35 條第 2 項規定通知到場說明或提供資料者，由中央主管機關處新臺幣 2 萬元以上 10 萬元以下罰鍰，並令其限期改善；屆期未改善者，得按次處罰（第 40 條）。

### 18.通報人員之保護及責任減輕

醫療事故有關人員涉及違反法律所定之行政或刑事責任，應就其有無主動通報、積極配合調查或提供資料，為處罰或科刑輕重之審酌（第 37 條）。

## 五 醫療責任合理化

醫療爭議訴訟，事涉服務提供者的名譽與尊嚴，造成心理上的創傷及精神上的痛苦，醫療爭議刑事或民事責任如何合理化，應獲得重視與保障。

### (一)醫療責任減輕，醫事人員與醫療機構責任不同

醫療行為之目的為降低病人生命與身體的風險，並對社會具有公共利益，醫療法第 82 條第 2 項原規定：「醫療機構及醫事人員因執行醫療業務致生損害於病人，以故意或過失為限，負損害賠償責任。」且為妥適審判醫事爭議案件，醫療法第 83 條明定：「司法院應指定法院設立醫事專業法庭，由具有醫事相關專業知識或審判經驗之法官，辦理醫事糾紛訴訟案件。」衛生法規所涉範圍甚廣，由專人研究辦理，得以提高辦案速度與正確性；專業法庭之設置，具有提高審判效能的積極功用，並可達到防止爭訟之目的。

醫療爭議事件動輒以刑事方式提起爭訟，反而導致醫師採取防禦性醫療措施，甚至導致醫學生不願投入高風險科別。為使醫事人員的醫療疏失責任之判定明確化及合理化，醫療法第 82 條於 2018 年 1 月 24 日修正第 2 項，並新增第 3 項、第 4 項、第 5 項規定。

修正後醫療法第 82 條規定：「醫療業務之施行，應善盡醫療上必要之注意（第 1 項）。醫事人員因執行醫療業務致生損害於病人，以故意或違反醫療上必要之注意義務且逾越合理臨床專業裁量所致者為限，負損害賠償責任（第 2 項）。醫事人員執行醫療業務因過失致病人死傷，以違反醫療上必要之注意義務且逾越合理臨床專業裁量所致者為限，負刑事責任（第 3 項）。」第 82 條第 2 項及第 3 項注意義務之違反及臨床專業裁量之範圍，應以該醫療領域當時當地之醫療常規、醫療水準、醫療設施、工作條件及緊急迫切等客觀情

況為斷（同條第 4 項）。醫療機構因執行醫療業務致生損害於病人，以故意或過失為限，負損害賠償責任（第 5 項）。

## ㈡醫療法第 82 條修正理由

按醫療行為因具專業性、錯綜性及不可預測性，且醫師有不得拒絕危急病人之救治義務，為兼顧醫師專業及病人權益，爰修正醫療法第 82 條第 2 項民事損害賠償之要件，「故意」之外，以「違反醫療上必要之注意義務且逾越合理臨床專業裁量」定義，取代原條文所稱之「過失」。而刑法對於過失是採結果犯，但故意包括預備犯及未遂犯，非以結果犯論斷。為使刑法「過失」之判定明確化及合理化，並為避免將來本條與刑法第 12 條「行為非出於故意或過失者，不罰。過失行為之處罰，以有特別規定者，為限。」之適用疑慮，爰增訂本條第 3 項：如屬於醫事人員之故意行為，則回歸刑法處理。

又，衛生福利部醫療糾紛鑑定作業要點第 16 點規定：「醫事鑑定小組委員會及初審醫師，對於鑑定案件，應就委託鑑定機關提供之相關卷證資料，基於醫學知識與醫療常規，並衡酌『當地醫療資源與醫療水準』，提供公正、客觀之意見，不得為虛偽之陳述或鑑定」，因人、事、時、地、物之不同，醫療專業裁量因病人而異，在醫學中心、區域醫院、地區醫院、一般診所，亦因設備而有差異；爰增訂醫療法第 82 條第 4 項，作為醫事人員注意義務的判別標準，以均衡醫療水準提升及保障病人權益。

考量醫療環境之安全性及完善性，明顯影響醫事人員執行醫療業務之結果；且醫事人員多屬受聘性質，所負責任應比醫療機構小，故醫療機構之過失責任，不以「違反機構上必要之注意義務且逾越合理臨床專業裁量」為限。至於醫事人員執行醫療業務致生損害於病人，依本條第 2 項應負損害賠償責任時，病人除得依醫療法第 82 條第 5 項請求醫療機構負損害賠償責任，仍得依民法第 188 條第 1 項規定，請求醫療機構與醫事人員連帶負損害賠償責任。

### 1.醫療刑事過失依實務之判斷

病人長期持續治療牙疾未癒，依醫療常規應作 X 光檢查，醫師未作此檢查，逾越合理臨床專業裁量，應認定違反注意義務。但依新規定，仍需判斷

醫療是否有合理的臨床裁量權限。醫療法第 82 條新規定，似未更有利於醫師，仍須依賴刑法學理的合理解釋，才能給醫師一個公正的判斷。按通常的醫療處置，遵循醫療常規的行為，通常即沒有疏失，對於失敗的醫療結果，不會有刑法上的過失；判斷過失之有無，醫療常規乃為重要的依據。但即使有違反醫療常規的事實，亦未必有疏失，針對某些特殊個案，醫師依合理的臨床專業裁量，認為必須逾越醫療常規之框架，或因個案之特殊性而無醫療常規可循，僅能權宜處置時，應認為亦屬於合理的臨床專業裁量。合理的臨床專業裁量可使醫師的處置，具有彈性。所謂的「**合理的臨床專業裁量**」，學者認為應包括：**無醫療常規可循**，例如：臨床首例或罕見疾病等；或雖有可能違反醫療常規，但有新法特別規定的情形，例如：醫療水準的個別情況、醫療設備不充足、工作條件不佳或情況緊急等因素，醫師必須捨棄醫療常規即時處置❺❷。

## 2.醫療常規、醫療水準

「醫療常規」，係在臨床醫療上由醫療習慣、條理、經驗或知識等，所形成之成見成規；醫療常規之形成，乃醫學經過長期的研究與發展，在臨床職業上，由醫界匯集共同的臨床經驗與專業知識，所形成的醫療處置準則。性質上為醫界在臨床治療上的共識，屬於客觀的準則，為判斷醫師的醫療行為是否涉有疏失時的主要標準。目前各大醫院所制定的各科臨床診療指引，即屬於「醫療常規」內涵之一部分❺❸。

關於手術，醫師被認定為有過失的情形，包括：手術技術的過失、手術後怠於為經過觀察義務，以及手術後的管理與醫療措置過失等。此外，對於病患指導療養方法，亦為診療行為之一環，故於**病患出院時，療養的方式、藥的服用方法，未妥為說明致引發訴訟的爭議，被認為違反注意義務**❺❹。

---

❺❷　張麗卿，〈醫療法第 82 條的修正與疑慮──以醫療糾紛拔牙案為例〉，第 19 次臺北醫法論壇 (XIX) 人工智慧與資訊安全，臺北榮民總醫院醫療糾紛案例學術研討會，2018 年 5 月 12 日，第 32–33 頁。

❺❸　甘添貴，〈醫療常規與臨床裁量〉，第 13 次臺北醫法論壇 (XIII) 人工智慧與資訊安全，臺北榮民總醫院醫療糾紛案例學術研討會，2015 年 5 月 23 日，第 7–8 頁。

　　由於醫療行為具有特殊性，容許相當程度之風險存在，爰應以行為時，臨床醫療實踐之醫療水準判斷是否違反注意義務。原則上，醫學中心之醫療水準高於區域醫院，區域醫院醫療水準又高於地區醫院，一般診所居最後；專科醫師的醫療水準高於非專科醫師，故不得以醫學中心之醫療水準作為判斷標準。例如依據文獻所載及國內醫學研究，**兩側同時施作人工膝關節置換手術**，因失血量多，引起脂肪栓塞之比例較高，尤其對於 80 歲以上的患者而言，同時施作會有較高的併發症與死亡率。醫師應於手術前對於潛在的危險有正確認知，審慎評估病患健康狀況，並對病患充分說明及溝通，醫師應負有更高的注意義務，否則，難謂該同時施作人工膝關節置換手術之醫療行為，係符合醫療常規❺❺。

### 3.實務見解

　　早期司法實務多數見解，向來以醫師之醫療行為是否違反「醫療常規」，作為認定過失存否之依據，其判斷標準與以往英美法所採之「醫療慣例」之注意義務類似；經醫審會鑑定結果認為醫師的醫療行為符合醫療常規，通常就會認定醫師並未違反注意義務。之後見解有變，法院已有明確區分「醫療常規」及「醫療水準」之差異。在民事醫療過失的判斷上，最高法院（103年台上字第 2070 號參照）民事判決指明：「所謂醫療常規之建立，賴醫界之專業共識而形成，如醫界之醫療常規已經衡酌整體醫療資源分配之成本與效益，就病患顯現病徵採行妥適之治療處置，而無不當忽略病患權益之情形，自非不可採為判斷醫療行為者有無醫療疏失之標準。❺❻」

　　又，**最高法院（106 年台上字第 227 號參照）民事判決**認為，醫師進行

---

❺❹　最高法院平成 7 年 5 月 30 日（判夕第 897 號第 64 頁）。大島真一，《Q&A 医療訴訟》，判例タイムズ社，2015 年 12 月 17 日，第 57–63 頁。

❺❺　王聖惠，〈探討醫療常規、醫療水準〉，《月旦醫事法報告》，第 11 期，2017 年 9 月，第 116–120 頁。

❺❻　吳振吉，〈醫療侵權行為過失判斷——兼評最高法院 103 年度台上字第 2070 號民事判決（心包膜填塞案）評析〉，第 13 次臺北醫法論壇 (XIII) 人工智慧與資訊安全，臺北榮民總醫院醫療糾紛案例學術研討會，2015 年 5 月 23 日，第 53–77 頁。

醫療行為是否已盡注意義務：應就醫療個案，本於診療當時之醫學知識，審酌病人之病情、醫療行為之價值與風險及避免損害發生之成本暨醫院層級等因素，綜合判斷而為適當之醫療，使得謂符合醫療水準而無過失。醫療常規只是醫療處置的最低標準，符合醫療常規未必皆可認為已盡醫療水準的注意義務。此外，**最高法院（106 年台上字第 1048 號參照）**民事判決也指出，醫護人員於實施醫療行為是否已盡注意義務：應就醫療個案、病人病情、就診時之身體狀況、醫院層級、設備、能力、醫護人員有無定期按規定施以必要之在職訓練，以及當日配置人力、病患多寡、醫護人員有無充裕時間問診照護與其他情形，綜合而為研判，不能只以制式醫療常規作為認定有無違反注意義務的唯一標準。

　　至於刑事醫療過失的判斷上，早期同樣以是否違反醫療常規，作為有無違反注意義務的判斷標準（最高法院 102 年台上字第 809 號刑事判決參照）。近期發展與民事司法實務相同，認為：醫療常規具有浮動性，因人、事、時、地、物而有不同，並非一成不變，應參酌當地醫療資源與醫療水準而判斷醫護人員注意義務之範圍，醫院層級大小、都市或偏鄉、年代不同等差異，均影響注意義務的判斷 （最高法院 105 年度台上字第 182 號刑事判決參照）❺❼。醫療法參照納入司法實務新解，增訂第 82 條第 4 項，「前二項注意義務之違反及臨床專業裁量之範圍，應以該醫療領域當時當地之醫療常規、醫療水準、醫療設施、工作條件及緊急迫切等客觀情況為斷。」以客觀、多樣標準或情況，判別醫事人員的注意義務程度，緩和、減輕醫事人員之責任壓力，均衡醫療水準提升及病人權益之保障。

### 4.合理的醫療慣行

　　所謂醫療慣行，係指在醫師之間一般所為的診療行為，醫師如遵從醫療慣行的場合，並無所謂的過失問題。日本最高法院平成 8 年 1 月 23 日（民集第 50 卷第 1 號第 1 頁）判決指出，不僅醫師的醫療行為應遵從現行平均醫師的醫療慣行，醫療機構亦被要求，必須基於醫療慣行盡其注意義務。但並非

---

❺❼　李兆寰，《醫病關係 Q&A》，新學林，2020 年 5 月，第 285–288 頁。

所有基於醫療慣行的醫療行為，即完全無過失，醫療慣行仍需基於合理的根據❺❽。

# 六 醫療過失案例

## (一)醫師過失原因

醫師醫療過失的原因當中，最常見者略有：診斷內容的錯誤、一般檢查或檢驗的過失、手術前檢查或檢驗的錯失、不必要的手術、手術時機不當、手術部位或方法不對、手術後異物遺留體內、手術後觀察或處置不當、手術後診療、檢驗錯失、用藥過量、藥劑誤用、輸血過失、院內感染等。

### 1.【案例 1】病患頻脈未給予電擊❺❾

上訴人在加護病房對蔡○○救治時，既已發生心室「頻脈」❻⓪現象，而 3 次鑑定均認在醫療處置上，**應施以電擊**，始符合醫療常規，此乃上訴人應注意，並能注意之事項。第 3 次鑑定且說明，若施以電擊，病人仍有存活之可能、其預估死亡率為 5%，但不施以電擊，死亡率大於 90%。上訴人於救治過程，沒有對蔡○○之「頻脈」為適切之電擊處理，讓「頻脈」現象持續進行，導致死亡，其執行業務，已明顯違反醫療常規，為有過失。且其不作為過失，與蔡○○之死亡結果，有相當因果關係。

### 2.【案例 2】醫師未作必要檢查❻❶

受上訴人診治後，仍持續有胸痛症狀，上訴人竟未再對之抽血檢測心肌

---

❺❽ 大島真一，《Q&A 医療訴訟》，判例タイムズ社，2015 年 12 月 17 日，第 25 頁。

❺❾ 最高法院 100 年台上字第 681 號刑事判決。

❻⓪ 心律不整，是指心臟電傳導系統異常所引起的各種症狀，包含心跳不規則、過快、或過慢的表現總稱。其中心搏過速（或稱頻脈）的定義，是成人每分鐘心跳大於 100 下。

❻❶ 最高法院 101 年台上字第 2957 號刑事判決。

酵素及心電圖檢查，致未能診斷出被害人之急性心肌梗塞症狀，自不符醫療常規。依聖馬爾定醫院心肌酵素值顯示，推估被害人之急性心肌梗塞可能發生在前 3 至 12 小時。嘉○醫院醫師忽略此可能致命問題，致耽誤可以適當治療時機。

### 3.【案例 3】轉診義務違反 ❷

轉診義務，乃醫師醫療給付中之主要義務。醫療過失，指醫療人員違反客觀上必要之注意義務，原則上，以醫療當時臨床醫療實踐之醫療水準，判斷是否違反注意義務。若醫師限於設備及專長，未能確定病因或提供病患較完備之醫療服務，即應為轉診；其應轉診而未轉診，使病患未及接受較妥適完整之治療，致病患發生死亡結果者，能否謂已盡注意義務非無研求餘地。

### 4.【案例 4】 醫師治療過程未依醫療水準盡善良管理人注意義務，應負損害賠償責任 ❸

朱○○於 1997 年 7 月 4 日上午因左胸痛、肩膀痛及上腹部痛，至長○醫院神經科就醫，丁○○係長○醫院之受僱醫師，本應注意到朱○○係有心臟疾病，而無不能注意情事，竟未注意，疏未給予心臟聽診檢查，更未囑其接受心電圖等檢查及住院作進一步之觀察治療，而只開立對心臟毫無用處之止痛藥，致使朱○○於同年月 6 日在家中因心臟疾病死亡。

按醫師執行業務時，應製作病歷，記載病人病名、診斷及治療情形；病歷內容應清晰、詳實、完整；醫院、診所診治病人時，得依需要，並經病人或其配偶、親屬之同意，商洽病人原診治之醫院、診所，提供病歷摘要及各種檢查報告；病歷摘要應載明主訴、檢查結果、診斷、治療經過、注意事項、出院後醫囑或建議事項，醫師法第 12 條、（修正前）醫療法第 48 條第 2 項前段、第 51 條及醫療法施行細則第 48 條分別定有明文。

病歷內容應比病歷摘要詳實、完整，則醫師製作之病歷尤應詳實載明病

❷ 最高法院 97 年台上字第 4739 號刑事判決。
❸ 臺灣高等法院 89 年上字第 404 號民事判決損害賠償案件。

人主訴、檢查結果、醫師診斷及治療情形。而**醫師對病患治療時，牽涉醫療專業及病患個人隱私，通常不容第三人在場聞見，因而於醫療事故紛爭，醫師是否已盡善良管理人注意義務為病患治療，常須藉助病歷記載而為判讀，因而醫師於醫療事故訟爭事件，有提出記載完整病歷義務，**如醫師未能提出病歷或所提出病歷記載不完整，法院得審酌情形認他造關於該文書之主張或依該文書應證之事實為真實。

丁○○醫師不但未於門診記錄單明確記載朱○○主訴情形，違反前述應於病歷詳實記載義務。朱○○就診時，訴有胸痛等症狀，丁○○醫師未進一步對朱○○為理學檢查或將朱○○轉診為進一步評估，僅給予止痛劑、骨骼肌鬆劑、鎮靜劑及消化劑服用，難認已盡醫師應注意義務，朱○○因未受心電圖檢查等理學檢查，而未能發現已經存在之心肌炎症狀並受治療，終因心肌炎於同年 7 月 6 日死亡，**其死亡與丁○○醫師醫療行為疏失間有相當因果關係。**

## (二)護理人員過失原因

醫療輔助行為的過失；看護上的過失；超越護理業務範圍的不當行為；輸血或採血上的過失；注射或預防接種上的過失等。

### 1.【案例 1】麻醉注射用藥置危險環境致打錯針造成嬰兒死傷[64]

為新生兒實施疫苗注射前，需：①確認正確的病人、②確認正確的藥物，指從藥櫃內取出藥物時、衡量藥量時、把剩餘之藥放回藥櫃時均需確認藥物標籤，至少讀藥瓶標籤三次、③正確的劑量、④正確的給藥時間，以及⑤正確的給藥方法（俗稱為「三讀五對」原則），此為護理人員之標準程序，亦有國立臺北護理學院 2003 年 4 月 28 日函一紙附卷可按。被告乙○○自 2002 年 5 月 2 日將亞庫凱林注射劑放入嬰兒房冰箱時起，即**創造此一高度危險之環境**，被告乙○○對之即**負有避免危害發生絕對義務**，包括即時取走藥品以解除此危險狀態，或豎立確實之警示標語，並維持該警示繼續有效存在等行為；

---

[64] 板橋地方法院 92 年瞻訴字第 92 號刑事判決。

而非期待他人之介入以解除此危害狀態。被告乙○○擅自放置藥品後，在**危險狀態解除前，均負有注意義務**，不因 7 個月內未曾發生憾事，即謂因果關係因被告丑○○之行為而中斷。

　　亞庫凱林注射劑係麻醉用藥，適用於全身麻醉或緊急插管急救使用，並非一般嬰兒房護士所熟悉之藥物，而以經驗法則判斷，將亞庫凱林注射劑置放於嬰兒房護士業務專用，供暫時存放 B 型肝炎疫苗、母奶之冰箱內，又未豎立明顯有效之警示標語，可能導致施打疫苗之嬰兒房護士，誤取藥劑。

　　注射 1 cc 肌肉鬆弛劑於新生兒身上之行為，依據經驗法則作客觀判斷，足以造成嬰兒死亡或傷害之結果，被告乙○○、丑○○二人之業務過失行為相互結合，與被害人羅○○之死亡及嚴○○等人之傷害結果間，均具有相當因果關係。核被告乙○○、丑○○所為，均係犯刑法第 276 條第 2 項之業務過失致死罪及刑法第 284 條第 2 項之業務過失傷害罪，**係一行為觸犯數罪名，屬想像競合犯，應依刑法第 55 條規定，從一重論以業務過失致死罪。**

### 2.【案例 2】輸給不同血型血漿❻❺

　　值班護士應注意且能注意郭○○之血型為 B 型，竟疏未注意，誤將冰箱內之 A 型血漿 250 cc，一包持出輸給 B 型之郭○○，至 5 時 40 分左右，郭○○之妻郭林○○發現輸錯血，病人顯示胸疼，呼吸困難，右手呈現青紫色現象，該護士發現將之拔除，立即通知值班醫師顏簡○○，前來急救。

　　雖暫控制惡化，但郭○○於同年次月 3 日陷入昏迷，呼吸困難，翌日上午 6 時，因重症黃疸病而昏迷死亡。法院認為護士輸血錯誤與病患之死亡，不無因果關係，判決該護士從事業務之人因業務上之過失致人於死處有期徒刑 5 月，並無不合，予以維持，駁回其在第二審之上訴，經核於法尚無違誤。查其並無前科，且有正當職業，此次錯誤受此教訓，應無再犯之虞。所處短期自由刑，以暫不執行為適當，併予宣告緩刑三年，以啟自新。

---

❻❺　最高法院 72 年台上字第 1592 號刑事判決。

## (三)專科護理師過失原因

### 1.【案例 1】專科護理師未向醫師報告逕為病患注射 [66]

2007 年 9 月 20 日病人接受椎間板切除，23 日下午 5 時至 10 時連續 3 次血便，護士向專科護理師報告，而**專科護理師未立即向醫師報告，逕以注射生理食鹽水方式處理**，致接班護士未能警覺病人仍持續出血。病人因十二指腸急性潰瘍併大出血，於 24 日 7 時不治死亡，專科護理師被判處有期徒刑 6 個月，緩刑 2 年 [67]。

### 2.【案例 2】專科護理師未通知醫師逕為病患插鼻胃管 [68]

2006 年 12 月 2 日病人腹痛急診就醫，**當日夜間僅專科護理師值班，無醫師值班**，護士一再轉知專科護理師病人持續腹痛，要求施打止痛藥，病人並有紅色嘔吐物。**專科護理師前往診視，未通知醫師逕行插鼻胃管**，醫師未能及時會診心臟內科，診斷出病人真正病因為主動脈瘤破裂出血，致病人合併心包囊阻塞死亡。主治醫師被判處有期徒刑 1 年；專科護理師有期徒刑 6 個月，均緩刑 2 年。

---

[66] 臺灣高雄地方法院 101 年醫訴字第 2 號判決業務過失致死。
[67] 邱慧洳，〈論專科護理師的執業範圍與值班現象〉，《全國律師》，第 18 卷第 8 期，2014 年 8 月，第 50–66 頁。
[68] 臺灣高等法院 100 年醫上訴字第 7 號判決業務過失致死。

# 七 醫療訴訟與司法制度

## ㈠醫療刑事事件之特徵

### 1.醫事人員需負較高之注意義務

在醫療現場，也會發生各式各樣的犯罪：醫師受到患者及其家屬之暴力行為或傷害、強制罪、性侵或性騷擾，醫師為虛偽的診斷書、醫療行為之際涉有故意或過失，致病患死傷，刑法 2019 年 5 月 29 日修正前，適用刑責較重的業務過失致死傷罪論處；甚至有隱藏或湮滅病歷，或是與末期病人相關的殺人罪。醫事人員因業務特性，執行業務時涉及病人之生命、身體之健康與安全，有必要負較高的注意義務。**因刑法雖刪除業務過失致死罪、業務過失傷害罪的條文，回歸一般的業務過失致死傷罪論處，但因刑度提高，賦予法官裁量權。是以，醫事人員於業務上之作為義務倘有違反或過失致病患死傷，法官必須審酌情節輕重，妥適量刑。**業務過失致死傷罪論處；甚至有隱藏或湮滅病歷，或是與末期病人相關的殺人罪。醫事人員因業務特性，執行業務時涉及病人之生命、身體之健康與安全，有必要負較高的注意義務。

是否構成過失犯，端視有無預見之可能、是否怠於為必要之注意情事。後者「怠於為必要之注意情事」即是否「違反注意義務」，以及對於結果之發生，有無迴避之義務。所謂的過失，一般的定義採取**「因結果發生有預見的可能性，而未採取為迴避結果發生的必要措施行為」**。關於醫療，根據最高法院的裁判見解，認為：**過失的判斷依據不只是「醫療水準」**，基於醫學上的知識，有很多是依「預見的可能性及結果迴避的義務」而作判斷❻❾。

### 2.高度專門性及審理期間長期化

醫療訴訟，具有高度專門性及審理期間長期化之特徵，以日本為例，

---

❻❾　大島真一，《Q&A 医療訴訟》，判例タイムズ社，2015 年 12 月 17 日，第 23 頁。

2012 年醫療訴訟的平均審理期間 25.1 個月,為民事第一審訴訟平均審理期間 8.9 個月的 3 倍。審理期間長期化之原因,乃雙方當事人的訴訟活動,以及法院裁判所必要的專門知識,例如裁判上的鑑定長期化。為縮短審理期間,爰採取以下策略:2001 年起,在醫療訴訟較多的地方法院設置醫療集中部,以集中審理醫療訴訟,積極採行診療經過整理、爭點整理;各高等法院院內,設有鑑定人網路,以為專家鑑定、調查鑑定、複數鑑定,以協助爭點整理、詢問事項整理,以及補充法院的醫學知識❼。

## (二)司法制度

我國法院之類型,依其效率需求或專業分工之必要,可分為五大類:「普通法院」、「行政法院」、「少年及家事法院」、「智慧財產及商業法院」,以及「懲戒法院」。後四者之法律依據,分別為行政法院組織法第 1 條:「行政法院掌理行政訴訟審判事務。」少年及家事法院組織法第 2 條第 1 項:「少年及家事法院,除法律別有規定外,管轄下列第一審事件:一、少年事件處理法之案件。二、家事事件法之事件。……」智慧財產及商業法院組織法第 2 條:「智慧財產及商業法院依法掌理下列事務:一、智慧財產之民事、刑事及行政訴訟。二、商業之民事訴訟與非訟事件。」(原名稱:智慧財產法院組織法,2020 年 1 月 15 日修正,2021 年 7 月 1 日施行)懲戒法院組織法第 1 條:「懲戒法院掌理全國公務員之懲戒及法官法第四十七條第一項第二款至第四款之事項。」(原名稱:公務員懲戒委員會組織法,2020 年 6 月 10 日修正,2020 年 7 月 17 日施行)。

### 1.普通法院

「法院」審判民事、刑事及其他法律規定訴訟案件,並依法管轄非訟事件。「普通法院」分為三級,分別為地方法院、高等法院及最高法院❼,各級

---

❼ 服部千鶴,〈民事訴訟〉,《医療安全と医療訴訟》,安本和正編輯,栖原イズミ,2014 年 2 月,第 131 頁。

❼ 法院組織法第 1 條。

法院及分院各配置檢察署。依法院組織法第 2 條：「法院審判民事、刑事及其他法律規定訴訟案件，並依法管轄非訟事件。」而法院依據法律獨立審判，並且各個法院彼此獨立，上級法院並無指揮監督應為如何判決之權力，然上級法院對於依法上訴或抗告且具管轄權之案件，具有「變更權」，即有權將原法院之裁判予以撤銷或廢棄。

　　地方法院審判案件，以法官 1 人獨任或 3 人合議行之。高等法院審判案件，除法律另有規定外，以法官 3 人合議行之。最高法院審判案件，以法官 5 人合議行之❼❷。合議審判時，以庭長充審判長，無庭長或庭長有事故時，以庭員中資深者充之，資同以年長者充之。

### ⑴評議意見之決定

　　合議裁判案件，其評議，以審判長為主席❼❸。評議時法官應各陳述意見，其次序以資淺者為先❼❹；評議以過半數之意見決定之。評議時各法官之意見應記載於評議簿，並應於該案裁判確定前嚴守秘密❼❺。裁判之評議，於裁判確定前均不公開❼❻。

### ⑵三級三審與上訴最高法院之限制

　　我國法院之審級制度，採「三級三審」制，一般民刑案件先經地方法院審理，為第一審；如不服第一審之裁判，得向高等法院上訴或抗告，是為第二審；如不服第二審之裁判，得向最高法院上訴或抗告，最高法院為第三審（終審）。然而為限制司法資源的濫用，並確保審判的品質，因此，民事財產權訴訟案件，上訴所得之利益不逾新臺幣 100 萬元者，對於第二審法院的判決，不得上訴（民事訴訟法第 466 條第 1 項）。司法院並得因情勢需要，以命令減為新臺幣 50 萬元或增為新臺幣 150 萬元 （同條第 3 項）。 目前係以逾

---

❼❷　法院組織法第 3 條。
❼❸　法院組織法第 102 條。
❼❹　法院組織法第 104 條。
❼❺　法院組織法第 106 條第 1 項。
❼❻　法院組織法第 103 條。

150 萬元作為上訴第三審之要件。

同理，刑事案件亦得因案情輕重及訴判之刑期長短，限制部分案件只能上訴至高等法院，而非所有刑事案件皆能上訴至第三審，例如犯刑法第 320 條、第 321 條竊盜，經第二審判決者，原則上不得上訴於第三審法院（刑事訴訟法第 376 條第 1 項但書第 2 款）。為保障被告之審級利益，刑事訴訟法於 2017 年 11 月 16 日修正，增訂第 376 條第 1 項但書，**如第一審原判決「無罪、免訴、不受理或管轄錯誤」，嗣經第二審撤銷並諭知有罪之判決者，「被告或得為被告利益上訴之人得提起上訴」**；並增訂第 2 項「依前項但書規定上訴，經第三審法院撤銷並發回原審法院判決者，不得上訴於第三審法院。」

## 2.檢察體系

### (1)檢察署及檢察官等之配置

各級法院及分院應設置檢察署及檢察分署❼，各級檢察署及檢察分署置檢察官，最高檢察署以 1 人為檢察總長，其他檢察署及檢察分署各以 1 人為檢察長，分別綜理各該署行政事務。各級檢察署及檢察分署檢察官員額在 6 人以上者，得分組辦事，每組以 1 人為主任檢察官，監督各該組事務❼。檢察官之職權❼：實施偵查、提起公訴、實行公訴、協助自訴、擔當自訴及指揮刑事裁判之執行；以及其他法令所定職務之執行。檢察官對於法院，獨立行使職權❽。檢察官於其所屬檢察署管轄區域內執行職務。但遇有緊急情形或法律另有規定者，不在此限❽。

### (2)檢察總長指揮監督、介入及移轉權

檢察總長依本法及其他法律之規定，指揮監督該署檢察官及高等檢察署

---

❼ 法院組織法第 58 條。
❼ 法院組織法第 59 條。
❼ 法院組織法第 60 條。
❽ 法院組織法第 61 條。
❽ 法院組織法第 62 條。

以下各級檢察署及檢察分署檢察官。檢察長依本法及其他法律之規定，指揮監督該署檢察官及其所屬檢察署檢察官，檢察官應服從前二項指揮監督長官之命令❽，檢察總長、檢察長得親自處理其所指揮監督之檢察官之事務，並得將該事務移轉於其所指揮監督之其他檢察官處理之❾。此與法官依據法律，獨立審判，不受任何干涉之「司法獨立」原則迥異，是謂「檢察一體」原則。

## ㈢民事訴訟制度

民事訴訟係指私權被侵害之一方，提起民事訴訟，由國家司法機關即法院就該私權糾紛為審理、判決之程序。主張私權被侵害之一方為「原告」，侵害之一方為「被告」，由有管轄權之「法院」而為裁判（包含判決及裁定），構成民事訴訟之三個主體。民事訴訟法於 2000 年 1 月 21 日增修公布達 120 餘條，增設小額訴訟程序的規定，修正五大原則：1.便利當事人使用訴訟制度。 2.預防紛爭的發生或擴大。 3.擴大訴訟制度解決紛爭的功能。 4.促使訴訟妥適進行。 5.疏減訟源。 2003 年 2 月 7 日民事訴訟法又修正條文逾 200 條，保障當事人之「程序利益」及「實體利益」，落實集中審理之目標，相當程度的限制攻擊防禦方法的提出，以合理限制上訴三審之數量。嗣後又有多次的增修，最近一次修正為 2021 年 12 月 8 日。茲將一般訴訟程序，由起訴至判決確定擇要說明如下：

### 1.起　訴

原告對於被告有所請求（如：請求返還借款）請求法院判決，應向法院起訴。起訴應以書狀為之（通稱「起訴狀」），向法院提出，表明：「一、當事人及法定代理人。二、訴訟標的及其原因事實。三、應受判決事項之聲明。」（民事訴訟法第 244 條第 1 項）原告希望法院應為如何判決之聲明，通稱「訴之聲明」。由於民事訴訟涉及私益，與公益無關，為避免人民濫訟，故採有償主義，原告於遞狀於法院時，**應先繳納訴訟費用**。

---

❽　法院組織法第 63 條。
❾　法院組織法第 64 條。

### ⑴財產權起訴之裁判費分級累退

財產權起訴在第一審階段，依民事訴訟法第 77 條之 13 規定，徵收裁判費。按修法前訴訟費用之徵收，係不問訴訟標的金（價）額高低，一律依其數額徵收 1%，使數額龐大之當事人負擔過高之裁判費，有失公平且使當事人因無法負荷鉅額裁判費而放棄訴訟。爰修法改採「分級累退」計費方式，以貫徹憲法保障人民訴訟權之精神。至於上訴裁判費之徵收，依民事訴訟法第 77 條之 16 規定：「**向第二審或第三審法院上訴，依第七十七條之十三及第七十七條之十四規定，加徵裁判費十分之五；發回或發交更審再行上訴者免徵；……。**」

### ⑵非因財產權起訴之裁判費

依民事訴訟法第 77 條之 14 規定：「非因財產權而起訴者，徵收裁判費新臺幣三千元。於非財產權上之訴，並為財產權上之請求者，其裁判費分別徵收之。」按非因財產權之訴，常涉及人格權或身分關係，對於當事人而言，實較財產權訴訟更為重要，修法前之規定極低，爰斟酌社會經濟狀況，予以修正。

起訴之後，法院於發開庭通知後，傳喚原、被告兩造到庭，進行「準備程序」，整理爭議點以便辯論。其後為「言詞辯論程序」，兩造依序就訴訟標的法律關係為辯論，若已達於可判決之程度，兩造業經充分辯論，法院應宣告辯論終結，定期宣判。

### 2.裁　判

法院對外的意思表示，統稱裁判，包括：經過實體審查之後所作的「判決」，以及僅為形式審查後所作的「裁定」。民眾對於「判決」不服，聲請救濟的程序，稱為「上訴」；對於「裁定」不服，聲請救濟的程序，稱為「抗告」。法院為判決時，應斟酌全部辯論意旨及根據調查證據之結果，依自由心證判斷事實之真偽。但別有規定者，不在此限（民事訴訟法第 222 條第 1 項）。

### 3. 上　訴

上訴係指，受不利益終局判決之當事人或訴訟關係人，於該判決未確定前，在法定之期限 20 天內，向上級審法院聲明不服，求其廢棄或變更之方法。原告、被告兩造於宣示或收受判決後，得視其自己不服之程度，向上級法院提出上訴；上訴應以上訴狀為之，表明：「一、當事人及法定代理人。二、第一審判決及對於該判決上訴之陳述。三、對於第一審判決不服之程度，及應如何廢棄或變更之聲明。四、上訴理由。」提出於原第一審法院（民事訴訟法第 441 條第 1 項）。對於下級審法院未確定之終局判決提起上訴後，該訴訟事件即「移審於上級審法院」，並因上訴提起而阻斷判決之確定。通常訴訟程序第一審法院大部分為獨任制，即由法官 1 人審理，若係重大案件，有時亦由法官 3 人組成「合議庭」；而上訴審程序皆由合議庭法官 3 人組成，但得以法官 1 人行準備程序。

### 4. 不得上訴第三審案件

#### ⑴上訴利益須逾 150 萬方得上訴三審

為避免上訴三審案件數量過多，造成案件結案一再拖延，使當事人遲遲無法實現其所追求的「慎重而正確的實體利益」，上訴三審的案件有若干限制規定，如：未對於該案第二審判決聲明不服（民事訴訟法第 465 條）；對於財產權訴訟之第二審判決，如因上訴所得受之利益不逾新臺幣 150 萬元者（民事訴訟法第 466 條第 1 項、第 3 項）等，皆不得上訴第三審。

#### ⑵律師強制代理

由於第三審係法律審，上訴理由必須具體指摘第二審判決有如何違背法令之情形，一般當事人恆難妥適為之，為貫徹第三審法律審之功能，並保障當事人權益，第三審上訴採「律師強制代理」制度（民事訴訟法第 466 條之 1）。第三審之審判原則，修法變更原採之書面審理原則，改採「**第三審之判決，應經言詞辯論為之。但法院認為不必要時，不在此限。**」（民事訴訟法第

474 條第 1 項）藉以保障當事人辯論權，並提升當事人對裁判之信賴。

## ㈣刑事訴訟制度

刑事訴訟法係國家對於犯罪嫌疑人，**為確認國家具體刑罰權之有無及其範圍，進行訴訟所應遵循之程序規定**。國家為了決定刑事案件被告應否予以追訴，及國家對其刑罰權是否存在與科處之範圍，必須遵循一定之訴訟程序。在法之正義中，隨著時代演進，民眾不僅要求法院達成發現真實之實體正義，亦逐漸關切起程序的經過，進而要求實現公平公正之程序正義❸。刑事訴訟法自 1997 年 12 月 19 日起修正頻繁，至最近一次 2022 年 2 月 18 日之修正，合計已修正 37 次。

### 1.偵查開始

犯罪有時有被害人，有時並無（即被害者為抽象之國家、社會法益），被害人得為「告訴」，告訴之對象為警察機關或檢察官，由警察機關或檢察官記明筆錄，告訴不限於以書狀為之，亦得以言詞提出，其以言詞為之者，應製作筆錄（刑事訴訟法第 242 條第 1 項）。司法警察機關及檢察官（得合稱「偵查機關」）對於犯罪，有搜索一切可能證據之職責，**檢察官並有權發搜索票**，對於可疑之處所為搜索並扣押證物 （同法第 122 條以下）；對於犯罪嫌疑人（得稱為被告）傳喚（同法第 71 條）、**人別訊問**（同法第 94 條）（警察機關亦有權發傳喚通知書，刑事訴訟法第 71 條之 1）。

被告經法官訊問後，認為犯罪嫌疑重大，並且具有刑事訴訟法第 101 條第 1 項 3 款規定情形之一，非予羈押，顯難進行追訴、審判或執行者，得羈押之；或經法官訊問後，認為其觸犯刑事訴訟法第 101 條之 1 第 1 項所定各款之罪，其嫌疑重大，有事實足認有反覆實施同一犯罪之虞，而有羈押之必要者，亦得羈押之。**檢察官並無羈押被告權責，僅能向法院聲請裁定羈押，以確保人權。**

---

❸ 黃朝義，〈自序〉，《刑事證據法研究》，元照，1999 年 5 月。

### 2.偵查結束

檢察官認為依偵查所得之證據，足認被告有犯罪嫌疑者，應提公訴，不論有無逮獲被告。如果被告無犯罪嫌疑、情節輕微（微罪不舉）及其他法定事由，檢察官有權為「不起訴處分」。2002 年刑事訴訟法增訂第 253 條之 1，明定檢察官有「緩起訴處分」之權限。

檢察官起訴後，案件應函送法院審理，由法院進行審判程序。若為不起訴處分或緩起訴處分，告訴人於接受不起訴或緩起訴處分書後，得於 10 日內以書狀敘述不服之理由，經原檢察官向直接上級法院檢察署檢察長或檢察總長聲請「再議」（刑事訴訟法第 256 條第 1 項）。原檢察官認為有理由者，應即撤銷其處分；認聲請為無理由者，應將卷宗及證物送交上級法院檢察署檢察長或檢察總長，由其再行偵查或駁回異議，或令原法院檢察署檢察官續行偵查或起訴（同法第 257 條、第 258 條）。又因異議權人限有告訴權且已為告訴之人，所以告發人、被告均無異議之餘地。

### 3.第一審程序

#### ⑴自訴案件

依我國刑事訴訟制度，有權對被告起訴者為檢察官及自訴人。而自訴人限於犯罪被害人，犯罪被害人如係無行為能力人或限制行為能力人或死亡者，得由其法定代理人、直系血親或配偶為之（刑事訴訟法第 319 條第 1 項）。由於司法資源有限，如何使用，允宜合理分配。有鑑於自訴人常未具備法律之專業知識，或因誤解法律，或有利用自訴程序藉以恫嚇被告或以之作為解決民事爭議之手段，不但增加法院負擔，且影響裁判之品質，並使被告蒙受不必要之訟累，刑事訴訟法修正增訂自訴之提起採強制委任律師為代理人制度（刑事訴訟法第 319 條第 2 項）。

#### ⑵檢方起訴案件

法院受理起訴如檢察官有移送被告者，應對被告為人別訊問，確定移送

之被告有無錯誤、決定是否繼續羈押。法院定庭期開庭審理，應行調查證據（即俗稱調查庭）之程序，由檢察官及被告各自舉證，惟法院亦得依職權而為調查。調查之後，則行言詞辯論程序，由兩造各自辯論，法院並就證物、證詞逐一令被告辨認或陳述意見，文書並應告之以要旨，然後詢問被告有無意見，此項程序完畢，最後再詢以被告有無其他陳述，審判程序於此終結，然後定期宣判。

判決之後，其判決書若被告、檢察官收受後，仍有不服，可於 20 天內向第二審法院提起上訴（刑事訴訟法第 349 條）。告訴人或被害人對於下級法院之判決有不服者，亦得具備理由，請求檢察官上訴（同法第 344 條第 3 項）。

### 4. 第二審程序

刑事訴訟第二審程序係採事實審、法律審及覆審制。亦即第二審法院得自行重新調查證據，並審查第一審判決適用法律之當否。第二審法院審理之範圍為上訴之部分。由被告上訴或為被告之利益上訴者，第二審法院不得諭知較重於原審判決之刑。但因原審判決適用法條不當而撤銷者，不在此限。此即為「不利益變更禁止原則」（刑事訴訟法第 370 條第 1 項）。但第三審判決並不適用此原則。第二審判決兩造如有不服得上訴第三審。

### 5. 第三審程序

刑事第三審亦與民事第三審相同，係採法律審，亦即並不自行調查證據、認定事實，僅就第二審判決所適用之法律當否，而為審查。故上訴於第三審法院，非以判決違背法令為理由，不得為之。而判決不適用法則或適用不當，為違背法令，刑事訴訟法第 379 條列有 14 款當然違背法令之例示規定。

### 6. 非常上訴程序

對於已確定之判決，「最高法院檢察總長」若發現有違背法令之情形，得向最高法院提起非常上訴，請求撤銷、變更原判決或訴訟程序，此為非常上訴。此項制度最主要的目的，乃在於**統一法令之解釋**，使各法院對於法令之見解趨於一致，以保障人權，減少不公平情事發生。而因最高法院所撤銷之

判決或訴訟程序，原來可能對被告不利，故例外時，得就被告另行判決或由原審法院，依判決前之程序更為審理（刑事訴訟法第 441 條至第 448 條），亦有不利益變更禁止原則之適用（同法第 447 條第 2 項但書）。

### 7.附帶民事訴訟

因犯罪而受損害之人，於刑事訴訟程序得附帶提起民事訴訟，對於被告及依民法負賠償責任之人，請求回復其損害，然應於起訴後至第二審言詞辯論終結前提起之。但在「第一審言詞辯論終結後提起上訴前」，不得提起附帶民事訴訟（刑事訴訟法第 487 條至第 512 條）。

附帶民事訴訟有一特點，如由法院認為確係繁雜，非經長久時日不能終結其審判者，得以合議裁定移送該法院之民事庭，即可不必繳納裁判費（同法第 504 條）。

## 八 醫療鑑定制度

當醫療行為發生併發症後，醫師即具有迴避結果的可能性、使病人轉危為安的義務，此時醫師自有裁量權[85]，惟與病人的自主決定與同意之事項有所出入，或結果導致死亡，爭議隨之而起。遂有釐清責任之必要，而藉鑑定制度，輔助法官在醫學專業知識之不足，俾求得真相。

我國醫療爭議鑑定，始於 1958 年「高雄市醫療糾紛評議委員會」，其後於 1962 年由臺灣省醫師公會在臺北市成立「臺灣省醫療糾紛鑑定委員會」，1979 年再由中華民國醫師公會全國聯合會成立「中華民國醫療糾紛鑑定委員會」[86]。上述三個委員會皆由醫師團體所組成，鑑定結果被批評「醫醫相護」、有失客觀。1986 年 11 月 24 日醫療法公布施行，中央衛生主管機關爰

---

[85]　王志嘉，〈病人同意的有效性與爭議〉，《醫師、病人誰說的算？——病人自主之刑法實例剖析》，元照，2014 年 9 月，第 7 頁。

[86]　楊漢湶，〈醫療糾紛鑑定實況〉，《律師雜誌》，第 217 期，1997 年 10 月，第 44–51 頁；蔡墩銘，〈醫療糾紛醫事鑑定之解讀〉，《刑事法雜誌》，第 44 卷第 4 期，2000 年 8 月，第 30–31 頁。

依法設置醫事審議委員會，並自 1987 年起受理司法檢察機關委託鑑定事項，保障醫病雙方之權利與和諧。

我國刑事訴訟法第 197 條規定以下，對於鑑定雖採「任意鑑定制」，而非「強制鑑定制」，對於個別案件情節有無交付鑑定之必要，完全取決於法院或檢察官之裁量，並不受被告聲請之拘束。然法官或檢察官往往缺乏醫學上之特別知識經驗，對於醫療法第 98 條第 1 項第 4 款所定之「司法或檢察機關委託（醫事審議委員會）鑑定」，特別倚重。

## ㈠鑑定之意涵和效力

醫療事故判斷過失責任之有無，應自事實與法律兩個層面探討，法律方面，由法官依據事實與法律，獨立判斷。惟因醫事領域具有高度專業性，法官對於相關事實之確認，可能因知識背景之差異而須藉由具有醫事相關專業知識者之輔助，以釐清爭點、辨別真相，資為依法判決之基礎。

所謂醫療爭議鑑定，乃醫療爭議發生並涉訟時，藉由「鑑定機關」就「委託鑑定機關」（檢察署或法院）所提出之卷證資訊及委託鑑定事由，依病歷紀錄提供客觀之專業醫療意見，給予「委託鑑定機關」作為認定事實之參考❽。司法實務上，鑑定乃為補充法官之判斷能力，就具有特別學識、經驗之人，在專門的知識領域，以具體事實獲得判斷為目的之證據調查。學者認為，鑑定在醫療爭議處理中之重要性，在於：鑑定人協助法官為整理、限縮爭點，避免不必要之事實提出，從而減少程序上之勞力、時間與費用，以及協助法官為事實認定，填補審判者就醫療專門性事實或專門法則之欠缺❽❽。

針對鑑定結果，在裁判上是否採納，法院有自由裁量權，因鑑定結果須賴法官就法律之價值判斷，故而得形成與鑑定意見相異之心證❽❾。醫療爭議

---

❽ 王聖惠，〈醫糾案件鑑定之探討〉，《月旦醫事法報告》，第 12 期，2017 年 10 月，第 106 頁。

❽❽ 沈冠伶，〈醫療糾紛處理與專家之協力──從行政院版「醫療糾紛處理及醫療事故補償法草案」論醫療糾紛之調解與鑑定〉，《台灣法學雜誌》，第 216 期，2013 年 1 月，第 29–35 頁。

❽❾ 田中實、藤井輝久合著，《医療の法律紛争医師と患者の信頼回復のために》，有斐

鑑定制度攸關醫療人權至鉅，我國刑事訴訟法已改採改良式當事人進行主義；鑑定只為形成法院心證之資料，案件雖經鑑定，法院仍得本於職權予以調查，以期發現真實，不得僅以鑑定作為判決之唯一依據。

## (二)醫事審議委員會

### 1.中央醫事審議委員會

有鑑於醫事鑑定工作之重要，為保障醫病雙方之權利並促醫病雙方之和諧及圓滿，醫療法第 98 條第 1 項明定「中央主管機關應設置醫事審議委員會」，並規範醫事審議委員會之八項任務為：醫療制度之改進、醫療技術之審議、人體試驗之審議、司法或檢察機關委託鑑定、專科醫師制度之改進、醫德之促進、一定規模以上大型醫院設立或擴充之審議，以及其他有關醫事之審議。而有關「司法或檢察機關委託鑑定」此一任務，限於司法或檢察機關委託時，始能受理鑑定事宜。醫療法第 98 條第 2 項：「前項醫事審議委員會之組織、會議等相關規定，由中央主管機關定之。」

衛生福利部醫事審議委員會設置要點第 3 點規定：「本會置主任委員一人，委員十四人至二十四人，均由衛生福利部（以下簡稱本部）部長就不具民意代表、醫療法人代表身分之醫事、法學專家、學者及社會人士遴聘之，其中法學專家及社會人士之比例，不得少於三分之一，聘期均為二年。」醫事審議委員會設 3 個小組：醫療技術小組；醫事鑑定小組；醫療資源及專科醫師小組。醫療技術與醫療資源及專科醫師小組各置委員 15–19 人，醫事鑑定小組置委員 21–36 人，除由部長就委員中指定兼任外，並就其他不具民意代表、醫療法人代表身分之醫事、法學專家、學者及社會人士遴聘之，其中法學專家及社會人士之比例，不得少於三分之一（同要點第 4 點）。

### 2.地方醫事審議委員會

直轄市、縣（市）主管機關依醫療法第 99 條第 1 項規定，亦「應設置醫

---

閣，1993 年 1 月 30 日，第 98–99 頁。

事審議委員會」，其任務僅有：「一、醫療機構設立或擴充之審議。二、醫療收費標準之審議。三、醫療爭議之調處。四、醫德之促進。五、其他有關醫事之審議。」等五項。「前項醫事審議委員會之組織、會議等相關規定，由直轄市、縣（市）主管機關定之。」（第 99 條第 2 項）二相對照，中央主管機關設置之醫事審議委員會就「關於司法或檢察機關委託鑑定」，為其任務之一，惟地方衛生主管機關之醫事審議委員會，則無此任務，而僅有「醫療爭議之調處」之任務。中央主管機關設置之醫事審議委員會，僅於司法或檢察機關委託時，始受理鑑定事宜❾⓿。

### 3.醫事鑑定案件

依中央主管機關之統計資料顯示，所設醫事審議委員會自 1987 年至 2011 年共完成約 7,900 多件醫療爭議鑑定案，除因收案處理方式調整，致 2005 年收案件數較前一年略減外，歷年來均呈現逐年攀升之趨勢，其中，鑑定涉及刑事訴訟案件者，約近 8 成，顯見醫療爭議確實不容忽視。根據中央主管機關統計數據，1987 年 4 月至 2022 年 4 月 27 日止累計之鑑定案件達 12,154 件：

#### ⑴依訴訟性質區分

刑事訴訟為多，件數達 9,216 件，占 75.85%；民事訴訟件數為 2,502 件，占 20.59%；其他訴訟件數為 436 件，占 3.59%。刑事、民事件數，合計逾 96.44%。

#### ⑵依鑑定結果

依鑑定結果判定有疏失案件計 1,005 件，占 8.27%；可能疏失 607 件，占 4.99%；無疏失 8,703 件，占 71.63%；無法認定有無疏失 810 件，占 6.66%；非醫療糾紛 435 件，占 3.58%；其他 464 件，占 3.82%；尚未完成鑑定 130 件，占 1.07%，合計 12,154 件。

---

❾⓿ 行政院衛生署 76 年 1 月 27 日衛署醫字第 641235 號函。

⑶依近五年趨勢

統計最近五年的案件數，分別為 2017 年 354 件、2018 年 391 件、2019 年 373 件、2020 年 356 件、2021 年 263 件，合計 1,737 件；呈現遞減趨勢。

⑷最容易發生醫療訴訟的科別，依序是麻醉科、婦產科、骨科和外科，每 3 位麻醉醫師就有 1 位曾遭遇醫療爭議，婦產科和骨科則為每 4 位有 1 位，外科每 5 位有 1 位。引起爭議的首要原因，是針對醫療過程所引起的不良反應，如手術感染、併發症和藥物過敏等，其次，是病人對醫療過程或結果不滿意，兩者合占了所有醫療爭議的三分之一案件❾❶。由於統計分類、分科極為瑣碎，近幾年來中央主管機關公開的統計數據當中，已無分科統計資料。

## ㈢鑑定之爭議

醫療鑑定發展多年，有認為法院要求鑑定事項不具體、或鑑定資料不完整，極易造成誤差；或認為部分委員不具醫學專業，亦可能造成鑑定結果之失誤。且鑑定事項乃醫學行為，屬於科學範疇，遇有爭議，以表決決定，亦屬矛盾，且摒除不同意見於鑑定報告之外，使法院喪失參酌的機會。原則上，**鑑定應由自然人為之**，僅在例外情形，才得囑託機關為之而不必具結。但**現行鑑定實務，完全採行機關鑑定，不必具結**，**也無從接受詰問**，自然遭到質疑。而醫事審議委員會之鑑定方式，存有鑑定時間過長、意見含混不清、不具名負責、不到庭說明等問題，致未能充分保障當事人之適時審判請求權、公正程序請求權、聽審請求權等訴訟上之程序基本權利❾❷。

## ㈣鑑定之困境與改進

醫療鑑定問題之關鍵，在於機關接受鑑定委託，往往只在機關內尋找醫

---

❾❶　吳秀玲、蘇嘉宏合著，《醫事護理法規概論》，三民，2018 年 9 月，第 13 版，第 421–423 頁。

❾❷　沈冠伶，〈醫療糾紛處理與專家之協力——從行政院版「醫療糾紛處理及醫療事故補償法草案」論醫療糾紛之調解與鑑定〉，《台灣法學雜誌》，第 216 期，2013 年 1 月，第 31–34 頁。

療專業相符者，故任由對於鑑定事項未必具備應有認知者，自由發揮。因此，有備受質疑「醫醫相護」之虞，卻往往造成「醫醫相害」之實❾❸。由於中央主管機關設置之醫事審議委員會，其成員組成方面，大部分由醫事人員充任，此一委員會之鑑定報告，依法並非判決唯一依據，但在法院主觀上認定，公家機關所作的鑑定報告較具公信力的基礎下，**鑑定來源的單一化**，成了令人詬病之處。醫療爭議的鑑定意見，亦有無法驗證之困境，由不熟悉法律的醫療專業人員進行鑑定，再由對醫學無法掌握之司法人員，參用鑑定結果作為法律判斷的依據，並不能達到真正的「跨科整合」❾❹。

　　為增進鑑定的公信力，行政機關組織改造後，衛生福利部醫事審議委員會對於鑑定事項的相關作業，應有檢討之必要，尤以提升鑑定的效率，**縮短作業期程，以及公開鑑定報告提高透明度為首要**，以符正當程序與獲得人民之信賴❾❺。

## 九　醫事專業法庭

### ㈠醫事專業法庭成立目的

　　為妥適審判醫事爭訟案件，醫療法第 83 條明定：「司法院應指定法院設立醫事專業法庭，由具有醫事相關專業知識或審判經驗之法官，辦理醫事糾紛訴訟案件。」蓋以專業分工在科學日趨尖端化與社會生活分業化之下，日具其重要性及必要性，尤其衛生法規所涉範圍甚廣，若非由專人研究辦理，誠無法提高辦案之速度與正確性。專業法庭之設置，實具有提高審判效能的積極功用，並可達到防止爭訟之目的。

---

❾❸　王宗倫，〈醫療鑑定之迷思〉，《醫事法專題講座》，臺灣醫事法學會，2012 年 9 月，第 271–272 頁。

❾❹　吳志正，〈科際整合觀點下之醫療糾紛鑑定〉，《月旦法學雜誌》，第 190 期，2011 年 3 月，第 29–46 頁。

❾❺　吳秀玲，〈臺灣醫療爭議之省思與對策〉，《社科法政論叢》，財團法人中華勞資事務基金會，第 2 期，2014 年 3 月，第 30 頁。

　　我國司法院於 2004 年 7 月 21 日指定臺灣高等法院、臺灣高等法院臺中分院、臺灣高等法院高雄分院、臺北、板橋、士林、臺中、高雄地方法院。

## ㈡醫事專業法庭人力培育

　　因醫療爭議訴訟案件常發生法院囑託鑑定事項不明確，或相關資料不完整，導致鑑定時無法全盤掌握案情，而需重複送鑑定，不但曠日廢時，亦貶損鑑定之公信力。因此，應重視醫事專業法庭司法人力之晉用，並給予適當的專業訓練及建立專業指標，俾期發揮醫事專業法庭功能。我國刑事醫療訴訟審判實務，常有法官專業不足、承辦意願不高，以及流動頻繁之情事，有關司法官之考試取才及晉用管道，應特別考量甄選具備法律及醫事專業知識人員，以為國家所用，而跨域專業人才之培育，應為首要之務[96]。

---

[96]　吳秀玲，同上註，第 30 頁。

# 第六章　全民健康保險法與健保財務平衡策略

### 本章要旨

本章以健保法為重心，介紹立法沿革、健保困境與增修重點、健保會組成及權責，討論補充保險費公平性、部分負擔減免之正當性、轉診政策未能落實之影響；說明總額逐年成長及重大傷病免部分負擔之問題、探討無效醫療的抑制良策，如何擺脫洗腎之島惡名、分析影響健保財務之相關修法爭議。

## 一　實施全民健保憲法委託與立法沿革

當國家發展至一定程度，國民平均所得達一定之水準時，實施社會保險或採行公醫制，乃個別的國家與其國民的選擇；我國憲法增修條文明定「國家應推行全民健康保險」，以社會保險保障全民健康的方式，成為我國的選擇❶。

### ㈠憲法委託與制度推動政策背景

全民健康保險（以下稱全民健保）係基於憲法委託由國家建置，以確保人民的健康維護為目的之社會安全體制❷。按「國家為謀社會福利，應實施

---

❶　林國明，《運用公民參與模式模擬及評估健保財務平衡方案之可行性研究》，衛生福利部 2021 年度委託研究計畫期末報告，國立臺灣大學，2021 年 11 月 25 日，第 200 頁。
❷　蔡維音，《全民健保財政基礎之法理研究》，正典，2008 年 5 月，第 50 頁。

社會保險制度」、「國家為增進民族健康，應普遍推行衛生保健事業及公醫制度」，為我國憲法第 155 條前段、第 157 條所明定，基此，1950 年我國開辦勞工保險、1958 年開辦公務人員保險、1989 年開辦農民健康保險等三大體系，包含醫療給付及現金給付，然人口數僅涵蓋 54.75%，有 45.25% 的國民仍無法享有醫療保障❸。而個人健康與否，係平等參與社會競爭之條件，各國普遍將醫療照顧的取得視為基本人權之一；醫療資源的提供和分配，被視為國家的權力與責任。

1978 年世界衛生組織 (WHO) 召開「初級衛生保健國際會議」，發表「阿拉木圖宣言」(Declaration of Alma-Ata)，以「健康是基本人權」呼籲各國於 2000 年達成「人人有健康」之目標❹。1997 年 7 月印尼雅加達 (Jakarta) 宣言，重申「健康係基本人權」，且為社會與經濟發展的要素；強調健康促進是一項重要投資。在健康促進上挹注資本與行動，顯著改善健康決定因素，為人類創造極大的健康效益，以及減少健康上的不平等、促進人權❺。

為呼應上開宣言，我國積極地為保障國民的健康權，自 1979 年起有諸多的政策醞釀、1986 年宣示「以 2000 年為目標實施全民健保」，經長期規劃❻；且憲法增修條文第 10 條第 5 項已明定：「……國家應推行全民健康保險，並促進現代和傳統醫藥之研究發展。」作為我國衛生政策上的最高指導方針，故於 1995 年 3 月提前實施全民健保制度，對於醫療衛生體制之發展與國人的生命醫護健康福祉，有重大影響❼。

---

❸ 張鴻仁、楊銘欽、李玉春合著，《全民健保法入門——保障全民健康權利的憲章》，景泰文化事業，1994 年 8 月，第 11 頁。

❹ 林伯殷，《論全民健康保險政策參與》，國立中央大學哲學研究所博士論文，2014 年，第 1-2 頁。

❺ 李蘭等著，《健康促進理論與實務》，巨流，2018 年 9 月，初版 3 刷，第 41-42 頁。

❻ 張道義，〈全民健保與社會保險〉，《月旦法學雜誌》，第 179 期，2010 年 4 月，第 147 頁。

❼ 鍾國彪，《建立全民健康保險業務重要監理指標之研究》，衛生福利部委託研究計畫，2013 年 5-12 月，第 5 頁。

### ㈡全民健康保險法制定施行

1988 年行政院經濟建設委員會專責規劃小組著手全民健保規劃並完成報告；1990 年 7 月行政院衛生署接手規劃，並於 1991 年 2 月成立全民健保規劃小組。1993 年行政院長連院長指示，全民健保提前於 1994 年辦理。

1994 年 7 月 19 日立法院三讀通過全民健康保險法（以下稱健保法），同年 8 月 9 日制定公布，全文 89 條，明定施行日期，由行政院以命令定之，行政院遂於 1995 年 2 月 27 日令定自 1995 年 3 月 1 日施行。在中央主管機關下，設中央健康保險局（2013 年 7 月 23 日升格為中央健康保險署，以下稱健保署），統籌辦理全民健保業務，**整合公、勞、農保等之醫療給付，發展為單一健康保險制度，全民分擔保險費，平等享受醫療給付。**

國人加入全民健保之比例逾 99%，落實照顧弱勢族群、縮短健康差距之政策目標；健保服務範圍涵括：重症、癌症及罕見疾病等，**提供民眾穩定、安全與方便的醫療服務，緩和因病所致的財務困境，使就醫獲得保障**，更影響到整體醫療衛生制度、醫病關係，是最重要且影響深遠的政府政策作為。英國公共衛生學會評定我國的全民健保為世界第 2 名；諾貝爾經濟學獎得主保羅克魯曼 (Paul Krugman)，也曾盛讚我國的健保制度，是全球最好的❽。

## 二 全民健保困境與健保法增修

### ㈠全民健保特性

全民健保係「社會安全」制度而非「社會福利」，且為「付費保險」而不是「社會救濟」，故應先盡義務繳納保險費，才能享權利。健保法第 1 條第 2 項明定：「本保險為強制性之社會保險。」其特性為：①強制性保險，具有「危險分擔」的功能。②保險費依被保險人所得能力「量能負擔」，以達所得重分配的功能。③以投保單位辦理加保，具「增強保險權益、義務履行的制約」功能。

❽ 〈克魯曼：臺灣健保全球最好〉，2009 年 5 月 16 日，《中國時報》，第 A1–1 版。

## (二)全民健保困境

　　全民健保實施後，隨著人口急遽老化、醫療科技趨於精密且價格昂貴、民眾就醫需求及醫療費用增加，**健保保險費費基不具彈性、偏倚於經常性薪資**，費用支出成長率漸超過保費收入成長率，健保財務嚴重失衡造成財務缺口，且調整保險費費率時機，屢因政治因素而延宕，致使財務持續惡化。為處理健保財務危機，主管機關採取多項管控作為❾：多元微調❿、廣開財源、五大節流措施，以及調高保險費率，藉以填補虧損，達短期的財務平衡狀態⓫。

### 1.不平等保費補助制度

　　全民健保於被保險人及其眷屬發生生育、疾病及傷害事故時，提供醫療給付，保障國民適時獲得適當之醫療照顧，但實施以來，**依身分區別是否給予保費補助，不僅事涉社會的公平性，亦為健保財政產生問題的大根源**。主要原因在於⓬：(1)未恪守社會保險財務，應由保費力求自足基本原則；凡是國家的補助，皆應具有正當的理由且遵守平等原則。(2)未能理解雇主的繳費，實質上為工資的一部分，因而仍屬勞工之負擔。故對於自雇者或無業者（不乏具經濟能力者而無需工作）的健保保險費補助遠高於勞工時，即有不平等的問題。(3)**社會保險淪為政治買票工具**，對屬於特定之職業者給予特別補助，例如依農民身分為高額保險費補助⓭。

---

❾　張鈺旋等，《金色挑戰：全民健保納保及財務平衡施政紀實》，健保署，2014 年 12 月，第 188–195 頁。

❿　《我國全民健康保險制度總體檢調查報告》，監察院，2011 年 1 月，第 52 頁。

⓫　吳秀玲、葉明功、周淑婉，〈從法制面探討影響我國全民健康保險財務之因素〉，《中正財經法學》，第 14 期，2017 年 1 月，第 226 頁。

⓬　郭明政，〈「二代健保法案論壇」　會議紀錄之一──二代健保財務改革的合憲性探討〉，《月旦法學雜誌》，第 191 期，2011 年 4 月，第 230 頁。

⓭　健保法第 10 條第 1 項第 3 款第 1 目「農會及水利會會員，或年滿十五歲以上實際從事農業工作者」，為第三類被保險人，其一般保險費負擔，依健保法第 27 條第 3 款規定，「自付百分之三十，其餘百分之七十，由中央政府補助。」

### 2.財務失衡日趨嚴重

受到人口快速老化、醫療科技進步、民眾需求增加等因素之影響，健保的收入與支出，長期有 2% 的落差，因薪資占國民所得百分比遞減，而資本所得則增加❶，財務缺口日益擴大。2018 年 1–11 月，保費現金收入 5,360.75 億元、醫療費用支出 5,757.15 億元、呆帳 42.79 億元、其他收支餘 162.73 億元，收支短絀 276.46 億元❶。2020 年保險收入 6,328 億元、保險成本 7,004 億元，收支短絀 676 億元❶。近期的數據，2020 年 3 月單月保險收入 523 億元、醫療費用 636 億元❶。

### 3.健保收支缺乏連動

修法前，係由全民健康保險監理委員會（以下稱監理會）監督健保的財務收入，另由全民健康保險醫療費用協定委員會（以下稱費協會）協商健保的財務支出，收入面與支出面未能構成連動機制，造成健保財務無法平衡。

### 4.資源配置機制不足

全民健保制度係整合原公、勞、農保體制而來，對於給付範圍，缺乏評估機制，且在健保財務收支缺乏連動之情況下，醫療資源配置機制更顯缺乏，造成醫療浪費與給付內容無法合理調整的現象。

## ㈢健保法增修

健保法嗣經多次修正，2011 年 1 月 26 日之修正公布幅度超過二分之一

---

❶ 朱澤民，〈「二代健保法案論壇」會議紀錄之一──二代健保財務改革的合憲性探討〉，《月旦法學雜誌》，第 191 期，2011 年 4 月，第 232 頁。

❶ 《2018 年 11 月全民健康保險業務執行報告》，健保署，2018 年 12 月，第 9 頁。

❶ 《2020 年全民健康保險統計》，健保署，2021 年 12 月，第 12 頁。

❶ 中央健康保險署，健保統計專區，重要統計資料，2022 年 5 月 26 日更新，https://www.nhi.gov.tw/Content_List.aspx?n=D529CAC4D8F8E77B&topn=23C660CAACAA159D（2022 年 6 月 20 日瀏覽）。

（以下稱二代健保），制度有大的變革。全民健保施行初期，由於相關法令未臻周延，特約之性質、管理及爭議之解決⓲，地方政府負擔健保費補助款之合憲性等問題，意見亦曾分歧，嗣經司法院大法官作出解釋⓳，才定分止爭。全民健保施行後，由於就醫之可近、方便性，國人平均就診率居高不下，造成不必要的醫療浪費；大型醫學中心陸續成立或擴張，小病大醫情形屢見不鮮，加以**老年人口驟增，使用醫療資源擴升**，以及醫療高科技設備、儀器、新藥之發明，誘發使用需求，支出增加幅度遠高過於收入面，健保收支無法平衡，有全面檢討修正之必要。

## 1.二代健保修法歷程

為使全民健保永續經營，收支得以平衡，行政院於 2001 年 5 月 30 日訂頒「行政院二代健保規劃小組設置要點」，規劃健保體制改革、財務、支付制度及法令研修方向。歷經數年，二代健保規劃小組提出總結報告，包括：「強化資訊提供以提升醫療品質」、「財務平衡且提升服務購買效率」、「擴大社會多元化參與健保政策」、「建構權責相符之健保組織體制」等四大層面之政策建議。**主管機關本此基礎**，並參酌釋字第 524 號、第 533 號解釋對全民健保指正意見，並**進行 200 餘場之溝通座談**，聽取各界建言。行政院於 2006 年 5 月 3 日函送健保法修正（草案）請立法院審議，最有爭議的部分，為草案的保費新制問題，費基原擬由薪資所得擴大為家戶總所得⓴，竟一夕變調，保留依職業別收費的不公平規定㉑。

---

⓲　張道義，《全民健保醫事服務機構特約管理及爭議解決制度之研究》，行政院衛生署 2002 年委託研究計畫，2002 年 7 月 –2003 年 9 月。

⓳　釋字第 472 號、第 473 號、第 533 號、第 550 號、第 676 號等解釋。

⓴　健保法修正案為求擴大費基，經近 10 年之研擬，設計保險費公平之家戶總所得制，惟於立法院審議時，竟政策急轉歸返原點；臨時推出的補充健保保險費替補方案，充滿不公平的短利思維。〈二代健保藍營定調　楊志良：雙軌制可行的最理想版本〉，2010 年 12 月 18 日，《中國時報》，第 A4 版。

㉑　〈健保基本費率料降 5% 以下　獎金股息納補充保費　學者：只是拼裝車〉，2010 年 12 月 18 日，《蘋果日報》，第 A2 版。

　　健保法於 2011 年 1 月 26 日修正公布全文 104 條，需新訂或修正之子法規達 30 餘項，爰明定**修正條文之施行日期，由行政院定之**。其中有關地方政府負擔健保費補助款改由中央負擔之三條條文，事涉中央及地方政府預算之編列與執行，於 2012 年 7 月 1 日施行外，其餘條文，行政院 2012 年 10 月 9 日令自 2013 年 1 月 1 日施行。另衛生福利部組織法及保險人之組織法，同於 2013 年 6 月 19 日制定公布及自同年 7 月 23 日施行，行政院衛生署升格為衛生福利部；保險人中央健康保險局升格為健保署。

### 2. 二代健保修法重點

　　⑴維持現制保費。⑵擴大保險費費基，增列對雇主、保險對象徵收補充保險費，包含：高額獎金、兼職所得、執行業務收入、股利所得、利息所得及租金收入等，在一定金額以上就源扣繳，計收補充保費。⑶**提升政府對全民健保之財務責任**，明定政府每年度負擔**本保險之總經費之下限**，不得少於每年度保險經費扣除法定收入後金額之 36%（健保法第 3 條第 1 項）。⑷建立保險財務收支連動機制：將監理會及費協會整併為全民健康保險會（以下稱健保會），統籌保險費率、給付範圍及年度醫療給付費用總額協定等重大財務事項之審議，確保收支連動使健保財務穩健。⑸重要資訊公開透明，擴大民眾參與。⑹保障弱勢群體權益，減輕就醫部分負擔。⑺從嚴規定久居海外或新住民參加全民健保之條件；將受刑人納入全民健保，兼顧受刑人之基本健康人權。⑻節制資源使用，減少不當醫療：

　　①加重詐領保險給付及醫療費用者之罰鍰至其詐領金額之 20 倍，並對於違規情節重大之特約醫事服務機構，得於一定期間不予特約或永不特約。

　　②對於多次重複就醫、過度使用醫療資源之保險對象，進行輔導與就醫協助。

　　③明令**保險人每年提出並執行抑制不當耗用醫療資源之改善方案**，逐年依市場交易情形合理調整藥品價格。

### 3. 全民健保規範要項

　　我國健保法以罰則強制全民納保，以單一保險人負責健保業務之營運管

理，缺乏多元保險人彼此競爭以強化效能之優點；保險對象依身分別，分為「六類十五目」，被保險人、政府、雇主保險費的負擔比例不同；採雙軌（一般、補充）保險費率收取健保費，並收取部分負擔（有例外免收規定）；與醫事服務機構訂定特約，提供民眾醫事服務；民眾就醫有些「項目」健保不給付（如：變性手術、人體試驗），以及部分「事項」健保不給付（如：經診斷通知出院而繼續住院）。

　　每年健保給付總額多寡，最遲於前 1 年的 9 月底，須完成「保險醫療給付費用總額之對等協議訂定及分配」事宜，報主管機關核定。每年的雙保險費率，最遲於前 1 年 11 月底須完成審議，報行政院核定後由主管機關公告；為平衡保險財務，應提列 1–3 個月（保險給付支出）安全準備，以供收支短絀時先行填補。全民健保規範要項表（如表 6–1）。

表 6–1　全民健保規範要項表❷❷

| 納保 | 全民強制納保<br>（保險對象 2022 年 1 月：23,759,187 人，納保率 99.84%） |
|---|---|
| 管理 | 單一保險人（衛生福利部中央健康保險署） |
| 財源 | ・一般保險費（費率 5.17%）及補充保險費（費率 2.11%）收入為主要財源<br>・保險對象、雇主、政府共同負擔保險費<br>・菸品捐、公益彩券分配收入等補充收入 |
| 給付 | ・就醫給付範圍全民相同<br>・就醫門診（重大傷病除外）及住院（有上限）需自付部分負擔 |
| 醫療提供者 | ・健保特約醫療院所（21,663 家）<br>・特約率占全國所有醫療院所的 92.35% |
| 支付制度 | ・牙醫、中醫、西醫基層、醫院各總額下，以同病同品質同酬（論量計酬）為主，搭配多元支付制度 |

註：作者製表

---

❷❷　《110 年 5 月份全民健康保險業務執行報告》，健保署，2021 年 6 月，第 3、23 頁。

## 三 保險事故範圍、主管機關及負擔

健保法第 1 條第 2 項明定：「本保險為強制性之社會保險，於保險對象在保險有效期間，發生疾病、傷害、生育事故時，依本法規定給與保險給付。」本保險特性為：強制性保險，具有「危險分擔」的功能；保險費依被保險人所得能力「量能負擔」，以達所得重分配的功能；以投保單位辦理加保，具「增強保險權益、義務履行的制約」功能。本保險之主管機關為衛生福利部（第 4 條）；政府每年度負擔本保險之總經費，不得少於每年度保險經費扣除法定收入後金額之 36%（第 3 條第 1 項）。

## 四 保險人、保險對象及投保單位

### (一)保險人

全民健保為政府辦理之社會保險，以衛生福利部為主管機關。健保署為保險人，負責健保業務執行、醫療品質與資訊管理、研究發展、人力培訓等業務；所需之行政經費，由中央政府編列預算支應；各地設有 6 個分區業務組，人員編制至 2016 年 6 月 30 日，共有 2,862 名[23]。2018 年 4 月 20 日修正之「衛生福利部中央健康保險署組織編制表」，健保署的人員編制合計 2,947 人。

### (二)保險對象及投保單位

#### 1.保險對象

「保險對象」依健保法第 2 條第 1 款之定義，係指被保險人（區分六類 15 目，如表 6-2）及「其眷屬」。同條第 2 款規定之「眷屬」，包括：⑴被保

---

[23] 《2016–2017 年全民健康保險年報》，健保署，2016 年 12 月，第 10 頁。

險人之配偶，且無職業者；⑵被保險人之直系血親尊親屬，且無職業者；以及⑶被保險人二親等內直系血親卑親屬未成年且無職業，或成年無謀生能力或仍在學就讀且無職業者。

健保法第 8 條第 1 項規定：「具有中華民國國籍，符合下列各款資格之一者，**應參加本保險為保險對象：一、最近二年內曾有參加本保險紀錄且在臺灣地區設有戶籍，或參加本保險前六個月繼續在臺灣地區設有戶籍。二、參加本保險時已在臺灣地區設有戶籍之下列人員：㈠政府機關、公私立學校專任有給人員或公職人員。㈡公民營事業、機構之受僱者。㈢前二目被保險人以外有一定雇主之受僱者。㈣在臺灣地區出生之新生嬰兒。㈤因公派駐國外之政府機關人員與其配偶及子女。」**

另，第 9 條補充規定：「**除前條規定者外，在臺灣地區領有居留證明文件，並符合下列各款資格之一者，亦應參加本保險為保險對象：一、在臺居留滿六個月。二、有一定雇主之受僱者。三、在臺灣地區出生之新生嬰兒❷❹。」**

表 6-2　六類被保險人（共 15 目）（健保法第 10 條第 1 項）

| 第一類 | ⑴政府機關、公私立學校之專任有給人員或公職人員<br>⑵公、民營事業、機構之受僱者<br>⑶前二目被保險人以外有一定雇主之受僱者<br>⑷雇主或自營業主<br>⑸專門職業及技術人員自行執業者（第 1 款第 1–5 目） |
|---|---|
| 第二類 | ⑴無一定雇主或自營作業而參加職業工會者<br>⑵參加海員總工會或船長公會為會員之外僱船員（第 2 款第 1–2 目） |
| 第三類 | ⑴農會及水利會會員，或年滿 15 歲以上實際從事農業工作者<br>⑵無一定雇主或自營作業而參加漁會為甲類會員，或年滿 15 歲以上實際從事漁業工作者（第 3 款第 1–2 目） |

---

❷❹　健保法第 9 條第 3 款，係 2017 年 11 月 29 日所增訂。

| 第四類 | (1)應服役期及應召在營期間逾二個月之受徵集及召集在營服兵役義務者、國軍軍事學校軍費學生、經國防部認定之無依軍眷及在領卹期間之軍人遺族<br>(2)服替代役期間之役齡男子<br>(3)在矯正機關接受刑之執行或接受保安處分、管訓處分之執行者。但其應執行之期間，在二個月以下或接受保護管束處分之執行者，不在此限（第 4 款第 1-3 目） |
|---|---|
| 第五類 | 合於社會救助法規定之低收入戶成員（第 5 款） |
| 第六類 | (1)榮民、榮民遺眷之家戶代表<br>(2)第 1 款至第 5 款及本款前目被保險人及其眷屬以外之家戶戶長或代表（第 6 款第 1-2 目） |

註：作者製表

### 2.投保順位

健保法第 11 條明定被保險人的投保順位：「第一類被保險人不得為第二類及第三類被保險人；第二類被保險人不得為第三類被保險人；第一類至第三類被保險人不得為第四類及第六類被保險人。但……（第 1 項）。具有被保險人資格者，並不得以眷屬身分投保（第 2 項）。」第 13 條規定不得加保之消極資格：「有下列情形之一者，非屬本保險保險對象；已參加者，應予退保：一、失蹤滿六個月者。二、不具第八條或第九條所定資格者。」

### 3.投保單位

健保法第 15 條規定多項、多款被保險人之投保單位（摘錄如表 6-3）；**投保單位欠繳保險費 2 個月以上者，保險人得洽定其他投保單位為其保險對象辦理有關本保險事宜**（第 5 項）。投保單位應於保險對象合於投保條件之日起 3 日內，向保險人辦理投保；並於退保原因發生之日起 3 日內，向保險人辦理退保（第 6 項）。

表 6-3　被保險人之投保單位（摘錄）

| | 被保險人 | 投保單位 |
|---|---|---|
| 1 | 第一類及第二類→服務機關、學校、事業、機構、雇主或所屬團體 | |
| 2 | 第三類→所屬或戶籍所在地之基層農會、水利會或漁會 | |
| 3 | 第四類第一目→國防部指定之單位<br>第四類第二目→內政部役政署<br>第四類第三目→法務部及國防部指定之單位 | |
| 4 | 第五類及第六類→戶籍所在地之鄉（鎮、市、區）公所（但安置於公私立社會福利服務機構之被保險人，得以該機構為投保單位） | |
| 5 | 第六類第二目被保險人及其眷屬→經徵得共同生活的其他類被保險人所屬投保單位同意後，以其為投保單位；但保險費應依地區人口身分分別計算 | |
| 6 | 政府機關、公私立學校專任有給人員或公職人員，公民營事業、機構的受僱者，及其他有一定雇主的受僱者，退休後無職業且無配偶或子女可依附投保者→得以第六類第二目身分參加本保險，並經徵得原投保單位同意，得以原投保單位為投保單位；但是保險費應依地區人口保險費分別計算<br>（以下多種類型，略） | |

註：作者製表

### 4. 健保特約醫療院所家數

　　2022 年 1 月底止，參加全民健保的總人數有 23,759,187 人，投保單位有 929,135 家；為讓民眾獲得完善的醫療服務，除年度特殊高診次者個案輔導外，健保原則上容許民眾自行就醫，全民健保特約醫療院所合計達 21,663 家，特約率 92.35%；另有特約藥局 6,879 家、居家照護機構 731 家、社區精神復健機構 241 家、助產所 18 家、醫事檢驗機構 211 家、物理治療所 31 家、醫事放射機構 10 家、職能治療所 4 家及呼吸照護所 9 家❷⑤。

---

❷⑤　《2022 年 2 月全民健康保險業務執行報告》，健保署，2022 年 3 月，第 3、5、22、30 頁。

# 五 全民健保會組成及權責

為協助規劃全民健保政策及監督辦理保險事務之執行，以及處理健保相關爭議事項，衛生福利部內部設有任務編組：健保會及全民健康保險爭議審議會。

## ㈠健保會組成

### 1.法源依據

健保法第 5 條明定健保會之職責與委員組成等，**衛生福利部處務規程**第 20 條第 5 款也規定，為辦理全民健保費率、給付範圍之審議及醫療給付費用總額之協定分配等事項，設立健保會 [26]。「健保會由被保險人、雇主、保險醫事服務提供者、專家學者、公正人士及有關機關代表組成之；其中保險付費者代表之名額，不得少於二分之一；且被保險人代表不得少於全部名額之三分之一（健保法第 5 條第 4 項）。」「前項代表之名額、產生方式、議事規範、代表利益之自我揭露及資訊公開等有關事項之辦法，由主管機關定之（健保法第 5 條第 5 項）。」

### 2.健保會委員名額分配

衛生福利部依此授權，訂定健保會組成及議事辦法（以下稱組成及議事辦法），並於 2019 年 2 月 12 日再次修正。組成及議事辦法第 2 條規定：健保會置委員 39 人（原 35 人），委員名額分配如下（如圖 6–1）[27]：⑴保險付費者代表 20 人：被保險人代表 14 人、雇主代表 5 人、行政院主計總處 1 人。⑵保險醫事服務提供者代表 10 人。⑶專家學者及公正人士 7 人。⑷國家發展委員會及主管機關各 1 人（第 1 項）。被保險人代表之 14 位委員，其中 11 人，由

---

[26] 《106 年版全民健康保險會年報》，衛生福利部，2018 年 5 月，第 12 頁。
[27] 《110 年度全民健康保險會年報》，衛生福利部，2022 年 6 月，第 17 頁。

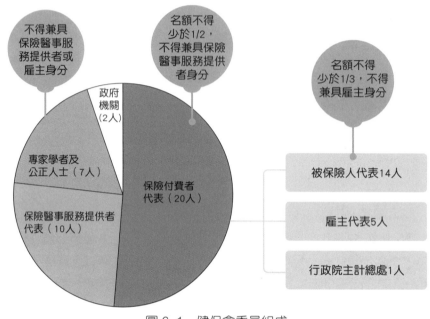

圖 6-1　健保會委員組成

　　主管機關就被保險人類別，洽請有關團體推薦後遴聘之；其餘 3 人，由主管機關以公開徵求方式，遴選依法設立或立案之團體，再洽請該團體推薦後遴聘之（第 2 項）。

### 3.健保會委員任期

　　健保會委員的任期 2 年（組成及議事辦法第 5 條第 1 項），**保險付費者代表及保險醫事服務提供者代表之委員，以連任一次為原則，每一屆並應至少更替五分之一**（同條第 2 項）；主要係為避免更替人數過多，影響業務傳承，而設定更替比率為五分之一。**健保會每月召開會議一次**，必要時，得召開臨時會議（同辦法第 8 條第 1 項）。

## ㈡健保會權責

　　健保法第 5 條第 1 項明定健保會的主要職掌：「一、保險費率之審議。

二、保險給付範圍之審議。三、保險醫療給付費用總額之對等協議訂定及分配。四、保險政策、法規之研究及諮詢。五、其他有關保險業務之監理事項。」健保會審議、協議訂定事項，應由主管機關核定或轉報行政院核定；**其由行政院核定事項，並應送立法院備查**（健保法第 5 條第 6 項）。

健保會任務共計六大項（如圖 6–2）❷，並見諸於健保法（第 5、24、26、45、51、60、61、72、73、74 條）及其施行細則（第 2、3、4 條），法定主要職掌如圖 6–3❷。

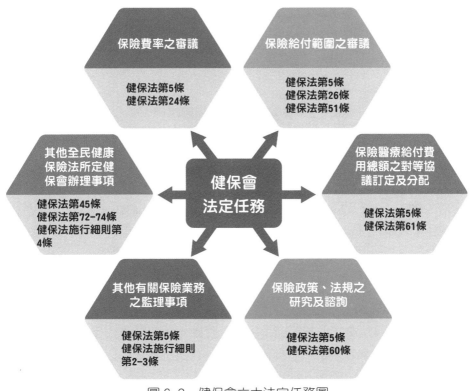

圖 6–2　健保會六大法定任務圖

---

❷　《106 年版全民健康保險會年報》，衛生福利部，2018 年 5 月，第 21 頁。
❷　《106 年版全民健康保險會年報》，衛生福利部，2018 年 5 月，第 22 頁。

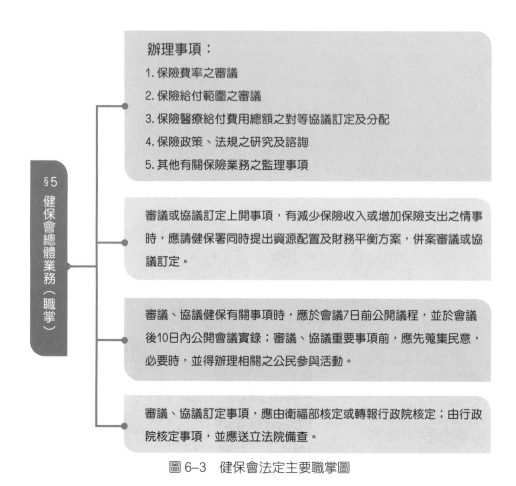

§5
健保會總體業務（職掌）

辦理事項：
1. 保險費率之審議
2. 保險給付範圍之審議
3. 保險醫療給付費用總額之對等協議訂定及分配
4. 保險政策、法規之研究及諮詢
5. 其他有關保險業務之監理事項

審議或協議訂定上開事項，有減少保險收入或增加保險支出之情事時，應請健保署同時提出資源配置及財務平衡方案，併案審議或協議訂定。

審議、協議健保有關事項時，應於會議7日前公開議程，並於會議後10日內公開會議實錄；審議、協議重要事項前，應先蒐集民意，必要時，並得辦理相關之公民參與活動。

審議、協議訂定事項，應由衛福部核定或轉報行政院核定；由行政院核定事項，並應送立法院備查。

圖 6-3　健保會法定主要職掌圖

　　以健保法第24條為例，法明定保險費率審議之程序與完成期限（審議時程表，如圖6-4）❸⓪，並規範費率審議過程中，須有財務收支平衡、資訊公開及融入公民參與等事項，希冀健保會的運作更符社會期待。其他健保法所定健保會辦理事項，如表6-4。

---

❸⓪　《106年版全民健康保險會年報》，衛生福利部，2018年5月，第23頁。

§24
保險費率之審議

健保署應於健保會協定年度總額後1個月，提請其審議當年度保險費率。但以上限費率計收保險費，無法與當年度協議訂定之總額達成平衡時，應重新協議訂定總額。

健保會審議費率前，應邀集精算師、保險財務專家、經濟學者及社會公正人士提供意見。

於年度開始1個月前，依協議訂定之總額，完成年度收支平衡費率之審議，報衛福部轉報行政院核定後由衛福部公告之。不能於期限內完成審議時，由衛福部逕行報行政院核定後公告。

圖 6–4　健保會保險費率審議時程表

表 6–4　其他健保法所定健保會辦理事項

| 第 45 條 | 規範自付差額之醫療特殊材料（下稱特材）項目，須提健保會討論：<br>1.健保署對健保給付之特材，得訂定給付上限，並就同功能類別之特材支付同一價格。<br>2.保險對象經醫師認定有醫療需要時，得選用健保署訂有給付上限之特材，並自付差額。<br>3.自付差額特材品項，應由其許可證持有者向健保署申請，經同意後，併同實施日期，提健保會討論，報衛生福利部核定公告。 |
|---|---|
| 第 72 條 | 規範不當耗用健保醫療資源之改善方案：<br>為減少無效醫療等不當耗用健保醫療資源之情形，健保署每年度應擬訂抑制資源不當耗用改善方案，提健保會討論後，報衛生福利部核定。 |
| 第 73 條 | 規範保險醫事服務機構財務報告應予公開及公開之內涵：<br>1.保險醫事服務機構當年領取之健保醫療費用超過一定數額者，應於期限內向健保署提報經會計師簽證或審計機關審定之健保業務有關之財務報告，健保署並應予公開。<br>2.上述一定數額、期限、財報提供程序、格式及內容之辦法，由健保署擬訂，提健保會討論後，報衛生福利部核定發布。 |
| 第 74 條 | 規範健保署及保險醫事服務機構應定期公開之醫療品質資訊：<br>1.健保署及保險醫事服務機構應定期公開與健保有關之醫療品質資訊。<br>2.品質資訊之範圍內容、公開格式及其他應遵行事項之辦法，由健保署擬訂，提健保會討論後，報衛生福利部核定發布。 |
| 施行細則<br>第 4 條 | 健保會應每年編具年終業務報告，並對外公開。 |

## 六　全民健保重要規定事項

### ㈠一般保險費負擔比例

　　為達「不浪費」及「受益者付費」原則，除課以病人及醫療提供者共同節制醫療費用之責任，病人就診應負擔部分醫療費用，額度除居家照護醫療費用之 5% 外，訂為門診或急診費用 20% 至 50%，住院 10% 至 30%；並對醫療提供者逐步採行「總額支付制度」。此外，依「精算結果」訂定保險費率，將被保險人分為六類，規定其保險費負擔比例。健保法第 27 條規定，第 18 條及第 23 條各類被保險人及眷屬暨投保單位之一般保險費負擔，應依下列規定計算（如表 6–5）：

表 6–5　被保險人及眷屬暨投保單位一般保險費負擔表

| 類　　別 | 第 10 條第 1 項款目 | 被保險人及眷屬負擔比例 | 投保單位負擔比例 | 其他機關負擔比例 |
|---|---|---|---|---|
| 第一類 | 第 1 款第 1 目 | 30% | 70% | 私立學校教職員之保險費學校負擔 35%，中央政府補助 35% |
| | 第 1 款第 2 目及第 3 目 | 30% | 60% | 中央政府補助 10% |
| | 第 1 款第 4 目及第 5 目 | 100% | － | － |
| 第二類 | | 60% | － | 中央政府補助 40% |
| 第三類 | | 30% | － | 中央政府補助 70% |
| 第四類 | 第 4 款第 1 目 | 0 | － | 其所屬機關全額補助 |
| | 第 4 款第 2 目 | 0 | － | 中央役政主管機關全額補助 |
| | 第 4 款第 3 目 | 0 | － | 中央矯正主管機關及國防部全額補助 |
| 第五類 | | 0 | － | 中央社政主管機關全額補助 |

| 第六類 | 第 6 款第 1 目 | 被保險人 0 | – | 國軍退除役官兵輔導委員會補助 |
| | 第 6 款第 1 目 | 眷屬 30% | – | 國軍退除役官兵輔導委員會補助 70% |
| | 第 6 款第 2 目 | 60% | 40% | – |

註：作者製表

## (二)平均眷口數

　　健保法第 18 條第 2 項「前項眷屬之保險費，由被保險人繳納；超過三口者，以三口計。」另一方面，考量雇主照顧勞工及其眷屬，可提高勞工生產力，促進勞資和諧，因此，全民健保開辦後，雇主為所僱勞工及其眷屬負擔 60% 保險費，惟不論員工有無眷屬或有多少眷屬，雇主只要為每位員工負擔 1.36 個眷屬的保險費❸ 。

　　按健保法第 29 條規定，雇主應負擔之平均眷口數係依實際眷屬人數來計算，且健保法施行細則第 68 條第 3 款亦規定，依本法所定之眷屬人數，為保險人每年應公告之事項。健保署從 1995 年 3 月第 1 次公告平均眷口數為 1.36 人，至 2001 年 1 月第 5 次公告平均眷口數為 0.78 人之後，即未依法行政逐年公告調整，長期超收雇主保險費每年約新臺幣 99 億元，用以彌補財務缺口。2006 年 2 月 24 日前全民健康保險監理委員會第 129 次委員會議雇主代表委員臨時提案，要求確實依照實際平均人數計收之；經連續多次提案後，健保署才公告調降平均眷口數為 0.7 人，自 2007 年 1 月生效。2020 年 1 月平均眷口數降為 0.58 人，迄 2022 年 6 月止未再調整；全民健保歷年平均眷口調整表（如表 6-6）：

---

❸　1.36 人是 80 年行政院主計處「個人所得分配調查報告」的平均眷口人數。

表 6–6　全民健保歷年平均眷口調整表

| 次別 | 調整生效日期 | 眷口數 | 公告日期 |
|---|---|---|---|
| 1 | 1995 年 3 月 | 1.36 | |
| 2 | 1996 年 1 月 | 1.10 | |
| 3 | 1996 年 10 月 | 0.95 | |
| 4 | 1998 年 3 月 | 0.88 | |
| 5 | 2001 年 1 月 | 0.78 | |
| 6 | 2007 年 1 月 | 0.70 | 2006 年 11 月 28 日 |
| 7 | 2015 年 1 月 | 0.62 | 2014 年 12 月 23 日 |
| 8 | 2016 年 1 月 | 0.61 | 2015 年 10 月 20 日 |
| 9 | 2020 年 1 月 | 0.58 | 2019 年 8 月 30 日 ❸❷ |
| 10 | 2023 年 1 月 | 0.57 | 2022 年 7 月 27 日 ❸❸ |

註：作者製表

## ㈢補充保險費

　　保險收入、保險成本與保險費率，係健保三要素；影響保險收入的因素，則有多種，主要有：「一般保險費率」及「補充保險費率」、「被保險人第 1–6 類平均保險金額」（含高薪低報）、「保險對象人數及結構」（含平均眷口數、人口成長率）等（如表 6–7）。為維健保財務收支平衡，應掌握投保薪資、健保費率、減少醫療浪費此些影響健保財務之因子。健保法修法前以六類十四目計徵健保費，保費負擔公平性備受質疑；醫療資源不當使用的結果，保險支出快速成長，導致健保財務惡化，萌生難以為續之危機。

---

❸❷　〈健保平均眷口數調降 90 萬雇主受惠〉，中央通訊社，2019 年 8 月 30 日。

❸❸　〈明年起投保單位平均眷口數降衝擊健保少收 19 億元〉，2022 年 7 月 27 日，《聯合報》。

表 6-7　保險收入內涵簡表

| 項　　目 | 保險費收入 | 影響保險收入因素 |
|---|---|---|
| 內　　涵 | 保險費收入（與費基極相關） | 保險費率（一般、補充費率雙軌） |
| | 保險費滯納金收入 | 保險費上限 |
| | 利息收入 | 平均眷口數 |
| | 公益彩券收入 | 高薪低報 |
| | 菸捐健康福利捐分配收入 | 欠費 |
| | 投資賸餘及其他業務外收入等 | 人口成長率等 |

註：作者製表

## 1.新增補充保險費之法源

　　二代健保另增「受刑人」一目，並增加勞、資及政府的負擔；另，以保險費基侷限在薪資、民眾之負擔欠缺公平性，於健保法**第 31 條創設計收扣取補充保險費之法律依據，俾擴大保險費費基**：利息、股利、執行業務所得、租賃所得、超過 4 個月薪資獎金收入，以及非投保單位薪資所得等六種所得項目（如圖 6-5），採就源扣繳方式，第 1 年課徵 2%（目前為 2.11%）的健保補充保險費，形成健保一般保險費及補充保險費雙軌制，不但各有不同費

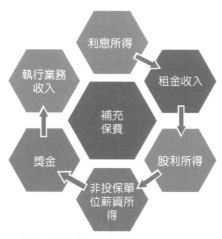

圖 6-5　補充保險費六種所得項目圖（作者自繪）

率及上下限規定，且主管機關在保險費率之調整權限上，亦有所不同。

## 2.補充保險費之公平性與財源穩定性倍受質疑

健保補充保險費之課徵，立法過程未經審慎辯證妥思，正當性具爭議，其以選擇式之課徵，不無違反平等原則之疑慮，難謂對民眾之財產權並無侵害。由於保險費的負擔與民眾的財產支配能力相關聯，因此，保險費的費基與費率之規劃設計，不能無視於民眾的負擔能力，致使民眾無法維持其最低水準的基本生活，而侵損憲法明文保障人民的生存權❸❹。

## 3.全民健康保險扣取及繳納補充保險費辦法

中央主管機關依健保法第 31 條第 3 項之授權，於 2012 年 10 月 30 日發布「全民健康保險扣取及繳納補充保險費辦法」（下稱扣取及繳納補充保險費辦法），補充保險費徵收對象，涵蓋部分經濟弱勢族群，新增補充保險費課徵對象，排除社會救助法規定之中低收入戶成員，身心障礙人士與 70 歲以上中低收入戶老人等經濟弱勢族群，如有各項補充保險費費基，仍需繳納補充保險費。據分析利息所得、租賃所得情況，約有三分之一為老人所持有，股利所得亦有近 15% 為老人所持有，而 65 歲以上老人其經濟能力及健康狀況，通常較差，對之課徵補充保險費恐違公平性原則。

### ⑴限縮母法之適用

對於全民健保補充保險費之徵收，學者強烈批評，**房屋承租人為自然人，不須代扣補充保費，並無任何依據即逕予限縮母法之適用**；放任有高額所得者輕易規避保費課徵，牴觸量能原則，違反保費分配原理，有違平等原則之疑慮。學者認為，未經妥思倉促實施的短期尋求財務挹注措施，可能成為健保永續經營的最大危機，並直指徵收補充保費合憲性諸多疑義，難謂符合依

---

❸❹　吳秀玲，〈全民健保財源籌措內涵變革之檢討——以健保徵收補充保險費為中心〉，「103 亞太區域研究學術研討會」，中山大學中國與亞太區域研究所，2014 年 3 月 14–15 日。

法行政原則之法律保留原則與授權明確性原則，且有違平等原則之疑慮 **㉟**。補充保險費並非好的健保財源，亦無法澈底解決健保財務問題，應持續推動三代健保——以家戶總所得為費基，可避免民眾藉由所得或投保身分轉換，達到規避的效果 **㊱**。

### ⑵分散或集中給付規避課徵

二代健保實施後，補充保費之徵收增加企業界很大負擔，因為除增加補充保費支出外，還要增加人力以協助扣繳作業，增加不少社會成本。**補充保險費之制度設計，更可以透過分散或集中給付，規避補充保險費的課徵**，對於民眾而言，即產生誘因，進而影響其行為。補充保險費之相關規定，背離中立性原則，**有鼓勵民眾取巧之弊**。

### ⑶修正補充保險費的課徵下限

健保補充保險費造成極深的民怨，且稽徵成本極高及耗費可觀的時間成本。由於社會上民眾、雇主對於補充保險費的課徵反彈及批評聲浪不斷，中央主管機關爰於 2014 年 7 月 21 日修正扣取及繳納補充保險費辦法，**將補充保險費的課徵下限**，從新臺幣 5 千元提高與基本工資相同，並於 2015 年 6 月 18 日再次修正，對於 5 千元以上未達 2 萬元之所得，回歸就源扣繳方式收取補充保險費，避免耗費整體社會資源，但修正條文尚未施行，**補充保費扣取金額於 2015 年 12 月 2 日再度修正提高為 2 萬元之所得，自 2016 年 1 月 1 日施行**。健保保險費與健保補充保險費兩種費率，自 2016 年 1 月 1 日起，健保保險費費率調降為 4.69%，健保補充保險費費率連動調降為 1.91%。由於虧損數百億元，爰自 2021 年 1 月 1 日起，健保保險費率調升為 5.17%，健保補充保險費率調升為 2.11%。

---

**㉟** 蔡維音，〈徵收補充保費之合憲性〉，《月旦法學雜誌》，第 127 期，2013 年 5 月，第 6–8 頁。

**㊱** 韓幸紋，〈從學理及行政執行面探討保險對象補充保險費課徵之問題〉，《台灣衛誌》，第 32 卷第 1 期，2013 年，第 6–17 頁。

## ㈣部分負擔

實施全民健保後去除個人就醫的財務障礙，容易誘發民眾利用更多的醫療服務，產生「保險道德危險」的問題；為提高民眾正確「成本意識」，避免「不當就醫」，大多數實施健康保險的國家，採行醫療費用部分負擔制度。我國健保法第 47 條第 1 項規定，保險對象應自行負擔之住院費用比率如下（如表 6-8）。為減輕民眾負擔，對於急性病房住院 30 日以內、慢性病房住院 180 日以內，訂定**每次及全年度應自行負擔金額上限**，由主管機關公告之（第 47 條第 2 項）。衛生福利部公告自 2022 年元旦起，同一疾病單次住院 43,000 元、全年累計住院 72,000 為上限。

表 6-8　保險對象應自行負擔之住院費用比率

| 病房別／比率 | 5% | 10% | 20% | 30% |
|---|---|---|---|---|
| 急性病房 | | 30 日以內 | 逾 30 日至 60 日 | 逾 60 日起 |
| 慢性病房 | 30 日以內 | 逾 30 日至 90 日 | 逾 90 日至 180 日 | 逾 180 日起 |

註：作者製表

### 1.門診部分負擔定率為原則，定額為例外

健保法對於**保險對象應門診需自行負擔費用之額度**，明文採「定率」制，於第 43 條第 1 項規定：「保險對象應自行負擔門診或急診費用之百分之二十，居家照護醫療費用之百分之五。但不經轉診，於地區醫院、區域醫院、醫學中心門診就醫者，應分別負擔其百分之三十、百分之四十及百分之五十。」如果採取「定額」之方式收取部分負擔，則僅應限於「必要時」，主管機關「得依診所及各級醫院前一年平均門診費用及第一項所定比率，以定額方式收取，並每年公告其金額。」（同條第 3 項）；至於住院，則依急、慢性及住院天數，「定率」收取住院部分負擔（同法第 47 條第 1 項）。

然主管機關長期以來，不問是否必要，皆採取「定額」方式收取，最近

調整公告的基本部分負擔金額（如表 6-9）❸❼，自 2017 年 4 月 16 日起生效。門診藥品部分負擔金額，100 元以下免藥費部分負擔；101–200 元收取部分負擔 20 元；每增百元加收部分負擔 20 元，上限則為 200 元。

表 6-9　定額門診基本部分負擔

單位：元

| 醫院層 | 西醫門診 | | 急　診 | | 牙　醫 | 中　醫 |
|---|---|---|---|---|---|---|
| | 經轉診 | 未經轉診 | 檢傷分類 | | | |
| | | | 第 1、2 級 | 第 3、4、5 級 | | |
| 醫學中心 | 170 | 420 | 450 | 550 | 50 | 50 |
| 區域醫院 | 100 | 240 | 300 | | 50 | 50 |
| 地區醫院 | 50 | 80 | 150 | | 50 | 50 |
| 診　所 | 50 | 50 | 150 | | 50 | 50 |

註：作者製表

### 2. 部分負擔調整方案

當民眾改變就醫行為時，若每人每年減少 1 次就醫，健保資源將可節省約 378 億點。為健保永續，醫療資源獲得更有效率使用，強化費用意識，衛生福利部於 2022 年 4 月 8 日公告使用者付費部分負擔調整，並自 2022 年 5 月 15 日起正式實施，充分落實社會保險公平負擔精神，使醫療資源能合理分配，具體落實分級醫療。本次調整內容包括：門診藥品、檢驗檢查及急診部分負擔，推估計收金額近百億元❸❽。

---

❸❼　〈部分負擔及免部分負擔說明〉，衛生福利部中央健康保險署，2018 年 4 月 25 日，https://www.nhi.gov.tw/Content_List.aspx?n=BCB1A5D2CBACD6E0&topn=3185A4DF68749BA9（2018 年 10 月 12 日瀏覽）。

❸❽　2022 年 5 月 15 日正式實施使用者付費部分負擔調整方案，具體落實分級醫療，衛生福利部，2022 年 4 月 8 日，https://www.mohw.gov.tw/cp-16-67980-1.html（2022 年 6 月 20 日瀏覽）。

(1)門診藥品部分負擔：醫學中心或區域醫院收取藥品部分負擔 20%，最多收 300 元，地區醫院及基層診所維持現行收取方式，藥費 100 元以下免收取藥品部分負擔，101 元以上收取 20%，最多收 200 元。另，持慢性病連續處方箋第 1 次調劑比照一般藥品處方箋需收取藥品部分負擔，但第 2 次以後調劑維持免收（如表 6–10）。

表 6–10　門診藥品部分負擔調整內容

| 藥品費用 | 一般藥品處方箋 | | | |
|---|---|---|---|---|
| | 慢箋第 1 次調劑 | | 慢箋第 2 次以後調劑 | |
| | 基層診所<br>中醫<br>地區醫院 | 區域醫院<br>醫學中心 | 基層診所<br>地區醫院 | 區域醫院<br>醫學中心 |
| 100 元以下 | 免收 | 比率 20%<br>上限 300 元 | 免收 | |
| 101 元以上 | 比率 20%<br>上限 200 元 | | | |

資料來源：衛生福利部

(2)門診檢驗、檢查部分負擔：經轉診至醫學中心或區域醫院收取 10% 部分負擔，前者最多收 200 元，後者最多收 150 元，但未經轉診至該二類醫院，將收取 20% 的部分負擔，前者最多收 400 元，後者最多收 300 元。地區醫院 500 元以下免收，501 元以上收取 10%，最多收 100 元。西醫基層診所、牙醫及中醫之檢驗、檢查費用 1,000 元以下，免收部分負擔，1,001 元以上收 100 元（如表 6–11）。

表 6–11 門診檢驗、檢查部分負擔調整內容

| 檢驗檢查費用 | 基層診所牙醫中醫 | 地區醫院 | 區域醫院 | | 醫學中心 | |
|---|---|---|---|---|---|---|
| | | | 經轉診 | 未經轉診 | 經轉診 | 未經轉診 |
| 500 元以下 | 免收 | 免收 | 比率 10%上限 150 元 | 比率 20%上限 300 元 | 比率 10%上限 200 元 | 比率 20%上限 400 元 |
| 501-1,000 元 | | 比率 10%上限 100 元 | | | | |
| 1,001 元以上 | 100 元 | | | | | |

資料來源：衛生福利部

(3)在急診部分負擔：醫學中心及區域醫院，調降急診檢傷分類「第 1–2 級」部分負擔，從 450 元分別調降為 300 元、200 元，「第 3 級」維持 550 元、300 元，「第 4–5 級」從 550 元調高為 800 元、600 元（如表 6–12）。惟因疫情嚴峻，健保部分負擔新制暫緩實施，將視整體社會疫情情形才會再啟動 ❸❾。

表 6–12 急診部分負擔調整內容

| 層級別 | 現行急診檢傷分類 | | 調整急診檢傷分類 | | |
|---|---|---|---|---|---|
| | 第 1-2 級 | 第 3-5 級 | 第 1-2 級 | 第 3 級 | 第 4-5 級 |
| 醫學中心 | 450 元 | 550 元 | 300 元 | 550 元 | 800 元 |
| 區域醫院 | 300 元 | | 200 元 | 300 元 | 600 元 |
| 地區醫院 | 150 元 | | 150 元 | | |
| 基層診所 | 150 元 | | 150 元 | | |

資料來源：衛生福利部

---

❸❾ 〈健保部分負擔 5 月不漲了！陳時中吐啟動時機：視疫情變化〉，2022 年 5 月 11 日，三立新聞網，https://www.setn.com/News.aspx?NewsID=1114038 （2022 年 6 月 20 日瀏覽）。

因國內新型冠狀病毒 (COVID–19) 疫情自 2022 年 5 月初急速竄升，為避免增加民眾負擔，衛生福利部 2022 年 5 月 12 日發函註銷公告。健保部分負擔調整方案何時重新公告？尚未訂出時間表❹。惟 2022 年 7 月 18 日衛福部新任部長薛瑞元一上任，強調：拖延施行的部分負擔新制，今 (2022) 年一定會上路❹。

### 3.選擇性割裂適用法律乃嚴重違規

前文所謂的「必要時」，必須在政策上有符合公共利益、社會秩序的重要事由，而非屬主管機關可得以恣意裁量事項。抑且，該「必要時」之認定，必須有定期檢證之機制，評估該「手段之必要性」是否繼續存在，否則健保法所明定，門診「原則採定率」「例外採定額」之規定，形成任意翻覆；且僅「居家照護醫療費用」，適用對其有利的「定率百分之五」，主管機關對於健保法第 43 條第 1 項之法律規定，選擇性割裂適用，乃屬嚴重的違規行為。

### 4.減免或免除部分負擔

#### ⑴得予減免

健保法第 43 條第 2 項規定：「前項應自行負擔之費用，於醫療資源缺乏地區，得予減免。」

#### ⑵免除部分負擔

前述部分負擔如有特殊情形，可予以免除。依健保法第 48 條第 1 項規定，保險對象有下列情形之一者，免依第 43 條及第 47 條規定自行負擔費用：①重大傷病；②分娩；③山地離島地區之就醫。中央主管機關依授權訂定「全民健康保險保險對象免自行負擔費用辦法」，本辦法第 6 條第 1 項規定：「保

---

❹　〈健保部分負擔何時上路？陳時中：目前沒有考慮〉，2022 年 7 月 5 日，《聯合報》。

❹　〈薛瑞元上任挑戰要修健保法「打破費率天花板」部分負擔新制今年上路〉，2022 年 8 月 14 日，《聯合報》，A1 版。

險對象持有效期間內重大傷病證明就醫，其**免自行負擔費用範圍**如下：一、重大傷病證明所載傷病，或經診治醫師認定與該傷病相關之治療。二、因重大傷病門診，當次由同一醫師併行其他治療。三、因重大傷病住院須併行他科治療，或住院期間依病情需要，併行重大傷病之診療。」第 7 條：「保險對象因分娩就醫者，免自行負擔費用。因**分娩引起之合併症**或生產後於當次住院中併行其他疾病之治療者，得免自行負擔費用。」**保險對象於山地離島地區醫院、診所門診、急診、住院或接受居家照護服務者**，免自行負擔費用（第8 條第 1 項）。

由於民眾罹患重大傷病得免除部分負擔，重大傷病領證人數成長以倍數計，2022 年 2 月有效領證數達 996,230，比 2021 年 2 月有效領證數974,274，增加 2.25%❷。根據相關統計資料，以 2014 年為例，當年的重大傷病有效領證數 915,254，約占全部人口數的 3.87%，使用健保 1,679 億元，占全國總醫療費用的 27.3%，亦即近 4% 重大傷病患者，用 27% 的健保資源❸，令人心驚！

健保法第 48 條第 1 項免除部分負擔規定，難以避免醫療浪費，尤其是呼吸器依賴病人，住院免部分負擔，長期住院情形一直存在，值得檢討。

### 5. 以部分負擔提升健保節流

研究指出，部分負擔若要落實使用者付費原則以減少醫療浪費，使醫療資源的配置更合理，應將部分負擔中的長期未調整的「定額上調修正」，同時，應回歸健保法之規定，「將定額負擔調整為定率負擔」，較能達到減少醫療浪費，促使民眾珍惜醫療資源的效果。研究強調：免除部分負擔的對象，應考量病患財務狀況及所處地區之醫療資源，「重大傷病病患並非等同經濟弱勢，不應免除部分負擔」❹。

---

❷ 《2022 年 2 月份全民健康保險業務執行報告》，健保署，2022 年 3 月，第 72 頁。

❸ 〈103 年重大傷病領證數下降，全民健保對重大傷病患者的醫療照顧不減少〉，健保署，2015 年 7 月 7 日。

❹ 林國明，《運用公民參與模式模擬及評估健保財務平衡方案之可行性研究》，衛生福利部 2021 年度委託研究計畫期末報告，國立臺灣大學，2021 年 11 月 25 日，第 93–

## ㈤轉診制度

　　目前我國醫療院所分成四級，即分為「基層診所」、「地區醫院」、「區域醫院」、「醫學中心」四級，**每層級之醫療院所有其不同的規模、設備與功能**。為有效發揮各級醫療院所功能，使病人得到最適當之照護，具較多儀器設備及專科人力之大醫院，應多利用於診治「大病」，而常見之疾病應先至分布較廣、可近性高之診所診治，即「大醫院看大病，診所看小病」，以免影響真正需要醫療者的就醫機會。**為免醫療資源之浪費**，故建立轉診制度，醫院、診所，如因限於人員、設備及專長能力，無法確定病因或提供完整治療時，應建議病人轉診（醫療法第 73 條第 1 項）。

　　我國國內分級轉診政策於醫療網第一期計畫時即已確立，然成效不彰，部分民眾不分疾病，就醫首選仍在醫學中心，致使醫學中心每日門診服務量過大，影響醫學中心應負擔之研究、教學、訓練及急重症醫療。**健保法在立法之際，為強化分級醫療及轉診制度，訂定越級就醫加重部分負擔之規定，惟因開辦初期引發民眾強烈反彈，是項規定未能落實**[45]，病人湧向醫學中心，醫學中心不斷擴床，疏忽教學責任，導致醫學教育環境惡化[46]；並使得地區醫院萎縮近一半，情況嚴重。

## ㈥不予給付項目及對象

　　為合理規劃保險給付，提供綜合性醫療服務，對於無關疾病治療或價格彈性大，易導致利用浮濫，或尚在醫學實驗階段之高科技醫療項目等，目前不予給付。

### 1.不給付項目

　　就「特定項目」之費用而言，**健保法第 51 條規定 12 款不列入本保險給**

---

　　94 頁。

[45]　《我國全民健康保險制度總體檢調查報告》，監察院，2011 年 1 月，第 120 頁。

[46]　黃達夫，〈立即規劃第三代健保〉，2010 年 8 月 3 日，《中國時報》，第 A16 版。

付範圍：⑴依其他法令應由各級政府負擔費用之醫療服務項目。⑵預防接種及其他由各級政府負擔費用之醫療服務項目。⑶藥癮治療、美容外科手術、非外傷治療性齒列矯正、預防性手術、人工協助生殖技術、變性手術。⑷成藥、醫師藥師藥劑生指示藥品。⑸指定醫師、特別護士及護理師。⑹血液。但因緊急傷病經醫師診斷認為必要之輸血，不在此限。⑺人體試驗。⑻日間住院。但精神病照護，不在此限。⑼管灌飲食以外之膳食、病房費差額。⑽病人交通、掛號、證明文件。⑾義齒、義眼、眼鏡、助聽器、輪椅、拐杖及其他非具積極治療性之裝具。⑿其他由保險人擬訂，經健保會審議，報主管機關核定公告之診療服務及藥物。

### 2.排除健保之適用

因戰爭變亂，或經行政院認定並由各級政府專款補助之重大疫情及嚴重之地震、風災、水災、火災等天災所致之保險事故，不適用本法（健保法第52條）。

### 3.不給付對象

就「保險對象」之情形而言，健保法第53條規定不予保險給付事項：⑴住院治療經診斷並通知出院，而繼續住院之部分。⑵有不當重複就醫或其他不當使用醫療資源之保險對象，未依保險人輔導於指定之保險醫事服務機構就醫。但情況緊急時不在此限。⑶使用經事前審查，非屬醫療必要之診療服務或藥物。⑷違反本保險規定之有關就醫程序。此外，保險醫事服務機構對保險對象之醫療服務，經保險人審查認定不符合本法規定者，其費用不得向保險對象收取（健保法第54條）。

### 4.屬給付項目但不予支付

對於特約醫事服務機構所申請之健保給付，雖屬於給付項目，但經審查該診療或相關行為如有不當情形時，應不予支付，以杜浮濫。全民健康保險醫療費用申報與核付及醫療服務審查辦法第19條規定：「保險醫事服務機構申報非屬於住院診斷關聯群（以下稱診斷關聯群）之案件，經審查有下列情

形之一者，應不予支付不當部分之費用，並載明理由：一、治療與病情診斷不符。二、非必要之連續就診。三、治療材料之使用與病情不符。四、治療內容與申報項目或其規定不符。五、非必要之檢查或檢驗。六、非必要之住院或住院日數不適當。七、病歷記載不完整，致無法支持其診斷與治療內容。……。十六、論病例計酬案件不符出院條件，而令其出院。十七、其他違反相關法令或醫療品質不符專業認定。」

此外，針對申報屬於診斷關聯群之案件，經專業審查有下列情形之一者，應不予支付，並載明理由：⑴非必要住院。⑵非必要之主手術或處置。⑶主手術或處置之醫療品質不符專業認定。⑷病情不穩定，令其出院（同辦法第20條第1項）。

### 5.醫藥分業與健保給付之關連

藥事法第102條規定：「醫師以診療為目的，並具有本法規定之調劑設備者，得依自開處方，親自為藥品之調劑（第1項）。全民健康保險實施二年後，前項規定以在中央或直轄市衛生主管機關公告無藥事人員執業之偏遠地區或醫療急迫情形為限（第2項）。」此即醫藥分業之法源依據。所謂「醫藥分業」，就是醫師與藥師各司其職，而且分工合作，即「醫師診斷、開立處方而不調劑，藥師調劑、給藥而不開立處方」，「醫藥分業」之後，病人可向藥師請教處方箋上醫師之用藥，充分獲得用藥諮詢服務和藥師的專業調劑。惟因依法診所仍可自聘藥師調劑，「醫藥分業」的效果，仍大打折扣。

健保署為鼓勵處方箋的釋出，從1997年起診所釋出處方箋者，每張可獲補助25元，診所藥局再獲藥事服務費❹補助24元；每釋出一張處方箋，診所共可獲得49元之補助，但這些處方箋卻未流向社區藥局，而是回流至診所所設置的「門前藥局」。「門前藥局」等於診所附設藥局，多由診所醫師出資，聘用藥師調劑，開在診所隔壁或附近，專門吸收診所釋出的處方箋。據統計，全國疑似門前藥局約達1,061家，估計每年溢領健保補助費高達16億元。健

---

❹　藥事服務費係指，醫療機構在提供醫療服務過程中收取的一項費用，用於補償醫療機構向患者提供藥品處方服務的合理成本。

保署於 2006 年 5 月起，結合檢方對門前藥局涉嫌詐領健保費展開取締行動❹。

## ㈦醫療費用支付

醫療費用保險給付支出，為全民健保保險成本中最主要的支出項目，醫療費用支出成長率高於財務收入之成長率時，將造成健保財務的短絀，甚至引起財務上的重大危機。我國醫療費用成長迅速的主因：人口高齡化、使用新醫療科技、民眾醫療需求增加、重大傷病患者增加迅速、給付範圍過多、支付標準過高等❹。二代健保採「量出為入」的財務結構設計，健保的總額支付制度 2022 年金額已超過 8,000 億元，**如何克制國家對於人民過度的照顧、節制不必要的醫療給付，或不當地免除負擔及減少醫療浪費，落實醫療資源分配正義，誠屬重要。**

### 1.總額支付制度

「總額支付制度」(global budget system) 亦稱「總額預算制度」，健保法明定應實施總額支付制度，由付費者與醫事服務提供者，就特定範圍的醫療服務，預先以協商方式，訂定未來一段期間內健康保險醫療服務總支出，藉以控制醫療費用於預算範圍內的一種制度❺。健保自 1998 年 7 月試辦牙醫總額給付，中醫、西醫基層及醫院（2002 年 7 月起）相繼實施總額支付制度❺，透過事先定額給付之上限規定，限制超過定額以上的醫事服務費用請求，以控制醫療費用合理成長及促進醫療機構自主管理。

---

❹ 2006 年 5 月 17 日，《聯合報》，第 A16 版；2006 年 5 月 17 日，《中國時報》，第 A1、A6 版。

❹ 曾文利，《從全民健康保險財務危機論制度改革》，中正大學政治學研究所碩士論文，2004 年，第 73 頁。

❺ 《全民健康保險醫療費用總額支付制度問答輯》，全民健康保險醫療費用協定委員會，2005 年 6 月，第 6 頁。

❺ 楊志良、洪維河合著，〈對醫院總額支付制度的若干觀察〉，《全民健保雙月刊》，第 39 期，2002 年 9 月，第 20–21 頁。

　　總額支付制度係節制醫療費用膨脹之機制，減少以量計酬之誘因，使醫療服務行為合理化，專業自主權得以提升；藉由付費者與醫療服務提供者共同協商，加強雙方成本意識及權益之平衡。惟醫療服務提供者自我審查制度如不健全，可能引致劣幣驅逐良幣的不公平現象，影響醫療品質致被保險人之權益受損❺❷。健保每年度的醫療給付費用總額，由衛生福利部依健保法第60條規定，於年度開始6個月前，擬訂範圍並諮詢健保會之後，報行政院核定；成長率在既有基期上，每年約以5%為上限，成長數百億元（如表6-13）。

表6-13　健保醫療給付費用總額公告❺❸

| 年　　度 | 總額金額（億元） | 成長率 | 成長金額（億元） |
|---|---|---|---|
| 2015 | 5,800.54 | | |
| 2016 | 6,082.66 | 4.9% | 282 |
| 2017 | 6,545 | 7.6% | 463 |
| 2018 | 6,853 | 4.7% | 308 |
| 2019 | 7,139.78 | 4.2% | 286.78 |
| 2020 | 7,526 | 5.4% | 386.22 |
| 2021 | 7,832.3 | 4.2% | 360.3 |
| 2022 | 8,095.62 | 3.32% | 263.3 |

資料來源：作者製表

### 2. 協商程序

總額協商之程序，健保會應於各年度開始3個月前，在行政院核定之總

---

❺❷　盧安琪，《國立成功大學醫學中心門診醫療服務品質之實證研究》，成功大學企業管理研究所碩士論文，2002年，第17–19頁。

❺❸　「111年度全民健康保險醫療給付費用總額及其分配」，衛生福利部2022年1月26日(104)衛部健字第1113360011號公告。

額範圍內，協議總額及其分配方式，報衛生福利部核定；不能於期限內協議訂定時，由主管機關決定（健保法第 61 條第 1 項）。健保會爰於每年 9 月，進行次年度的醫療給付費用總額協商；而健保會審議健保保險費率之前提，需由健保署於健保會協議訂定醫療給付費用總額之後 1 個月提請審議（健保法第 24 條第 1 項）。是以，健保會最遲應於每年 11 月，進行下年度的保險費率審議，以符時限規定。因此，健保會於每年 9 月中旬安排為期二天的「年度總額協商會議暨委員會議」，並於協商會議前，安排一系列的座談會／會前會，促進對等協商能力，以利健保資源做最有效益的配置。健保會總額協商會議，通常自會議當天上午 9 時 30 分起進行至接近凌晨或次日凌晨 1–2 時止，連續協商近 15–17 個小時，牙醫門診、中醫門診及其他預算獲致共識，其餘未能達成共識方案，健保會將付費者及醫界代表方案，以兩案併陳方式，併同其他獲致共識的部門，報請衛生福利部裁決。

### 3.收支連動紙上談兵

基於「量出為入」原則，每年 9 月健保會協議所訂定的**醫療給付費用總額之數額，經報主管機關核定後**，健保會就「保險費率的審議裁量空間，實質上已受到限縮」。由於我國社會整體經濟成長，長期停滯不前，保險費收入成長不易，然行政院每年度核定的**醫療給付費用總額範圍**，卻是年年成長，僅藉健保會進行保險費率的審議，即可獲致收支連動與財務平衡的思維，難謂實際，因而「收支連動」可能淪為紙上談兵的議題。因健保法第 18 條第 1 項已限定一般保險費率以 6% 為上限，除非修法，否則無法以「收支連動」為由，通過超過上限 6% 的保險費率。當給付支出的必要性永遠優先於收入的正當性與合理性，「量出為入」的「出」，若無法「定性」為「基本治療」之支出，則強制「收入」應配合一味膨脹的「支出」，每年增加數百億元，並非國人之福❺❹。

---

❺❹ 吳秀玲、葉明功、周淑婉，〈從法制面探討影響我國全民健康保險財務之因素〉，《中正財經法學》，第 14 期，2017 年 1 月，第 243 頁。

## ㈧安全準備

推動全民健康保險之三原則為：「當用則用的撙節理念」、「不浪費、不虧損」和「受益者付費」。為達其中「不虧損」原則，建立全民健康保險獨立自主之財務責任制度，乃重要之課題。

### 1.提列安全準備

為建立全民健保獨立自主之財務責任制度，健保法在第 8 章明列「安全準備及行政經費」之規定，分別自下列各項來源提列「安全準備」，以平衡保險財務：⑴本保險每年度收支之結餘、保險費滯納金、本保險安全準備所運用之收益（健保法第 76 條第 1 項第 1–3 款）。⑵政府已開徵之菸、酒健康福利捐，以及依其他法令規定之收入（同條第 1 項第 4、5 款）。若本保險年度收支發生短絀時，應由本保險安全準備先行填補（健保法第 76 條第 2 項）。⑶本保險安全準備總額，以相當於最近精算 1 個月至 3 個月之保險給付支出為原則（健保法第 78 條）。

### 2.安全準備短絀

全民健保財務以收支平衡為原則，保險費收入須能支應醫療費用所需，短期收支差額由安全準備調節支應，長期財務欲得平衡，則應根據精算結果，訂定合理的保險費率以達成。回顧健保安全準備短絀情況，可了解健保支出大於收入時，最有效的調整機制為提高費率。2006 年健保準備金不足 15 億元，首次出現負數[55]；2007 年保險收入達 3,874.71 億元，保險支出為 4,011.49 億元，收支短絀 136.78 億元[56]；2009 年年底健保財務虧損 600 億元[57]。保險費率原應依法調整，政務官卻將保險費率之調整與政治掛勾，任

---

[55] 《中華民國全民健康保險統計》，行政院衛生署中央健康保險局，2010 年 11 月，第 11–12 頁。

[56] 蔡茂寅，〈全民健康保險現行制度分析與探討〉，《月旦法學雜誌》，第 153 期，2008 年 2 月，第 18 頁。

[57] 〈600 億缺口健保局被批浪費〉，2009 年 2 月 26 日，《蘋果日報》，第 A10 版。

憑虧損擴大，危及健保之永續經營。嗣經幾次保險費率的調升與調降，2020年收支短絀累計又達數百億元。

### 3.五次調整費率

2002 年 9 月 1 日首度調整保險費率：保險費率從 4.25%「調升為 4.55%」，但因人口老化、新藥新科技及重大傷病人數不斷攀升等因素❺❽，早已入不敷出，保險費率遲未依法調整，虧損不斷地擴大。在前行政院衛生署署長楊志良堅持保險費率應調高和努力之下，2010 年 4 月 1 日第二次調整保險費率：「調升為 5.17%」❺❾，虧損逐漸獲得填補，年度並有收支結餘，依法提列為安全準備，並達法定數額。

二代健保於 2013 年 1 月 1 日施行，為開徵補充保費（初始費率為 2%），爰第三次調整費率：「調降一般保險費率為 4.91%」；由於安全準備累計提列數超過法定數額，因此，第四次調整費率：於 2016 年 1 月 1 日「一般保險費率再降為 4.69%，補充保費連動從 2% 降為 1.91%」。

迄 2018 年 8 月底止，健保安全準備累計提列數為 2,230.53 億元❻⓿，但由於一般保險費率連二降結果，導致 2016 年起至 2020 年 4 月底止，年年保險收入不敷保險支出，收支無法平衡，年年一再從安全準備提列數中挹注填補健保虧損，累計金額達 867 億元，其中，2018 年虧損 266.48 億元、2019 年虧損 336.6 億元，二年合計虧損 633.08 億元；2018 年 8 月底安全準備累計提列數尚有 2,230.53 億元❻❶，2020 年 4 月底剩 1,608.31 億元，僅 20 個月驟減 622.22 億元❻❷。爰進行第五次費率調整：於 2021 年 1 月 1 日「一般保險費率調升為 5.17%，補充保費連動調升為 2.11%」。

---

❺❽　老人的醫療費用為一般人的 3.3 倍，重大傷病人數也不斷攀升，從健保開辦初期占總人口的 1.5%，2009 年 9 月已高達 3.1%，占醫療費用的 27.1%。楊志良，〈穩定健保財務以確保全民就醫無礙〉，2009 年 9 月 8 日。

❺❾　行政院衛生署 2010 年 3 月 29 日衛署健保字第 0990007832 號令發布。

❻⓿　《2016–2017 年全民健康保險年報》，健保署，2016 年 12 月，第 10 頁。

❻❶　《2016–2017 年全民健康保險年報》，健保署，2016 年 12 月，第 10 頁。

❻❷　《109 年 4 月份全民健康保險業務執行報告》，健保署，2020 年 5 月，第 11 頁。

## ㈨保障弱勢族群就醫權益

### 1.積欠健保費健保卡「鎖卡」

　　為避免民眾任意積欠保費致影響健保財務之穩定，健保法第 37 條第 1 項明定：「保險人於投保單位或保險對象未繳清保險費及滯納金前，經查證及輔導後，**得對有能力繳納，拒不繳納之保險對象暫行停止保險給付**。但被保險人應繳部分之保險費已由投保單位扣繳、已繳納於投保單位、經依前條規定經保險人核定其得分期繳納，或保險對象於依家庭暴力防治法之規定受保護期間時，不在此限。」過去只要積欠健保費，健保卡就會「鎖卡」不能看病，直到費用繳清為止。全民健保乃是基於憲法委託，由國家建置以確保人民的健康維護為目的之社會安全體制 ❻❸，經濟弱勢民眾因無力繳交保費致遭扣卡無法就醫問題，政府有責任協助解決。釋字第 472 號解釋：「對於無力繳納保費者，國家應給予適當之救助，不得逕行拒絕給付，以符憲法推行全民健保，保障老弱殘障、無力生活人民之旨趣。」為保障經濟弱勢族群之醫療權益，免除民眾就醫的經濟障礙，2003 年 6 月 18 日公布修正健保法，滯納金減半 ❻❹、取消利息、經濟弱勢免除滯納金、經濟特殊困難免除欠費（特赦）❻❺，辦理健保費之分期繳費。

---

❻❸　蔡維音，《全民健保財政基礎之法理研究》，正典，2008 年 5 月，第 50 頁。

❻❹　若滯納金的課徵及停止給付可能造成國民生計難以維持，或健康、生命有受損之虞，則此手段已侵犯到原來制度設定的目標，為制度所不許。參蔡維音，〈全民健保合憲性檢討——評司法院釋字第四七二、四七三號解釋〉，《月旦法學雜誌》，第 51 期，1999 年 8 月，第 186 頁。

❻❺　由於保險費具有分擔之性質，係為了支付保險人承擔被保險人將可能需要醫療照護風險之對價，倘若允許健保局溯及既往的追繳人民過去之保險費，由於未投保之人民未曾享受健保前開之利益，有違保險費前開性質。雷文玫，〈全民健保保險人與保險對象法律關係之研究〉，《中原財經法學》，第 6 期，2001 年 7 月，第 31 頁。

### 2. 全面解卡

監察院 2011 年 1 月 28 日調查報告 ❻ 指出,全國仍有高達 60 萬名民眾被鎖卡,顯與釋字第 472 號精神不符,認為**主管機關對於協助欠費之經濟弱勢民眾適時獲得健保費補助或緊急醫療措施,仍不夠積極,故而提出糾正**。對此,健保署已急速妥為因應,使鎖卡人數小於 3 分之 1。目前**健保法第 50 條,對於暫停給付規定,更趨嚴格**,遭受家庭暴力受保護者、非有經濟能力但拒不繳納保險費者,於未繳清保險費或滯納金前,均不予暫停給付 (控卡),以保障弱勢群體就醫之權益 ❼。2016 年 5 月 20 日新政府上臺,2016 年 6 月以後,健保欠費與就醫脫鉤方案,一律不鎖卡,使民眾就醫無障礙,即使欠費也能看病 ❽。

## 七 健保財務平衡之策略

### (一)保險財務精算/應調整給付

本保險財務,由保險人至少每 5 年精算一次;每次精算 25 年 (第 25 條)。有下列情形之一時,由保險人擬訂調整保險給付範圍方案,提健保會審議,報主管機關轉報行政院核定後,由主管機關公告:(1)**本保險之安全準備低於 1 個月之保險給付總額**。(2)**本保險增減給付項目、給付內容或給付標準,致影響保險財務之平衡** (第 26 條)。

由於醫療資源過度與不當使用、過度用藥等問題,導致健保財務危機,健保署曾採取許多措施,控制醫療給付費用的成長,造成醫療資源大幅度地

---

❻ 《我國全民健康保險制度總體檢調查報告》,監察院,2011 年 1 月。

❼ 吳秀玲,〈醫療人權與正義──以健保實施對醫療人權之影響為論述中心〉,《第 3 屆海峽兩岸醫藥法學術研討會》,南京師範大學泰州學院,2012 年 10 月 21–22 日,第 10–11 頁。

❽ 〈健全醫療人權普世價值,健保全面解卡,加強欠費追償〉,健保署,2016 年 6 月 17 日。

流向低風險、高支付的科別，造成內科、外科、婦科、兒科及急診五大科，風險高、值班多、醫療糾紛多、給付點數低。急診壅塞情況嚴重，人力不足、工作超時，未獲合理報酬；病患須久候病床、延誤病情❻❾。五大科人力不足及給付問題，問題在分配不佳；經過多年的持續健保支付檢討與調整，五大科醫師萎縮的問題，已逐步獲得改善。

## ㈡借鏡日本的醫療財源確保模式

日本醫療費用受到「高齡化」、「制度改變」、「診療報酬修正」及「其他醫療高度化」等四大因素影響，一再地膨脹❼⓿，2015 年高達 41.5 兆日圓，連官員都提出「日本的醫療制度，最快 5 年內破產」的呼籲❼❶；2017 年（平成 29 年）醫療費用成長至 42.2 兆日圓，每年每人平均住院天數為 29.9 日，平均醫療費用 36,169 萬日圓。年滿 75 歲以上高齡者，每年每人平均醫療費用 94.2 萬日圓，為 75 歲未滿齡者平均醫療費用 22.1 萬日圓的 4.26 倍❼❷。

社團法人日本醫學會「後期高齡者（年滿 75 歲者）死亡前住院醫療費用調查分析」報告：估算高齡者死亡前 1 個月平均醫療費用，每人約 112 萬日圓。按日本每年於醫療機構死亡人數約 80 萬人，推估高齡者於死亡末期使用的醫療費用，1 年高達 9,000 億日圓❼❸。日本民眾死亡前住院無益的醫療支出，使用大量的醫療資源，對於醫療財務造成相當的影響，因而有檢討之必要。另一方面，日本因健保保險費太高致民眾無法負擔，衍生多起滯納家庭受到制裁，交付保險費滯納資格證明書，使得醫療權受到侵害情形。

---

❻❾　《我國全民健康保險制度總體檢調查報告》，監察院，2011 年 1 月 18 日。

❼⓿　健康保險組合連合会，〈国民医療費〉，《図表で見る医療保障（平成 29 年度版）》，きょうせい，2017 年 11 月，第 49 頁。

❼❶　船瀨俊介，〈医療は死神に、ハイジャックされた〉，《医療大崩壊——もう、クスリはのめない医者にはいけない》，共榮書房，2017 年 10 月 16 日，初版 2 刷，第 16-27 頁。

❼❷　〈平成 29 年度　医療費の動向〉，厚生労働省。

❼❸　佐藤貴久，《医療・介護連携で実現する高齢者のための地域医療》，幻冬舎，2017 年 6 月，第 18 頁。

　　日本醫療或介護保險政策之推展與變革，亦有過於倉促而未廣徵民意，致醫療與照護人力不足，以及醫療體系遭受未能預期之損失或倒閉危機，我國應引以為鑑。我國最需學習日本重視制度改革的必要性，將相關法令定期檢視修正，俾其周延。

### 1.調高高齡者自負負擔

　　日本為抑制浪費及減輕健保財務負擔，部分負擔率大幅上升，以「老人的醫療費用老人應自負部分責任，不應全由下一代買單」，作為醫療保險主軸方向。為追求醫療費用之妥適化，於 2003 年 4 月採「開源」方式，受僱者本人就診時部分負擔，自 20% 提高至 30%；2006 年則採「節流」方式，以解決全民健保所面臨之財政問題，將具有預防性質之保健服務，納為保險人應提供之保險給付，預防生活習慣疾病所易造成的醫療費用高額支出之保險事故發生，藉以有效抑制醫療費用之成長。

　　高齡者的自負負擔，1973 年時免費，由於社會高齡化醫療費用增加，1983 年改為必須付費。2008 年開始實施後期高齡者醫療制度：70 歲至 74 歲的自負負擔為 2 成，75 歲自負負擔 1 成。然因政治理由，70 歲至 74 歲自負負擔凍結 1 成，直到 2014 年 4 月才回復至 2 成。

### 2.調升醫療預算

　　面臨種種醫療危機，日本政府改變長期的「醫療費抑制政策」，充實婦產科、小兒科及急救醫療，2008 年度預算，改善醫師不足及醫療對策費的名目，增加 1,500 億日圓預算。

### 3.提高消費稅

　　日本消費稅自 1989 年 4 月 1 日施行，稅率 3%；1997 年 4 月 1 日起，稅率增至 5%；2014 年 4 月 1 日起，稅率再提高至 8%。原預定從 2015 年 10 月 1 日稅率增至 10%，惟考量政治因素，故延至 2017 年 4 月 1 日施行；嗣再宣告延至 2019 年 10 月 1 日施行。

## ㈢拆穿用藥與手術的迷思

　　美國有 40% 癌症專科醫師承認，曾提供癌末病人沒有幫助的治療。病人接近生命終點之時，手術是兩面刃，可能改善病情，也可能帶來更大的威脅。例如第三章提過的病患拉札洛夫的故事，他罹患絕症，住進醫院好幾個月，醫院裡腫瘤、放射及外科的醫師皆知病患拉札洛夫不可能痊癒，但沒人坦承自己能力有限，眼睜睜地看病人開刀、感染，受盡折磨，醫師們不能面對現實，也沒給病人安慰[74]。

　　醫學最大的危害為醫療過剩；民眾施行的手術當中，有三分之一是多餘的，可說是損人利己的騙術。以相同的病情而言，**醫師愛惜自己不輕易讓自己接受手術，然而患者的資訊不足，往往被侵入性的方法折磨**[75]。

## ㈣總額逐年成長之商榷

　　行政院核定健保總額年度成長率負責之權責單位，係國家發展委員會(以下稱國發會)，歷年來，大都以「考慮人口老化問題、醫療服務成本、投保人口數成長等狀況」為由，核定總額範圍成長數個百分點。**國發會對於健保醫療給付費用總額年年不斷成長，應負最大責任**；按該會應有極佳的人力與專業人員，方能全盤了解或查詢健保總額的使用真實狀況，乃至於整體的大環境影響、政府財政總負擔，而非僅透過國發會的內部委員會議，大抵參照中央主管機關循例所擬訂的總額範圍，而予加減。

　　行政院每年度核定的醫療給付費用總額範圍，年年成長，「收與支」的決策思考，並未基於平等的立場。例如國發會在 2016 年已知健保當年度由於一般健保費及補充健保費費率雙調降結果，開始入不敷出的前提下，仍通過 2017 年健保醫療給付費用成長率，上限及下限訂在 3.769–5.9%，宣示醫療

---

[74] Atul Gawande 著，廖月娟譯，《凝視死亡——一位外科醫師的修煉》，遠見，2016 年 12 月，第 1 版 14 刷。

[75] 尤格·布雷希著，李中文譯，《無效的醫療——拆穿用藥與手術的迷思》，左岸文化，2009 年 11 月。

資源使用情況不需謙抑；另一方面，卻又叮囑衛生福利部應儘速啟動公式之檢討，評估調整之必要性，財務方能健全❼，矛盾情節顯而易見。

2015 年健保醫療給付費用總額公告 5,800.54 億元❼，2016 年健保總額公告 6,082.66 億元❼，一年成長 4.9% 約 282 億元。而 2017 年度總額公告為 6,545 億元，成長 7.6% 約 463 億元❼，漲幅驚人！更超過行政院所核准的成長率之上限。總額又年年持續不斷成長，2022 年度總額已高達 8,098.62 億元，全民健保總額年年成長的作法，誠有商榷之必要。

## ㈤重大傷病免部分負擔之商榷

國家對於人民負有基本的照顧義務，行政給付對人民而言雖屬福利，但國家的資源畢竟有限，且仰賴人民的稅收。司法院大法官釋字第 472 號解釋，要求國家對於無力繳納保費者，應給予適當之救助，不得逕行拒絕給付，乃考量「保障老弱殘廢、無力生活人民」，本係國家提供社會保險的目的所在，給付乃為達社會福利目的之必要的行政作為。釋字第 485 號解釋指出，社會資源的有限性，強調國家的給付不得給予部分人民「過度明顯的照顧」，與提供無止無盡的給付，而一再消耗社會資源，否則恐將超脫社會福利給付之目的，「為確保個人自由，國家給付亦須有所限制，不應過分逾越❽」。

檢視健保之給付現況，由於保險對象就醫成本低廉，重大傷病的範圍一再擴大，領有重大傷病證就醫免部分負擔，誘發對醫療服務之需求增加，致有「逛醫院」及異常大量領用藥品之情事，與醫療浪費有潛在的關聯性，民

---

❼ 〈健保亮紅燈今年起入不敷出　國發會通過醫療給付費用成長率範圍，促衛福部儘快檢討公式，健全財務〉，2016 年 7 月 12 日，《經濟日報》，A6 版。

❼ 「104 年度全民健康保險醫療給付費用總額及其分配」，衛生福利部 2014 年 12 月 25 日 (103) 衛部健字第 1033360154 號公告。

❼ 「105 年度全民健康保險醫療給付費用總額及其分配」，衛生福利部 2015 年 12 月 31 日 (104) 衛部健字第 1043360156 號公告。

❼ 《106 年版全民健康保險會年報》，衛生福利部，2018 年 5 月，第 42~44 頁。

❽ 雷文玫，《社會權入憲的分析以及基本國策中有關社會福利政策的檢討》，行政院研究發展考核委員會，2005 年 11 月，第 39 頁。

眾更因藥物濫用危及健康[81]。**臺灣重大傷病領證數，從 1995 年的 217,906
張攀升到 2022 年 2 月的有效領證數 996,230 張，增加了 3.57 倍**[82]；重大傷
病表列項目有增無減，給付支出範圍逐年擴張，財務的負荷日趨沈重。健保
財務興革之核心，在於除弊興利、開源與節流，實證研究顯示，**健康保險制
度將減少被保險人維護健康的行為，增加醫療支出；而部分負擔則對於抑制
醫療利用，有顯著的效用**。為強化醫療正義，貫徹使用者付費原則，健保法
第 48 條第 1 項第 1 款「**重大傷病免依第四十三條及前條規定自行負擔費用**」
之規定，應予廢除，至於中低收入之貧困者，則宜依其社福相關規定，酌予
補助。

　　本書認為，考量經濟負擔能力，有關中低收入之貧困者其重大傷病部分
負擔之補助，應回歸社會救助法保護之範疇。非屬全民健保所應承擔的任務，
政府欲減輕中低收入民眾之健保負擔時，必須由政府從外部編列預算，以補
助保險費的方式為之，才能免於影響全民健保內部財務結構的公平性[83]。

　　或有主張為防止重大傷病的浮濫，訂定排富條款較具實效，且不影響中
低收入者免部分負擔的現況。本書認為，在全面廢除重大傷病免部分負擔前，
允宜分階段取消，避免衝擊過大。惟長遠之計，仍應全面廢除，蓋以衛生福
利部成立之宗旨，即在於將醫療資源與社會福利資源，統籌運用，**中低收入
者既然列冊有案，應繳納之健保費依社會救助法，由政府全額及半額補助，
是以，採健保卡註記方式，得以暫緩繳納部分負擔**，補助部分則以會計方式
處理[84]。

---

[81]　吳秀玲，〈醫療人權與正義——以健保實施對醫療人權之影響為論述中心〉，《金陵法
　　　學評論》，2013 年春季卷，2013 年 8 月，第 277 頁。

[82]　《2022 年 2 月份全民健康保險業務執行報告》，健保署，2022 年 3 月，第 72 頁。

[83]　蔡維音，《全民健保之給付法律關係析論》，元照，2014 年 1 月，第 63 頁。

[84]　吳秀玲、葉明功、周淑婉，〈從法制面探討影響我國全民健康保險財務之因素〉，《中
　　　正財經法學》，第 14 期，2017 年 1 月，第 289–292 頁。

## ㈥抑制無效醫療

### 1.如何定義無效醫療

我國全民健保是第三人付費制度，醫病雙方皆可能未珍惜醫療資源而產生道德危機。國人對於醫療浪費的印象，在於「三多」：即看病次數多、拿藥多、檢查多，以及「不適當（需要）的醫療」：不適當檢查、手術、治療、用藥及無效醫療等。科技的進步使得重症患者得以延長生命，然常有治療徒勞無功的情況，臨床上稱此為「無效醫療」(medical futility)❽❺。

「無效醫療」由誰定義？由誰決定？非無爭議。無效醫療的定義，並無絕對的答案，當病患已得不到合理的治癒希望或益處時，仍持續接受醫學治療，即可認定其為「無效醫療」❽❻。

### 2.常見的無效醫療與費用

無效醫療最常見的是，**長期使用呼吸器的植物人且占用有限的醫療床❽❼**，**或癌末病患之家屬要求使用心肺復甦術 (CPR)、葉克膜（ECMO，體外循環維生系統）等**。臺灣的加護病床密度，世界第一，每 10 萬人口近 31 床，是美國的 1.5 倍、日本的 7 倍；1 年使用葉克膜 1 千例，為美國的二分之一；慢性呼吸照護病床，13 年增加近 4 倍，長期依賴呼吸器患者一年的醫療費用，是一般民眾的 29 倍。2013 年重大傷病總人數占總人口數 4%，使用的醫療費用占總醫療費用 27% 以上，依健保署的資料分析，2010 年 11 月健保高利用項目之利用人數及每人實際醫療點數：透析（洗腎）68,962 人（511,441點）、呼吸器 30,271 人（883,915 點）、葉克膜 1,019 人（199,435 點），此三項

---

❽❺ 徐明儀、江蓮瑩，〈無效醫療議題之探討〉，《護理雜誌》，第 61 卷第 1 期，2014 年 2 月，第 99 頁。

❽❻ 唐高駿、藍祚運編著，《臨終前無效醫療研究報告書》，參玖參公民平台，2014 年 11 月 11 日，第 3 頁。

❽❼ 臺灣呼吸器長期使用發展史，參吳清平、楊式興，臺灣呼吸器長期使用概況，《醫療爭議審議報導系列 51》，2012 年 11 月，第 1–8 頁。

點數占率合計 11.84%，全國平均每人醫療點數為 22,987 點。呼吸器使用人數占率 0.132%，使用醫療點數為 267.57 億點，點數占率 5.09% ❽❽。

　　健保每年花在生命末期無效醫療的費用，高達 1,600 多億元；每年有 3 萬多名患者使用呼吸器，每年的呼吸治療費用約 270 億元 ❽❾，其中近百億元使用在無意識的病患身上，造成加護病房床位一床難求，醫療資源無法有效運用 ❾⓪。《天下雜誌》與參玖參公民平台根據臺灣 2012 年健保資料庫推估，臨終前使用加護病房的 42,000 多位病患中，平均每人次申報費用，為安寧病房患者的 5 倍之多 ❾❶；其中，過半為無效醫療 (52.9%)，但其醫療費用占比，卻高達所有加護病房使用的 8 成，約 35.8 億元。 2014 年呼吸器依賴患者 22,902 人，醫療支出約 159 億元；2016 年已大幅降低到 16,902 人，支出約 120 億元，平均每人約 71 萬元 ❾❷。

### 3.不當耗用健保資源

　　全民健保的真正問題，乃制度不良造成「醫療市場商業化」，致產生藥價黑洞和醫療資源過度使用或濫用，「健保財務危機」僅係結果。健保之施行，就醫的方便、可近性，誘發民眾使用更多的醫療服務，產生醫療浪費的道德危險。監察院 2013 年 3 月的調查顯示，2010 年國人 1 年就診超過 100 次者逾 3 萬人，有人 1 年就診 1,078 次，1 年領藥超過 22 年的分量；每人每年平

---

❽❽　蔡淑玲，〈洗腎、呼吸器治療及葉克膜健保給付之綜合說明〉，「從三個『經典案例』談醫療資源分配正義」第三波健保改革研討會，財團法人臺灣研究基金會、臺灣大學公共衛生學院主辦，2011 年 9 月 4 日，第 5 頁。

❽❾　據統計健保 2008–2012 年每年長期呼吸器依賴患者費用，約 261 億元至 270 億元，費用年成長率維持 1% 左右。健保署，「健保呼吸器管控策略讓長期呼吸器費用近五年成長趨緩」，2013 年 3 月 13 日。

❾⓪　江惠貞，《二代健保實施後的效應追蹤初探》，輔仁大學企業管理學系管理學碩士在職專班碩士論文，2014 年，第 71 頁。

❾❶　唐高駿、藍祚運編著，《臨終前無效醫療研究報告書》，參玖參公民平台，2014 年 11 月 11 日，第 6 頁。

❾❷　〈呼吸器維生年耗百億　臺灣用葉克膜　占全球半數〉，自由時報電子報，2017 年 4 月 9 日。

均就診次數 15 次，為經濟合作暨發展組織 (Organization for Economic Co-operation and Development, OECD) 國家 5.9 次的 2.5 倍；每張處方箋藥品品項數為 4.2 項，為 OECD 國家 1.9 項的 2.2 倍。2020 年國人平均每人的就醫次數為 14.23 次、就醫費用點數 32,527 點、平均每人的藥費 9,090 元[93]。

由於保險對象就醫成本低廉，或領有重大傷病證就醫免部分負擔，誘發對醫療服務之需求增加，致有「逛醫院」及異常大量領用藥品之情事，造成醫療浪費和藥物濫用，危及民眾健康[94]。臺灣健保未落實轉診規定，醫院不斷大型化的結果，每千人急診病床超過 6 床，為美國的 1 倍，住院病人每 3 人就有 1 人入住醫學中心，是美國的 3 倍[95]，造成醫療資源浪費。

### 4.洗腎健保支出金額最高

國內洗腎的原因，以糖尿病與高血壓合計占 6 成最多，根據健保署統計資料顯示，2016 年全臺急性腎衰竭及慢性腎臟疾病患者共 32 萬人、使用健保 483.88 億元，為健保支出金額最高的疾病，其中洗腎人數達 8 萬 5,118 人[96]，相較於 1996 年洗腎人數 2.3 萬人，成長 3.7 倍；洗腎費用 113 億元，成長 4.28 倍。如合計洗腎及洗腎病人併發症費用，1 年 600 億元占健保總額 10%[97]。為何臺灣無法擺脫「洗腎之島」惡名？醫師為何不鼓勵病人換腎，早日「脫離洗腎」人生？是否病人每人每週洗腎 3 次，全年 156 次，每次洗腎 4 千點，1 位病人 1 年可為醫師帶來穩定的 62.4 萬點，是醫師的金雞母？「洗腎病人」應否設年齡上限？國外規定又如何？有檢討、分析原因之必要。

---

[93] 《110 年版全民健康保險醫療給付費用總額協商參考指標要覽》，衛生福利部全民健康保險會、健保署，2021 年 10 月，第 4 頁。

[94] 吳秀玲，〈醫療人權與正義——以健保實施對醫療人權之影響為論述中心〉，《金陵法學評論》，2013 年春季卷，2013 年 8 月，第 277 頁。

[95] 江東亮，〈錢永遠不夠用——全民健保的終極挑戰〉，2012 年 10 月 2 日，《聯合報》，第 D2 版。

[96] 〈洗腎達 8.5 萬人 三高是危險族群〉，自由時報電子報，2018 年 7 月 3 日。

[97] 林怡廷，〈三大改變，洗刷洗腎之島惡名〉，《天下雜誌》，第 641 期，2018 年 1 月 31 日，第 140–144 頁。

### 5.日本人工透析醫院發橫財

在日本人工透析患者，自動被認定為一級殘障者，由國家保證其洗腎費用及生活費；每位人工透析患者，每年可為醫院帶來 500 萬日圓的橫財，故被醫院視為搖錢樹；而介紹 1 位洗腎病人給醫院，院方會付 100 萬日圓的「謝禮」給介紹人。有惡質的醫師故意開立破壞腎臟機能處方藥給病人，使其腎臟功能變弱致需人工透析[98]。

### 6.監察院糾正就醫及用藥浮濫

全民健保每人年平均就診次數、藥品處方率及藥品占醫療費用比率等指標數偏高，顯示我國民眾的醫療利用有改善空間。加以**支付制度的不良，導致醫療行為扭曲，並造成濫用與浪費**。健保署於規劃及執行健保 IC 卡時，所費不貲，然未研擬相關配套措施，修正健保相關法令，課予保險對象節制醫療浪費之義務，對於醫療浪費之遏止，未見具體績效。雖實施「門診高利用保險對象輔導專案計畫」節流效益，但把注查核人力不足，形同放任就醫及用藥浮濫問題惡化；又罔顧審計部對推動健保 IC 卡實施計畫指摘缺失已達 2 年，未謀求改善，曾遭監察院的糾正[99]。

### 7.抑制資源不當耗用改善方案

為降低不必要醫療資源使用，促進醫療服務效率與合理使用，健保法第 72 條規定：「為減少無效醫療等不當耗用保險醫療資源之情形，保險人每年度應擬訂抑制資源不當耗用之改善方案，提健保會討論後，報主管機關核定。」賦予健保會資源配置之審議，健保署並據此規定，每年擬訂抑制資源不當耗用改善方案，提經健保會討論及陳報主管機關核定。

---

[98] 船瀨俊介，〈病院に、カネと命は、奪われる〉，《医療大崩壊——もう、クスリはのめない医者にはいけない》，共榮書房，2017 年 10 月 16 日，初版 2 刷，第 56 頁。

[99] 〈行政院衛生署放任就醫及用藥浮濫問題惡化　迄未改善健保IC卡缺失　監察院糾正〉，監察院全球資訊網，2013 年 3 月 6 日。

　　衛生福利部於 2015 年分析可能造成醫療浪費之成因，包括：總額支付制度下論量計酬之誘因，致提供過多之醫療照護；生命末期甚多非必要的醫療，造成資源排擠效應；醫療提供者採防禦性之醫療，增加不必要高科技醫療檢查及治療；人口老化多重慢性病缺乏整合性醫療，易造成重複就醫及重複用藥的問題。此外，就醫可近性高，少數病患有高診次就醫問題；醫療分科過細，造成整體就醫屬片斷醫療，就醫次數不易控制等。相關策略包括：加強健保教育宣導、持續支付制度改革、減少無效醫療資源耗用、多重疾病整合醫療推動、高診次就醫輔導、加強重複醫療查核機制、藥費管控、強化違規查處機制等持續推動改革之策略❿。

　　健保開辦迄今，醫療支出從每年 2,200 億元到 2022 年的 8 千多億元，成長 3 倍多，檢驗、檢查及藥費大幅成長，對健保財務衝擊很大。曾有病患跌倒，1 年在南、北多家醫院共做了 27 次的電腦斷層檢查⓫，浪費醫療資源。2016 年健保支付檢查項目點數排名前二十名，總計支出 688 億點，其中，「電腦斷層造影」92.92 億點花費最多，較 1998 年的 31 億點，成長 196.7%；「磁振造影」58.86 億點，比 1998 年的 13 億點，成長 346.1%；「免疫學檢查」93 億點，相較 1999 年的 24 億點，成長 287.5%⓬。健保署必須與醫界一起管理不必要的醫療，建構節省醫療資源浪費的機制，以利健保永續經營。

### 8. 使用葉克膜之檢討

　　葉克膜為體外膜氧合 (ECMO)，又稱「葉克膜體外維生系統」或「體外循環膜肺支援療法」，是一種醫療急救設備，在患者進行心肺手術時為病人進行體外的呼吸和循環。因簡化、實用、不限特定執照，且醫療人工便宜，故於臺灣興起⓭；美國人口是臺灣的 13 倍，1 年使用葉克膜約 2 千例，臺灣 1

---

❿　衛生福利部依立法院決議，於 2015 年 3 月 24 日以部授宇第 10400000670 號函送「104 年全民健康保險抑制資源不當耗用改善方案」至立法院。

⓫　〈濫用　有人 13 個月做 27 次斷層〉，蘋果日報電子報，2017 年 9 月 16 日。

⓬　李伯璋等，〈從健保大數據分析，邁向健保改革之路〉，《臺灣醫界》，第 60 卷第 6 期，2017 年 6 月，第 11 頁。

⓭　柯文哲，〈葉克膜 (ECMO)〉，「從三個『經典案例』談醫療資源分配正義」第三波健

年使用葉克膜就有 1 千例。根據調查發現，臺灣逾 5 成的醫師為避免醫療糾紛，實施「無效醫療」，醫療科技日益精進，不斷挑戰及模糊生與死，致民眾求死不得[104]。2010 年臺灣使用葉克膜個案為 1,126 人，每人平均住院日數 22.51 天，實際使用葉克膜的天數平均每人為 4.25 天，占總住院日數 19%。使用葉克膜個案本身即為重症患者，平均每人總醫療費用為 845,540 點[105]。2016 年國內有 1,701 人使用葉克膜，平均每人使用 7.9 天，甚至有個案使用 116 天，醫療支出約 202 萬元[106]；為避免葉克膜成為無效醫療，葉克膜必須合理使用、避免濫用，並建立合法終止與撤除的機制[107]。

### 9.建立醫療科技評估制度

醫療科技評估，學者或稱之為健康科技評估 (Health Technology Assessment, HTA)，乃跨專業領域的分析、研究健康科技的研發、散播與使用，以及在醫療、社會、倫理、經濟的意涵[108]。資源的分配受到總額預算及其分配、給付制度、支付制度、部分負擔等制度的影響，以經濟評估結果作為分配醫療資源的依據，但卻容易流於功利主義，忽視弱勢族群的需要，故必要兼顧效率與公平正義。為建立健保合理的分配機制，提升護理人員之待

---

保改革研討會，財團法人臺灣研究基金會、臺灣大學公共衛生學院主辦，2011 年 9 月 4 日，第 16 頁。

[104] 黃惠鈴，〈臺灣臨終前「無效醫療」，來自家屬不放手〉，《天下雜誌》，第 560 期，2014 年 11 月，第 106–109 頁。

[105] 〈健保局葉克膜（ECMO、體外循環維生系統）去年救活 499 人，將近使用人數的一半〉，衛生福利部，2011 年 6 月 29 日。

[106] 〈呼吸器維生年耗百億　臺灣用葉克膜　占全球半數〉，自由時報電子報，2017 年 4 月 9 日。

[107] 黃勝堅，〈三個世界第一談醫療資源分配正義避免葉克膜無效醫療之解決方案〉，「從三個『經典案例』談醫療資源分配正義」第三波健保改革研討會，財團法人臺灣研究基金會、臺灣大學公共衛生學院主辦，2011 年 9 月 4 日，第 2–10 頁。

[108] 李玉春、陳珮青合著，《醫療資源分配機制——世界經驗與省思》，醫療資源分配正義機制之建立第三波健保改革研討會，財團法人臺灣研究基金會，臺灣大學公共衛生學院主辦，2012 年 3 月 3 日，第 10–15 頁。

遇福利，更應建立醫療科技評估機制，改善不當耗用醫療資源問題。健保法第 42 條第 2 項規定：醫療服務給付項目及支付標準之訂定，保險人得先辦理醫療科技評估，並應考量人體健康、醫療倫理、醫療成本效益及本保險財務；藥物給付項目及支付標準之訂定，亦同。

以罕見疾病為例，由於病人人數少、藥費高，使用健保費用金額排名前 5 名的民眾，在 2013–2014 年 2 年間，每人藥費超過 1 億元；2014 年排名第 5 名的血友病患，當年使用健保費用高達 6 千萬元，2013 年費用 4.8 千萬元[109]，為何 1 年的費用急速增加成長 25%？是否全部是藥費？罕見疾病的特性是，少數病患使用大量的醫療資源，在健保資源有限的情況下，健保會委員強烈建議，藥物一定要做 HTA（醫療科技評估），到底使用多少資源？延長多少有效生命？一定要計算成本效益[110]。依據健保署統計分析，2018 年罕病病患人數 8,909 人，總藥費支出 58.68 億元，平均每人藥費為 65.9 萬元；2014–2018 年平均每人每年藥費為 58.5 萬元。血友病是一種遺傳疾病，目前醫療技術無法治癒，必須終生輸注凝血因子治療。2018 年血友病病患人數 933 人，平均每人藥費 397.7 萬元，總藥費為 37.11 億元；2014 年至 2018 年病患平均人數為 901 人，每人每年平均藥費為 393.1 萬元[111]。2022 年 2 月，重大傷病血友病有效領證數為 1,662[112]。

## ㈦落實分級制度導正醫院大型化

我國健保實施後，由於就醫之可近性，國人平均就診率居高不下，造成不必要的醫療浪費；大型醫學中心陸續成立或擴張，常見小病大醫情形。2008 年 65 歲以上老人人數占率 10.3%，醫療費用占率 34.4%，此外，醫療高

---

[109] 李永振，《第 2 屆 104 年第 3 次委員會議紀錄》，衛生福利部全民健康保險會，2014 年 4 月 24 日，第 46–47 頁。

[110] 黃啟嘉，《第 2 屆 104 年第 3 次委員會議紀錄》，衛生福利部全民健康保險會，2014 年 4 月 24 日，第 47 頁。

[111] 〈「罕見疾病、血友病、後天免疫缺乏病毒治療藥費及罕見疾病特材」費用成長之合理性分析〉，健保署，2019 年 7 月簡報。

[112] 《2022 年 2 月份全民健康保險業務執行報告》，健保署，2022 年 3 月，第 72 頁。

科技設備、儀器、新藥之發明，誘發使用需求，支出增加幅度遠高過於收入面，健保收支無法平衡，幾度瀕於破產。

　　健保署棄守轉診原則，病人湧向醫學中心，造成基層萎縮近半，不經轉診結果，民眾小病任意往大醫院求診，濫用醫療資源，雖負擔較高的部分負擔，但整體的醫療費用較小型醫院或診所高出甚多，而由全民買單。大醫院急診處常見人滿為患，病患須久候病床長達 48 小時，病情遭到延誤。

　　2017 年 4 月 15 日起，中央主管機關實施分級醫療策略：1.提升基層醫療服務量能。 2.導引民眾轉診就醫習慣與調整部分負擔：實施經轉診至醫學中心或區域醫院就醫者，調降門診部分負擔；未經轉診至醫學中心就醫者，調高門診部分負擔。醫學中心急診檢傷分類為 3 級、4 級、5 級者的部分負擔，由 450 元調高至 550 元。 3.挹注 60 億元調高醫院重症支付標準，導引醫院減少輕症服務。 4.強化醫院與診所醫療合作服務，提供連續性照護：鼓勵醫師跨層級支援、鼓勵診所及醫院共同照護。 5.提升民眾自我照護知能：加強宣導分級醫療及部分負擔調整❶❸。

　　民眾如能改變就醫行為，每人每年減少 1 次就醫，健保資源即可節省約 378 億點。 為使醫療資源有效率利用， 強化使用者付費意識， 衛生福利部 2022 年 4 月 8 日公告使用者付費部分負擔調整方案，包括：門診藥品、檢驗檢查及急診部分負擔， 自 2022 年 5 月 15 日起正式實施，合理分配醫療資源、具體落實分級醫療。惟因疫情嚴峻，健保部分負擔新制暫緩實施。

## 八 影響健保財務之相關修法爭議

　　法制之制定、增修與發展，與經濟、政治、社會、思想價值觀等息息相關，學者認為，健保法之實施，衍生許多前所未見的法律問題，「法領域的嶄新性與研究成果的稀薄性」 ❶❹可謂健保法之特色。影響健保財務之因素，還

---

❶❸　立法院第 9 屆第 4 會期社會福利及衛生環境委員會全體委員會議，《分級醫療成效檢討與未來規劃報告（書面報告）》，衛生福利部，2017 年 10 月 30 日。

❶❹　蔡茂寅，〈全民健康保險之法律關係〉，收錄於葛克昌、林明鏘主編，《行政法實務與

包括健保相關法規的制（訂）定、修正、解釋與執行等，前述 2015 年健保法施行細則、扣取及繳納補充保險費辦法，以及菸品健康福利捐分配及運作辦法等法規之修正，對於健保財務之影響深遠。

健保法第 5 條第 1 項第 4 款明定「保險政策與法規之諮詢」，為健保會之權責事項，中央主管機關於修正上開法規依行政程序法預告之前，可否交議健保會逕行公告？以及對於健保法施行細則第 45 條，補充規定政府負擔健保保費內涵之規定，致政府少負擔健保保費百餘億元？以及菸品健康福利捐分配及運作辦法於 2015 年 10 月 15 日修正，溯及生效，將原分配「70% 供全民健康保險之安全準備」，比例降為「50%」，致 2016 年預估菸捐收入依減少比例換算，健保收入一年將減少 61 億元[115]，這些法規修正對健保財務造成重大影響，惟修正預告前，未於事前循例交議健保會，引發爭議。

## ㈠揚棄家戶總所得計費方案

健保法對於保險對象之保費補助規定，係以職業別或身分別作為補助的標準，乃遷就過去相關制度的既得利益保護，故出現補助比例不公平的問題[116]，未依保險對象之所得多寡或經濟能力為標準，可能造成被保險人降低其職業變動的誘因和意願[117]，亦使國家所補助之對象可能並非真正需要者，致增加額外的財政負擔[118]。

行政院於 2001 年 7 月成立二代健保規劃小組，2004 年 8 月「規劃小組總結報告」提出「取消六類十四目保險對象分類，民眾依家戶總所得收取保

---

理論㈠》，元照，2003 年 3 月，第 487 頁。

[115] 立法院第 8 屆第 8 會期社會福利及衛生環境、財政兩委員會第 1 次聯席會議紀錄，《立法院公報》，第 104 卷第 84 期，2015 年 11 月，第 167 頁。

[116] 陸敏清，〈全民健康保險法保費補助制度之探討——以釋字第五五〇號解釋為觀察〉，《月旦法學雜誌》，第 116 期，2005 年 1 月，第 74 頁。

[117] 葉秀珍、詹宜璋、王正，〈全民健保保費補助之公平性與效率性考量〉，《經社法制論叢》，第 21 期，1998 年 2 月，第 352 頁。

[118] 李玉君，〈全民健保改革之理想與實踐——若干問題之觀察與建議〉，《月旦法學雜誌》，第 92 期，2003 年 1 月，第 104 頁。

險費」之財務規劃執行策略❶⓲，即「家戶總所得為費基」方案，將計費基礎由「經常性薪資」擴大為「家戶總所得」，藉以增加費基之成長彈性，並改善保費負擔的不公平。家戶總所得計費方案改革幅度甚大，健保法修正草案多次送請立法院審議，政策卻急轉彎重回原點，新增補充保險費之設計，而有制度不公平、加重對某些職業歧視等批評聲浪❶⓴。

## ㈡補充保險費之爭議

### 1.逆向所得重分配

全民健保財源之籌措，除提升政府對於健保之財務責任外，二代健保新增計收扣取補充保險費之法律依據，俾擴大保險費基。健保法第 31 條第 1 項明定：第一類至第四類及第六類保險對象有下列各類所得，應依規定之補充保險費率計收補充保險費，由扣費義務人於給付時扣取，並於給付日之次月底前向保險人繳納。但單次給付金額逾新臺幣 1 千萬元之部分及未達一定金額者，免予扣取：(1)所屬投保單位給付全年累計逾當月投保金額 4 倍部分之獎金。(2)非所屬投保單位給付之薪資所得。但第二類被保險人之薪資所得，不在此限。(3)執行業務收入。但依第 20 條規定以執行業務所得為投保金額者之執行業務收入，不在此限。(4)股利所得。但已列入投保金額計算保險費部分，不在此限。(5)利息所得。(6)租金收入。並採就源扣繳方式，第 1 年課徵 2% 的健保補充保險費，形成健保「一般保險費」及「補充保險費」雙軌制，各有不同費率及上下限規定，且主管機關在保險費率之調整權限上，亦有所不同。

補充保險費之開徵，對於部分民眾課與財產上之負擔，有逆向的所得重分配情形，且加諸民眾扣繳補充保險費之義務，並有罰則，其正當性受到質疑，

---

❶⓲ 行政院衛生署，《全民健保財源籌措改革規劃》，二代健保規劃叢書系列 2，2004 年 10 月，第 22 頁。

❶⓴ 健保局前總經理朱澤民批評健保法修法案最新版本，只是拼裝車，仍保留職業別收費的不公平。〈健保基本費率料降 5% 以下獎金股息納補充保費　學者：只是拼裝車〉，2010 年 12 月 18 日，《蘋果日報》，第 A2 版。

並與行政效能原則背反。對於所得較低的人，在金額較低時就要被扣取補充保費，而所得高的人，課徵門檻反而比較高，且亦需計收雇主補充保險費。

### 2.選擇式課徵違反平等原則

健保費收費之設計，係在不同職業別間，勞、資、政三方負擔的比例不同，對於健保財務負擔公平性有所破壞，健保補充保險費之課徵，立法過程未經審慎辯證，正當性具爭議，其以選擇式之課徵，有違平等原則。本書認為，補充保險費並非好的健保財源，亦無法澈底解決健保財務問題，應賡續推動三代健保——以家戶總所得為費基，適用同一費率、上下限及課徵範圍，可避免民眾藉由所得或投保身分轉換，以達規避之效果，並可改善健保保費負擔水平的不公平現象。

## ㈢健保法施行細則修正之爭議

### 1.主管機關減輕自己負擔並溯及既往

衛生福利部於 2015 年 7 月 21 日上網預告修正健保法施行細則部分條文，擬刪除第 45 條涉及政府負擔健保財務 36% 之實質內涵，健保會於同月 24 日召開委員會議，近三分之二委員於當日緊急連署臨時提案，希阻涉不利健保財務之修法。惟衛生福利部仍於 2015 年 12 月 15 日發布修正健保法施行細則，其中第 45 條條文改為實質內涵修正，並溯自 2015 年 1 月 1 日生效。

### 2.健保會委員屢次表達反對意見

健保法施行細則第 45 條之刪除，使健保財務每年短收百億元以上，為維護健保制度之健全與穩定，委員於多次的委員會議中關切、質疑[121]，憂心健保法第 3 條政府每年負擔健保財務 36% 之計算內涵無所規範，形同空白授權，不利健保之穩健發展[122]。

---

[121] 《第 2 屆 104 年第 6 次委員會議紀錄》，衛生福利部全民健康保險會，2015 年 7 月，第 14–15 頁。

### 3.立法院審查法規命令之意見

2015 年 12 月 15 日健保法施行細則部分條文之修正送請立法院查照案，經立法院社會福利及衛生環境委員會於 2016 年 6 月 22 日召開會議予以審查，決議略以：(1)修正案不同意溯及既往，更正為自 2016 年 1 月 1 日施行。(2)排除二項依法負擔項目：健保法施行細則第 45 條第 1 項第 2 款修正新增政府所依法負擔 9 項保費（約 72 億元），其中「失業被保險人及其眷屬健保費」及「經濟弱勢者健保費」2 項之保費補助（約 8 億元），不同意納入予以排除。因此，政府負擔健保部分，2016 年度即減少 107 億元❿。

衛生福利部嗣於 2016 年 11 月 16 日公告，重新預告健保法施行細則第 45 條及 73 條修正草案，並於 2016 年 12 月 23 日令發布修正條文。健保法有關政府 36% 的負擔過重，或有害其他社會福利等資源之合理分配，即應透過修法降低其負擔比例，或刪除該條項之限制。僅就健保法施行細則第 45 條補充對於政府負擔健保總經費之內涵，逐予刪除不予規定，或修正加入「其他法律」，即加算依社會福利法令之法定負擔，應有未宜❿。

## ㈣人類免疫缺乏病毒傳染防治及感染者權益保障條例

### 1.修法將公務預算遁入健保給付由全民負擔

人類免疫缺乏病毒傳染防治及感染者權益保障條例（以下稱防治及感染者權益保障條例）第 16 條原規定對於經檢查證實感染愛滋病患者強制治療之費用，明定由中央主管機關編列，核屬健保法第 51 條第 1 款所定「依其他法令應由各級政府負擔費用之醫療服務項目」，不列入本保險給付範圍。

防治及感染者權益保障條例於 2015 年 2 月 4 日修正公布，有關人類免疫

---

❿　《第 2 屆 104 年第 7 次委員會議紀錄》，衛生福利部全民健康保險會，2015 年 8 月，第 7 頁。

❿　吳秀玲、葉明功、周淑婉，〈從法制面探討影響我國全民健康保險財務之因素〉，《中正財經法學》，第 14 期，2017 年 1 月，第 261–262 頁。

❿　吳秀玲等，同上註，第 262 頁。

缺乏病毒感染者，第 16 條第 3 項規定：自「確診開始服藥後 2 年內」，門診及住院診察費等治療相關之醫療費用、抗病毒之藥品費、藥品之藥事服務費、檢驗費及其他經中央主管機關指定之項目，「費用由中央主管機關予以全額補助」。第 16 條第 4 項明定有關前項費用於感染者「確診開始服藥 2 年後」，全民健康保險保險對象應自行負擔之費用及依健保法未能給付之檢驗及藥物，「應由中央主管機關編列預算支應之」。

### 2. 對於健保財務的影響

防治及感染者權益保障條例上開修正規定，自修正公布後 2 年施行，即自 2017 年 2 月 4 日施行，影響健保財務每年增加支出達 40 億元以上。由於條文之修正，明顯增加「健保給付範圍」及「健保支出」，加添健保財務負擔，然於研修過程並未徵詢健保會的意見，健保會委員認為，缺乏程序正義且不尊重健保會法定權限。

依據健保署統計分析，2017 年人類免疫缺乏病毒病患人數 19,109 人，平均每人藥費 13.1 萬元，藥費支出為 25.04 億元，治療費為 35 億元❶²⁵。由於 2017 年防治及感染者權益保障條例自法生效不及 11 個月，換算為全年後，藥費支出為 27.32 億元，治療費為 38.18 億元，以及每年合乎「確診開始服藥後 2 年內」的人數漸增，2018 年影響健保財務之支出，更甚於 2017 年。據統計結果，2018 年人類免疫缺乏病毒病患人數 22,163 人，平均每人藥費 15 萬元，總藥費支出為 33.24 億元❶²⁶。

## 九 健保資料庫提供學術研究合憲爭議

科技急速進展，濫用、不當洩漏人民資訊，所造成的隱私權侵害，可謂

---

❶²⁵ 健保署，衛生福利部健保會第 3 屆 107 年第 5 次委員會議報告案第 2 案資料，2018 年 6 月 22 日。

❶²⁶ 〈「罕見疾病、血友病、後天免疫缺乏病毒治療藥費及罕見疾病特材」費用成長之合理性分析〉，健保署，2019 年 7 月簡報。

不可回復的災難性傷害。台灣人權促進會等人民團體於 2012 年間，拒絕健保署將屬於他們個人的全民健保資料，提供給第三者用於健保相關業務以外之目的使用，所請遭拒。爰主張：國家允許以個人資料保護法（下稱個資法）大規模蒐集、處理、利用個資，然未訂定節制國家權力行使之法規，有違法律保留原則；將資料釋出供學術研究利用，卻又限制當事人事後退出的權利，違反比例原則。並認為：健保署未經渠等同意，將全民健保資料庫之健保資料，提供學者作研究有違憲之虞，循救濟程序提行政訴訟敗訴確定後，聲請釋憲。

本案由憲法法庭在 2022 年 4 月 26 日進行言詞辯論，歷經一次延長宣判後，於 2022 年 8 月 12 日宣布 111 年憲判字第 13 號判決結果，指出個資法規定健保資料庫供公務或學術機關統計或研究，合憲；但欠缺個資監督機制及當事人請求資料停止使用規定，判決違憲。

本案件爭點在於：個資法第 6 條第 1 項但書第 4 款：「有關病歷、醫療、基因、性生活、健康檢查及犯罪前科之個人資料，不得蒐集、處理或利用。但有下列情形之一者，不在此限：……**四、公務機關或學術研究機構基於醫療、衛生或犯罪預防之目的，為統計或學術研究而有必要，且資料經過提供者處理後或經蒐集者依其揭露方式無從識別特定之當事人。**……」，以及健保法第 79 條：「保險人為辦理本保險業務所需之必要資料，得請求相關機關提供之；各該機關不得拒絕（第 1 項）。**保險人依前項規定所取得之資料，應盡善良管理人之注意義務**；相關資料之保存、利用等事項，應依個人資料保護法之規定為之（第 2 項）。」暨第 80 條：「**主管機關為審議保險爭議事項或保險人為辦理各項保險業務，得請保險對象、投保單位、扣費義務人及保險醫事服務機構提供所需之帳冊、簿據、病歷、診療紀錄、醫療費用成本等文件或有關資料，或對其訪查、查詢。保險對象、投保單位、扣費義務人及保險醫事服務機構不得規避、拒絕、妨礙或作虛偽之證明、報告或陳述**（第 1 項）。……」是否牴觸憲法？

憲法法庭指明：個資法第 6 條第 1 項但書第 4 款規定，健保資料庫經處理而無法辨識特定當事人，供公務機關或學術研究機構基於醫療、衛生等目的，作必要的統計或學術研究，符合法律明確性及比例原則，並無牴觸憲法。

然客觀上若有還原而間接識別當事人之可能性時，無論還原過程之簡單、困難，倘以特定方法還原後仍可辨認當事人，其本質屬於個資。當事人對於此類資料的自主控制權，仍受憲法第 22 條資訊隱私權保障。

憲法法庭判定，公務機關或學術研究機構基於醫療、衛生目的蒐集健保資料，符合公益要求，且採去識別化手段並限制目的，大幅降低風險，符合最小蒐用原則。雖個資法相關但書合憲，但欠缺個資保護的獨立監督、防護機制等重要事項，對隱私權保障不足，違憲 [127]，須 3 年內修法。健保法部分，憲法法庭認為：以資料庫方式將健保資料傳輸第三人，欠缺法律明確規定，違反法律明確性原則，且沒有當事人得請求停止利用的規範，也應在 3 年內修法或制定專法，若逾期未修法或制定法律，當事人可要求停止利用健保資料 [128]。

---

[127] 〈健保資料庫利用案原則上合憲 3 年內須建定獨立監督機制〉，周刊王，2022 年 8 月 12 日；〈健保資料庫釋憲案部分違憲國發會：強化個資保護〉，中央通訊社，2022 年 8 月 12 日。

[128] 〈健保資料庫可繼續使用 3 年內沒修法民眾可要求「退出」〉，2022 年 8 月 12 日，《聯合報》。

# 第七章 長期照顧服務法與日本介護保險制度之借鏡

## 本章要旨

本章以長期照顧服務法為重心，介紹我國長期照顧制度規劃與立法沿革、長期照顧服務及體系：服務特定範圍公告及評估、服務提供方式、設置特種基金及其來源；服務人員之管理、執業登錄；服務機構之管理：機構名稱使用限制、費用收取標準與限制；接受長期照顧服務者權益保障：訂定書面契約、隱私權保護、侵權行為之禁止等。並介紹日本介護保險制度之建置、對於國家及人民財政之影響，以及有保險無給付之缺失、制度之修正與對於我國之啟示等。

## 一 我國長期照顧制度規劃與立法沿革

社會安全就是國家的目的，也是國家權力與法制的目的。由於國家理念變遷，國家對於人民的生存照顧所擔負之主要責任，從給付責任轉變為保障責任。我國「生存照顧義務」一詞，出現在司法院大法官釋字第 428 號解釋文，在長期照護方面，各國基於不同價值理念，考量與各國原本制度融合的原則，大多採取與原有社會保障制度結合的方式整合。

少子化、人口老化，對於國家的經濟和財政造成嚴重的衝擊，尤其醫療及照護之需求，亟需因應。日本社會急遽老化，65 歲以上老人占全國總人口數比率，從 1970 年的 7%「高齡化社會」(Aging Society) 竄升到 1994 年的 14%「高齡社會」，僅費時 24 年，2005 年攀升至 20%，居全球之冠成為「超高齡社會」，2013 年躍進 25.1%，40 年間老年人口增加 3 倍，每四人即有一

位老人；2015 年 26.7%，**2017 年 10 月的高齡化率為 27.7%❶**。日本總務省 2021 年 9 月 19 日公布人口估算資料，日本人口持續減少（1.2522 億人，減少 51 萬人），截至當天全國 65 歲以上的老年人比去年增加 22 萬人，共計 3,640 萬人占全國總人口的 29.1%❷。日本為因應人口老化照護之需求，於 2000 年施行介護保險制度，然而政府的財政負擔並不因而減輕，反日趨沉重，故深值我們作為警惕！政府在規劃研擬長期照顧保險政策、體制、法規時，首應考量國家的整體財政能力❸。

## ㈠我國長期照顧制度規劃

### 1.人口老化

人口老化是臺灣人口變遷的明顯趨勢，從「金字塔型」的人口結構，轉為「倒金字塔型」，我國與日本同為世界上人口老化速度最快的國家之一，在 1993 年 65 歲以上老人所占人口比率已逾 7%，為「高齡化社會」，2014 年年底，65 歲以上人口占 12.0%❹；2018 年 9 月底老人人口數 338 萬 2,433 人，比率達 14.3%，邁入「高齡社會」。**2021 年 1 月底我國老年人口（65 歲以上）380.4 萬人，比率攀升至 16.2%❺**；預計至 2026 年，僅需 8 年時間即可能達 20%，邁入「超高齡社會」❻，倍數化時間將比日本（11 年）、美國（14 年）、法國（29 年）及英國（51 年）快速，人口急速老化程度令人驚！許多國家面臨人口老化的問題，醫療支出或是長期照顧之財務負擔，都大幅成長，對健康照護之需求，已由治療轉為「治療與照護並重」，長期照顧

---

❶ 高野龍昭，《これならわかるスッキリ図解介護保険》，翔泳社，2018 年 5 月，第 3 版，第 90–91 頁。

❷ 〈日本更老了！3,640 萬人逾 65 歲占總人口 29.1% 全球之冠〉，中央社，2021 年 9 月 19 日。

❸ 林萬億，〈長照冒進痛苦一輩子〉，2009 年 1 月 30 日，《中國時報》，第 A6 版。

❹ 〈104 年第 3 週內政統計通報〉，內政部統計處行政公告，2015 年 1 月 17 日。

❺ 行政院主計總處（綜合統計處）2021 年 3 月 2 日國情統計通報（第 037 號）。

❻ 〈107 年第 41 週內政統計通報〉，內政部統計處行政公告，2018 年 10 月 13 日。

必然包含各種必要的照護型態。我國規劃推動長期照顧制度，在政策上，法政體制框架之建構，尤屬迫切❼，應建立正確的法體系架構，與修正相關法令與之配合，俾因應長期照顧時代的到來。

### 2.政策方向

全世界先進各國及重要組織團體，世界衛生組織、歐洲聯盟、經濟合作發展組織等已投入長期照顧之建置與推動，並定為新 21 世紀重大國家社會政策發展方向。1991 年聯合國會員大會通過「**聯合國老人綱領**」，提出 18 項高齡者原則，包括：**獨立、參與、照護、自我實現、尊嚴等**❽，關切老人福祉與弱勢族群之需求，制定保護老人與弱勢族群之相關法律並落實執行，此亦為我國從民主法治國家邁向社會福利國家的必然走向。

### 3.加速法令體制建構

我國自 1998 年起，政府各部會陸續推動長期照顧相關方案，包括：內政部加強老人安養服務方案（1998–2004 年）、衛生署老人長期照護三年計畫（1998–2001 年）、建構長期照護體系先導計畫（2000–2003 年）、新世紀健康領航計畫（2001 年）、長期照護社區化計畫（2005 年）、遠距照護試辦計畫（2007 年）、經建會照顧服務福利及產業發展方案（2002 年）、經濟部健康照護服務產業發展方案（2007 年），以及行政院於 2007 年核定的我國「長期照顧十年計畫」（2008–2017 年）等各項方案，以積極因應高齡化社會來臨❾。由於制度規劃初期所推動之「長期照顧十年計畫」，以稅收提供 8 項居家與社區式長期照顧服務（住宿式機構限補助中低收入老人），礙於預算不足，能給予的補助服務有限，亦未補助住在機構的一般失能老人，長照人力及資源不足，近 30% 失能者自聘外勞，**整體照顧及經濟負擔極為沉重，有必要改革長**

❼ 李世代，〈「長期照護」的發展與推動〉，《臺灣醫界》，第 53 卷第 1 期，2010 年 1 月，第 49 頁。

❽ 吳秀玲，《國家照顧義務與國家財政能力之均衡——以長期照護之法律體系為中心》，國立中山大學中國與亞太區域研究所博士論文，2011 年 7 月，第 93 頁。

❾ 吳秀玲，《日本介護保險制度與生存權保障》，翰蘆，2017 年 7 月，第 183–184 頁。

期照顧制度❿。

### (1)保險制

為使長期照顧制度完整及持續推行，需建立一套妥善機制，以籌措充足財源支應。考量社會保險制度具有風險分擔、自助互助精神，能提供有長期照顧需要國民之照顧服務，且其給付方式較具公平性及效率性，可避免社會資源浪費，爰以社會保險理念為基礎規劃長期照護保險制度。2009年底，前行政院衛生署完成「長期照護保險法（草案）」之研擬工作，陳報行政院審查，立法原則採取：社會保險、全民納保、由健保署承辦、依失能程度核給給付等，幾乎是以全民健康保險法為版本，尤其是保險對象、保險財務面之規定等，仿健保法最為人所詬病的6類15目等。「長期照護保險法（草案）」嗣經修正名稱及內容，2015年6月4日行政院院會通過「長期照顧保險法（草案）」，草案共10章81條，規定強制納保並有罰則，明定：政府每年度負擔保險總經費之下限比率及負擔不足時之撥補、定義保險對象、各類被保險人之投保單位及保險經費之分擔、一般保險費之費率、保險財務及費率調整機制、保險給付要件、項目及得分階段實施、本保險不給付之範圍等。並由健保署承辦長照保險業務，長照保險給付之規劃，並以實物給付為主；失能者經評估有長照需要時，依核定之照顧計畫提供給付，優先提供居家或社區式服務，超過的部分需自行負擔等。

為日後實施長期照顧保險法所需，應設計相關配套措施、提供大量的長照人力及長照機構，因此，有關長期照顧服務資源的整合、人力的訓練與管理，需先期規劃，爰有「長期照顧服務法（草案）」的研擬及立法作業程序。

### (2)稅收制

長期照顧保險制度的推動、立法作業、相關的資源整備，已大致就緒，長期照顧保險最後的規劃報告於2016年完成，惟因2016年5月新政府上

---

❿　李玉春，〈長期照顧服務法之立法、修法與預期影響〉，《月旦醫事法報告》，第4期，2017年2月，第10–11頁。

臺，政策自次月起改弦易轍，暫緩保險制度之選擇，改以稅收取代長期照顧保險，繼續推動「長期照顧十年計畫 2.0」（2017-2026 年），提供平價、普及的長期照顧服務體系，使有長期照顧需求者獲得基本服務，積極籌措財源❶、逐步擴大照顧對象❷，安定人心❸。

　　由於長期照顧本身具有「逆選擇」之特性，愈弱勢、失能者，愈需長期照顧服務，長期照顧服務市場的存在與發展，「公共資金」的投入，乃扮演關鍵因素。而「公共資金」的來源，如純以稅收支應，恐有「搭便車」及財源不穩之負面效果；若採社會保險制度，如何設計長期照顧保險法制，以達財務自給自足與永續經營，誠需及早提出對策❹。

## (二)立法沿革

### 1.長期照顧服務法之制定與施行

　　家庭乃最為基本而重要的照顧體系，我國長照十年計畫欠缺一統合性的家庭照顧支持體系方案，難以凸顯家庭照顧在長照體系之價值與重要性。應思考如何提供多元之照顧服務資源，鼓勵成立照護志工人力銀行❺，媒合同樣有失能者照顧責任之家庭，提供彼此家庭照顧者暫時看顧、陪同就醫與家務處理等相關服務，減輕個別家庭照顧者之負擔。我國參考德國、日本等國家經驗，前行政院衛生署於 2009 年委託長期照護專業協會研擬法案，並與內政部邀請學者專家及相關團體討論，於 2010 年將長期照顧服務法（草案）函

---

❶　〈長照穩定財源擬增菸捐菸稅　調高遺贈稅有共識〉，2016 年 8 月 30 日，《自由時報》，第 A1 版。

❷　〈長照 2.0 擴大照顧對象　49 歲以下失能者，50 歲以上輕微失智者等四類納入〉，2016 年 7 月 15 日，《臺灣時報》，第 1 版。

❸　〈蔡英文：加速長照政策建構、安定臺灣人心〉，自由時報電子報，2016 年 8 月 17 日。

❹　吳秀玲、蘇嘉宏合著，《醫事護理法規概論》，三民，2018 年 9 月，第 13 版，第 529 頁。

❺　謝佳宜，〈高齡化社會家庭照顧者支持體系之探討〉，《人力規劃報告第 14 輯》，行政院經建會，2010 年 10 月，第 165-176 頁。

報行政院審查，2011 年 3 月經行政院函請立法院審議。其間法案的版本達 17 個之多，嗣於 2014 年 1 月 8 日立法院社會福利及衛生環境委員會完成審議後，再歷經 9 次協商，於 2015 年 5 月 15 日完成三讀，同年 6 月 3 日制定公布長期照顧服務法（以下稱長照法），共 7 章 66 條條文，法自公布後 2 年施行。長照法施行前，又於 2017 年 1 月 26 日修正公布部分條文，以確保基金財源穩定，全部條文業於 2017 年 6 月 3 日生效；初步建置長期照顧服務制度，對於照護人員、機構、品質，有妥適的規劃與管理措施。

長照法於 2019 年 6 月 19 日再次修正公布第 14、24、34、39、47 條，增訂「設有機構住宿式服務之綜合式服務類長照機構」，應投保公共意外責任險，以及罰則。2021 年 6 月 9 日再度修正公布，增訂第 8 條之 1、32 條之 1、32 條之 2、39 條之 1、47 條之 1、48 條之 1 條文；並修正第 6、18、22、30、47、49、53、54、58、62、66 條；增修條文共計 17 條。法案本次修正重點：特約及給支付制度法制化、落實使用者付費原則，加速布建長照服務資源、放寬學校法人設置住宿式長照機構促進產學合作，強化長照服務品質，明定未立案長照機構違法樣態及罰則，以及長照員工納入勞健保範圍等，促進長照產業發展。

### 2.立法目的

長照法第 1 條第 1 項明定：⑴**健全長期照顧服務體系，提供長期照顧服務**；⑵**確保照顧及支持服務品質**；⑶**發展普及、多元及可負擔之服務**；⑷**保障接受服務者與照顧者之尊嚴及權益**等四項立法目的。而長期照顧服務須兼顧多元差異，同條第 2 項明定：「**長期照顧服務之提供不得因服務對象之性別、性傾向、性別認同、婚姻、年齡、身心障礙、疾病、階級、種族、宗教信仰、國籍與居住地域有差別待遇之歧視行為。**」以公平正義及均應有獲得合適及足夠服務的機會和權利，以符「**等者等之，不等者不等之**」的憲法平等原則基本意涵。

### 3.長期照顧定義

長照法第 3 條第 1 款定義「**長期照顧**」：「**指身心失能持續已達或預期達**

六個月以上者，依其個人或其照顧者之需要，所提供之生活支持、協助、社會參與、照顧及相關之醫護服務。」而條文所謂「身心失能者」則指：「身體或心智功能部分或全部喪失，致其日常生活需他人協助者。」（同條第 2 款）

## 二 長期照顧服務及體系

### ㈠主管機關／目的事業主管機關權責

　　長照法所稱主管機關：在中央為衛生福利部；在直轄市為直轄市政府；在縣（市）為縣（市）政府（第 2 條）。中央與地方各有業務掌理事項，中央主管機關：提供長照服務，制定全國性長照政策、法規及長照體系之規劃、訂定及宣導；對地方政府執行長照之監督、協調事項；辦理長照機構評鑑；長照財源之規劃、籌措與長照經費分配等（第 4 條第 1–11 款）。地方主管機關：提供長照服務，制定轄內長照政策、長照體系之規劃、宣導及執行；執行中央主管機關訂定之長照政策、法規及相關規劃方案等（第 5 條第 1–7 款）。

　　涉及中央各目的事業主管機關職掌者，其權責依：教育、勞工、國軍退除役官兵輔導、建設／工務／消防、原住民族事務、科技研究事務、其他目的事業主管機關作劃分；長照法 2021 年 6 月 9 日修正公布增訂「經濟主管機關」，負責長照輔助器材、產品開發之規劃及推動等相關事項（第 6 條第 7 款）。

### ㈡長期照顧服務特定範圍公告及評估

　　長照法第 8 條規定：「中央主管機關得公告長照服務之特定範圍（第 1 項）。民眾申請前項服務，應由照管中心或直轄市、縣（市）主管機關評估；**直轄市、縣（市）主管機關應依評估結果提供服務**（第 2 項）。接受醫事照護之長照服務者，應經醫師出具意見書，並由照管中心或直轄市、縣（市）主管機關評估（第 3 項）。」醫師出具的意見書應載明：1.當事人姓名、出生年月日、性別、國民身分證統一編號及通訊地址。 2.相關疾病診斷與近期治療

現況。3.當事人身心狀態事項。4.當事人接受醫事照護服務時應注意之事項。5.其他有關事項或建議（長期照顧服務法施行細則第 2 條第 1 項）。前項意見書之格式，由中央主管機關定之（細則第 2 條第 2 項）。

　　長照法第 8 條第 2 項服務，應依失能者失能程度及其家庭經濟狀況，由主管機關提供補助；依其他法令規定得申請相同性質之服務補助者，僅得擇一為之（長照法第 8 條第 4 項）。第 2 項及第 3 項之評估，得委託專業團體辦理；評估之基準、方式、人員之資格條件及其他有關事項，由中央主管機關公告之（同條第 5 項）。第 4 項補助之金額或比率，由中央主管機關定之（同條第 6 項）。

## (三)核定長照需要等級／服務應收部分負擔

　　為使長照服務資源合理使用，長照法 2021 年 6 月 9 日修正公布增訂第 8 條之 1：照管中心或直轄市、縣（市）主管機關應依第 8 條第 2 項之評估結果，按民眾失能程度核定其長照需要等級及長照服務給付額度（第 1 項）。民眾使用長照服務，應依前項核定之長照服務給付額度自行負擔一定比率或金額（第 2 項）。長照特約單位應向長照服務使用者收取應自行負擔之長照服務給付額度比率或金額，不得減免（第 3 項）。長照特約單位違反第 8 條之 1 第 3 項規定者，處新臺幣 3 萬元以上 15 萬元以下罰鍰，並限期令其追收擅自減免之費用（第 49 條第 1 項）。

　　衛生福利部於 2022 年 1 月 20 日訂定發布長期照顧服務申請及給付辦法，2022 年 2 月 1 日生效，該辦法第 14 條第 1 項規定：「長照給付對象使用長照服務，應依下列長照身分別，自行負擔一定比率之金額（以下簡稱部分負擔），其比率規定如附表五（表 7–1）：一、長照低收入戶：列冊之低收入戶、中低收入戶，或符合領取中低收入老人生活津貼發給辦法第五條第一項第一款津貼資格者。……。」部分負擔，由長照特約單位於服務提供後，向長照給付對象收取（辦法第 14 條第 2 項）。

表 7-1　長期照顧服務申請及給付辦法第 14 條之附表五（部分負擔比率）

| 長照需要等級 | 個人長照服務 | | | | | | | | | | | | | | | | | | | | | 家庭照顧者支持服務之喘息服務適用 G 碼 | | |
| --- | --- | --- | --- | --- | --- | --- | --- | --- | --- | --- | --- | --- | --- | --- | --- | --- | --- | --- | --- | --- | --- | --- | --- | --- |
| | 照顧及專業服務適用 B、C 碼 | | | 交通接送服務，適用 D 碼【分類見附表三】 | | | | | | | | | | | | 輔具及居家無障礙環境改善服務適用 E、F 碼 | | | | | |
| | | | | 第一類 | | | 第二類 | | | 第三類 | | | 第四類 | | | | | | | | |
| | 部分負擔比率 (%) | | | 部分負擔比率 (%) | | | 部分負擔比率 (%) | | | 部分負擔比率 (%) | | | 部分負擔比率 (%) | | | 部分負擔比率 (%) | | | 部分負擔比率 (%) | | |
| | 低收入戶 | 中低收入戶 | 一般戶 | 低收入戶 | 中低收入戶 | 一般戶 | 低收入戶 | 中低收入戶 | 一般戶 | 低收入戶 | 中低收入戶 | 一般戶 | 低收入戶 | 中低收入戶 | 一般戶 | 低收入戶 | 中低收入戶 | 一般戶 | 低收入戶 | 中低收入戶 | 一般戶 |
| 第二級 | | | | | | | | | | | | | | | | | | | | | |
| 第三級 | | | | | | | | | | | | | | | | | | | | | |
| 第四級 | | | | | | | | | | | | | | | | | | | | | |
| 第五級 | 0 | 5 | 16 | 0 | 10 | 30 | 0 | 9 | 27 | 0 | 8 | 25 | 0 | 7 | 21 | 0 | 10 | 30 | 0 | 5 | 16 |
| 第六級 | | | | | | | | | | | | | | | | | | | | | |
| 第七級 | | | | | | | | | | | | | | | | | | | | | |
| 第八級 | | | | | | | | | | | | | | | | | | | | | |

註：部分負擔費用以小數點後無條件捨去計算。

## ㈣長期照顧服務提供方式

　　長照法第 9 條第 1 項規定 5 種長照服務提供方式：1.居家式：**到宅提供服務。** 2.社區式：於社區設置一定場所及設施，提供日間照顧、家庭托顧、臨時住宿、團體家屋、小規模多機能及其他整合性等服務。但不包括第 3 款之服務。 3.機構住宿式：以受照顧者入住之方式，提供全時照顧或夜間住宿等之服務。 4.家庭照顧者支持服務：為家庭照顧者所提供之定點、到宅等支持服務。 5.其他經中央主管機關公告之服務方式。前開的**服務方式，長照機構得合併提供之**（同條第 2 項）。

　　長照法第 9 條第 1 項所稱：1.日間照顧：指提供長期照顧（以下簡稱長照）服務對象於日間往返社區式長照機構，接受身體與日常生活照顧及其他

多元服務。2.家庭托顧：指提供長照服務對象於往返家庭托顧服務人員住所，接受身體及日常生活照顧服務。3.臨時住宿服務：指提供長照服務對象機構住宿式以外之住宿服務。4.團體家屋：指於社區中，提供具行動力之失智症者家庭化及個別化之服務。5.小規模多機能：指配合長照服務對象之需求，提供日間照顧、臨時住宿，或到宅提供身體與日常生活照顧、家事服務及其他多元之服務。6.夜間住宿服務：指提供長照服務對象於夜間住宿之服務（長照法施行細則第 3 條）。

　　長照法第 10 條至第 13 條則分別規範居家式、社區式、機構住宿式、家庭照顧者支持服務提供項目。以長照法第 10 條為例，規定居家式長照服務之項目包括：1.身體照顧服務。2.日常生活照顧服務。3.家事服務。4.餐飲及營養服務。5.輔具服務。6.必要之住家設施調整改善服務。7.心理支持服務。8.緊急救援服務。9.醫事照護服務。10.預防引發其他失能或加重失能之服務。11.其他由中央主管機關認定到宅提供與長照有關之服務。

## ㈤辦理長期照顧資源及需要調查／劃分長照服務網／限制設立或擴充

　　長照法第 14 條第 1 項規定：「中央主管機關應定期辦理長照有關資源及需要之調查，並考慮多元文化特色，與離島偏鄉地區特殊處境，據以訂定長照服務發展計畫及採取必要之獎助措施。」同條第 2 項：「中央主管機關為均衡長照資源之發展，得劃分長照服務網區，規劃區域資源、建置服務網絡與輸送體系及人力發展計畫，並得於資源過剩區，限制長照機構之設立或擴充；於資源不足之地區，應獎助辦理健全長照服務體系有關事項。」以促進長照資源過剩或不足之地區之資源均衡發展，使長照機構及人力合理分布，爰規定得對資源過剩或不足之地區，限制長照機構之設立與擴充或予以獎助，以均衡長照服務之可近性及在地化。

　　至於原住民族地區長照服務計畫、長照服務網區與人力發展之規劃及推動，中央主管機關應會同原住民族主管機關定之（長照法第 14 條第 3 項）。中央主管機關應獎助辦理長期照顧創新服務之相關研究（同條第 4 項）。

## ㈥設置特種基金及其來源

　　長照法第 15 條第 1 項規定：中央主管機關為提供長照服務、擴增與普及長照服務量能、促進長照相關資源之發展、提升服務品質與效率、充實並均衡服務與人力資源及補助各項經費，應設置特種基金。第 15 條第 2 項規定長照基金之來源如下： 1.**遺產稅及贈與稅稅率由 10% 調增至 20% 以內所增加之稅課收入。** 2.**菸酒稅菸品應徵稅額由每千支（每公斤）徵收新臺幣 590 元調增至新臺幣 1,590 元所增加之稅課收入。** 3.政府預算撥充。 4.菸品健康福利捐。 5.捐贈收入。 6.基金孳息收入。 7.其他收入。

　　本條係於 2017 年 1 月 26 日修正公布，新增特種稅，藉以大幅增加、充裕基金財源，確保財源穩定：定明遺產稅及贈與稅、菸酒稅菸品應徵稅額（即每包菸品應徵稅額由新臺幣 11.8 元調增至新臺幣 31.8 元），調增所增加之稅課收入，作為長照服務之穩定財源。依財政收支劃分法規定，遺產稅、贈與稅及菸酒稅為國稅，惟部分劃歸為地方財源。為充裕第 1 項所定特種基金財源，爰增訂第 3 項定明依第 2 項第 1 款及第 2 款增加之稅課收入，不適用財政收支劃分法稅收劃分之規定。

　　本條之修正，調高菸酒稅有關菸稅部分，可有效降低吸菸率，足收菸害防制之效果。但長期發展恐因吸菸率逐年下降，導致菸稅減少，長照之財源難保永續、穩定，最終仍須另籌更充足的財源，如營業稅或長照保險。因此，立法院在長照法修正條文第 15 條增訂第 4 項，要求主管機關於長照法施行兩年後檢討，以確保財源穩定[16]。

## ㈦建置長期照顧服務資訊系統

　　中央主管機關應建置服務使用者照顧管理、服務人力管理、長照機構管理及服務品質等資訊系統，以作為長照政策調整之依據，並依法公開（長照法第 16 條第 1 項）。

---

[16] 李玉春，〈長期照顧服務法之立法、修法與預期影響〉，《月旦醫事法報告》，第 4 期，2017 年 2 月，第 19–20 頁。

## 三 長期照顧服務人員之管理

### (一)長照服務人員

　　長照法第 3 條第 4 款將長照服務人員（以下稱長照人員）定義為：指經本法所定之訓練、認證，領有證明得提供長照服務之人員。長照法第 18 條第 1 項規定：「**長照服務之提供，經中央主管機關公告之長照服務特定項目，應由長照人員為之。**」衛生福利部 2018 年 5 月 17 日公告「長照服務特定項目」並自即日生效：1.長照機構針對長照服務需要者提供之身體照顧服務、日常生活照顧服務、家事服務、臨時住宿服務、住宿服務、醫事照護服務。2.家庭照顧者支持服務提供之喘息服務。 3.長照需要之評估服務。由於第 1 點之「家事服務」非屬應具長照人員資格始得執行之服務項目，為避免目前從事家事服務產業之人員有違反長照法之疑慮、爭議發生，經重新檢討後，衛生福利部於 2022 年 5 月 17 日預告廢止「長照服務特定項目」公告，並同時預告訂定「長照服務特定項目規定」（草案）共 4 點規定，除刪除「家事服務」外，新增第 4 點「長照機構內執行之預防引發其他失能或加重失能之服務。」

　　本法施行前，已依其他法律規定，從事本法所定長照服務之人員，於本法施行後 2 年內，得繼續從事長照服務，不受第 18 條第 1 項規定之限制（長照法第 61 條第 1 項）。由於長照法施行後需有宣導及過渡期，使長照法施行前已從事長照服務之人員了解相關規定，完成長照法規定之訓練，使得繼續從事長照服務，爰訂定 2 年之緩衝期。

### (二)長照人員範圍與訓練及繼續教育

　　長照法第 18 條第 2 項：長照人員之訓練、繼續教育、在職訓練課程內容，應考量不同地區、族群、性別、特定疾病及照顧經驗之差異性。此外，長照人員應接受一定積分之繼續教育、在職訓練（同條第 3 項）；長照人員之資格、訓練、認證、繼續教育課程內容與積分之認定、證明效期及其更新等

有關事項之辦法，由中央主管機關定之（同條第 4 項）。

　　長期照顧服務人員訓練認證繼續教育及登錄辦法（下稱長照教育登錄辦法）第 2 條：經本法訓練、認證，領有證明得提供長期照顧服務之長照服務人員，其範圍如下：1.照顧服務人員：照顧服務員、教保員、生活服務員或家庭托顧服務員。 2.居家服務督導員。 3.社會工作師、社會工作人員及醫事人員。 4.照顧管理專員及照顧管理督導。 5.中央主管機關公告長照服務相關計畫之個案評估、個案管理及提供服務人員。「前條第二款至第五款人員，應具備資格證明文件，並接受下列訓練，始得依第四條規定辦理認證……」（同辦法第 3 條）。長照教育登錄辦法第 9 條第 1 項規定：長照人員應自認證證明文件生效日起，每 6 年接受專業課程、專業品質、專業倫理、專業法規課程，積分合計達 120 點以上。

### (三)執業登錄與支援

　　長照人員非經登錄於長照機構，不得提供長照服務。但已完成第 18 條第 4 項的訓練及認證，並依其他相關法令登錄之醫事人員及社工人員，於報經主管機關同意者，不在此限（長照法第 19 條第 1 項）。本條項之登錄，其要件、程序、處所、服務內容、資格之撤銷與廢止、臨時支援及其他應遵行事項之辦法，由中央主管機關定之（同條第 4 項）。長照人員如未依規定完成登錄程序而提供長照服務，處新臺幣 3 千元以上 1 萬 5 千元以下罰鍰（長照法第 58 條）。

　　長照人員的登錄及支援，應在事前完成。長照教育登錄辦法第 18 條規定：長照人員至非登錄之長照機構提供支援服務時，應於事前由登錄之長照機構敘明支援之地點、期間、時段及理由，報機構所在地直轄市、縣（市）主管機關核定。主管機關認定前項支援之期間、時段或理由顯非適當時，得予必要之限制，或以書面通知該長照人員，限定其於一定期間內不得從事支援業務。另，長照人員登錄內容異動時，應自異動之日起 30 日內，由該長照機構報所在地主管機關核定（長照法第 19 條第 3 項）。而長照機構如有違反本條項者，處新臺幣 6 千元以上 3 萬元以下罰鍰（同法第 53 條第 1 項第 1 款）。

## ㈣違法行為之禁止

### 1.未經登錄長照機構不得提供長照服務

長照人員非經登錄於長照機構,不得提供長照服務。但已完成第 18 條第 4 項之訓練及認證,並依其他相關法令登錄之醫事人員及社工人員,於報經主管機關同意者,不在此限(長照法第 19 條第 1 項)。長照人員未完成登錄程序,或依其他法令登錄之醫事人員及社工人員未報經主管機關同意,即提供長照服務者,處新臺幣 3 千元以上 1 萬 5 千元以下罰鍰(長照法第 58 條第 1 款)。

### 2.證明效期屆滿未完成證明更新

長照人員證明效期屆滿,未完成證明之更新,提供長照服務者,處新臺幣 3 千元以上 1 萬 5 千元以下罰鍰(長照法第 58 條第 2 款)。

### 3.不得容留非長照人員提供服務

**長照機構不得容留非長照人員提供第 18 條第 1 項之長照服務** (長照法第 19 條第 2 項)。違反本條項者,處新臺幣 1 萬元以上 5 萬元以下罰鍰(長照法第 50 條第 2 款)。

### 4.不得洩密

長照人員對於因業務而知悉或持有他人之秘密,非依法律規定,不得洩漏(長照法第 20 條)。違反本條規定者,處新臺幣 6 千元以上 3 萬元以下罰鍰,並限期令其改善;屆期未改善且情節重大者,處 1 個月以上 1 年以下停業處分(同法第 54 條第 1 項)。

### 5.業務上不法行為之禁止

長照人員「執行業務時,如為不實之記載」;或「將長照人員證明租借他人使用」,處新臺幣 6 千元以上 3 萬元以下罰鍰,得併處 1 個月以上 1 年以下

停業處分；情節重大者，並得廢止其證明（長照法第 56 條）。

## 四 長期照顧服務機構之管理

### (一)長照服務機構

　　長照服務機構依長照法第 3 條第 5 款之定義，係指以提供長照服務或長照需要之評估服務為目的，依長照法規定設立之機構。因此，凡能提供長照服務之機關（構）、法人、團體、合作社、事務所等，可依本法之規定設立為第 5 款之長照機構。

### (二)長照機構之分類／限法人設立之原則與例外

　　長照機構依其服務內容，分類為：居家式服務類、社區式服務類、機構住宿式服務類、綜合式服務類及其他經中央主管機關公告之服務類計五種（長照法第 21 條）。綜合服務類係指，該機構服務內容包括居家式服務、社區式服務及機構住宿式服務其中二類以上服務內容之機構。

　　長照法第 22 條第 1 項規定：「前條第三款及設有機構住宿式服務之第四款、第五款長照機構，應以長照機構法人設立之。」但考量學校為教學、實習或研究之必要，長照法 2021 年 6 月 9 日修正公布增訂第 22 條第 2 項例外規定：「公立長照機構」，或「設有長照相關科系之私立高級中等以上學校，且僅以提供學校作為教學、實習及研究用途為限」者，不適用前項之規定。

　　長照法第 22 條第 3 項：「本法施行前，已依老人福利法、護理人員法及身心障礙者權益保障法設立從事本法所定機構住宿式長照服務之私立機構，除有擴充或遷移之情事外，不受第一項之限制。」本條項所稱之「擴充」，係指「機構總樓地板面積擴增」（長照法施行細則第 5 條第 1 項）；如僅「床數增設而機構總樓地板面積未擴增者」，則非屬擴充（同條第 2 項）。

### (三)長照法授權制定長期照顧服務機構法人條例

　　長照法第 22 條第 4 項規定：「第一項長照機構法人之設立、組織、管理

及其他應遵行事項,另以法律定之。」長期照顧服務機構法人條例於 2018 年
1 月 31 日制定公布全文 47 條;並自公布日施行。本條例係依據長照法第 22
條第 1 項及第 4 項之授權制定,以「**規範長期照顧服務機構法人之設立、組
織及管理**」為立法目的(第 1 條)

　　長期照顧服務機構法人條例第 5 條:「長照機構法人所設立之長照機構,
始得提供機構住宿式服務。但法律另有規定者,不在此限。」為確保法人財
務穩健,得以永續經營,同條例第 8 條第 1 項規定:「長照機構法人應有足以
達成其設立目的所必要之財產。」第 18 條並限制「長照機構法人不得為保證
人(第 1 項)」以及「長照機構法人之資金,不得貸予任何人,亦不得以其資
產為任何人提供擔保(第 2 項)。」法人設立之長照機構,其財務及會計帳
務,均應獨立(長期照顧服務機構設立許可及管理辦法第 29 條第 1 項)。

## ㈣設立、擴充、許可╱不得委託經營

　　長照法第 23 條:「長照機構之設立、擴充、遷移,應事先申請主管機關
許可。」違反本條規定之處罰,長照法第 47 條及第 47 條之 1 區分:1.合法
設立長照機構擴充、遷移未經許可;2.未經許可設立提供長照服務╱規避、
拒絕查核╱未配合轉介、安置;3.未經許可設立對服務對象有遺棄、侵害權
益等情事或致死等不同型態,罰則輕重,寬嚴不一。

　　私立長照機構經許可設立後,不得將全部或部分服務規模,委託他人經
營(長期照顧服務機構設立許可及管理辦法第 18 條)。社區式、住宿式或綜
合式長照機構之服務規模,最近 3 年之平均服務使用率或占床率未達 60%,
或最近一次主管機關評鑑不合格者,不得申請擴充(同辦法第 21 條)。

## ㈤停、歇業備查

　　長照法第 25 條:「長照機構停業、歇業、復業或許可證明登載事項變更,
應於事實發生日前三十日內,報主管機關核定(第 1 項)。前項停業期間最長
不得超過一年。必要時得申請延長一次,期限為一年;逾期應辦理歇業(第
2 項)。前項歇業應於停業期滿之日起三十日內辦理;逾期未辦理者,主管機
關得逕予廢止其設立許可(第 3 項)。」

## ㈥名稱使用、變更之限制

長照機構由政府機關（構）設立者，應於長照機構前冠以該政府機關（構）之名稱；由民間設立者，應冠以私立二字（長照法第 26 條第 1 項）。長照機構應於其場所，以明顯字體依前項規定標示其名稱，並應加註機構類別及其服務內容（同條第 2 項），以利民眾區辨。

長照機構不得使用下列名稱：1.在同一直轄市或縣（市），與被廢止許可證明或已經主管機關許可設立之長照機構相同之名稱。2.易使人誤認其與政府機關、其他公益團體有關之名稱（長照法第 28 條）。

非長照機構，不得使用長照機構之名稱（長照法第 27 條）。非長照機構違反規定使用長照機構名稱，處新臺幣 1 萬元以上 5 萬元以下罰鍰（長照法第 50 條第 3 款）。

## ㈦廣告內容範圍之限制

非長照機構，不得為長照服務之廣告（長照法第 29 條第 1 項）；非長照機構違反本條項規定者，處新臺幣 1 萬元以上 5 萬元以下罰鍰（同法第 51 條第 2 項）。長照機構之廣告，其內容以下列事項為限：1.長照機構名稱與第 26 條第 2 項所定應加註之事項、設立日期、許可證明字號、地址、電話及交通路線。2.長照機構負責人之姓名、學歷及經歷。3.長照人員之專門職業及技術人員證書或本法所定之證明文件字號。4.服務提供方式及服務時間。5.停業、歇業、復業、遷移及其年、月、日。6.主管機關核定之收費標準。7.其他經中央主管機關公告指定得刊登或播放之事項（長照法第 29 條第 2 項）。

長照機構違反長照法第 25 條第 1 項規定、刊登或播放第 29 條第 2 項各款規定以外之廣告內容或其廣告內容不實者，處新臺幣 1 萬元以上 5 萬元以下罰鍰，並限期令其改善；屆期未改善者，並得按次處罰（長照法第 51 條第 1 項）。

## ⑧設置業務負責人與代理

### 1.專任業務負責人

長照機構應設置業務負責人一人，對其機構業務負督導責任（長照法第30 條第 1 項）。前項業務負責人應為專任，其資格及其兼任職務情事由中央主管機關定之（同條第 2 項）。長照法第 31 條：「長照機構之業務負責人因故不能執行業務，應指定符合業務負責人資格者代理之。代理期間超過三十日，應報所在地主管機關核定（第 1 項）。前項代理期間，不得逾一年（第 2 項）。」長期照顧服務機構設立標準（以下稱機構設立標準）第 2 條：長照機構應置符合長照服務人員資格之業務負責人一人，綜理長照業務，除本標準另有規定外，應為專任（第 1 項）。

### 2.業務負責人積極資格條件

機構設立標準第 3 條：「居家式服務類長照機構業務負責人，應具備下列資格之一：一、師級以上醫事人員、社會工作師：具有二年以上長期照顧服務（以下簡稱長照服務）相關工作經驗。二、護理師或護士：㈠護理師：具二年以上臨床護理相關工作經驗。㈡護士：具四年以上臨床護理相關工作經驗。三、專科以上學校醫事人員相關科、系、所畢業，或社會工作、公共衛生、醫務管理、老人照顧或長期照顧相關科、系、所、學位學程畢業：具三年以上長照服務相關工作經驗。四、專科以上學校，前款以外科、系、所、學位學程畢業，領有照顧服務員技術士證者：具四年以上長照服務相關工作經驗。五、高級中等學校護理、老人照顧相關科、組畢業：具五年以上長照服務相關工作經驗。六、照顧服務員技術士：具七年以上專任照顧服務員相關工作經驗。」

2022 年 5 月 4 日機構設立標準修正發布，增訂第 2 條第 2-3 項：前項業務負責人，應依本法（長照法）第 18 條第 4 項所定辦法之規定，持有在有效期間內之認證證明文件（第 2 項）。業務負責人於不影響本職工作情形，經長照機構負責人同意後，得兼任下列工作：教學、研究工作；非營利法人或團

體之無償職務（第 3 項）。

社區式服務類長照機構業務負責人，除提供家庭托顧服務外，應具備前條各款資格之一者。家庭托顧業務負責人，應具 500 小時以上照顧服務經驗（設立標準第 4 條）。公立長照機構業務負責人資格，除公立醫院附設者外，不適用設立標準第 2 條至第 7 條規定（設立標準第 8 條）。

### 3.業務負責人消極資格條件

有下列情事之一者，不得擔任長照機構業務負責人：(1)有施打毒品、暴力犯罪、性騷擾、性侵害行為，經緩起訴處分或有罪判決確定。(2)曾犯詐欺、背信、侵占罪或貪污治罪條例之罪，經判處有期徒刑 1 年以上之刑確定。但受緩刑宣告或易科罰金執行完畢者，不在此限。**(3)有本法第 44 條所定遺棄、身心虐待、歧視、傷害、違法限制長照服務使用者人身自由或其他侵害權益之行為，經查證屬實。(4)行為違法或不當，其情節影響長照服務使用者權益重大，經查證屬實**（設立標準第 9 條第 1 項）。

## (九)辦理勞保／健保加保及按月提繳退休金

長照特約單位應為所僱長照人員，依勞工保險條例、勞工職業災害保險及保護法、就業保險法、全民健康保險法及勞工退休金條例規定，辦理參加勞工保險、勞工職業災害保險、就業保險及全民健康保險，並按月提繳退休金（長照法第 32 條之 2）。

## (十)與醫療機構訂定醫療服務契約

機構住宿式服務類之長照機構，應與能及時接受轉介或提供必要醫療服務之醫療機構訂定醫療服務契約（長照法第 33 條）。所定醫療服務契約，應載明下列事項：1.醫事照護服務需要之轉介機制。2.醫事照護服務之電話或網路諮詢機制。3.醫師及其他醫事人員之支援機制。4.其他與醫事照護服務相關之事項（長照法施行細則第 7 條）。長照機構違反本條規定者，未與能及時接受轉介或提供必要醫療服務之醫療機構簽訂醫療服務契約，處新臺幣 6 千元以上 3 萬元以下罰鍰（同法第 53 條第 1 項第 3 款）；並限期令其改善，

屆期未改善者，處 1 個月以上 1 年以下停業處分（同條第 2 項）。**長照法 2021 年 6 月 9 日修正公布增訂第 53 條第 4 項**，經令限期改善、長照機構評鑑不合格者，於未經主管機關查核確認改善完成前，不得增加服務對象之規定；違反者，另處其負責人新臺幣 6 萬元以上 30 萬元以下罰鍰，並得按次處罰。

## (十一)製作紀錄與保存

**長照機構應督導其所屬登錄之長照人員，就其提供之長照服務有關事項製作紀錄**（長照法第 38 條第 1 項）。前項紀錄有關醫事照護部分，除依醫事法令之規定保存外，應由該長照機構至少保存 7 年（同條第 2 項）。製作之紀錄，其內容應包括：1.當事人之姓名、性別、出生年月日及地址。2.當事人需長照服務之身心狀況。3.當事人接受之照顧服務。**4.長照服務人員執行業務情形。5.長照服務人員執行業務之年、月、日，並簽名或蓋章**（長照法施行細則第 8 條第 1 項）。長照服務人員為醫事人員及社會工作師者，其製作之紀錄內容，除依前項規定外，應依相關法規之規定辦理（同條第 2 項）。違反長照法第 38 條之規定者，未就其提供之長照服務有關事項製作紀錄、依法保存，或為業務不實之記載，處新臺幣 6 千元以上 3 萬元以下罰鍰（長照法第 53 條第 1 項第 4 款）。

## (十二)費用收取標準與限制

中央主管機關應輔導地方主管機關參考地區所得、物價指數、服務品質等，提供長照機構收費參考資訊（長照法第 35 條第 1 項）。長照機構之收費項目及其金額，應報提供服務所在地之主管機關核定；變更時亦同（同條第 2 項）。長照機構收取費用，應開給載明收費項目及金額之收據（同法第 36 條第 1 項）；並不得違反收費規定，超額或擅立項目收費（同條第 2 項）。長照機構應將其設立許可證明、收費、服務項目及主管機關所設之陳情管道等資訊，揭示於機構內明顯處所（長照法第 37 條）。

長照機構違反第 36 條第 1 項之規定者，應限期令其改善；屆期未改善者，處新臺幣 6 千元以上 3 萬元以下罰鍰（長照法第 55 條）。違反第 36 條第

2 項規定者，處新臺幣 3 萬元以上 15 萬元以下罰鍰，並限期令其將超收或擅自收取之費用退還（長照法第 49 條第 2 項）。

## ㈢投保公共意外責任險

機構住宿式服務類之長照機構，應投保公共意外責任險，確保長照服務使用者之生命安全（長照法第 34 條第 1 項）。前項應投保之保險範圍及金額，由中央主管機關會商目的事業主管機關定之（同條第 2 項）。

依長期照顧服務機構投保公共意外責任險保險範圍及金額認定標準第 2 條規定：「機構住宿式服務類長期照顧服務機構應投保公共意外責任險之保險範圍及最低保險金額如下：一、許可開放規模為一百人以下者：㈠每一人身體傷亡：新臺幣二百萬元。㈡每一事故身體傷亡：新臺幣二千萬元。㈢每一事故財產損失：新臺幣二百萬元。㈣保險期間總保險金額：新臺幣三千四百萬元。……三、許可開放規模為二百零一人以上者：㈠每一人身體傷亡：新臺幣二百萬元。㈡每一事故身體傷亡：新臺幣六千萬元。㈢每一事故財產損失：新臺幣二百萬元。㈣保險期間總保險金額：新臺幣七千四百萬元。」

## ㈣應設置自動撒水設備／火警自動警報設備

鑑於 2016 年 7 月 6 日新北市新店區私立樂活老人長期照顧中心發生火災造成 6 人死亡、28 人受傷送醫；2017 年 3 月 15 日桃園市龍潭區私立愛心老人長期照顧中心疑似凌晨停電，機構人員使用蠟燭照明不慎引發火災造成 4 人死亡、13 人受傷送醫；2017 年 5 月 19 日凌晨屏東縣恆春鎮南門護理之家發生火災造成 4 人死亡、55 人受傷送醫，是類老人福利機構等場所之住民，屬避難弱勢族群，無法自行應變逃生。為提升該場所主動式滅火防護能力，確保住民安全，爰參酌日本消防法施行令第 12 條第 1 項第 1 款規定，我國依據消防法授權訂定之各類場所消防安全設備設置標準第 17 條第 1 項規定：「下列場所或樓層應設置自動撒水設備：……九、供第十二條第一款第六目所定榮譽國民之家、長期照顧服務機構（限機構住宿式、社區式之建築物使用類組非屬 H-2 之日間照顧、團體家屋及小規模多機能）、老人福利機構（限長期照護型、養護型、失智照顧型之長期照顧機構、安養機構）、護理機

構（限一般護理之家、精神護理之家）、身心障礙福利機構（限照顧植物人、失智症、重癱、長期臥床或身心功能退化者）使用之場所。」且不論面積大小，皆應設置自動撒水設備。同標準第 19 條第 1 項：「下列場所應設置火警自動警報設備：……七、供第十二條第一款第六目所定榮譽國民之家、長期照顧服務機構（限機構住宿式、社區式之建築物使用類組非屬 H-2 之日間照顧、團體家屋及小規模多機能）、老人福利機構（限長期照護型、養護型、失智照顧型之長期照顧機構、安養機構）、護理機構（限一般護理之家、精神護理之家）、身心障礙福利機構（限照顧植物人、失智症、重癱、長期臥床或身心功能退化者）使用之場所。」

## ㈤機構評鑑與督導考核／違規業者查察

主管機關對長照機構應予輔導、監督、考核、檢查及評鑑；必要時，並得通知其提供相關服務資料，長照機構應提供必要之協助，不得規避、妨礙或拒絕（長照法第 39 條第 1 項）。前項評鑑結果，應予公告（同條第 2 項）。主管機關依第 39 條規定，至長照機構執行輔導、監督、考核、檢查或評鑑時，應出示有關執行職務之證明文件或顯示足資辨別之標誌（長照法施行細則第 9 條）。

長期照顧服務機構評鑑辦法（下稱機構評鑑辦法）第 2 條明定，辦理長照機構評鑑的目的為：評量長照機構效能、提升長照服務品質、提供民眾長照選擇。機構評鑑辦法第 4 條規定：「本辦法評鑑業務，主辦機關得委託具長照專業性或與評鑑業務相關之機關（構）、大學及民間法人、團體或機構為之。」惟此委託規定，並無長照法之明確授權依據，非無爭議。

長照機構評鑑的結果，分為合格及不合格；評鑑合格效期為 4 年（機構評鑑辦法第 9 條第 1 項及第 10 條第 1 項）。長照機構於評鑑合格效期內，經主辦機關認有違反長照機構設立標準或其他法令規定，情節重大或經限期改善而屆期未改善者，主辦機關得廢止原評鑑處分。長照機構接受評鑑所提供之文件或資料，有虛偽不實者，主管機關得撤銷原評鑑處分（機構評鑑辦法第 12 條）。

為確保身心失能者之權益，長照法 2021 年 6 月 9 日修正增訂第 39 條之

1，明定主管機關應派員進入未經許可設立從事長照服務場所之檢查義務，受檢查者並負有配合檢查之協力義務。第 39 條之 1 規定：「主管機關對未依第二十三條規定許可設立而提供長照服務者，應派員進入該場所檢查。受檢查者不得規避、妨礙或拒絕，並應提供必要之文件、資料或其他協助（第 1 項）。主管機關人員執行前項檢查時，應出示有關執行職務之證明文件或顯示足資辨別之標誌（第 2 項）。主管機關對於第一項提供長照服務者之服務對象，應予轉介或安置；該提供長照服務者應予配合（第 3 項）。」

　　未依長照法第 23 條規定許可設立為長照機構，而有下列情形之一者，處其負責人新臺幣 6 萬元以上 30 萬元以下罰鍰及公布其名稱、負責人姓名，並得按次處罰：「一、提供長照服務。二、違反第三十九條之一第一項規定，規避、妨礙或拒絕主管機關查核。三、違反第三十九條之一第三項規定，未配合主管機關辦理轉介或安置。」（長照法第 47 條之 1）

## ㈥機構轉介、安置協助

　　長照機構歇業或停業時，對長照服務使用者應予以適當之轉介或安置；無法轉介或安置時，由主管機關協助轉介安置，長照機構應予配合（長照法第 41 條第 1 項）。長照機構未依前項規定為適當之轉介或安置時，**地方主管機關得強制之**（同條第 2 項）。接受轉介之長照機構應配合主管機關提供必要之協助（同條第 3 項）。

## ㈦執行感染管制及接受輔導

　　安養機構、養護機構、**長期照顧機構**、安置（教養）機構、矯正機關及其他類似場所，對於接受安養、養護、收容或矯正之人，**應善盡健康管理及照護之責任**（傳染病防治法第 33 條第 1 項）。前項機關（構）及場所應依主管機關之規定，**執行感染管制工作，防範機關（構）或場所內發生感染**；對於主管機關進行之輔導及查核，不得拒絕、規避或妨礙（同條第 2 項）。

## ㈥違規責任

### 1.處罰鍰

※僱用未受訓個人看護：長照機構僱用未接受第 64 條第 1 項規定訓練之個人看護者，處新臺幣 3 千元以上 1 萬 5 千元以下罰鍰（長照法第 57 條）。

※擅自減免部分負擔／違反收費規定：長照特約單位違反第 8 條之 1 第 3 項規定者，處新臺幣 3 萬元以上 15 萬元以下罰鍰，並限期令其追收擅自減免之費用（第 49 條第 1 項）。

**長照機構**違反第 36 條第 1 項之規定者，應限期令其改善；屆期未改善者，處新臺幣 6 千元以上 3 萬元以下罰鍰（第 55 條）。違反第 36 條第 2 項規定者，處新臺幣 3 萬元以上 15 萬元以下罰鍰，並限期令其將超收或擅自收取之費用退還（第 49 條第 2 項）。

※**違反加保義務**：長照特約單位違反第 32 條之 2 規定者，未依法為所僱長照人員加保各類保險，依違反各該法律規定處罰，**經處罰仍未依規定辦理者，得停止派案；情節重大者，並得終止特約（第 48 條之 1）。**

※**違反隱私保護規定**：長照機構違反第 43 條第 1 項隱私保護規定者，處新臺幣 6 千元以上 3 萬元以下罰鍰，並限期令其改善；屆期未改善且情節重大者，處 1 個月以上 1 年以下停業處分（第 54 條第 1 項）。

### 2.處罰鍰／公布名稱及負責人姓名

長照法第 23 條：「長照機構之設立、擴充、遷移，應事先申請主管機關許可。」違反本條規定之處罰，區分以下型態：

#### ⑴合法設立長照機構擴充、遷移未經許可

處罰長照機構新臺幣 6 萬元以上 30 萬元以下罰鍰，並公布其名稱及負責人姓名（長照法第 47 條第 1 項）；並限期令長照機構改善，屆期未改善者，得按次處罰（同條第 2 項）。

⑵未經許可設立提供長照服務／規避、拒絕查核／未配合轉介、安置

長照法 2021 年 6 月 9 日修正公布增訂第 47 條之 1，第 1 項規定：未依第 23 條規定許可設立為長照機構，而有下列情形之一者，處其負責人新臺幣 6 萬元以上 30 萬元以下罰鍰及公布其名稱、負責人姓名，並得按次處罰：「一、提供長照服務。二、違反第三十九條之一第一項規定，規避、妨礙或拒絕主管機關查核。三、違反第三十九條之一第三項規定，未配合主管機關辦理轉介或安置。」

⑶未經許可設立對服務對象有遺棄、侵害權益情事

長照法第 47 條之 1 第 2 項規定：未依第 23 條規定許可設立為長照機構，對其服務對象有遺棄、身心虐待、歧視、傷害、違法限制其人身自由或其他侵害其權益之情事，處其負責人新臺幣 10 萬元以上 50 萬元以下罰鍰及公布其名稱、負責人姓名，並得按次處罰。

若因長照法第 47 條之 1 第 2 項情事導致服務對象死亡者，同條第 3 項加重罰則，明定：未依第 23 條規定許可設立為長照機構，有前項情事致服務對象死亡者，處其負責人新臺幣 20 萬元以上 100 萬元以下罰鍰及公布其名稱、負責人姓名。

### 3.停業處分

長照法第 54 條第 1 項：長照機構違反第 43 條第 1 項規定者，處新臺幣 6 千元以上 3 萬元以下罰鍰，並限期令其改善；屆期未改善且情節重大者，處 1 個月以上 1 年以下停業處分。

### 4.廢止其設立許可

⑴長照法第 59 條第 1 項：長照機構有下列情形之一者，得廢止其設立許可：①因管理之明顯疏失，情節重大，致接受長照服務者傷亡。②所屬之長照人員提供長照服務，違反本法規定，且情節重大，並可歸責於該機構。③受停業處分而不停業。

(2)長照機構違反第 44 條規定，對長照服務使用者有遺棄、身心虐待、歧視、傷害、違法限制其人身自由或其他侵害其權益之情事，除依長照法第 47 條第 1 項規定處罰（處新臺幣 6 萬元以上 30 萬元以下罰鍰，並公布其名稱及負責人姓名）外，並限期令其改善；屆期未改善者，處 1 個月以上 1 年以下停業處分；停業期滿仍未改善者，得廢止其設立許可（長照法第 47 條第 3 項）。違反第 44 條規定，情節重大者，得逕行廢止其設立許可（同條第 4 項）。

(3)長照機構違反許可設立之標準時，應限期令其改善；屆期未改善者，處新臺幣 6 萬元以上 30 萬元以下罰鍰，並再限期令其改善；屆期仍未改善者，得廢止其設立許可（長照法第 48 條）。

長照機構經直轄市、縣（市）主管機關撤銷或廢止其設立許可時，應繳回設立許可證書；未繳回者，直轄市、縣（市）主管機關應逕予註銷之（長期照顧服務機構設立許可及管理辦法第 28 條第 1 項）。長照機構歇業或受撤銷、廢止設立許可處分者，應將其招牌拆除（同條第 2 項）。

## (九)爭議處理會

長照機構「因管理之明顯疏失，情節重大，致接受長照服務者傷亡」或「所屬之長照人員提供長照服務，違反本法規定，且情節重大，並可歸責於該機構」，**廢止其設立許可時**，依長照法第 59 條第 2 項規定：「情節之認定，應由主管機關召開爭議處理會調查，並應給予受調查者陳述意見之機會；爭議處理會之組成，由中央主管機關定之。」以符正當法律程序。長照法施行細則第 11 條至第 14 條，則規範爭議處理會之組成、任期、爭議處理會委員會議之議事規定，以及守密與迴避事宜。

# 五 接受長期照顧服務者權益保障

## (一)訂定書面契約

### 1.簽約對象

為保障長照服務使用者之權益，長照法第 42 條第 1 項規定：長照機構於提供長照服務時，應與長照服務使用者、家屬或支付費用者簽訂書面契約。**書面契約之內容，並應載明陳情、申訴與調處及爭議處理機制**（長照法施行細則第 10 條），惟並未授權中央主管機關訂定「定型化契約範本」。

#### (1)當事人自主決定權行使困難

服務契約之締結，當事人為高齡或認知症者，其意思能力欠缺，常由家屬代為簽約。屢有當事人清楚表達不希望入住機構，但家屬以負擔太重，強烈希望當事人入住；「尊重自己決定」與「減輕家屬負擔」發生衝突，常以家屬的意思優先，本人無法行使自己決定權。

#### (2)資訊不對等

**服務資訊偏在事業者，資訊不對等、未說明重要事項易衍生契約有效性或詐欺之爭議**；即使判斷能力充分者，亦可能因而締結不利的契約。

### 2.定型化契約範本

老人福利法授權訂定老人福利機構設立標準，將老人福利機構分類為：長照機構、安養機構與其他老人福利機構。按老人入住老人福利機構，依老人福利法第 38 條第 1 項之規定，應訂定書面契約，明定其權利義務關係；同條第 2 項並授權中央主管機關訂定「定型化契約範本及其應記載及不得記載事項」。內政部於 2012 年 9 月 12 日公告訂定「養護（長期照護）定型化契約應記載及不得記載事項」，自 2013 年 2 月 1 日生效，於此公告範本，內政部

列舉 12 點「不得記載事項」與 20 點「應記載事項」。

　　所謂「不得記載事項」，係指「契約內容中不得記載之項目，其通常為不利雙方之事項」，其中第 5 點即規定契約中不得記載「受照顧者發生急、重、傷病、死亡或其他緊急事故等情事，與機構無關之文字」。而「應記載事項」，係指「契約內容中應記載之項目，其通常為影響雙方權利義務關係甚鉅之事項」，其中第 12 點即規範「約束之要件」。約束老人影響其人身自由甚鉅，故內政部將「約束之要件」列為「應記載事項」，以保障老人之權益❶❼。由於行政院組織改造，老人福利法之中央主管機關，業自 2013 年 7 月 23 日起由內政部改隸衛生福利部，組改後衛生福利部並未重新公告「定型化契約應記載及不得記載事項」，本書認為，上開公告具有防範爭議之價值，衛生福利部應本於職權重新公告，亦可作為長照機構簽訂書面契約之參考範本。

## ㈡隱私權保護

　　未經長照服務使用者之書面同意，不得對其進行錄影、錄音或攝影，並不得報導或記載其姓名、出生年月日、住（居）所及其他足資辨別身分之資訊；……（長照法第 43 條第 1 項）。**長照機構於維護長照服務使用者安全之必要範圍內，得設置監看設備，不受前項之限制，並應告知長照服務使用者、其法定代理人或主要照顧之最近親屬**（同條第 2 項）。長照機構違反本條項規定者，處新臺幣 6 千元以上 3 萬元以下罰鍰，並限期令其改善；屆期未改善且情節重大者，處 1 個月以上 1 年以下停業處分（長照法第 54 條第 1 項）。

## ㈢侵權行為之禁止

　　長照法第 44 條：「長照機構及其人員應對長照服務使用者予以適當之照顧與保護，不得有遺棄、身心虐待、歧視、傷害、違法限制其人身自由或其他侵害其權益之情事。」違反本條規定者，除其涉有刑責部分，應依法告發或移請偵辦外，長照人員及長照機構之行政責任各有不同。

---

❶❼　邱慧洳，〈論長期照護人員於老人福利機構之法律責任〉，《護理雜誌》，第 62 卷第 5 期，2015 年 10 月，第 19 頁。

### 1.長照人員

長照人員有：執行業務時為不實之記載、將長照人員證明租借他人使用、違反第 44 條規定情事之一者，處新臺幣 6 千元以上 3 萬元以下罰鍰，**得併處1 個月以上 1 年以下停業處分；情節重大者，並得廢止其證明**（長照法第 56條）。

### 2.長照機構

長照機構違反第 44 條規定者，處新臺幣 6 萬元以上 30 萬元以下罰鍰，並公布其名稱及負責人姓名（長照法第 47 條第 1 項）；並限期令其改善；屆期未改善者，處 1 個月以上 1 年以下停業處分；停業期滿仍未改善者，得廢止其設立許可（同條第 3 項）。長照機構違反第 44 條規定，**情節重大者，得逕行廢止其設立許可**（同條第 4 項）。

## ㈣建置陳情機制

為處理民眾申訴案件及長照服務單位委託之爭議等事件，主管機關應建置陳情、申訴及調處機制（長照法第 45 條）。

## ㈤主管機關主動監督權限

地方主管機關對接受機構住宿式長照服務使用者，其無扶養義務人或法定代理人，應自行或結合民間團體監督其長照服務品質，長照機構不得拒絕（長照法第 46 條）。

## 六 長期照顧服務資源與照顧事故

根據調查顯示，我國民眾一生中長期照顧需要時間，約為 7.3 年（男性 6.4 年，女性 8.2 年），當有照顧需求時，大多是由家人照顧、機構照顧或聘用外籍看護工。衛生福利部長照資源盤點結果，截至 2016 年 6 月底止，臺灣老人照護與安養機構（不含榮民之家與護理之家）計 1,081 所，可供入住人

數 60,578 人,實際入住者 46,462 人。護理之家 503 家,床位數 7,987,一般護理之家占床率約 85.4%,空床率約 14.6%。老人福利機構占床率約 77.3%,空床率約 22.7%。近 10 年政府積極推動在地老化、社區化,居家式服務資源較 2008 年成長 1.76 倍,其中,日間照顧中心數量成長超過 5 倍以上;在臺外籍看護工約 22 萬人❶⑧。

依臺灣長照現況來看,最主要問題是人員欠缺,其次是缺乏服務內容。衛生福利部長照資源的盤點結果,照顧服務員缺口最大,護理人員次之。以長照十年計畫 2.0 服務能量推估,2017 年照顧服務員需求量為 30,730–38,425 人,尚需補足 4,525–12,211 人;護理人員 16,504 人,尚需補足人力 5,678 人;社工人力需求量為 4,308 人,尚需補足 648 人。估計 2017 年長照需求人口約 51.1 萬人,在人力不足的情況下,長照十年計畫 2.0 仍擴大服務對象,納入 50 歲以上失智患者、55–64 歲失能平地原住民、49 歲以下失能身心障礙者,以及 65 歲以上僅 IADL(工具性日常生活活動能力)衰弱老人,使長照需求人口增至 73.8 萬人,成長 44%,致照顧人力需求更為迫切❶⑨。

## 七 長照 2.0 新作為

長照 1.0 服務對象以失能者為主,為照顧更多有長照需求的民眾,縮減長者失能的時間,整合後端醫療需求,衛生福利部積極規劃長照十年 2.0 計畫(2017–2026 年),以長照十年計畫 (1.0) 為基礎,延伸長照服務體系及服務主體,以整合方式提供預防與延緩失能照護方案;延伸出院準備計畫,轉銜在宅醫療與居家安寧服務。長照 2.0 擴大服務對象、擴增服務項目、發展創新服務,整合醫療長照和預防保健資源;優化社區初級預防功能。

相關推動內容:擴大服務對象及項目方面:長照 1.0 主要照顧因老化而失能之服務對象,長照 2.0 為照顧更多有長照需求的民眾,服務對象從 4 類

---

❶⑧ 黃惠玲,〈長期照顧政策發展與服務人力問題〉,《月旦醫事法報告》,第 4 期,2017 年 2 月,第 33–34 頁。

❶⑨ 黃惠玲,同上註,第 37–38 頁。

擴大成 8 類，服務人數預估自 51.1 萬人增至將近 73.8 萬人（如圖 7-1）❷⓪。

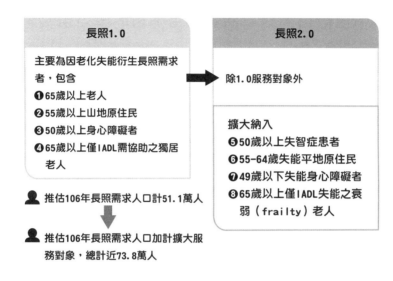

圖 7-1　長照 1.0 與 2.0 服務對象
資料來源：衛生福利部長照專區❷①

在服務項目方面，除繼續推動長照 1.0 所提供之照顧服務（居家服務、日間照顧及家庭托顧）、交通接送、餐飲服務、輔具購買、租借及居家無障礙環境改善、居家護理、居家及社區復健、喘息服務、長期照顧機構服務等 8 項服務外；另擴增 9 項服務，包括：失智症照顧服務、小規模多機能服務、家庭照顧者支持服務據點、社區預防性照顧、預防或延緩失能之服務、銜接出院準備服務、居家醫療，推動社區整體照顧服務體系、原住民族地區社區整合型服務等項目，以提供失能、失智症者整體之長照服務❷② （如圖 7-2～7-8）。

---

❷⓪　簡慧娟，〈長照 2.0 新作為前瞻、創新、整合——老人社區照顧政策〉，《國土及公共治理季刊》，第 5 卷第 3 期，2017 年 9 月，第 114–121 頁。

❷①　〈衛生福利部長照專區〉，衛生福利部，2022 年 6 月 25 日瀏覽。

❷②　簡慧娟，〈長照 2.0 新作為前瞻、創新、整合——老人社區照顧政策〉，《國土及公共治理季刊》，第 5 卷第 3 期，2017 年 9 月，第 115–116 頁。

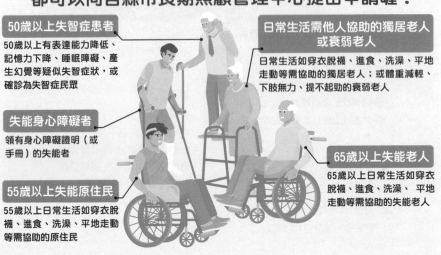

有下列狀況的人，
都可以向各縣市長期照顧管理中心提出申請喔！

**50歲以上失智症患者**
50歲以上有表達能力降低、記憶力下降、睡眠障礙、產生幻覺等疑似失智症狀，或確診為失智症民眾

**失能身心障礙者**
領有身心障礙證明（或手冊）的失能者

**55歲以上失能原住民**
55歲以上日常生活如穿衣脫襪、進食、洗澡、平地走動等需協助的原住民

**日常生活需他人協助的獨居老人或衰弱老人**
日常生活如穿衣脫襪、進食、洗澡、平地走動等需協助的獨居老人；或體重減輕、下肢無力、提不起勁的衰弱老人

**65歲以上失能老人**
65歲以上日常生活如穿衣脫襪、進食、洗澡、平地走動等需協助的失能老人

圖 7–2　申請長照服務

資料來源：衛生福利部長照專區

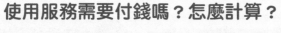

## 使用服務需要付錢嗎？怎麼計算？

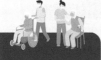

| 照顧及專業服務 | 交通接送服務 | 輔具及居家無障礙環境改善服務 | 喘息服務 |
|---|---|---|---|
| 依失能等級每月給付 10,020-36,180元 | 依失能等級與城鄉距離每月給付 1,680-2,400元 | 每3年給付 40,000元 | 依失能等級每年給付 32,340-48,510元 |
| 一般戶：給付額度 X 部分負擔比率16% 中低收入戶：給付額度 X 部分負擔比率5% | 依距離遠近計算 一般戶：給付額度 X 部分負擔比率21%-30% 中低收入戶：給付額度 X 部分負擔比率7%-10% | 一般戶：給付額度 X 部分負擔比率30% 中低收入戶：給付額度 X 部分負擔比率10% | 一般戶：給付額度 X 部分負擔比率16% 中低收入戶：給付額度 X 部分負擔比率5% |

\* 低收入戶由政府全額補助，免部分負擔  \* 請注意！長照住宿式機構服務使用者不能申請這四類長照服務

圖 7-3 使用長照服務

資料來源：衛生福利部長照專區

## 2020年12月1日起放寬
## 聘僱外籍看護工家庭使用喘息服務對象條件

被照顧者經評估為長照需要等級2至8級者 ➡ 外籍看護工休假或因故請假即可申請喘息服務！

這樣我就不擔心我家瑪莉不在時，沒人照顧我了！

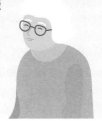

圖 7-4 長照喘息服務

資料來源：衛生福利部長照專區

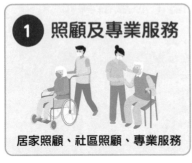
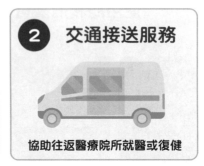
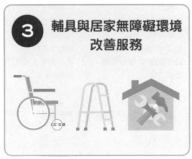
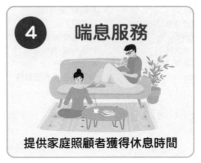

圖 7–5　長照四包服務

資料來源：衛生福利部長照專區

## 八　日本照護事故與責任

### ㈠事故發生原因

　　日本介護保險施行前，很多介護事故透過內部調解糾紛，法律爭議較小，裁判案例稀少；介護保險施行至今業逾 18 年，介護事故逐漸增多，根據調查因介護事故致受傷或死亡的案件，前三大原因分別為：跌倒 (59.3%)、摔落 (11.5%) 及誤嚥 (3.5%)❷❸ （如圖 7–6）。這幾年，介護事故訴訟請求有高額化

---

❷❸　介護リスクマネジメント研究會，《これならわかる〈スッキリ図解〉介護事故・トラブル》，翔泳社，2016 年 3 月，第 39 頁。

傾向：例如因誤嚥而死亡訴訟，以 1,400 萬日圓和解；因入浴介護而死亡案件，法院判決賠償 2,160 萬日圓；因跌倒而死亡之訟，法院命事業者應賠償 3,402 萬日圓❷❹。

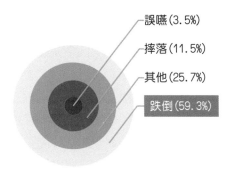

誤嚥(3.5%)

摔落(11.5%)

其他(25.7%)

跌倒(59.3%)

圖 7-6　介護事故受傷或死亡前三大原因（作者自繪）

### 1.誤　嚥

飲食照護協助的誤嚥事故發生件數多，造成誤嚥性肺炎致窒息死亡或後遺症的重大事故確率高，賠償金額也相對較高；介護事業者是否應負損害賠償責任，法院的判斷分歧。

#### ⑴有過失需負損害賠償責任

短期利用特別養護老人之家的高齡男性，因早餐中黑輪的蒟蒻及魚肉丸子堵塞喉嚨窒息而死之事例，法院承認損害賠償請求❷❺。

#### ⑵無過失不需負損害賠償責任

付費老人之家入居者，晚餐時因食物誤嚥所致遷延性窒息死亡事例，法

❷❹　東京地判平成 24 年 7 月 11 日判決，介護リスクマネジメント研究會，《これならわかる〈スッキリ図解〉介護事故・トラブル》，翔泳社，2016 年 3 月，第 40–41 頁。
❷❺　名古屋地判平成 16 年 7 月 30 日判決，《賃金と社会保障》，第 1427 號，第 54 頁。平田厚，《福祉現場のトラブル・事故の法律相談 Q&A》，清文社，2015 年 5 月，第 195–198 頁。

院以被告事業者於事故發生後，採取迅速且適切的對應措施，並未違反義務，駁回原告的損害賠償請求❷❻。

### 2. 跌倒與骨折

介護事故致受傷或死亡的案件，跌倒、摔落高居死因別統計的第一、二位，比例達 70.8%，此類事故賠償具有以下特徵：過失容易認定、賠償金額較少且有不生法律責任的案例。

例如：入居老人保健設施的 95 歲高齡女性，清掃自居室的簡易廁所，進出時被間壁絆住跌倒與骨折之事例，因是介護事業者怠於清掃廁所導致發生的事故，法院認定業者應負損害賠償責任❷❼。

### 3. 失　蹤

患有重度認知症的高齡男性於利用日間服務時，從設施的 1 樓走廊紗窗窗框脫身、失蹤，1 個月後，死屍被沖到離設施不遠的沙灘上，法院認為機構設施的職員違反注意義務，且機構設施的建物及設備有瑕疵，部分承認遺族的損害賠償請求❷❽。上述裁判中，承認損害賠償責任請求事例者，皆肯認介護職員的責任及介護事業者不法行為的責任；要求應負介護專職的注意義務，介護職員的行為雖依看護師指示，惟裁判認為介護職員本身怠於為適切的介護責任。介護事故侵害的法益，因涉及要介護者的生命及身體，故要求介護勞動者應具相應的注意義務。本案法院雖認為，對於該患有重度認知症男性之逃走行為，要求職員應予注意會使其負擔過大，但在服務之提供上，職員的注意義務仍然不能減輕。

---

❷❻　東京地判平成 22 年 7 月 28 日。

❷❼　福島地裁白河支判平成 15 年 6 月 3 日判決，《判例時報》，第 1838 號，第 116 頁。

❷❽　靜岡地裁浜松支判平成 13 年 9 月 25 日判決，《賃金と社会保障》，第 1351–1352 號，第 112 頁。

## ㈡日本介護事業者之事故責任

要介護者與介護事業者之間締結介護契約，介護事業者作為受任者，提供介護服務，對於要介護者負有善良管理之注意義務（日本民法第 644 條）。從而，介護事故在法律上，因介護事業者未盡善良管理之注意義務，構成該當事業者的債務不履行。另一方面，因介護事業者之過失，侵害要介護者之生命、身體、財產等的介護事故，也構成介護事業者的不法行為。

## ㈢事故發生緊急對應措施

介護事故發生時，為利紛爭之解決，本書認為，應採取緊急對應措施：掌握事故的狀況說明、誠意道歉、今後的對應說明。日本介護營運基準第 37 條亦明定對應程序，市町村、利用者的家族及介護事業者間，依事故報告的基本流程，於連絡、報告的同時，應採取必要的措施；介護事故有應賠償的情況，損害賠償請求儘速進行；並必須記錄事故的狀況及所採措施。

# 九 日本介護保險制度之借鏡

## ㈠介護保險制度建構

日本高齡化、少子化進展迅速，老人比率急增，推估其國內約六分之一的民眾，平均需要長期照顧時間約 7–8 年（男性則較短）㉙，而日本以小家庭為核心，面臨「老老照護」的窘境，照顧者的精神負荷及家屬之經濟負擔沉重，「照護虐待」、「放棄照護」與「照護離婚」事件，更是頻傳㉚。

介護保險制度於 1994 年 4 月日本厚生省所設「高齡者照顧對策本部」揭

---

㉙ 李世代等，〈日本、韓國長期照護保險內容與相關法令之研究〉，行政院經濟建設委員會委託研究計畫，2009 年 5 月，第 2 頁。

㉚ 吳秀玲，《國家照顧義務與國家財政能力之均衡——以長期照護之法律體系為中心》，國立中山大學中國與亞太區域研究所博士論文，2011 年 7 月，第 283–284 頁。

開序幕，「新黃金計畫」(New Gold Plan)❸擴充十年期老人福利保健計畫（黃金計畫 1989–1999 年），提出國民平均分擔介護費用的體制建構❷。1994 年 12 月學者組成「高齡者介護支援自立研究會」，建議以社會保險方式創設新的介護制度❸；日本國會遂於 1997 年 12 月制定介護保險法，為社會保障法體系中的第五支社會保險法❸，為發展介護服務所需的基礎建設，該法公布之後自 2000 年 4 月 1 日實施。

## ㈡介護保險法律關係

介護保險法第 1 條明定，介護保險的給付對象，包含「需要介護者」及「其他醫療需要者」，亦即以「因增齡伴隨而來之身心變化所引發的疾病等，導致需要淋浴、如廁、進食等介護的狀態，以及機能訓練、看護及療養上的管理，或其他醫療服務的民眾」為對象，提供必要的醫療健保或社會福利服務，使其日常生活得以保持尊嚴❸。介護保險制度，係由市町村及特別區（東京 23 區）擔任保險人，向年滿 40 歲以上之國民強制徵收保險費；由中央、都道府縣及市町村各級政府，共同負擔制度的規劃管理，並承擔 50% 的財政負擔，委託民間的營利及非營利機構提供照護服務，為強制性的社會保險制度❸。

---

❸ 吉岡讓治，《これから学ぶ介護保険制度と法》，加除出版社，2016 年 4 月，第 6 頁。

❷ 河畠修，〈日本の介護保険・ドイツの介護保険〉，《ドイツ介護保険の現場》，労働旬報社，1997 年 9 月 30 日，第 49–50 頁。

❸ 佐藤信人，《介護保険法——制度としくみ》，建帛社，1999 年 7 月 15 日，第 1 版 2 刷，第 25 頁。

❸ 堀勝洋，《社会保障概説，社会保障法総論》，東京大学出版会，2004 年，第 2 版，第 109–110 頁。

❸ 伊藤周平，〈介護保険法の現状と諸問題〉，《介護保険と権利保障》，法律文化社，2008 年 10 月，第 14 頁。

❸ 高野龍昭，《これならわかるスッキリ図解介護保険》，翔泳社，2018 年 5 月，第 3 版，第 22、30–31 頁。

## 1.保險人

日本介護保險法第 3 條明定，介護保險的經營主體，為市町村及東京特別區（東京 23 區），乃多種類、多數的保險人制度，由於介護的問題與日常生活相關，爰規定保險人為與國民接觸最密切的地方行政單位市町村。保險人最重要的任務，在於介護保險財源之保持、負責被保險人資格之管理、介護保險費的決定計算、徵收及實際營運管理（財政主體）、保險服務給付條件的決定、個案保險事故的認定、判斷❸，並決定支付與照護服務的提供等事宜（給付主體）。規模較小的市町村，得互相結合，形成「廣域連合保險人」❸。

## 2.被保險人

介護保險之保險對象，依年齡區分為兩類：第一號被保險人及第二號被保險人，應繳之保險費及保險費徵收方式不同。

### ⑴第一號被保險人

第一號被保險人為市町村區域內設有住所且年滿 65 歲以上國民，不以特定之疾病為限；保險費的計徵，不同的市町村核收金額有所差異。2000 年第一號被保險人人數為 2,242 萬人❸；2015 年 3,395 萬人，其中 75 歲以上者 1,646 萬人❹；2016 年 3,387 萬人 (26.6%)，其中 75 歲以上者 1,632 萬人 (12.8%)❹。第一號被保險人年金額逾 18 萬日圓以上者，採取特別徵收方

❸ 高野龍昭，同上註，第 22-23 頁。
❸ 金子充，〈介護保険制度の実施体制〉，《よくわかる社会保障》（第 3 版），坂口正之、岡田忠克編著，ミネルヴァ書房，2009 年，第 132 頁。
❸ 増田雅暢，《介護保険の検証──軌跡の考察と今後の課題》，法律文化社，2016 年 1 月，第 103-104 頁。
❹ 吉岡譲治，《これから学ぶ介護保険制度と法》，加除出版社，2016 年 4 月，第 13 頁。
❹ 厚生労働省老健局，〈（平成 30 年度）公的介護保険制度の現状と今後の役割〉，

式**❷**，直接從年金先行扣除（介護保險法第 131 條等），初期收繳率即超過 98.9%**❸**，然特別徵收方式，產生侵犯生存權之合憲性爭議。年金未達 18 萬日圓者，則採普通徵收，於每年 6 月通知繳納，未繳率達 15% 以上**❹**。

### ⑵第二號被保險人

第二號被保險人為市町村區域內設有住所，年滿 40 歲以上 65 歲未滿且已加入醫療保險的國民，限於罹患末期癌症、初老期認知症、腦血管等 16 種特定的疾病**❺**，才能接受介護保險給付；2016 年底其人數約為 4,220 萬人**❻**。第二號被保險人之介護保險費，依全國共同標準計算（介護保險法第 9–10 條），基準額約薪資收入 1%，採普通徵收方式，由市町村個別向第二號被保險人徵收。

### 3.介護事業者

2015 年日本厚生勞動省發布「介護服務設施、事業所調查概況」，日本

　　https://www.mhlw.go.jp/file/06-Seisakujouhou-12300000-Roukenkyoku/0000213177.pdf（2018 年 10 月 15 日瀏覽）。

**❷**　伊藤周平，〈介護保險費負擔と被保險者の權利〉，《介護保險と權利保障》，法律文化社，2008 年 10 月，第 274–276 頁。

**❸**　古都賢一，〈介護保險制度の現狀にみる今後の課題〉，《社会保障法》，日本社会保障法学会編輯，法律文化社，2004 年 5 月 20 日，第 19 號，第 9 頁。

**❹**　服部万里子，〈第 1 號被保險者と保險料〉，《最新図解でわかる介護保險のしくみ》，日本實業出版社，2015 年 7 月，最新 6 版，第 36 頁。

**❺**　如非特定疾病而有照護需要時，僅能以其他法律，例如身心障礙者計畫，獲得綜合性、計畫性照護服務。陸敏清，《日本照護保險法之研究》，中正大學法律研究所碩士論文，2002 年 6 月，第 51 頁。所謂因老化所引起之特定疾病，有癌症末期、腦血管疾病等 16 種，イノウ，《世界一わかりやすい介護保險のきほんとしくみ》，2015 年 5 月，初版第 3 刷，第 49 頁；吉岡讓治，《これから学ぶ介護保險制度と法》，加除出版社，2016 年 4 月，第 17–18 頁。

**❻**　厚生労働省老健局，〈（平成 30 年度）　公的介護保險制度の現狀と今後の役割〉，https://www.mhlw.go.jp/file/06-Seisakujouhou-12300000-Roukenkyoku/0000213177.pdf（2018 年 10 月 15 日瀏覽）。

提供介護服務的事業所約有 20 萬個，包括：居家服務事業者 16.7 萬所、介護保險設施 1.3 萬所、地區型事業者有 2.5 萬所等，幾乎是全國 5.5 萬個便利超商的 4 倍❹之多。介護事業者必須是法人，經都道府縣知事指定後，提供居家服務、地區型小規模服務及機構服務等。需要介護服務者依核定的等級，向介護事業者申辦利用，介護事業者必須做成介護服務計畫，並於締結契約後，始能提供照護服務。

## ㈢財源結構

### 1. 稅　收

介護保險財務結構，包括：保險給付費 (80–90%)、利用者部分負擔費（10–20%；2018 年 10–30%）。保險給付費由國庫（各級政府）與被保險人各負擔 50%。國庫以稅收負擔 50% 部分：中央負擔 25%、都道府縣負擔 12.5%、市町村負擔 12.5%。中央負擔的 25% 當中，保留 5% 為「調整交付金」款項（如表 7–2）❹，做為平衡各保險人之間財力貧富與高齡化差異的調整財源。

### 2. 保險費

被保險人依法繳納（或被強制徵收）保險費，於有介護需要時向保險人申請「要介護認定」，獲核定後即有保險給付受給權，須在有效期間內申請使用服務，並負擔利用者部分負擔費。

### ⑴兩號被保險人保險費負擔比例不同

日本介護保險財源，扣除部分負擔費之其餘經費，當中二分之一，來自

---

❹ 志賀弘幸，《ビジネスとしての介護設施——ごうすれば職員が定着する》，時事通訊社，2017 年 1 月，第 3 頁。

❹ 厚生労働省老健局，〈（平成 30 年度）　公的介護保険制度の現状と今後の役割〉，https://www.mhlw.go.jp/file/06-Seisakujouhou-12300000-Roukenkyoku/0000213177.pdf（2018 年 10 月 15 日瀏覽）。

表 7-2　介護財務負擔比例結構表

| 介護財務負擔比例 | 公費負擔 50% | 國庫（中央政府） | 25%（含調整交付金 5%） |
|---|---|---|---|
| | | | 1.住宅給付，國庫負擔 25%<br>2.機構給付，國庫負擔 20%（餘 5% 由都道府縣負擔） |
| | | 都道府縣 | 1.住宅給付，都道府縣負擔 12.5%<br>2.機構給付，都道府縣負擔 17.5%（2005 年起，都道府縣多承擔原國庫負擔之 5%） |
| | | 市町村 | 定率 12.5% |
| | 保險費 50% | | 第一號被保險人 2018 年第 7 期 23%（原 17%，每 3 年遞增 1%） |
| | | | 第二號被保險人 2018 年第 7 期 27%（原 33%，每 3 年遞減 1%） |

資料來源：〈（平成 30 年度）公的介護保險制度の現狀と今後の役割〉，厚生勞動省；作者製表。

於保險費收入：第一、二號被保險人的負擔比例，每三年連動調整一次，各遞增、減百分之一；例如第 7 期 2018 年第一號被保險人負擔比例為 23%（開辦時負擔 17%），而第二號被保險人則為 27%（開辦時負擔 33%）❹❾。2021 年第 8 期，第一、二號被保險人的負擔比例，各再遞增、減 1%：第一號被保險人增至 24%；第二號被保險人減為 26%。

### ⑵兩號被保險人保險費基準月額不同

第一號被保險人的介護保險費，依被保險人的所得狀況，原分為六級，各別依基準額乘以標準比例的所得額算定。2015 年起保險費基準額從六級修正為九級：第一級（600 萬人）原基準額 0.5 降為 0.3；第九級（240 萬人）自 1.5 提高至 1.7❺⓪。　第一號被保險人介護保險費全國平均數額，2000 年

❹❾　高野龍昭，《これならわかるスッキリ図解介護保険》，翔泳社，2018 年 5 月，第 3 版，第 30-31 頁。

❺⓪　田中元，〈介護保険改正の方向と将来像〉，《介護事業所経営者のための改正介護保

2,911 日圓，第 7 期（2018–2020 年，平成 30 年至令和 2 年）5,869 日圓（如表 7-3）**❺❶**，成長 2.06 倍；第 8 期（2021–2023 年，令和 3–5 年）6,014 日圓**❺❷**。以平均保險費作為保險費基準數額「1」（即第五級），依所得的多寡而調高或減輕其介護保險費基準數額；第二號被保險人的介護保險費，2000 年平均 2,075 日圓，2013 年為 4,966 日圓，成長 2.39 倍**❺❸**。

表 7-3　第一號被保險人平均保險費

單位：日圓

| 期別 | 第 1 期<br>2000 年 | 第 2 期<br>2003 年 | 第 3 期<br>2006 年 | 第 4 期<br>2009 年 | 第 5 期<br>2012 年 | 第 6 期<br>2015 年 | 第 7 期<br>2018 年 | 第 8 期<br>2021 年 |
|---|---|---|---|---|---|---|---|---|
| 金額 | 2,911 | 3,293 | 4,090 | 4,162 | 4,972 | 5,514 | 5,869 | 6,014 |
| 增幅 | | 13% | 24.2% | 1.7% | 19.5% | 10.9% | 8.8% | 2.5% |

資料來源：高野龍昭，《これならわかるスッキリ図解介護保険》，翔泳社。

### 3.利用者部分負擔費

　　日本介護保險財源扣除保險給付費，其餘為被保險人經介護認定後使用保險服務的部分負擔費，由使用者依個人所得情況，自負 10～20% 的部分負擔費**❺❹**。利用者部分負擔費原固定為 1 成，從 2015 年 8 月起依個人所得情況，年收入等超過 280 萬日圓者，約有 15% 的在宅利用者及 5% 的機構利用

---

　　險早わかり》，自由国民社，2014 年 8 月，第 82–85 頁；日下部雅喜，〈医療‧介護總合確保法と介護保険〉，《介護保険白書——施行 15 年の検証と 2025 年への展望》，介護保険白書編集委員会，2015 年 4 月，第 39 頁。

**❺❶** 高野龍昭，《これならわかるスッキリ図解介護保険》，翔泳社，2018 年 5 月，第 3 版，第 9 頁。

**❺❷** 第 8 期計画期間における　介護保険の第 1 号保険料について，厚生労働省 https://www.mhlw.go.jp/content/12303500/000779702.pdf（2022 年 6 月 25 日瀏覽）。

**❺❸** 服部万里子，〈第 1 號被保険者と保険料〉，《最新図解でわかる介護保険のしくみ》，日本實業出版社，2015 年 7 月，最新 6 版，第 38–39 頁。

**❺❹** 服部万里子，同上註，第 14 頁。

者，提高至 2 成（約 45 萬人）❺；需負擔 2 成的民眾，自 2018 年 8 月起如其年收入等特別高已超過 340 萬日圓者（單身家庭，如為夫婦家庭則為超過 463 萬日圓），利用者部分負擔提高為 3 成（約 12 萬人）❻。

## ㈣給付要件

被保險人接受介護保險給付之前提，須符合：已繳納保險費、申請「要介護認定」獲得核定、做成服務計畫並向市町村提出，以及與事業者締結服務利用契約（如圖 7–7）。介護與法律之關係深廣，高齡者締約時的「意思能力」狀態、「意思表示」健全與否，迭有爭議。

圖 7–7　介護保險給付之申請程序

### 1.繳納保險費

保險人為介護保險事業所需費用，得向被保險人徵收保險費（介護保險法第 129 條第 1 項）。被保險人利用介護保險服務之前提，必須繳納保險費，未支付保險費者，不能接受給付。

### 2.申請「要介護認定」

「要介護認定」採取申請主義❼，被保險人必須經過審查判定，以確認提供照護服務的必要性及介護保險的給付額。市町村受理被保險人之申請，必須做成「申請處分」；認知症者，得由家族代為申請❽。

❺　川原経営総合センター，《最新介護ビジネスの動向とカラクリがよ～くわかる本》，秀和システム，2016 年 4 月，第 2 版，第 64 頁。

❻　高野龍昭，《これならわかるスッキリ図解介護保険》，翔泳社，2018 年 5 月，第 3 版，第 64–65 頁。

❼　吉岡讓治，《これから学ぶ介護保険制度と法》，加除出版社，2016 年 4 月，第 25–26 頁。

### ⑴認定調查與第一次判定

日本介護需求認定，市町村指派調查員做訪問調查認定，使用全國共通的調查票，分「概況調查、基本調查及特記事項」等 3 種，記載調查對象姓名、主訴、家庭狀況、住居環境等；基本調查含身心狀況與特別醫療選項計 74 項，以電腦計算一天照護必要時間，依其合計時間來決定需長期照護程度別，此乃第一次判定❺❾。

### ⑵介護認定審查會與第二次判定

介護認定審查會就第一次判定的結果，區分被保險人要介護狀態該當的情況與原因，再由在各市町村中所設置的保健、醫療、福利專家所組成之照護認定審查會，參考醫師意見書後檢討第一次判定結果，最後決定最終的需介護程度別，此即所稱的第二次判定，並通知市町村❻❿。決定需介護程度別分為「要支援度 1、2」及「要介護度 1–5」七個等級，**數值等級越高表示介護需求越迫切❻❶；市町村須自申請日起 30 日內，將判定結果以書面通知申請人**。要介護之認定人數，第一號被保險人約 607 萬人 (17.9%)，含 65 歲以上 75 歲未滿被保險人 76 萬人 (4.3%)，75 歲以上 532 萬人 (32.4%)；第二號被保險人約 14 萬人 (0.3%)❻❷。

---

❺❽ 本沢巳代子、新田秀樹，〈介護保険〉，《社会保障法》，不磨書房，2016 年 4 月，第 10 版，第 29 頁。

❺❾ コンデックス情報研究所，《現役ケアマネガ教える　最新介護保険利用のしかた》，成美堂，2015 年 7 月，第 58–67 頁。

❻❿ 吉岡讓治，《これから学ぶ介護保険制度と法》，加除出版社，2016 年 4 月，第 25–29 頁。

❻❶ 要支援 1 基準時間為 1 日 25 分以上 32 分未滿；要介護 1 則為 1 日 32 分以上 50 分未滿；要介護 5 為 1 日 110 分以上。イノウ，《世界一わかりやすい介護保険のきほんとしくみ》，ソシム（株），2015 年 5 月，初版 3 刷，第 57 頁。

❻❷ 厚生労働省老健局，〈（平成 30 年度）公的介護保険制度の現状と今後の役割〉，https://www.mhlw.go.jp/file/06-Seisakujouhou-12300000-Roukenkyoku/0000213177.pdf（2018 年 10 月 15 日瀏覽）。

### 3.做成服務計畫及締結服務契約

　　申請介護服務時，需透過介護專門員依需求者的身心狀況及家屬介護能力等，擬定以一週或一個月為單位之介護服務計畫❻，該內容需經利用者本人（或代理人）認可後向市町村提出❻；介護事業者必須和利用者締結契約，才可提供服務。

　　介護事業者有公開服務內容基本資訊及營運資訊之義務，並有交付「重要事項說明書」的義務❻，提供營運方針、營業時間、使用費、解約金❻、緊急情況對應等資訊，以及簽約後「交付契約書」的義務。然介護服務計畫大多由介護事業者的介護支援專門員負責，每件做成報酬及件數遞減，爰謝絕超過 40 件的委託，致無法做成介護預防服務計畫者，發生「介護支援難民」問題❻。

### 4.介護保險給付內容

#### ⑴給付受給狀況

　　日本介護保險制度 65 歲以上「要介護認定」的比率，2014 年認定人數 5,833,529 人，占 17.93%；受給付人數僅有 86.15%，為 5,025,514 人❻，有保

---

❻　陳玉蒼，〈日本介護保險之介紹〉，《社區發展季刊》，第 110 期，2005 年 6 月，第 355 頁。

❻　本沢巳代子、新田秀樹，〈介護保險〉，《社会保障法》，不磨書房，2016 年 4 月，第 10 版，第 32 頁。

❻　三好春樹，《在宅介護応援ブック介護保険活用法 Q&A》，講談社，2015 年 7 月，第 210 頁。

❻　コンデックス情報研究所，《現役ケアマネガ教える　最新介護保険利用のしかた》，成美堂，2015 年 7 月，第 80–81 頁。

❻　伊藤周平，〈介護保険法の現状と諸問題〉，《介護保険と権利保障》，法律文化社，2008 年 10 月，第 29 頁。

❻　石倉康次，〈変容する福祉市場と地域における福祉供給──介護保険をめぐって〉，《介護保険白書──施行 15 年の検証と 2025 年への展望》，介護保険白書編集委員

險無給付的情況嚴重。受認定的人數當中，75 歲未滿者 12.3%，75 歲以上者 85%（477 萬人）；第二號被保險人的比率僅占 2.7%（15 萬人）**❻❾** 。

⑵給付項目

介護服務給付體系項目，初期僅設「居家介護」及「機構介護」二大類，法定給付項目包括：「介護給付」及「預防給付」；2005 年介護保險法修正，增設「社區緊密型服務」。目前的居家介護服務（要介護度 1–5），共分四類 12 種、機構介護服務 3 種、社區緊密型服務 9 種，以及預防介護服務（要支援度 1、2）共設有 15 種**❼⓿** 。

⑶給付上限額

日本介護保險法規定之給付，依要介護度設定支給限度額定額給付，超過支給限度額的服務利用，全額自己負擔**❼❶** 。由於「要介護認定」之程序趨於嚴格化，且保險給付明顯不足，**最重度「要介護度 5」每人每月給付支給上限額約 36 萬日圓，一天僅能利用約 3 小時**，與每月實際支出約 72 萬日圓，有極大落差，使低所得的人無法利用，卻促進中高所得者的利用，給付受給權的階層化**❼❷** 。

⑷介護報酬

介護保險服務報酬採總額支付，介護報酬單價，因各地生活水準不一，

---

会，2015 年 4 月，第 83 頁。

❻❾ イノウ，《世界一わかりやすい介護保険のきほんとしくみ》，ソシム（株），2015 年 5 月，初版 3 刷，第 49 頁。

❼⓿ コンデックス情報研究所，《現役ケアマネガ教える 最新介護保険利用のしかた》，成美堂，2015 年 7 月，第 82–88、142–143 頁。

❼❶ 伊藤周平，〈介護保険法の給付と給付受給権〉，《介護保険と権利保障》，法律文化社，2008 年 10 月，第 57–58 頁。

❼❷ 吳秀玲，《國家照顧義務與國家財政能力之均衡——以長期照護之法律體系為中心》，國立中山大學中國與亞太區域研究所博士論文，2011 年 7 月。

由審議會通過，日本厚生勞動大臣決定公告（1 單位為 10 日圓，東京 23 區 1 單位為 11.26 日圓）❼ 。「介護報酬」每三年修正，2015 年修正介護報酬，基本報酬部分「負成長 4.48%」，全體「負成長 2.27%」❼ 。

## ㈤制度改革動向❼

日本介護保險制度於 2005 年、2008 年、2011 年及 2014 年為多次的修正❼，以確保制度可行性及永續性為最終目的。2005 年制定介護保險法改革法、2006 年以「維持制度永續經營」為方針，「給付效率化及重點化」為主軸進行改革，制定醫療制度改革關連法，調整負擔、導正機構與居家照護費用公平性❼，大致每年大幅修訂社會保障立法，每次強化給付抑制及負擔增加。2011 年推動醫療、介護服務整合，以介護保險財源充足、確保介護人才為核心，弱化國家之義務、強化地方分權。

### 1.費用負擔公平化

日本國會於 2012 年 8 月通過 7 項「社會保障與稅法一體改革相關法案」，「社會保障制度改革推進法」以醫療、介護改革為基本方針；介護保險以「給付重點化、效率化」之名，以及抑制保險費增加等方向，進行制度改革❼ 。

❼ イノウ，《世界一わかりやすい介護保険のきほんとしくみ》，ソシム（株），2015 年 5 月，初版 3 刷，第 60 頁。
❼ 高野龍昭，《これならわかるスッキリ図解介護保険》，翔泳社，2015 年 3 月，第 2 版，第 234–235 頁。
❼ 吳秀玲，〈日本介護保險制度建構之爭議與省思〉，收錄於《醫療、司法與照護　跨越地域與科技整合的新興議題》，黃志中主編，2017 年公共衛生與治理國際研討會，高雄市政府衛生局主辦，翰蘆，2017 年 11 月 10 日，第 107–112 頁。
❼ 增田雅暢，《介護保険の検証——軌跡の考察と今後の課題》，法律文化社，2016 年 1 月，第 51–64 頁。
❼ 李光廷，〈日本介護保險實施現況、發展與未來〉，《研考雙月刊》，第 32 卷第 6 期，2008 年 3 月，第 53–67 頁。
❼ 田中元，〈介護保険改正の方向と将来像〉，《介護事業所経営者のための改正介護保険早わかり》，自由国民社，2014 年 8 月，第 20 頁。

2014 年 6 月 18 日制定「醫療介護總合確保推進法」，以因應 2025 年「團塊世代」步入 75 歲高齡後的醫療和介護提供；至 2017 年 4 月止排除要支援者的訪問介護與通所（日間）介護保險給付，受影響人數多達 160 萬人，占要介護認定者的 27%❼⑨。

社會保障制度改革推進法的基本方針，涉及醫療、介護保險改革，採納 2013 年 8 月社會保障國民會議提出結案報告建議方向，包括❽⓪：

### ⑴擴大減輕低所得者保險費負擔

2015 年起第一號被保險人之介護保險費基準額，從原六級修正為九級，最低基準額從 0.5 降為 0.3，最高基準額自 1.5 提高至 1.7❽①，約有 3 成符合減輕規定❽②；減輕部分，2015 年 4 月由公費投入 221 億日圓，2017 年投入 1,400 億日圓❽③。

### ⑵年所得逾 160 萬日圓者部分負擔倍增

2015 年 4 月起年度所得達 160 萬日圓以上 （280 萬日圓先扣除年金 120 萬日圓） 的高齡者，必須自行負擔 2 成部分負擔，實際受影響的對象，為所得較高的上位 20%：在宅服務利用者 15%、特別養護之家入所者 5%❽④。

---

❼⑨ 伊藤周平，〈介護保険はなぜ導入されたのか——介護保険導入の目的と制度改革のゆくえ〉，《介護保険白書——施行 15 年の検証と 2025 年への展望》，介護保険白書編集委員会，2015 年 4 月，第 32–33、49 頁。

❽⓪ 吳秀玲，〈日本介護保險之法制建構（下）〉，《月旦醫事法報告》，第 5 期，2017 年 3 月，第 186–187 頁。

❽① 田中元，《第一號保険料の低所得者負担軽減を強化》，自由国民社，2014 年 8 月，第 82–85 頁。

❽② 高野龍昭，《これならわかるスッキリ図解介護保険》，翔泳社，2015 年 3 月，第 2 版，第 124–125 頁。

❽③ 日下部雅喜，〈医療・介護総合確保法と介護保険〉，《介護保険白書——施行 15 年の検証と 2025 年への展望》，介護保険白書編集委員会，2015 年 4 月，第 38–39 頁。

❽④ 田中元，〈一定以上所得者の利用者負担の見直し〉，《介護事業所経営者のための改

### ⑶特別養護老人之家入住條件從嚴

　　厚生勞動省 2014 年 3 月 25 日發表，等待入住特別養護老人之家者，全國有 52 萬 1,688 人，屬於要介護認定 3–5 的中重度者約 34 萬人 **❽❺**。「社會保障制度改革推進法」限制入住特別養護老人之家的條件，需符合要介護認定 3 以上者，要介護認定 1、2 者，除有特別情事，例如：精神障礙、受家族之虐待者、認知症高齡者、獨居高齡病弱者等，否則無法入所 **❽❻**，此舉形同剝奪輕度者保險給付的受給權，乃制度之倒退。又，廢止特別養護老人之家建設補助，抑制增設 **❽❼**，使「介護難民」的問題深刻化 **❽❽**。介護保險制度創設以「隨時、隨地、可以輕鬆利用」為口號 **❽❾**，但現況是中重度 34 萬人無法使用服務；輕度無申請資格，被挪揄為「不能、不給使用」的介護保險 **❾⓪**。

### 2.妨礙弱勢利用

　　介護保險法於 2000 年 4 月施行，然優點有限，爭議卻一再浮現。收入面：保險給付總額不斷膨脹；多次調高保險費及縮減給付，並提高使用者部分負擔。支出面：「要介護認定」之程序耗費人力與資源、未能客觀；中高所

---

　　正介護保険早わかり》，自由国民社，2014 年 8 月，第 78–81 頁。

**❽❺**　增田雅暢，《介護保険の検証──軌跡の考察と今後の課題》，法律文化社，2016 年 1 月，第 123–126 頁。

**❽❻**　田中元，〈特養ホームの入所者を中重度に限定〉，《介護事業所経営者のための改正介護保険早わかり》，自由国民社，2014 年 8 月，第 52–55 頁。

**❽❼**　伊藤周平，〈介護保険はなぜ導入されたのか──介護保険導入の目的と制度改革のゆくえ〉，《介護保険白書──施行 15 年の検証と 2025 年への展望》，介護保険白書編集委員会，2015 年 4 月，第 48–49 頁。

**❽❽**　日下部雅喜，〈医療・介護総合確保法と介護保険〉，《介護保険白書──施行 15 年の検証と 2025 年への展望》，介護保険白書編集委員会，2015 年 4 月，第 37 頁。

**❽❾**　增田雅暢，〈介護保険実施後の状況〉，《介護保険の検証──軌跡の考察と今後の課題》，法律文化社，2016 年 1 月，第 123 頁。

**❾⓪**　長谷憲明、石山麗子，《わかりやすい介護保険制度改正の概要──平成 27 年制度改正のポイント》，公益財団法人東京都福祉保障財団，2015 年 9 月，第 36 頁。

得者的負擔減輕、促進其利用相關服務；低所得的高齡者新增負擔、服務利用反而受到抑制，有違制度設計目的。蓋以介護保險法制定的目的，本意在於急將介護自醫療保險制度切離，以解消社會性住院龐大的醫療費用支出，並另籌財源。然中央及地方政府必須負擔介護保險一半財務，整體公費支出變多，仍難以填補中產階級無盡的耗用，制度可謂本末倒置❾❶。

### 3.特別徵收違反比例原則

介護保險制度採多元保險人，制度複雜、人事費用支出龐大，催繳保險費固為一大負擔，然如以介護保險費行政徵收之簡便，介護保險法令規定使保險人對於近 9 成的第一號被保險人取得特別徵收權利，得自被保險人之年金扣取介護保險費，並優於日本憲法第 25 條對於國民生存權之保護，**侵奪其維持最低限度生活之糧，乃立法裁量及行政權過度擴張，方法過當有違比例原則，亦侵犯憲法所保障人民之生存權**❾❷。

日本介護保險制度之施行，優點有限，然實施之初，即有許多的爭議。2000–2017 年，提供介護服務的事業所成長至 20 萬家，為便利超商的 4 倍❾❸，介護保險給付不斷地增加，給付總額從 3.6 兆日圓攀升至 2016 年的 10.4 兆日圓，成長近 3 倍，而提高介護保險費較為困難，介護保險財政確有破綻❾❹。

## ㈥臺灣借鏡

日本介護保險制度的實施普遍性高，雖為國民社會保障制度重要的一環，

---

❾❶ 吳秀玲，《國家照顧義務與國家財政能力之均衡──以長期照護之法律體系為中心》，國立中山大學中國與亞太區域研究所博士論文，2011 年 7 月，第 473 頁。

❾❷ 吳秀玲，〈日本長期照護保險費特別徵收合憲性之探討〉，《科技法律評析》，第 4 期，2011 年 12 月，第 163、305 頁。

❾❸ 志賀弘幸，《ビジネスとしての介護設施──ごうすれば職員が定着する》，時事通訊社，2017 年 1 月，第 3 頁。

❾❹ 伊藤周平，〈介護保険法の現状と諸問題〉，《介護保険と権利保障》，法律文化社，2008 年 10 月，第 15 頁。

但隨著需照護老人比率的提高及給付費用的增加，已歷經 7 次調高保險費，及多次縮減給付改革，但政府的財政負擔仍日趨沉重，加以日本醫療的危機，竟導致大量醫療與介護難民的發生。

### 1.違規事件之預防

　　日本由於介護公定價格報酬偏低與給付抑制政策，以及依介護保險事業計畫規制服務的提供量，與介護事業者原先預估的龐大利益，相去甚遠。在到宅介護支援事業者，利用的次數及服務時間，難以從外部控制，營利企業皆抱持利益至上的心態，虛構服務與虛增服務時間請求，極易成為虛偽的介護計畫作成溫床。

　　**因介護報酬的不正請求與虛偽的指定申請等行為，受到取消指定的行政處分之介護事業者，持續增加**，其中以營利法人占多數。2006 年 3 月為止，受到指定取消處分之事業者家數為 255 家、事業所所數為 408 所，營利法人即分別占 165 家 (64.5%) 及 260 所 (63.7%)。指定被取消的事由當中，訪問介護事業以「架空、時間與服務提供次數的虛增」最多；其次，是「違反人員基準」、「虛偽的指定申請」等[95]。

### 2.重視照護勞動者勞動條件

　　日本實施介護保險之後，照顧人力發生革命性的變化，除了照顧人力年輕化之外，尚有職種多元化及全面考試證照化等。但介護保險制度的設計，導致薪資低、流動性高及僱用兼職化，甚至人力不足等問題[96]。因此，日本緊急推動人力確保對策。提升照顧人才的專業成長、改善專業形象，提升薪資及社會地位；甚至開放外籍人力投入照顧領域[97]。

---

[95]　吳秀玲，〈長期照護法制與國家財政能力負擔——日本法與我國法之比較分析（下）〉，《中正財經法學》，第 5 期，2012 年 7 月，第 211–306 頁。

[96]　吳秀玲，〈日本介護保險之法制建構（下）〉，《月旦醫事法報告》，第 5 期，2017 年 3 月，第 187–189 頁。

[97]　李佳儒，〈日本介護保險下的照顧專業發展與課題〉，《高齡服務管理學刊》，第 1 卷第 1 期，2011 年 3 月，第 75 頁。

　　福祉服務事業乃勞動力的供給，人事費占事業費用的一大半，削減人事費的結果，必然加速介護勞動者的勞動條件惡化。介護保險法施行之後，由於效率化及成本削減壓力，使得家庭幫手的勞動條件更加惡化，離職者未曾間斷，陷於人材難尋；更促使勞動者的兼職化與工資削減，以及過重的勞動負擔、服務加班等違反勞動基準法的情形常態化，介護勞動者的健康情形受損情況累增。由於介護保險係屬高度專業性之任務，故針對依法給付之內容與範圍，應組成專家委員會提供主管機關審核選擇。

### 3.弱勢保障不足

　　日本介護保險費用政府須負擔 50%，整體預算即從 2000 年 3.6 兆日圓增為 2006 年的 7.1 兆日圓，增加近二倍，使用介護服務人數同樣倍增；2013 年達 9.4 兆日圓，2016 年增至 10.4 兆日圓。政府的支出不論是中央或地方，皆不斷膨脹；而保費也隨著高漲，**2015 年日本第二號被保險人第 6 期每月保險費為 5,514 日圓，比 2000 年的 2,911 日圓成長逾 90%**[98]，許多民眾繳不起保費。抑且，使用介護服務須自負 1 成部分負擔費；**自 2015 年 8 月起，使用者的年收入等達一定所得時，則須負擔 2 成**，2018 年 8 月起，使用者的年收入等超過 340 萬日圓時，須負擔 3 成。中低收入或無收入仰賴年金為生之老人，年金又被強制先行扣除保費，根本無法維持最低限度之生活，遑論 1 成的部分負擔。介護保險制度，本質上屬於社會保障，謀求人民之福祉，卻為圖行政上收取保險費之確實與便利，對於第一號被保險人採取自年金先行扣除之特別徵收，應認為有違日本憲法第 25 條保障生存權之意旨[99]。

　　又，日本介護保險法對於被保險人滯納保險費之規定，除變更給付方式外，亦能暫時拒絕部分或全部給付，或直接調降給付水準，採取保險給付從 9 成到 7 成的減額，高額介護服務費用不支給的措施[100]。如此嚴格地限制滯

---

[98]　服部万里子，〈第 1 號被保険者と保険料〉，《最新図解でわかる介護保険のしくみ》，日本實業出版社，2015 年 7 月，最新 6 版，第 36 頁。

[99]　伊藤周平，《介護保険と権利保障》，法律文化社，2008 年 10 月 20 日，第 26 頁。

[100]　伊藤周平，同上註，第 62–63 頁。

納保險費之被保險人的權利，為達徵收之行政目的所採取的行政方法，侵犯日本憲法所保障人民之生存權[101]，值得關注。此些問題值為我國立法之反思，蓋以**日本介護保險法特別徵收**[102]之規定，雖未能全盤否定其功能，但日本政府以財政目的施行介護保險法，**將原來屬於政府照護的族群，摒棄不顧**，但制度卻助長中產階級使用，反而使公費支出變多，已完全背離介護保險制度之立法目的，**已喪失國民的信賴**。保險費自年金先行扣除之作法，加速服務利用之抑制，使仰賴年金生存的弱勢民眾，生活無以為繼，無異於置其於死地；又對於被保險人滯納保險費拒絕給付之嚴苛，違反介護保險法之立法目的，造成制度殺人。

### 4.限制保險給付

#### ⑴自己決定權空洞化

日本基於「全人照護」的觀點，將醫療與介護連結成為完整健康照護體系[103]，實施介護保險制度，加上規劃期前後超過 20 年，歷經多任內閣，投入金額逾 10 兆日圓[104]，惟因經費支出倍增，實施之後業經多次的政策及法令修正；需介護認定程序嚴格化，且服務給付提供不足，被保險人之給付受給權

---

[101] 吳秀玲，〈日本長期照護保險費特別徵收合憲性之探討〉，《科技法律評析》，第 4 期，2011 年 12 月，第 111–173 頁。

[102] 所謂特別徵收，日文的漢字書為「天引」，乃為徵收之便，日本的社會保險首創對於依規定得請領年金保險之被保險人徵收保險費，年金保險對於第 1 號被保險人支付公的年金給付之時（老年或退休年金其年金給付額在 18 萬日元以上者），該保險費徵收額直接向市町村繳付（介護保險法第 131 條第 1 項前段），即所謂保險費從年金先行扣除的徵收。特別徵收的方式，可以一致、有效率及確實地徵收保險費，並能確保保險費負擔公平性與被保險人之便利性。增田雅暢，《わかりやすい介護保險（新版）》，有斐閣，2000 年，第 83–85 頁。

[103] 劉慧敏，〈日本長期照護保險費制度的啟示〉，《全民健康保險》，第 108 期，2014 年 3 月，第 34 頁。

[104] 李世代，〈「長期照護」的發展與推動〉，《臺灣醫界》，第 53 卷第 1 期，2010 年 1 月，第 48–49 頁。

受到制約，數十萬人排隊 2-3 年等候入住介護機構，有保險而無給付成為常態化，民眾的選擇權及自己決定權空洞化❶❶❺。

### (2)大幅限縮保險給付受給權

日本 2014 年制定「醫療介護總合確保法」，排除要支援者的訪問介護與通所介護保險給付，剝奪現行要支援者保險給付的受給權，受影響人數多達 160 萬人，占要介護認定者的 27%；特別的問題乃特別養護老人之家之給付，亦修正入所條件，限制在要介護認定度 3 以上者，因此，要介護認定度 1、2 者除有特別情事（例如：精神障礙者、受家族虐待者或認知症高齡者等），否則無法入所。此項修正，對於要介護認定度 1、2 者，剝奪保險給付的受給權。日本介護保險制度，大幅限縮介護保險給付受給權，對於已長期繳納介護保險費的被保險人而言，其健康權、接受介護照顧的期待權，甚至生存權等，難謂已受到合憲的保障❶❶❻。

### 5.我國長期照顧制度期許

我國憲法第 15 條規定生存權之保障，旨在保護人民生存之權利與尊嚴，與日本憲法第 25 條生存權之規定相對應。2018 年 3 月底我國 65 歲以上人口比率已達 14.1%，邁入高齡社會，對長期照顧的需求日增。臺灣以日本為借鏡，2009 年起著手規劃長期照顧保險制度，並於 2015 年 6 月 3 日先行制定公布長期照顧服務法，2017 年 6 月 3 日施行，明定政府負有建立完善之長期照護之任務與義務。考量臺灣內部財經發展條件等因素，推動長期照顧保險政策自 2016 年 6 月起改弦易轍，改以稅收制，並積極籌措長期照顧財源，增訂稅目或調高遺產稅、贈與稅、菸稅的稅率，做為特種基金指定財源；強化長期照顧的服務效能與能量❶❶❼，逐步擴大照顧對象❶❶❽，俾使人心安定❶❶❾。

---

❶❶❺ 吳秀玲，〈日本介護保險之法制建構（上）〉，《月旦醫事法報告》，第 4 期，2017 年 2 月，第 152 頁。

❶❶❻ 吳秀玲，《日本介護保險制度與生存權保障》，翰蘆，2017 年 7 月，第 209 頁。

❶❶❼ 〈長照法三讀 財源從菸稅遺贈稅來〉，經濟日報電子報，2017 年 1 月 11 日。

❶❶❽ 〈長照 2.0 擴大照顧對象 49 歲以下失能者、50 歲以上輕微失智者等四類納入〉，

未來，應可參考日本消費稅之課徵，以應社會保障之支出⑩。

　　政府從 1990 年代開始重視長期照護，2017 年 6 月 3 日實施長期照顧服務法，長照 2.0 計畫補助的失能對象，以住在家中無聘請外籍看護工的老人為主。聘用外籍看護工的 22 萬名個案，不加計生活費，單支付外勞薪資，1 年費用超過 6 百億元；入住長照機構的 10 萬名個案，每月繳 2.5 萬至 5 萬元不等，1 年費用約 300–600 億元，費用由失能者及家屬支付，亟需政府提供補助⑪，以符公平正義。

　　對於弱勢者介護保險費的扶助，乃日本生活保護法扶助之項目，但部分政府部門雖經請求，不給民眾申請書⑫。我國推動長期照顧服務，應注意「逆向重分配」的產生，避免衍生新的「不公平」⑬。日本 2012 年改革經驗發現，修法開放介護福祉士等服務人員，在一定條件下得執行抽痰或管灌飲食等醫療輔助行為，有參考價值，我國宜適時檢討醫療、護理等相關法規之增修，以應長期照顧所需。人口老化照顧需求暴增，為避免服務人力不足，影響照顧品質，或被照顧者因跌倒、摔落、誤嚥、入浴致死傷，致照顧事故和糾紛，除人力之加強培育外，有關醫療、照顧之相關輔具的研究、開發，應予重視及鼓勵。老人被虐、自我決定權的削減及照顧事故衍生法律問題等，宜儘早檢討相關法規之充足與妥適性⑭。

---

2016 年 7 月 15 日，《臺灣時報》，第 1 版。

⑩　〈蔡英文：加速長照政策建構、安定臺灣人心〉，自由時報電子報，2016 年 8 月 17 日。

⑩　本田宏，〈このままでは大量医療の介護難民が發生する〉，《本当の医療崩壊はこれからやってくる！》，洋泉社，2015 年 2 月，第 92–96 頁。

⑪　吳肖琪，〈銜接公衛體系　改革全民健保〉，2017 年 6 月 20 日，《中國時報》，第 A8、A9-5 版。

⑫　吳秀玲，〈長期照護法制與國家財政能力負擔──日本法與我國法之比較分析（下）〉，《中正財經法學》，第 5 期，2012 年 7 月，第 263 頁。

⑬　社經地位較差者，意外死亡機率較高，即使成為老人後時間也較短，其使用長照服務的機會與程度即偏低。薛承泰，〈我國當前長期照顧政策研擬與困境〉，《社區發展季刊》，第 136 期，2011 年 12 月，第 27–28 頁。

⑭　吳秀玲，《日本介護保險制度與生存權保障》，翰蘆，2017 年 7 月，第 211–213 頁。

# 第八章　傳染病防治法與人類免疫缺乏病毒傳染防治

## 本章要旨

本章以傳染病防治法及人類免疫缺乏病毒傳染防治及感染者權益保障條例為重心，分別介紹新興傳染病、傳染病防治重點、醫事人員報告與提供資訊義務；刑責增訂與排除、預防接種受害救濟法制化過程、討論強制隔離適法性。其次，介紹人類免疫缺乏病毒傳染防治及感染者權益保障條例之規定重點、修法放寬感染者得使用人類免疫缺乏病毒陽性之器官原因、隱瞞感染與人性行為等致傳染於人之刑責、人類免疫缺乏病毒感染檢測同意權取得與例外。

## 一　傳染病防治法

### ㈠傳染病防治史

#### 1.古老傳染病

在不同的年代，各有不同的生活環境與醫療水準，以及造成重大劫難的傳染疾病，造成人類大量傷亡的慘痛歷史，傳染病防治為各國不敢忽視的課題。古老的聖經及古蘭經上，記載人類對抗麻瘋病❶的歷史；三千多年前的

---

❶ 蘇惠卿，〈疾病歧視與人權侵害──以漢生病友人權之侵害及回復為例〉，第三屆海峽兩岸醫藥法學術研討會，南京師範大學泰州學院，中國江蘇省泰州市，2012 年 10

古埃及文明，亦提及天花，針對此些古老疾病，自古以來，各國已逐漸建立防治措施。

### ⑴鼠疫（黑死病）

鼠疫（又稱黑死病或瘟疫）為上述古老傳染病之一。**14 世紀人類公共衛生史上首見黑死病大流行**，各國緊急敲響預防措施的警鐘，歐洲因鼠疫的肆虐，**導致 2,500 萬人死亡**。1894 年香港的黑死病，是幾次世界疫情的起點，因死亡率高達 80%，令人膽寒。

### ⑵霍　亂

17、18 世紀，鼠疫、天花、霍亂在國際間流竄，致各國的公共衛生防禦系統遭受打擊，藉由檢討機制之建立，使全球公共衛生治理蓬勃發展。以霍亂而言，**17 世紀中葉，英國發生四次霍亂大流行，超過萬人死亡**，引起社會極度恐慌。

### ⑶流　感

1918 年第一次世界大戰剛結束，即發生流感的世界大流行，在美國流感致死率達 5%，導致國人平均壽命下降 10 年；**流感傳播至西班牙，造成 800 萬人死亡**。流感大流行與國家的財政狀況極相關，涉及防控資源的獲得與否。

## 2.新興傳染病

隨著飛航、運輸設備的快速嶄新發展，傳染病不斷地擴大其影響國界及範圍，尤其是愛滋病、SARS❷、H1N1 新型流感、2014 年 3 月西非伊波拉病毒感染大流行，各造成多國、眾多人民的死亡。世界衛生組織（下稱 WHO）於 2016 年公布，沉寂已久的瘧疾感染率，再次持續攀升，2015 年至 2016 年

---

月 21 日，第 58–67 頁。

❷ 2003 年 3 月 15 日世界衛生組織正式將 SARS 定名為 「嚴重急性呼吸道症候群」 (Severe Acute Respiratory Syndrome)。

增加 500 萬名病例❸。因此，民眾的醫療人權、健康自主權益與公共利益之維護，如何取得其平衡；國家在藥物方面的管理責任，以及新興傳染病的積極有效防治等，是 21 世紀的國家必須面對之重要課題。

　　傳染病的傳染途徑和方式，日趨複雜，造成世界的流行、恐慌及大量民眾死亡，也影響各國的經濟發展。世界有高達 80% 以上的人口，其經濟能力無法負擔高價位的藥物支出，對抗傳染病所造成的生存嚴重威脅。

⑴伊波拉病毒感染 (Ebola virus)

　　**1976 年非洲首度爆發伊波拉病毒 (Ebola virus) 感染❹以來，西非的許多國家在 2014 年 3 月發生最嚴重的疫情，WHO 統計，當年 9 月 28 日止有 7,178 起確認病例，其中 3,338 人喪生（含 216 名醫護）❺，死亡率達 46.5%；WHO 宣布該疫情為國際間關注公共衛生緊急事件 (PHEIC)。伊波拉病毒並無有效的疫苗可供預防接種，亦無有效藥品足供治療，感染者死亡率接近 5 成❻。剛果民主共和國 2018 年 5 月 11 日至同年 9 月 22 日累計 149 例（118 例確診），其中 100 人死亡，疫情共造成 19 名醫護人員感染❼。**

　　伊波拉病毒感染為伊波拉病毒所引起的嚴重急性疾病，初期症狀：突然出現高燒、嚴重倦怠、肌肉痛、頭痛等；重症者：肝臟受損、腎衰竭、中樞神經損傷、休克併發多重器官衰竭。

　　個案之致死率平均約 50%，依過去疫情經驗約在 25–90%。我國將「伊波拉病毒感染」列為第五類傳染病，應於 24 小時內通報；其傳染方式：接觸

❸　劉邦揚，〈傳染病管制下的行政不法與刑事不法──來自超級瘧疾的省思〉，《月旦醫事法報告》，第 20 期，2018 年 6 月，第 170 頁。

❹　1976 年非洲有 600 多名個案發生於鄉村之醫院與村落內，死亡率各為 53% 及 88%；第二次爆發流行是在 1979 年發生於蘇丹的同一地區。〈依波拉病毒感染　致病源及傳染窩〉，衛生福利部疾病管制署。

❺　〈半年 3,338 死　病患每 20 天翻倍〉，2014 年 10 月 3 日，《蘋果日報》，第 28 版。

❻　吳秀玲，〈從依波拉病毒的襲擊談新興傳染病的防治責任〉，第五屆海峽兩岸醫藥法學術研討會，南京中醫藥大學經貿管理學院，中國江蘇省南京市，2014 年 10 月 25 日。

❼　剛果民主共和國衛生部 2018 年 9 月 23 日通報資料，衛生福利部疾病管制署。

傳染、性行為傳染、院內感染❽。

### ⑵中東呼吸症候群冠狀病毒感染症 (MERS-CoV)

南韓在 2015 年 5 月 20 日出現第一個中東呼吸症候群冠狀病毒感染症 (Middle East respiratory syndrome coronavirus, MERS-CoV) 疫情❾，疫情急速擴散，二個月內韓國幾乎中止正常運作，2,700 所學校被關閉、醫院清空，人們懼怕彼此接觸，社會經濟受到重創，估計損失超過 10 兆韓元（約新臺幣 2,756 億元）。**韓國的 MERS 疫情，造成 16,752 人被隔離、186 人感染、38 人死亡，致死率為 20.4%❿**。MERS 是新型冠狀病毒感染引起的急性、嚴重呼吸道疾病，自 2012 年在沙烏地阿拉伯出現首例病例，至 2015 年確診病例達 1,142 例，其中 465 例死亡，死亡率高達 40.7%。感染者出現發熱、咳嗽、呼吸困難等症狀，嚴重病例出現肺功能衰竭和死亡，尚無疫苗和治療藥物⓫。WHO 於 2018 年 9 月 27 日公布，沙烏地阿拉伯 2018 年 6 月 1 日至 9 月 16 日新增 32 例 MERS，10 例個案死亡、5 件群聚感染，指標個案曾接觸駱駝⓬。

我國將「中東呼吸症候群冠狀病毒感染症」列為第五類傳染病，應於 24 小時內通報；確定病例的症狀包括：發燒、咳嗽、呼吸急促與呼吸困難，多數呈現肺炎⓭。

---

❽　〈重要指引及教材依波拉病毒感染防治工作手冊〉，衛生福利部疾病管制署，https://www.cdc.gov.tw/Category/MPage/_K5q1KHCriRNmh5j_cx6Vg （2022 年 6 月 25 日瀏覽）

❾　南韓聯合新聞通訊社報導，韓國中東呼吸道症候群確診患者達 64 例，在全球排名第 3。〈MERS 南韓擴散快氣候有利病毒滋長〉，中央社電子報，2015 年 6 月 7 日。

❿　黃仁英，〈韓國的醫法制度：論國家級疾病災害 MERS 的預防到補償〉，《月旦醫事法報告》，創刊號，2016 年 7 月，第 107–108 頁。

⓫　〈韓新增第 4 起 MERS 確診病例　為前例患者女兒〉，蘋果日報電子報，2015 年 5 月 26 日。

⓬　WHO EIS 於 2018 年 9 月 27 日公告資料，衛生福利部疾病管制署。

⓭　〈配合世界衛生組織，疾管局將「新型冠狀病毒感染症」修訂為「中東呼吸症候群冠狀病毒感染症」，通報條件併同修訂〉，衛生福利部，https://www.mohw.gov.tw/cp-

### ⑶茲卡病毒 (Zika virus)

泛美衛生組織在 2015 年 5 月確診該區域第一例茲卡病毒 (Zika virus) ❹ 感染：至 2015 年底，巴西千例孕婦感染茲卡病毒後產下小頭症嬰兒，許多國家通報茲卡確診病例，引起全球關注該疾病流行情況。WHO 於 2016 年 2 月 1 日提出「公共衛生緊急狀態」❺，並組成國際衛生條例之「緊急小組」。歐洲聯盟 (EU)，亦設置茲卡病毒因應準則工作小組。WHO「緊急小組」不定期開會，以提供因應此事件的措施建議，並發布相關的因應措施建議❻。中國於 2016 年至 2017 年累計 26 例境外移入病例，2018 年 10 月 19 日廣州海關發現當年的首例境外移入病例❼。

衛生福利部於 2016 年 2 月 2 日公告，將「茲卡病毒感染症」列為傳染病防治法規定之第五類傳染病。2019 年 3 月 29 日公告修正「茲卡病毒感染症」改列為「傳染病防治法」規定之第二類傳染病❽。

### ⑷新型冠狀病毒 (COVID-19)

2019 年 12 月中國湖北省武漢市爆發「新型冠狀病毒」引發的肺炎（俗稱「武漢肺炎」），確診病例暴增，單日新增 1.3 萬人❾。WHO 遲至 2020 年

---

3212-23364-1.html（2022 年 6 月 25 日瀏覽）。

❹ 茲卡病毒感染症 (Zika virus infection) 是感染到茲卡病毒所引起的急性傳染病，主要經由蚊子叮咬傳播。潛伏期通常為 3 至 7 天，最長可達 12 天，主要經由斑蚊傳播，最早在 1947 年於烏干達茲卡森林中的獼猴體內分離出來，衛生福利部疾病管制署。

❺ 「公共衛生緊急狀態」，指該疾病的流行狀況，已構成國際關注的突發公共衛生事件。

❻ 杜芸珮、陳志瑜，〈茲卡盛行，世衛組織的全球治理〉，《月旦醫事法報告》，創刊號，2016 年 7 月，第 99–105 頁。

❼ 中華人民共和國海關總署 2018 年 10 月 23 日通報資料，衛生福利部疾病管制署。

❽ 〈茲卡病毒感染症〉，衛生福利部疾病管制署，https://www.cdc.gov.tw/Disease/SubIndex/ZkG69TzhnvazzfwwMA4BgA（2022 年 6 月 25 日瀏覽）。

❾ 〈武漢肺炎新增臨床診斷　湖北確診單日暴增 1.3 萬人〉，自由時報電子報，2020 年 2 月 13 日。

1 月 30 日根據國際衛生條例 (IHR) 召開緊急委員會議,宣布新型冠狀病毒肺炎疫情構成 「國際關注公共衛生緊急事件」 (Public Health Emergency of International Concern, PHEIC),加以中國隱匿疫情,遂造成全球疫情的大噴發。WHO 嗣於 2020 年 2 月 11 日將此致命的 「新型冠狀病毒」,正式命名 "COVID-19"(corona virus disease):"CO" 取自 "Corona"(冠狀)、"VI" 來自 "virus"(病毒)、"D" 為 "Disease"(疾病),「19」 則是病毒爆發年份 2019 年 [20];並呼籲全球將該病毒視為「頭號公敵」 [21]。

疫情持續延燒,截至 2020 年 6 月 2 日止,已導致全球超過 195 個國家 626 萬人確診,死亡人數超過 37.3 萬人;美國確診病例達 183.7 萬人 (10.6 萬人死亡) [22]。時隔二年,截至 2022 年 6 月 25 日止,全球確診人數 5 億 4,744 萬人成長近倍,死亡人數 634.8 萬人達倍之多;美國確診病例 8,856.7 萬人 (104 萬人死亡);我國確診病例也高達 353.3 萬人 (5,969 人死亡) [23]。

尤其 2022 年 4 月防疫政策一夕驟變,從「清零」改採與「病毒共存」,致 2022 年 5–6 月短短二個月期間,每日確診人數達數萬人(單日最高達 9.4 萬人),令人怵目驚心!為因應 COVID-19 疫情,2020 年 1 月 15 日公告,將 「新型冠狀病毒」 列為傳染病防治法規定之第五類傳染病;2020 年 2 月 25 日制定公布:嚴重特殊傳染性肺炎防治及紓困振興特別條例,以利因應。

### ⑸猴痘 (Monkeypox)

「猴痘」 (Monkeypox) 臨床症狀與 「天花」 類似,傳染力較弱,原流行非洲部分地區,近日陸續現蹤歐美。2022 年 5 月中旬,歐洲含英國、法國、

---

[20] 〈新冠病毒命名 COVID-19〉,《亞洲週刊》,2020 年第 7 期,2020 年 2 月 17 日。

[21] 〈肺炎疫情:世衛組織解釋正式命名新冠肺炎為「COVID-19」緣由〉,2020 年 2 月 12 日,BBC NEWS／中文。

[22] 〈全球最新確診與死亡人數統計〉,2020 年 6 月 2 日,台灣英文新聞,https://www.taiwannews.com.tw/ch/news/3869160,(2020 年 6 月 2 日瀏覽)。

[23] 〈全球疫情統計〉,PRIDE 政策研究指標資料庫,2022 年 6 月 24 日,https://pride.stpi.narl.org.tw/index/graph-world/detail/4b1141ad70bfda5f0170e64424db3fa3 (2022 年 6 月 25 日瀏覽)。

比利時等，皆爆「猴痘」疫情，全球 11 國出現 100 多例，WHO 2022 年 5 月 20 日緊急召開會議❷❹。WHO 2022 年 5 月 29 日表示，許多出現猴痘確診病例的國家並非猴痘疫情好發國家，猴痘目前對全球公共健康風險已構成「中等風險」；WHO 在一份聲明中指出，截至 2022 年 5 月 26 日為止，共有 23 個非猴痘疫情流行國家報告 257 例確診病例及 120 例疑似病例❷❺。

猴痘病毒與天花屬於同一病毒家族，雖然嚴重程度低得多，但猴痘疫情來勢洶洶，已快速蔓延全球五大洲；2022 年 6 月 23 日單日全球新增病例 282 人，全球累計 3,752 人感染猴痘，令全球公衛專家擔憂。WHO 嚴正以待，將討論是否將「猴痘」病例，列為「國際關注的公共衛生緊急事件」(PHEIC)❷❻。截至 2022 年 7 月 22 日全球累計至少 74 國（地區）報告 16,836 例確診；WHO 在 2022 年 7 月 23 日宣布，猴痘疫情列為「國際關注公共衛生緊急事件」。同時我國已將猴痘列為第二類法定傳染病，如發現符合猴痘病例定義之疑似個案，必須在 24 小時內通報衛生主管機關❷❼。

臺灣在 2022 年 6 月 25 日出現首例猴痘確診個案，自德國返臺 25 歲男性，入境幾日後出現發燒、喉嚨痛、肌肉痠痛、皮膚出現紅疹及鼠蹊部淋巴腫大等症狀，就醫後判定確診猴痘。實證上，天花疫苗對猴痘有 85% 的保護力，但 WHO 早在 1980 年宣布「天花」自地球根除，全面停止施打牛痘疫苗；臺灣從 1955 年起，沒有「天花」病例發生，1979 年起已停止牛痘接種。精神科醫師潘建志揭露數據，示警 82 天後全球恐有超過 400 萬人感染猴痘，「難怪國外媒體和公衛專家緊張起來」❷❽。

---

❷❹ 〈11 國爆猴痘 (monkeypox)！莊副曝「症狀類似天花」〉，三立新聞網，2022 年 5 月 21 日。

❷❺ 〈猴痘疫情持續蔓延 WHO：對全球公共健康構成中等風險〉，2022 年 5 月 30 日，《自由時報》。

❷❻ 吳哲宜，〈WHO 專家憂猴痘恐成全球公衛威脅　醫師曝原因：傳播異常快且廣〉，周刊王，2022 年 6 月 24 日。

❷❼ 〈WHO 宣布猴痘疫情為國際公共衛生緊急事件，我國將積極監測及整備應變量能，並提醒醫師加強通報及民眾留意〉，衛生福利部疾病管制署，2022 年 7 月 24 日。

❷❽ 〈猴痘入侵恐擴散？醫揭驚人數據示警：難怪國外公衛專家緊張起來〉，聯合新聞網，2022 年 6 月 25 日。

## ㈡公共衛生治理

英國為有效處理霍亂疫情，於 1848 年通過「公共衛生法」，為世界第一部以公共衛生命名，明定由國家強制力介入公共衛生領域的法律，是創新的策略。德國首相俾斯麥則進行社會福利體質大改革，頒布「疾病保險法」。1951 年 WHO 頒布「國際公共衛生規章」(ISR)，以國際法形式規制傳染病散播的法規，並於 1969 年修訂為「國際衛生條例」(IHR)，係國際間為防止疾病擴播之策略準則❷⑨，國際衛生條例於 2005 年 5 月 23 日第 58 屆世界衛生大會修正通過，2007 年 6 月 15 日生效及實施。

傳染病造成健康風險與危害問題，從人權保障論點出發，藉課予國家保護或治療義務，以降低危害及落實醫療人權，尊重與保護個人醫療自主權，肯認個人享有生命、健康與隱私等權利。醫療健康系統之功能，應尊重社會價值與人性尊嚴，除確保國民享有醫療資源外，應注重國家如何提供醫療服務及病患如何被對待❸⓪。

## ㈢立法防治目的與沿革

我國於 1944 年 12 月 6 日制定公布「傳染病防治條例」，全文 35 條，作為執行傳染病防治工作之依據，立法宗旨在於「杜絕傳染病之發生、傳染及蔓延」；嗣於 1983 年 1 月修正公布；1999 年 6 月 23 日再修正公布名稱及全文 47 條，名稱修正為「傳染病防治法」，明確劃分中央與地方的權責。2002年、2004 年 1 月 7 日兩次微修後，為因應新興之流行疾病，2004 年 1 月 20日大幅度增修，條文自原 47 條增訂為 75 條，納入嚴重急性呼吸道症候群防治及紓困暫行條例部分條文內容。

按原傳染病防治法之規定，存有不確定法律概念，涉行政機關裁量權限，

---

❷⑨ 曾瑞馨、林雄輝，〈論全球公共衛生治理機制的演變〉，《治未指錄：健康政策與法律論叢》，第 2 期，2014 年 1 月，第 15–16 頁。

❸⓪ 陳鵬元，〈愛滋病防治減害基礎初探——以人權保障為依皈〉，《醫事法學》，第 21 卷第 1 期，2014 年 6 月，第 20–21 頁。

致在 SARS 流傳期間之適用，滋生適法性之疑義，並為因應 SARS 對國內經濟、社會之衝擊，遂於 2003 年 5 月 2 日制定公布「嚴重急性呼吸道症候群防治及紓困暫行條例」全文 19 條，施行日期明定溯及自 2003 年 3 月 1 日至 2004 年 12 月 31 日止；旋又於 2003 年 6 月 18 日增修，惟其本質仍屬限時法，法定於 2004 年 12 月 31 日當然廢止。為速謀因應，傳染病防治法爰於 2004 年 1 月 7 日及 20 日二次配合修正，將 SARS 由指定傳染病，修正為第一類傳染病，並課予醫療機構、醫事人員、地方主管機關、學術或研究機構人員，若干應配合之作為或不作為義務。另，針對囤積居奇或哄抬物價行為且情節重大者，行為有違人性，足以動搖民心，故增訂刑責。

　　傳染病防治法於 2006 年、2007 年再度修正。有鑑於 2007 年 6 月 15 日「國際衛生條例」修正版已施行，故於 2007 年 7 月 11 日配合修正公布人類免疫缺乏病毒傳染防治及感染者權益保障條例，並於 2007 年 7 月 18 日修正公布傳染病防治法全文 77 條，修正幅度超過二分之一，強化入出國（境）人員、運輸工具及其所載物品檢疫或相關措施之施行，以維護國內防疫安全並與國際接軌。

　　傳染病防治法經 2009 年、2013 年至 2018 年 6 次修正；2013 年 6 月 19 日（第 10 次）之修正公布，對感染多重抗藥性結核病的民眾違反隔離命令，導致社區感染，增訂明知自己罹患第二類多重抗藥性傳染病，未遵行主管機關指示，以致傳染他人，比照天花、SARS 等第一類傳染病，依傳染病防治法第 62 條規定，處以 3 年以下徒刑、拘役或 50 萬元以下罰金。最近一次，係 2019 年 6 月 19 日（第 15 次）修正公布，增訂第 64 條之 1，將第 63 條罰金上限提高 6 倍至 300 萬元，並提高第 64、65、66 條罰鍰之上限等。為因應 COVID-19 疫情，2020 年 2 月 25 日制定公布嚴重特殊傳染性肺炎防治及紓困振興特別條例，請參閱本章「五、判定特別法：嚴重特殊傳染性肺炎防治及紓困振興特別條例」。

# 二 傳染病防治重點

## ㈠傳染病分類

傳染病防治法（下稱傳防法）「所稱傳染病」，指下列由中央主管機關依致死率、發生率及傳播速度等危害風險程度高低分類的疾病：1.**第一類傳染病：指天花、鼠疫、嚴重急性呼吸道症候群等。** 2.**第二類傳染病：指白喉、傷寒、登革熱等。** 3.第三類傳染病：指百日咳、破傷風、日本腦炎等。 4.第四類傳染病：指前三款以外，經中央主管機關認有監視疫情發生或施行防治必要之已知傳染病或症候群。 5.第五類傳染病：指前四款以外，經中央主管機關認定其傳染流行可能對國民健康造成影響，有依本法建立防治對策或準備計畫必要之**新興傳染病或症候群**（傳防法第 3 條第 1 項）。

## ㈡主管機關權責

### 1.中央主管機關

⑴訂定傳染病防治政策及計畫，包括：預防接種、傳染病預防、流行疫情監視、通報、調查、檢驗、處理、檢疫、演習、分級動員、訓練及儲備防疫藥品、器材、防護裝備等措施。⑵監督、指揮、輔導及考核地方主管機關執行傳染病防治工作有關事項。⑶**設立預防接種受害救濟基金**等有關事項。⑷**執行國際及指定特殊港埠之檢疫事項。**⑸辦理傳染病防治有關之國際合作及交流事項。⑹其他中央主管機關認有防疫必要之事項（傳防法第 5 條第 1 項第 1 款第 1–6 目）。

### 2.地方主管機關

⑴**依據中央主管機關訂定之傳染病防治政策、計畫及轄區特殊防疫需要，擬定執行計畫付諸實施，並報中央主管機關備查。**⑵執行轄區各項傳染病防治工作，包括預防接種、傳染病預防、流行疫情監視、通報、調查、檢驗、

處理、演習、分級動員、訓練、防疫藥品、器材、防護裝備之儲備及居家隔離民眾之服務等事項。⑶執行轄區及第 5 條第 1 項第 1 款第 4 目以外港埠之檢疫事項。⑷辦理中央主管機關指示或委辦事項。⑸其他應由地方主管機關辦理事項（傳防法第 5 條第 1 項第 2 款第 1–5 目）。

### ㈢主管機關之防治義務

主管機關應實施各項調查及有效預防措施，以防止傳染病發生；傳染病已發生或流行時，應儘速控制，防止其蔓延（傳防法第 7 條）。

### ㈣流行疫情、疫區之認定、發布及解除

傳染病流行疫情、疫區之認定、發布及解除，由中央主管機關為之；第二類、第三類傳染病，得由地方主管機關為之，並應同時報請中央主管機關備查（傳防法第 8 條第 1 項）。中央主管機關應適時發布國際流行疫情或相關警示（同條第 2 項）。

### ㈤更正錯誤、不實訊息

傳防法第 9 條規定：「利用傳播媒體發表傳染病流行疫情或中央流行疫情指揮中心成立期間防治措施之相關訊息，有錯誤、不實，致嚴重影響整體防疫利益或有影響之虞，經主管機關通知其更正者，應立即更正。」本條所定「傳播媒體之範圍」，包括：平面或電子新聞媒體、網際網路，及以有線、無線、衛星或其他電子傳輸設施傳送聲音、影像、文字或數據者（傳防法施行細則第 5 條之 1 第 1 項）；「錯誤或不實訊息之發表人」，包括：自然人及法人在內（同條第 2 項）。所謂「嚴重影響整體防疫利益或有影響之虞」，係指所發表之錯誤訊息，將造成社會大眾不必要之恐慌，或不利於主管機關推展相應之防治措施。違反第 9 條者，處新臺幣 10 萬元以上 100 萬元以下罰鍰（傳防法第 64 條之 1）；學術或研究機構所屬人員依第 64 條之 1 規定處罰者，得併罰該機構 30 萬元以上 200 萬元以下罰鍰（傳防法第 66 條）。

## ㈥保密義務

　　政府機關、醫事機構、醫事人員及其他因業務知悉傳染病或疑似傳染病病人之姓名、病歷及病史等有關資料者，不得洩漏（傳防法第 10 條）。醫事人員及其他因業務知悉傳染病或疑似傳染病病人有關資料之人違反第 10 條規定者，處新臺幣 9 萬元以上 45 萬元以下罰鍰（同法第 64 條第 4 款）。

## ㈦人格權益與平等原則

　　「人格權」是民法保障的權利，包括民法第 195 條所規定的：身體、健康、名譽、自由、信用、隱私、貞操，以及有關人之價值與尊嚴的權利。傳防法第 11 條：「**對於傳染病病人、施予照顧之醫事人員、接受隔離治療者、居家檢疫者、集中檢疫者及其家屬之人格、合法權益，應予尊重及保障，不得予以歧視**（第 1 項）。非經前項之人同意，不得對其錄音、錄影或攝影（第 2 項）。」藉以保障渠等人格權益。

　　傳防法第 12 條規定：「**政府機關（構）、民間團體、事業或個人不得拒絕傳染病病人就學、工作、安養、居住或予其他不公平之待遇。但經主管機關基於傳染病防治需要限制者，不在此限。**」如有違反第 11 條或第 12 條人格權益保障或平等原則之規定者，處新臺幣 1 萬元以上 15 萬元以下罰鍰；必要時，並得限期令其改善，屆期未改善者，按次處罰之（傳防法第 69 條第 1 項第 1 款）。

## ㈧防治體系

### 1.傳染病防治醫療網

　　中央主管機關得建立傳染病防治醫療網，將全國劃分為若干區，並指定醫療機構設傳染病隔離病房。經指定之醫療機構對於主管機關指示收治傳染病病人者，不得拒絕、規避或妨礙（傳防法第 14 條第 1 項），藉以防範傳染病之傳染或蔓延，並提升傳染病防治之醫療品質。**醫事機構拒絕、規避或妨礙**主管機關依第 14 條第 1 項規定**指示收治傳染病病人**，處新臺幣 30 萬元以

上 200 萬元以下罰鍰（同法第 65 條第 2 款）。

### 2.防疫隊之設置

傳染病發生或有發生之虞時，**主管機關得組機動防疫隊**，巡迴辦理防治事宜（傳防法第 15 條）。

### 3.地方／中央流行疫情指揮中心

傳防法第 16 條第 3 項規定，地方主管機關得成立流行疫情指揮中心，協調各局處參與防疫工作。另，考量傳染性疾病的特性、欠缺有效疫苗等，地方主管機關無法獨立因應處理時，為強化中央主管機關之實施作為，參考災害防救法之相關規定，傳防法修正時建立「垂直指揮模式」的傳染病防治體系，由中央統一指揮集中事權，增訂第 17 條第 1 項明定：**中央主管機關**經考量國內、外流行疫情嚴重程度，認有統籌各種資源、設備及整合相關機關（構）人員之必要時，得報請行政院同意成立中央流行疫情指揮中心，並指定人員擔任指揮官，統一指揮、督導及協調各級機關政府、公營事業、後備軍人組織、民間團體執行防疫工作；必要時，得協調國軍支援。

## (九)傳染病預防

### 1.各機關之防治訓練及宣導

各級政府機關（構）及學校平時應加強辦理有關防疫之教育及宣導，並得商請相關專業團體協助；主管機關及醫療機構應定期實施防疫訓練及演習（傳防法第 19 條）。

### 2.儲備防治藥材與水源保護

主管機關及醫療機構應充分儲備各項防治傳染病之藥品、器材及防護裝備（傳防法第 20 條第 1 項），以備不時之需。前項防疫藥品、器材與防護裝備之儲備、調度、通報、屆效處理、查核及其他應遵行事項之辦法，由中央主管機關定之（同條第 2 項）。主管機關於必要時，**得暫行封閉可能散布傳染**

病之水源（同法第 21 條）。

### 3.傳染病媒介之處理與補償

國內發生流行疫情時，地方主管機關對於各種已經證實媒介傳染病之飲食物品、動物或動物屍體，於傳染病防治之**必要下，應切實禁止從事飼養、宰殺、販賣、贈與、棄置**，並予以撲殺、銷毀、掩埋、化製或其他必要之**處置**（傳防法第 23 條第 1 項）。違反主管機關依第 23 條規定所為禁止或處置之規定者，處新臺幣 6 萬元以上 30 萬元以下罰鍰；其情節重大者，並得處 1 年以下停業處分（同法第 68 條）。而第 23 條之飲食物品、動物或動物屍體，經依規定予以撲殺、銷毀、掩埋、化製或其他必要之**處置**時，除其媒介傳染病之原因係由於所有人、管理人之違法行為或所有人、管理人未立**即配合處理者不予補償外，地方主管機關應評定其價格，酌給補償費**（同法第 24 條）。

### 4.疫情監視、預警系統

中央主管機關應訂定傳染病通報流程、流行疫情調查方式，並建立傳染病流行疫情監視、預警及防疫資源系統；其實施辦法，由中央主管機關定之（傳防法第 26 條）。

### 5.醫療機構配合預防接種政策

基於醫療供給者的社會責任及對國民生命健康的重視，傳防法第 29 條第 1 項規定：醫療機構應配合中央主管機關訂定之預防接種政策。違反者，處新臺幣 30 萬元以上 200 萬元以下罰鍰（第 65 條第 3 款）。**醫療機構對於主管機關進行之輔導及查核，不得拒絕、規避或妨礙**（傳防法第 29 條第 2 項），如有違反者，處新臺幣 6 萬元以上 30 萬元以下罰鍰（第 67 條第 1 項第 2 款）。

### 6.醫療機構感染管制措施／查核

傳防法第 32 條第 1 項：「醫療機構應配合主管機關之規定，執行感染控制工作，並應防範機構內發生感染；對於主管機關進行之輔導及查核，不得拒絕、規避或妨礙。」醫療機構執行感染管制之措施、主管機關之**查核基準**

及其他應遵行事項之辦法，由中央主管機關定之（同條第 2 項）。拒絕、規避或妨礙主管機關依第 32 條第 1 項所為之輔導及查核者，處新臺幣 6 萬元以上 30 萬元以下罰鍰（傳防法第 67 條第 1 項第 2 款）。

醫療機構違反傳防法第 32 條第 1 項規定，未依主管機關之規定執行，或違反中央主管機關依第 32 條第 2 項所定辦法中有關執行感染管制措施之規定者，「主管機關得令限期改善，並得視情節之輕重，為下列處分：一、處新臺幣六萬元以上三十萬元以下罰鍰。二、停止全部或部分業務至改善為止。」（第 67 條第 2 項）

醫療機構執行感染管制措施及查核辦法規定：醫療機構應設立感染管制會（第 3 條）；醫療機構應建置疑似醫療照護相關感染個案、群聚或群突發事件之監測、處理機制並通報（第 5 條）；醫療機構應訂定防範感染相關防護裝備之物資管理計畫、應儲備適當之安全存量（第 15 條）；地方主管機關應定期查核轄區內醫療機構執行感染管制措施作業情形 ； 至少每 2 年辦理 1 次（第 17 條）。

### 7.醫療機構人員詢問病史等義務／病人、家屬據實陳述

SARS 期間，由於病人隱瞞病史、就醫情形，致使疫情失控，爆發多起嚴重院內感染事件。為使醫療機構的感染控制作業得以順利遂行，傳防法第 31 條修正明定：「醫療機構人員於病人就診時，**應詢問其病史、就醫紀錄、接觸史、旅遊史及其他與傳染病有關之事項**；**病人或其家屬，應據實陳述。**」違反者，依傳防法第 69 條第 1 項第 1 款之規定，處新臺幣 1 萬元以上 15 萬元以下罰鍰，必要時，並得限期令其改善，**屆期未改善者，按次處罰之。**

### 8.長照、安養等機構照管／感染管控責任

**安養、養護、長期照顧、安置（教養）機構、矯正機關及其他類似場所**，對於接受安養、養護之人，應善盡健康管理及照護之責任（傳防法第 33 條第 1 項）。前項機關（構）及場所應執行感染管制工作，防範感染；對於主管機關進行之輔導及查核，不得拒絕、規避或妨礙（同條第 2 項）。違反傳防法第 33 條第 2 項，處新臺幣 1 萬元以上 15 萬元以下罰鍰；必要時，並得限期令

其改善，屆期未改善者，按次處罰之（第 69 條第 1 項第 2 款）。

## ㈩防疫措施

### 1.民眾配合預防接種／防疫措施

民眾於傳染病發生或有發生之虞時，應配合接受主管機關之檢查、治療、預防接種或其他防疫、檢疫措施（傳防法第 36 條）。本條所稱「預防接種」，指為達預防疾病發生或減輕病情之目的，將疫苗施於人體之措施（傳防法施行細則第 2 條第 1 項）。拒絕、規避或妨礙主管機關依第 36 條規定所定檢查、治療或其他防疫、檢疫措施，處新臺幣 3 千元以上 1 萬 5 千元以下罰鍰；必要時，並得限期令其改善，屆期未改善者，按次處罰之（傳防法第 70 條第 1 項第 2 款）。

### 2.地方主管機關限制／禁止措施

地方主管機關於傳染病發生或有發生之虞時，應視需要會同有關機關（構），採取：⑴**管制上課、集會、宴會或其他團體活動。**⑵**管制特定場所之出入及容納人數。**⑶**限制或禁止傳染病或疑似傳染病病人搭乘大眾運輸工具或出入特定場所等**（傳防法第 37 條第 1 項）。各機關（構）、團體、事業及人員對於前項措施，不得拒絕、規避或妨礙（同條第 2 項）。

國內 2021 年 5 月中旬以來疫情飆升，政府快速採取許多防疫措施，包括：全國學校限期停課、指定行業定期停業；全臺三級警戒期間禁止室內 5 人以上、室外 10 人以上聚會等，藉以阻遏「萬華阿公茶室」、「麻將牌咖」、「K 歌未眠咖」等傳染鏈。因此，室外 10 人以上機車騎士群聚等，即違反傳防法第 37 條第 1 項規定，依同法第 67 條第 1 項，應處新臺幣 6 萬元以上 30 萬元以下罰鍰。

### 3.進入公、私場所或運輸工具防疫／通知到場／到場人員公假

傳染病發生時，有進入公、私場所或運輸工具從事防疫工作之必要者，應由**地方主管機關人員會同警察等有關機關人員為之**，並事先通知公、私場

所或運輸工具之所有人、管理人或使用人到場；其到場者，對於防疫工作，不得拒絕、規避或妨礙；未到場者，相關人員得逕行進入從事防疫工作；**必要時，並得要求村（里）長或鄰長在場**（傳防法第 38 條第 1 項）。前項經通知且親自到場之人員，其所屬機關（構）、學校、團體、公司、廠場，應依主管機關之指示給予公假（同條第 2 項）。地方主管機關依第 38 條規定所為之通知，得以書面、言詞或電子資料傳輸等方式為之（傳防法施行細則第 8 條）。

### 4.報告義務

#### ⑴醫師發現報告義務

醫師診治病人或醫師、法醫師檢驗、解剖屍體，發現傳染病或疑似傳染病時，應立即採行必要之感染管制措施，並報告當地主管機關（傳防法第 39 條第 1 項）。**第一、二類傳染病病例報告，應於 24 小時內完成；第三類應於一週內完成**，必要時，中央主管機關得調整之；第四、五類傳染病之報告，依中央主管機關公告之期限及規定方式為之（同條第 2 項）。

#### ⑵醫師對外說明報告義務

醫師對外說明相關個案病情時，應先向當地主管機關報告並獲證實，始得為之（傳防法第 39 條第 3 項）。此外，為求資料齊全以利政策參酌，本條第 1 項報告或提供之資料不全者，主管機關得限期令其補正（同條第 5 項）。

#### ⑶醫師以外醫事人員報告義務

醫師以外醫事人員執行業務，發現傳染病或疑似傳染病病人或其屍體時，應即報告醫師或當地主管機關（傳防法第 40 條第 1 項）。醫師以外人員違反第 40 條第 1 項之規定者，處新臺幣 9 萬元以上 45 萬元以下罰鍰（同法第 64 條第 3 款）。

⑷地方主管機關報告義務

地方主管機關接獲傳染病或疑似傳染病之報告或通知時，應迅速檢驗診斷，調查傳染病來源或採行其他必要之措施，並報告中央主管機關（傳防法第 43 條第 1 項）。傳染病或疑似傳染病病人及相關人員對於前項之檢驗診斷、調查及處置，不得拒絕、規避或妨礙（同條第 2 項）。違反第 43 條第 2 項之規定，處新臺幣 6 萬元以上 30 萬元以下罰鍰（同法第 67 條第 1 項第 3 款）。

### 5.限期提供資訊義務

傳防法第 39 條第 4 項規定：「醫事機構、醫師、法醫師及相關機關（構）應依主管機關之要求，提供傳染病病人或疑似疫苗接種後產生不良反應個案之就醫紀錄、病歷、相關檢驗結果、治療情形及解剖鑑定報告等資料，不得拒絕、規避或妨礙。」中央主管機關為控制流行疫情，得公布因傳染病或疫苗接種死亡之資料，不受偵查不公開之限制。另，依本條項之報告或提供之資料不全者，主管機關得限期令其補正（同條第 5 項）。

醫師違反第 39 條之規定，處新臺幣 9 萬元以上 45 萬元以下罰鍰（傳防法第 64 條第 1 款）；醫事機構違反第 39 條第 4 項、第 5 項規定之一者，處新臺幣 30 萬元以上 200 萬元以下罰鍰（同法第 65 條第 3 款）。

### 6.藥品緊急專案採購

由於在緊急狀況之際，中央主管機關為因應傳染病疫情，雖得以緊急專案的方式採購藥品，惟常因情事緊急，未能於第一時間盡到相關的安全檢測與把關，2014 年 6 月 4 日傳防法修正公布第 51 條第 1 項：「中央主管機關於傳染病發生或有發生之虞時，得緊急專案採購藥品、器材，惟應於半年內補齊相關文件並完成檢驗。」因緊急狀況下，可能發生新藥不能符合檢驗登記的事項，無法在臺灣上市，在無其他藥品可替代的緊急狀況，應賦予中央主管機關裁量權，決定是否仍核准國內使用新藥，並告知民眾相關風險，爰增訂第 51 條第 2 項：「無法辦理前項作業程序，又無其它藥品可替代者，中央主管機關得例外開放之，並向民眾說明相關風險。」

### 7.醫療機構指定或徵用及相關人員之徵調與補償

中央流行疫情指揮中心成立期間，指揮官基於防疫之必要，得指示中央主管機關彈性調整第 39 條、第 44 條及第 50 條之處置措施（傳防法第 53 條第 1 項）。前項期間，各級政府機關得依指揮官之指示，**指定或徵用公、私立醫療機構或公共場所，設立檢疫或隔離場所，並得徵調相關人員協助防治工作**；必要時，得協調國防部指定國軍醫院支援。對於因指定、徵用、徵調或接受隔離檢疫者**所受之損失，給予相當之補償**（同條第 2 項）。前項指定、徵用、徵調、接受隔離檢疫之作業程序、補償方式及其他應遵行事項之辦法，由中央主管機關定之（同條第 3 項）。

### 8.防疫物資徵用、調用及補償

中央流行疫情指揮中心成立期間，各級政府機關得依指揮官之指示，徵用或調用民間土地、工作物、建築物、防疫器具、設備、藥品、醫療器材、污染處理設施、運輸工具及其他經中央主管機關公告指定之防疫物資，並給予適當之補償（傳防法第 54 條）。

## ⑾檢疫措施

### 1.檢疫或措施及徵收費用

**為防止傳染病傳入國（境）或傳出國（境），主管機關得施行相關檢疫或措施並得徵收費用**；商請相關機關停止發給特定國或地區人員之入國（境）許可（傳防法第 58 條第 1 項第 6 款）。

### 2.檢疫結果應採行措施

主管機關對於入、出國（境）之運輸工具及其所載物品，有傳染病發生或有發生之虞者，應採行下列措施：(1)對運輸工具採行必要管制及防疫措施，所受損失並不予補償。(2)對輸入或旅客攜帶入國（境）之物品，令輸入者、旅客退運或銷毀，並不予補償；對輸出或旅客隨身攜帶出國（境）之物品，

準用第 23 條及第 24 條規定處置（傳防法第 60 條第 1 項）。主管機關對於違反中央主管機關所定有關申報、接受檢疫或輸入之物品，得不經檢疫，逕令其退運或銷毀，並不予補償（同法第 60 條第 2 項）。

## 三 刑責增訂、排除與預防接種政策及救濟

### ㈠增訂刑責

#### 1.囤積特定防疫物資或哄抬物價

於中央流行疫情指揮中心成立期間，對主管機關已開始徵用之防疫物資，有囤積居奇或哄抬物價之行為且情節重大者，因其行為足以動搖民心，惡性深重，爰規定處 1 年以上 7 年以下有期徒刑，得併科新臺幣 500 萬元以下罰金（傳防法第 61 條）。

#### 2.明知罹病傳染於人

對於明知自己罹患第一類傳染病、或第五類傳染病或第二類多重抗藥性傳染病，不遵行各級主管機關指示，致傳染於人，處 3 年以下有期徒刑、拘役或新臺幣 50 萬元以下罰金（傳防法第 62 條）。

#### 3.散布疫情謠言或傳播不實疫情消息

對於散布有關傳染病流行疫情之謠言或傳播不實之流行疫情消息，足以生損害於公眾或他人者，依規定處新臺幣 300 萬元以下罰金（傳防法第 63 條）。

### ㈡排除刑責

#### 1.護理人員執行預防接種排除刑責

醫師法第 28 條但書第 2 款規定，「在醫療機構於醫師指示下之護理人員、

助產人員以及其他醫事人員」得進行醫療行為,不受該條本文(密醫罪)所規定有期徒刑、罰金之科處。但有些偏遠地區衛生所無醫師的編制,不符醫師法第 28 條但書第 2 款之規定,難以執行傳染病預防接種工作,為避免護理人員執行疫苗接種業務有違醫師法之虞,傳防法爰於 2006 年 6 月 14 日增訂排除刑責規定:「主管機關規定之各項預防接種業務及因應疫情防治實施之特定疫苗接種措施,得由受過訓練且經認可之護理人員施行之,不受醫師法第二十八條規定之限制。」(第 28 條第 1 項)本條項復於 2018 年 6 月 13 日修正公布,再增列不受「藥事法第三十七條及藥師法第二十四條」之限制,以利預防接種之推行。

### 2.偵查不公開例外規定

傳防法第 39 條第 4 項後段規定:中央主管機關為控制流行疫情,得公布因傳染病或疫苗接種死亡之資料,不受偵查不公開之限制。藉此明文排除可能的洩密刑責規定。

## ㈢刑法相關刑責

刑法第 192 條明定:「違背關於預防傳染病所公布之檢查或進口之法令者,處二年以下有期徒刑、拘役或三萬元以下罰金(第 1 項)。暴露有傳染病菌之屍體,或以他法散布病菌,致生公共危險者,亦同(第 2 項)。」**本條僅規定罪名、法律效果(刑罰)及部分構成要件,而將部分構成要件中的禁止內容,委由行政機關所發布之行政法規或命令,即為空白刑法條款。空白刑法之刑罰權範圍,行政機關仍須受立法機關監督**,並未違反罪刑法定原則。

## ㈣預防接種政策與基金

中央主管機關為**推動兒童及國民預防接種政策,應設置基金**,辦理疫苗採購及預防接種工作(傳防法第 27 條第 1 項)。基金之來源:1.政府編列預算之補助。2.公益彩券盈餘、菸品健康福利捐。3.捐贈收入。4.本基金之孳息收入。5.其他有關收入。且本條項第 3 款之任何形式捐贈收入,不得使用於指定疫苗之採購(傳防法第 27 條第 2、3 項)。

　　兒童之法定代理人，應使兒童按期接受常規預防接種，並於兒童入學時提出該紀錄（傳防法第 27 條第 5 項）。醫療機構應配合中央主管機關訂定之預防接種政策（同法第 29 條第 1 項）。醫療機構對於主管機關進行之輔導及查核，不得拒絕、規避或妨礙（同條第 2 項）。醫事機構違反第 29 條第 1 項規定者，處新臺幣 30 萬元以上 200 萬元以下罰鍰（傳防法第 65 條第 3 款）；拒絕、規避或妨礙主管機關依第 29 條第 2 項所為之輔導及查核，處新臺幣 6 萬元以上 30 萬元以下罰鍰（同法第 67 條第 1 項第 2 款）。

## ㈤預防接種救濟法制

### 1.預防接種受害救濟法制化

#### ⑴日本預防接種法

　　日本在 1948 年經常發生傳染病之流行，導致民眾罹患疾病、死亡，因而制定「**預防接種法**」，規定百日咳、傷寒等 12 種疾病，以具罰則之法律規定，**全體人民有接受預防接種之義務**；1994 年將預防接種法規範之接種義務，**修正為鼓勵接種並充實救濟制度內涵**。預防接種法 2010 年修正，規定第一類白喉、肺結核等 8 種疾病，併入新型流感預防接種致健康受害救濟特別法。2013 年修正增加定期接種之疫苗種類：分 A 類疾病：白喉、百日咳、急性灰白髓炎（小兒麻痺）、麻疹、日本腦炎、結核（肺）、HPV 感染症等，以及 B 類疾病：流感、肺炎球菌感染症（限高齡者）等[31]；疾病副作用強制通報等。日本預防接種法在給付上，採年金式給付，並於施行令明定救濟權利非讓與性、禁止課稅，以及與其他損害賠償之間，不得重複領取[32]。

---

[31]　前田和彥，〈予防衛生に関する法制度〉，《医事法講義》，信山社，2016 年 4 月，新編第 3 版，第 74–78 頁。

[32]　邱玟惠，〈日本預防接種救濟制度與支付方式之概說〉，《月旦醫事法報告》，第 5 期，2017 年 3 月，第 49、73 頁。

⑵我國傳防法明定救濟法源依據

　　我國在 1986 年發生口服小兒麻痺疫苗造成小兒麻痺症感染之個案,政府經研商並參考歐美制度, 於 **1988 年 6 月成立預防接種受害救濟基金**, 展開相關受害救濟法制化作業❸, 自 1999 年始著手修訂傳防法, 於 (修正前) 第 18 條明定:「**因預防接種而受害者, 得請求當地主管機關轉陳中央主管機關予以救濟** (第 1 項)。中央主管機關應設置預防接種受害救濟基金, 供前項所定救濟之用。基金於疫苗廠商出售疫苗時, 徵收一定數額充之 (第 2 項)。前項預防接種受害救濟基金之收支、 保管及運用辦法, 由行政院定之 (第 3 項)。」行政院遂於 2001 年發布「預防接種受害救濟基金收支保管及運用辦法」; 再於 **2004 年 7 月發布「預防接種受害救濟審議辦法」** 全文 14 條, 建構我國預防接種受害救濟法制體系, 同年 10 月 1 日名稱修正為「預防接種受害救濟基金徵收基準及審議辦法」。2007 年 10 月名稱再修正為「預防接種受害救濟基金徵收及審議辦法」, 修正並增訂條文; 本辦法嗣於 2018 年 11 月 16 日全文修正為 23 條, 並於 2021 年 2 月 18 日再度修正。

### 2.救濟補償請求權時效與救濟排除

　　**傳防法第 30 條第 1 項規定:「因預防接種而受害者, 得請求救濟補償。」**前項請求權, 自請求權人知有受害情事日起, 因 2 年間不行使而消滅; 自受害發生日起, 逾 5 年者亦同 (第 2 項)。中央主管機關應於疫苗檢驗合格時, 徵收一定金額充作預防接種受害救濟基金 (第 3 項)。至於相關的徵收金額、 繳交期限、 免徵範圍與預防接種受害救濟資格、 給付種類、 金額、 審議方式、 程序及其他應遵行事項之辦法, 由中央主管機關定之 (第 4 項)。

　　惟預防接種受害救濟案件如有以下情形之一者,不予救濟:⑴發生死亡、障礙、 嚴重疾病或其他不良反應與預防接種確定無關。⑵常見、 輕微之可預期預防接種不良反應。⑶轉化症或其他因心理因素所致之障礙。⑷非因預防

---

❸　邱玟惠,〈由美、 日經驗檢討我國預防接種救濟制度〉,《譜出生物科技法之妙音美律──生物科技法學方法之理論與實際》,元照,2011 年 11 月,第 363–369 頁。

接種目的使用疫苗致生損害（預防接種受害救濟基金徵收及審議辦法第 17 條）。

### 3.審議前先行調查研究

預防接種受害救濟基金徵收及審議辦法第 11 條規定：「審議小組審議預防接種受害救濟案時，得指定委員或委託有關機關、學術機構先行調查研究；**必要時，並得邀請有關機關或學者專家參與鑑定或列席諮詢。**」乃為因應較具爭議之嚴重疫苗不良反應事件可能造成之衝擊，避免媒體及輿論對預防接種受害救濟審議過程之公正性及獨立性質疑。2019 年，國內首宗接受人類乳突病毒 (HPV) 疫苗預防接種，受害當事人出現幼年型特發性關節炎，因不予救濟提行政訴訟救濟勝訴案❸❹，顯示前開不予救濟規定及審議小組之鑑定，仍有檢討空間。為擴大當事人參與保障民眾權益，同辦法第 12 條規定：審議小組於必要時，得依職權或依請求權人之申請，通知其於指定期日、處所陳述意見。

### 4.預防接種受害救濟給付種類／請求權人／給付金額

預防接種受害救濟給付種類及請求權人如下：「一、死亡給付：疑似受害人之法定繼承人。二、障礙給付：疑似受害人。三、嚴重疾病給付：疑似受害人。四、其他不良反應給付：疑似受害人。」（預防接種受害救濟基金徵收及審議辦法第 5 條）審議小組應依預防接種受害救濟給付金額範圍，審定給付金額。有關給付金額及範圍，依本辦法第 18 條之附表「預防接種受害救濟給付金額範圍」所載，最高新臺幣 600 萬元（如表 8–1）。

### 5.預防接種受害補助

預防接種受害救濟案件，有下列各款情事者，得酌予補助：⑴疑因預防接種致嚴重不良反應症狀，經審議與預防接種無關者，得考量其為釐清症狀與預防接種之關係，所施行之合理檢查及醫療費用，最高給予新臺幣 20 萬

---

❸❹　〈首宗痛痛女救濟案衛服部敗訴〉，2019 年 4 月 13 日，《臺灣時報》，第 8 版。

表 8-1 預防接種受害救濟給付金額範圍

| 救濟給付種類 | 認定基準 | | 與預防接種之關聯性 | 給付金額範圍（新臺幣萬元） |
|---|---|---|---|---|
| | 定義／障礙程度 | | | |
| 死亡給付 | – | | 相關 | 50–600 |
| | | | 無法確定 | 30–350 |
| 障礙給付 | 依身心障礙者權益保障法令所定障礙類別、等級 | 4-極重度 | 相關 | 50–600 |
| | | | 無法確定 | 30–350 |
| | | 3-重度 | 相關 | 30–500 |
| | | | 無法確定 | 20–300 |
| | | 2-中度 | 相關 | 20–400 |
| | | | 無法確定 | 10–250 |
| | | 1-輕度 | 相關 | 10–250 |
| | | | 無法確定 | 5–200 |
| 嚴重疾病給付 | 依全民健康保險重大傷病範圍或嚴重藥物不良反應通報辦法所列嚴重藥物不良反應，但未達障礙程度者 | | 相關 | 1–300 |
| | | | 無法確定 | 1–120 |
| 其他不良反應給付 | 其他未達嚴重疾病程度之不良反應情形，但常見、輕微之可預期接種後不良反應不予救濟 | | 相關／無法確定 | 0–20 |

元。⑵疑因預防接種受害致死，並經病理解剖者，給付喪葬補助費 30 萬元。⑶孕婦疑因預防接種致死產或流產，其胎兒或胚胎經解剖或檢驗，孕程滿 20 週，給付 10 萬元；未滿 20 週，給付 5 萬元（預防接種受害救濟基金徵收及審議辦法第 19 條）。

### 6.不得申請藥害救濟／釋字第 767 號解釋

藥害救濟法保障正當使用合法藥物而受害者，可獲得及時救濟，惟有 10

種情形被排除不得申請，例如第 13 條第 3 款、第 9 款：「因接受預防接種而受害，而得依其他法令獲得救濟」、「常見且可預期之藥物不良反應」，明文予以排除。所謂「常見且可預期之藥物不良反應」，係屬不確定法律概念；「常見」、「可預期」之意義，依人民日常生活與語言經驗，尚非難以理解，藥物「不良反應」於藥害救濟法第 3 條第 4 款亦已有明確定義。因此，針對藥害救濟法第 13 條第 9 款「常見且可預期之藥物不良反應」不得申請藥害救濟之規定，司法院大法官於 2018 年 7 月 27 日作成釋字第 767 號解釋，指明「未違反法律明確性原則及比例原則，與憲法保障人民生存權、健康權及憲法增修條文第 10 條第 8 項國家應重視醫療保健社會福利工作之意旨，尚無牴觸。」

## 四 強制隔離之程序與合憲性

### ㈠傳染病病人之處置措施

#### 1.隔離治療

⑴**第一類傳染病病人，應於指定隔離治療機構施行隔離治療。**⑵第二類、第三類傳染病病人，必要時，得於指定隔離治療機構施行隔離治療。⑶第四類、第五類傳染病病人，依中央主管機關公告之防治措施處置（傳防法第 44 條第 1 項）。本項第 2 款所稱「必要時」，係指「該傳染病病人有傳染他人之虞時」（傳防法施行細則第 10 條第 1 項）。違反主管機關依第 44 條第 1 項所為之處置者，處新臺幣 6 萬元以上 30 萬元以下罰鍰（傳防法第 67 條第 1 項第 3 款）。

⑴送達隔離治療通知書

主管機關對傳染病病人施行隔離治療時，應於強制隔離治療之次日起 3 日內作成隔離治療通知書，送達本人或其家屬，並副知隔離治療機構（傳防法第 44 條第 2 項）。按強制治療因屬對於人身自由之限制，除應以法律予以

明定之外，並應符合「正當程序」。SARS 疫情在臺灣流傳期間，許多防疫措施倉促擬定實施，許多限制、拘束人民自由或權利之行政行為，並未完全遵循相關之法律規定❸❺，有違人權保障之旨趣。有鑑於此，為符法律保留原則，傳防法修正條文，即增訂此正當之程序。

### ⑵負擔家計者予以救助

傳防法第 44 條第 1 項各款傳染病病人經主管機關施行隔離治療者，其費用由中央主管機關編列預算支應之（同條第 3 項）。所謂「施行隔離治療之費用」，係指「比照全民健康保險醫療服務給付項目及支付標準核付之醫療費用及隔離治療機構之膳食費。」（傳防法施行細則第 10 條第 2 項），而**負擔家計之傳染病病人，因隔離治療致影響其家計者，主管機關得依社會救助法等相關法令予以救助**（第 10 條第 3 項）。

### ⑶接受隔離治療不得任意離開

傳防法第 45 條第 1 項：傳染病病人經主管機關通知於指定隔離治療機構施行隔離治療時，應依指示於隔離病房內接受治療，不得任意離開；如有不服指示情形，醫療機構應報請地方主管機關通知警察機關協助處理。違反主管機關依本條項規定所為之處置者，處新臺幣 6 萬元以上 30 萬元以下罰鍰（傳防法第 67 條第 1 項第 3 款）。

### 2.隨時評估及送達解除隔離治療通知書

主管機關對於依傳防法第 45 條第 1 項受隔離治療者，應提供必要之治療並隨時評估；經治療、評估結果，認為**無繼續隔離治療必要時，應即解除其**

---

❸❺ 對於相關法規之未臻妥適，甚有違憲之疑慮，學者多人為文評析。林明鏘，〈論 SARS 所生之行政法上法律關係——以醫療院所為中心〉，《台灣本土法學雜誌》，第 49 期，2003 年 8 月，第 99–113 頁；李建良，〈92 年 6 月 7 日「SARS 相關法律」座談會發言〉，《台灣本土法學雜誌》，同期，第 58 頁；陳愛娥，〈疾病控制的憲法問題——以我國政府在 SARS 事件中的應變措施作為反省基礎〉，《月旦法學雜誌》，第 105 期，2004 年 2 月，第 42 頁。

隔離治療之處置，並自解除之次日起 3 日內作成解除隔離治療通知書，送達本人或其家屬，並副知隔離治療機構（同條第 2 項）。

### 3.重新鑑定

地方主管機關於前項隔離治療期間超過 30 日者，應至遲每隔 30 日另請 2 位以上專科醫師重新鑑定有無繼續隔離治療之必要（傳防法第 45 條第 3 項）。

## (二)疑似被傳染者之處置措施

### 1.留驗、遷入指定處所檢查、接種、投藥

傳防法第 48 條第 1 項：「主管機關對於曾與傳染病病人接觸或疑似被傳染者，得予以留驗；必要時，並得令遷入指定之處所檢查、施行預防接種、投藥、指定特定區域實施管制或隔離等必要之處置。」違反主管機關依本條項規定所為之留驗、檢查、預防接種、投藥或其他必要處置之命令者，處以新臺幣 6 萬元以上 30 萬元以下罰鍰（第 67 條第 1 項第 4 款）。

### 2.必要處置不得違反比例原則

傳防法施行細則第 11 條補充規定：「主管機關依本法第四十八條第一項規定為留驗、檢查或施行預防接種等必要處置時，應注意當事人之身體及名譽，並不得逾必要之程度。」然而對於疑似病患之「留驗」、「令遷入指定之處所檢查」、「指定特定區域實施管制或隔離」此些限制人身自由之強制措施，**期間有多久？法無明文，顯然欠缺程序保障規定與救濟管道**，是否類推適用第 45 條第 3 項期間為 30 日？學者認為，我國傳防法對於作成隔離治療之處分的程序保障，相當的不足，僅於程序上要求「強制隔離治療之次日起 3 日內」，作成「隔離治療通知書」，送達本人或其家屬；隔離治療處分一次可長達 30 日，延長時，僅由「2 位以上專科醫師重新鑑定有無繼續隔離治療之必要」，即可決定延長隔離治療處分。**建議參考美國「州緊急衛生權力模範法」**，區分暫時隔離（或檢疫）及長期隔離（或檢疫）整套程序規定，以落實釋字第 690 號解釋❸❻。

## ㈢釋字第 690 號解釋

針對傳防法第 37 條第 1 項所定「必要之處置」包含強制隔離在內,是否違憲?司法院大法官於 2011 年 9 月 30 日會議作出釋字第 690 號解釋。

### 1.解釋文

解釋文指出:「中華民國九十一年一月三十日修正公布之傳染病防治法第三十七條第一項規定:『曾與傳染病病人接觸或疑似被傳染者,得由該管主管機關予以留驗;必要時,得令遷入指定之處所檢查,或施行預防接種等必要之處置。』關於必要之處置應包含強制隔離在內之部分,對人身自由之限制,尚不違反法律明確性原則,亦未牴觸憲法第二十三條之比例原則,與憲法第八條依正當法律程序之意旨尚無違背。」並強調:曾與傳染病病人接觸或疑似被傳染者,「於受強制隔離處置時,人身自由即遭受剝奪」,宜明確規範強制隔離應有合理之最長期限,並「建立受隔離者或其親屬不服得及時請求法院救濟,暨對前述受強制隔離者予以合理補償之機制」,相關機關宜儘速通盤檢討傳染病防治法制。

### 2.解釋理由書

#### ⑴強制隔離屬人身自由之剝奪

所謂必要之處置,係指為控制各種不同法定、指定傳染病之傳染及蔓延所施行之必要防疫處置,而不以系爭規定所例示之留驗、令遷入指定之處所檢查及施行預防接種為限。嚴重急性呼吸道症候群防治及紓困暫行條例第 5 條第 1 項明定:「各級政府機關為防疫工作之迅速有效執行,得指定特定防疫區域實施管制;必要時,並得強制隔離、撤離居民或實施各項防疫措施。」

---

❸⑥ 楊智傑,〈傳染病隔離之程序保障與救濟〉,收錄於《醫療、司法與照護 跨越地域與科技整合的新興議題》,黃志中主編,2017 年公共衛生與治理國際研討會,高雄市政府衛生局主辦,翰蘆,2017 年 11 月 10 日,第 246–247 頁。

明認強制隔離屬系爭規定之必要處置。又行政院衛生署 2003 年 5 月 8 日公告，亦明示系爭規定所謂必要處置之防疫措施，包括集中隔離。而**強制隔離使人民在一定期間內負有停留於一定處所，不與外人接觸之義務**，否則應受一定之制裁，已屬人身自由之剝奪。

⑵強制隔離之規定不違反法律明確性原則

法律規定之意義，自立法目的與法體系整體關聯性觀點非難以理解，且個案事實是否屬於法律所欲規範之對象，為一般受規範者所得預見，並可經由司法審查加以認定及判斷者，即無違反法律明確性原則。

強制隔離雖拘束人身自由於一定處所，因其乃以保護人民生命安全與身體健康為目的，與刑事處罰之本質不同，且事涉醫療及公共衛生專業，其明確性之審查自得採一般之標準，毋須如刑事處罰拘束人民身體自由之採嚴格審查標準。又系爭規定雖未將強制隔離予以明文例示，惟系爭規定已有令遷入指定處所之明文，則將曾與傳染病病人接觸或疑似被傳染者令遷入一定處所，**使其不能與外界接觸之強制隔離，係屬系爭規定之必要處置**，自法條文義及立法目的，並非受法律規範之人民所不能預見，亦可憑社會通念加以判斷，並得經司法審查予以確認，與法律明確性原則尚無違背。

⑶管制內容合乎比例原則──強制隔離為保護重大公益合理必要手段

釋字第 690 號解釋理由書闡述：系爭規定必要處置所包含之強制隔離，使與外界隔離，並進而為必要之檢查、治療等處置，以阻絕傳染病之傳染蔓延，維護國民生命與身體健康，其**立法目的洵屬正當**。面對新型傳染病之突然爆發，或各種法定、指定傳染病之快速蔓延，為使疫情迅速獲得控制，降低社會之恐懼不安等重大公共利益，將曾與傳染病病人接觸或疑似被傳染者令遷入指定之處所施行適當期間之必要強制隔離處置，進而予以觀察、檢查、預防接種及治療，因**無其他侵害較小之方法，自屬必要且有效控制疫情之手段**。強制隔離乃為保護重大公益所採之合理必要手段，對受隔離者尚未造成過度之負擔，並未牴觸憲法第 23 條之比例原則。

## ㈣確保健康權實現為國家義務

　　國際法上諸多條約，明定國家對人民的健康照護有應盡義務，我國憲法規定政府有保障國民健康的義務與責任，故對於傳染病防治所需之疫苗或藥物提供，負有積極的作為義務，以確保健康權的實現。惟於傳染病流行的非常時期，如有隔離強制治療之必要，基於公益考量，難謂係侵犯病患的醫療自主權。陳新民大法官釋字第 690 號解釋協同意見認為：新型式限制、或暫時剝奪人身自由的隔離措施，非有任何懲罰或貶視人格與人性尊嚴之意味，乃為公共利益所必要。防疫任務乃典型高度專業之事務，不應置法官於醫療專業的決定之上，並應兼顧國家履行防疫責任與人身自由保障的雙重利益。

## 五 制定特別法：嚴重特殊傳染性肺炎防治及紓困振興特別條例

### ㈠新型冠狀病毒 (COVID-19) 禍害全球

　　2019 年 12 月中國湖北省武漢市爆發「新型冠狀病毒」引發的肺炎（俗稱「武漢肺炎」），確診病例暴增❸❼。WHO 遲至 2020 年 1 月 30 日召開緊急委員會議，宣布新型冠狀病毒肺炎疫情構成「國際關注公共衛生緊急事件」(Public Health Emergency of International Concern, PHEIC)，加以中國隱匿疫情，遂造成全球疫情的大噴發。WHO 於 2020 年 2 月 11 日將此「新型冠狀病毒」，命名為 "COVID-19" (corona virus disease)。截至 2022 年 8 月 17 日止，全球確診人數 5 億 9,716 萬人，死亡人數 645.9 萬人；美國確診病例 9,486.9 萬人（106 萬人死亡）。我國確診病例也高達 495.2 萬人（9,506 人死亡）❸❽；尤其 2022 年 4 月防疫政策一夕驟變，從「清零」改採與「病毒共

---

❸❼　〈武漢肺炎新增臨床診斷　湖北確診單日暴增 1.3 萬人〉，自由時報電子報，2020 年 2 月 13 日。

❸❽　〈全球疫情統計〉，PRIDE 政策研究指標資料庫，2022 年 8 月 17 日，https://pride.

存」，致 2022 年 5 至 6 月短短二個月期間，每日確診人數達數萬人（單日最高達 9.4 萬人）。

## ㈡制定特別法／限時法因應疫情

為有效防治嚴重特殊傳染性肺炎 (COVID-19)，維護人民健康，我國於 2020 年 1 月 15 日已將 「COVID-19」 列為第五類法定傳染病，且為因應「COVID-19」疫情對國內經濟、社會之衝擊，迅於 2020 年 2 月 25 日制定公布嚴重特殊傳染性肺炎防治及紓困振興特別條例（以下稱特別條例）全文 19 條，施行期間自 2020 年 1 月 15 日起至 2021 年 6 月 30 日止；但第 12 條至第 16 條自公布日施行。本條例為傳染病防治法的特別法且為限時法，考量本條例定有罰則，基於處罰不溯及既往原則，爰以但書定明相關罰則自本條例公布日施行。

對於執行嚴重特殊傳染性肺炎之防治、醫療、照護工作者，以及受該傳染病影響而發生營運困難之產業、事業、醫療（事）機構、從業人員，政府依本條例、傳染病防治法第 53 條或其他法律規定，發給相關之補貼、補助、津貼、獎勵及補償。又，接受隔離者、檢疫者，其人身自由受到限制，依司法院釋字第 690 號解釋意旨，應予以合理補償；受隔離者、檢疫者及為照顧之家屬，符合一定條件得申請防疫補償。

## ㈢特別法重點

1.對於經中央衛生主管機關公告之防疫器具、設備、藥品、醫療器材或其他防疫物資，哄抬價格或無正當理由囤積而不應市銷售者，處 5 年以下有期徒刑，得併科新臺幣 5 百萬元以下罰金。前項之未遂犯罰之（特別條例第 12 條）。

2.罹患或疑似罹患嚴重特殊傳染性肺炎，不遵行各級衛生主管機關指示，而有傳染於他人之虞者，處 2 年以下有期徒刑、拘役或新臺幣 20 萬元以上

stpi.narl.org.tw/index/graph-world/detail/4b1141ad70bfda5f0170e64424db3fa3 （2022 年 8 月 18 日瀏覽）。

200 萬元以下罰金（特別條例第 13 條）。

3.散播有關嚴重特殊傳染性肺炎流行疫情之謠言或不實訊息，足生損害於公眾或他人者，處 3 年以下有期徒刑、拘役或科或併科新臺幣 300 萬元以下罰金（特別條例第 14 條）。

4.違反傳染病防治法第 48 條第 1 項隔離措施者，處新臺幣 20 萬元以上 100 萬元以下罰鍰；違反傳染病防治法第 58 條第 1 項第 4 款檢疫措施者，處新臺幣 10 萬元以上 100 萬元以下罰鍰（特別條例第 15 條）。

5.有下列情形之一者，由中央目的事業主管機關、直轄市、縣（市）政府處新臺幣 5 萬元以上 100 萬元以下罰鍰：⑴違反第 3 條第 3 項規定。⑵拒絕、規避或妨礙各級政府機關依第 5 條第 1 項所為之徵用或調用。⑶違反中央流行疫情指揮中心指揮官依第 7 條規定實施之應變處置或措施（特別條例第 16 條）。

## ㈣兩次修法

由於嚴重特殊傳染性肺炎疫情蔓延全球，**影響層面持續擴大，對於產業造成空前的衝擊，更影響人民的工作與生計，本條例原定經費上限僅新臺幣 600 億元，不敷防治及紓困振興措施所需，爰於 2020 年 4 月 21 日修正公布，再追加特別預算 1,500 億元，上限計新臺幣 2,100 億元。**

本條例施行後，全球疫情更形嚴峻，確診及死亡人數，數倍翻升。我國 2021 年 4 月前疫情尚稱穩定，詎料機師防疫措施放寬，隨即帶來社區感染及全臺疫情及死亡人數飆升，2021 年 5 月 18 日起，全臺停課改為遠距教學；並進入三級警戒。由於受疫情影響許多行業被迫停業、餐飲業禁止內用只能外帶等，影響眾多行業、民眾的生計，有擴大紓困之必要，行政院爰迅速提出特別條例第 11 條、第 19 條修正草案❸，於 2021 年 5 月 31 日經立法院三

---

❸ 〈政院感謝立法院三讀通過「嚴重特殊傳染性肺炎防治及紓困振興特別條例」修正草案 將於 6 月 3 日提出紓困特別預算案〉，行政院，2021 年 5 月 31 日，https://www.ey.gov.tw/Page/9277F759E41CCD91/3fe89002-a32a-4f66-b858-48f302d23891（2021 年 6 月 6 日瀏覽）。

讀通過，將本條例所需經費上限，修正為新臺幣 8,400 億元（特別條例第 11 條第 1 項）；本條例及其特別預算施行期間，延長一年「自 2020 年 1 月 15 日起至 2022 年 6 月 30 日止」（特別條例第 19 條第 1 項）。

有鑑於嚴重特殊傳染性肺炎於國際間仍屬嚴峻，且衡酌國內疫情發展變化快速，很難在 2022 年 6 月 30 日前戛然而止，相關防疫作為及防疫設備、物資應有繼續採行與整備的必要，行政院於 2022 年 4 月 15 日函請立法院同意特別條例及其特別預算施行期間，延長 1 年至 2023 年 6 月 30 日；業經立法院院會 2022 年 5 月 27 日通過，同意延長 1 年❹。

## 六 人類免疫缺乏病毒傳染防治及感染者權益保障條例

愛滋病是後天免疫缺乏症候群 (Acquired Immunodeficiency Syndrome, AIDS) 的簡稱，乃 30 幾年前新發現的致死性傳染疾病，因病患身體抵抗力降低，導致得到各種疾病的症狀，已奪走許多寶貴的生命，引起社會極大恐慌，將愛滋病視為新世紀的黑死病。**愛滋病毒為人類免疫缺乏病毒 (Human Immunodeficiency Virus, HIV) 的簡稱，是一種破壞免疫系統的病毒。**由於文化及社會上的複雜因素，愛滋病人常受到歧視與排斥；加以外勞的引進，使得愛滋病在全球盛行，造成另一波的防疫危機❹。**美國於 1981 年通報全球第一個愛滋病例，逾 30 年來，全世界超過 6 千萬人感染愛滋病毒，一半死於愛滋病。**當抗病毒藥物問世之後，愛滋病已不再是絕症，但仍無法治癒，且有許多開發中國家的病患，無力負擔愛滋病的治療費用❹。

---

❹　〈紓困條例及特別預算　立院同意延長至 112 年 6 月〉，中央社，2022 年 5 月 27 日。

❹　陳永興，〈二次戰後的臺灣醫療發展〉，《臺灣醫療發展史》，月旦，1998 年 1 月，第 139 頁。

❹　〈發現愛滋病 30 周年——聯合國推動 2015 全球計畫〉，《醫 e 刊》，第 24 期，2011 年 6 月 16 日。

## ㈠立法沿革

1984 年 12 月臺灣發現首例愛滋病個案，在一名外籍過境旅客身上驗出愛滋病毒，1986 年 2 月底首次發現臺灣人感染的案例。為緊急因應，防止感染、蔓延及維護國民健康，1990 年 12 月 17 日制定公布「**後天免疫缺乏症候群防治條例**」，作為防治愛滋病的法律依據；2007 年 7 月 11 日全文修正，並將**法律名稱修正為**「**人類免疫缺乏病毒傳染防治及感染者權益保障條例**」（以下稱防治及感染者權益保障條例）。

### 1. 取消非本國籍病毒感染者入境及停留、居留限制

防治及感染者權益保障條例 2015 年 2 月 4 日修正公布；除第 16 條第 3、4 項（愛滋治療費用）自公布後 2 年施行外，自公布日施行。修正重點為：基於國際人權趨勢，取消非本國籍人類免疫缺乏病毒感染者入境及停留、居留之限制；將人類免疫缺乏病毒感染，視為慢性病，病患對於是否接受醫療介入應具有選擇權，刪除原關於感染者拒絕檢查或治療之罰則。

### 2. 公務預算全額補助與全民健保給付

2017 年 2 月 4 日愛滋治療費用回歸健保給付正式生效，本國籍感染者確診後服藥前 2 年內，為鼓勵並建立其服藥順從性，費用由衛生福利部疾病管制署編列專案預算支應；服藥期滿 2 年，其治療費用回歸健保支應。爰增訂第 16 條第 3 項明定公務預算全額補助範圍，僅為感染者自確診開始服藥後 2 年內之相關費用；至於第 3 年起，原公務預算全額補助之費用，則由全民健保給付，造成全民健保財務每年增加負擔 40 億元以上，引發健保會委員的關切和質疑。資料顯示，2017 年由全民健保給付的感染者人數 19,109 人，平均每年每人藥費 13.1 萬元，治療藥費 35 億元，藥費支出 25.04 億元；2018 年約增加 3 千人❸。

---

❸ 《衛生福利部健保會第 3 屆 107 年第 5 次暨第 1 次臨時委員會議議事錄》，2018 年 6 月 22 日，第 131–137 頁。

## ㈡放寬愛滋病感染者器官捐贈

防治及感染者權益保障條例 2018 年 6 月 13 日修正公布第 11、12、21–23 條條文,修正內容與人體器官移植條例有極大的關連,考量目前國內器官捐贈風氣尚未成形,為顧及愛滋感染者接受器官移植之需要,在不增加國內感染者人數且間接減少一般等待器官移植需求者等候時間,同時兼顧公平、倫理及人權之原則下❹,放寬病毒控制穩定的愛滋感染者,得於手術前以書面同意接受使用人類免疫缺乏病毒陽性之器官(第 11 條);免除提供病毒陽性器官之感染者及使用該器官相關人員之罰責(第 21、22 條)。防治及感染者權益保障條例第 12 條增列但書規定,避免感染者於就醫時處於昏迷、意識不清,或因身處之環境無法保障其隱私之特殊情境下,違反本條例告知義務而受處罰。配合增列感染者因處於緊急情況或因身處隱私未受保障之環境下,得免履行告知義務,免除感染者之相關罰責(第 23 條)。

## ㈢病毒傳染防治及感染者權益保障重點

### 1.感染者人格與權益保障

為保障感染者之合法權益,確保其就醫、就學、就業基本人權,防治及感染者權益保障條例第 4 條規定:「感染者之人格與合法權益應受尊重及保障,不得予以歧視,拒絕其就學、就醫、就業、安養、居住或予其他不公平之待遇,相關權益保障辦法,由中央主管機關會商中央各目的事業主管機關訂定之(第 1 項)。中央主管機關對感染者所從事之工作,為避免其傳染於人,得予必要之執業執行規範(第 2 項)。非經感染者同意,不得對其錄音、錄影或攝影(第 3 項)。」

---

❹ 〈愛滋修法通過 鬆綁感染者互捐器官規定〉,衛生福利部疾病管制署,2018 年 5 月 18 日。

### 2.主管機關防治教育及宣導／編列篩檢及預防預算

主管機關應辦理人類免疫缺乏病毒之防治教育及宣導（防治及感染者權益保障條例第 7 條第 1 項)。中央各目的事業主管機關應明訂年度教育及宣導計畫；其內容應具有性別意識，並著重反歧視宣導，並由機關、學校、團體及大眾傳播媒體協助推行 （同條第 2 項)。防治及感染者權益保障條例第 6 條：「醫事機構應依主管機關規定，辦理人類免疫缺乏病毒感染之篩檢及預防工作；其費用由主管機關編列預算支應之。」

### 3.保護隱私

為保護感染者之隱私，防治及感染者權益保障條例第 14 條規定，**主管機關、醫事機構、醫事人員及其他因業務知悉感染者之姓名及病歷等有關資料者，除依法律規定或基於防治需要者外，對於該項資料，不得無故洩漏。**違反者，處新臺幣 3 萬元以上 15 萬元以下罰鍰（同條例第 23 條第 1 項)。

### 4.防治講習／藥品成癮替代治療機制

有下列情形之一，應接受人類免疫缺乏病毒及其他性病防治講習：(1)經查獲有施用或販賣毒品之行為。(2)經查獲意圖營利與他人為性交或猥褻之行為。(3)與前款之人為性交或猥褻之行為（防治及感染者權益保障條例第 8 條第 1 項)。防治及感染者權益保障條例第 9 條第 1 項：「**主管機關為防止人類免疫缺乏病毒透過共用針具、稀釋液或容器傳染於人，得視需要，建立針具提供、交換、回收及管制藥品成癮替代治療等機制**；其實施對象、方式、內容與執行機構及其他應遵行事項之辦法，由中央主管機關定之。」「因參與前項之機制而提供或持有針具或管制藥品，不負刑事責任。」(同條第 2 項)

### 5.旅館業及浴室業責任

為防杜病毒蔓延，防治及感染者權益保障條例第 10 條規定：「**旅館業及浴室業，其營業場所應提供保險套及水性潤滑液。**」違反本條規定者，課以行政責任：應令其限期改善，屆期未改善者，處罰營業場所負責人新臺幣 3

萬元以上 15 萬元以下罰鍰（同條例第 24 條第 1 項規定）。

### 6.感染者告知義務及例外

防治及感染者權益保障條例第 12 條規定：「感染者有提供其感染源或接觸者之義務；就醫時，應向醫事人員告知其已感染人類免疫缺乏病毒。但處於緊急情況或身處隱私未受保障之環境者，不在此限（第 1 項）。主管機關得對感染者及其感染源或接觸者實施調查。但實施調查時不得侵害感染者之人格及隱私（第 2 項）。感染者提供其感染事實後，醫事機構及醫事人員不得拒絕提供服務（第 3 項）。」本條第 1 項但書係於 2018 年 6 月 13 日所增訂；所謂「緊急情況」，例如：感染者因傷勢呈現昏迷、休克、昏厥等意識不清無法清楚表達意思之狀態；「隱私未受保障之環境」。違反第 12 條第 1 項本文之規定者，應處新臺幣 3 萬元以上 15 萬元以下罰鍰（第 23 條第 1 項）。

### 7.醫事人員通報義務

醫事人員發現感染者應於 24 小時內向地方主管機關通報；其通報程序與內容，由中央主管機關訂定之（防治及感染者權益保障條例第 13 條第 1 項）。醫事人員發現感染者之屍體，應於一週內向地方主管機關通報，地方主管機關接獲通報時，應立即指定醫療機構依防疫需要及家屬意見進行適當處理（同條例第 17 條）；違反第 17 條規定者，處新臺幣 3 萬元以上 15 萬元以下罰鍰（同條例第 23 條第 1 項）。

### 8.醫事機構、醫師的配合義務

防治及感染者權益保障條例第 13 條第 2 項規定：「主管機關為防治需要，得要求醫事機構、醫師或法醫師限期提供感染者之相關檢驗結果及治療情形，醫事機構、醫師或法醫師不得拒絕、規避或妨礙。」醫事人員違反第 13 條規定者，處新臺幣 9 萬元以上 45 萬元以下罰鍰（同條例第 23 條第 2 項）。

### 9.接受檢查

感染者、疑似感染者、與感染者發生危險性行為或共用針具、稀釋液、

容器或有其他危險行為者，或其他經認為有檢查必要者，主管機關應通知其至指定之醫療機構接受人類免疫缺乏病毒諮詢與檢查（防治及感染者權益保障條例第 15 條）。

### 10.同意權取得與例外

#### (1)原則應取得同意

防治及感染者權益保障條例第 15 條第 4 項明定：「醫事人員除因第十一條第一項規定外，**應經當事人同意及諮詢程序，始得抽取當事人血液進行人類免疫缺乏病毒檢查。**」

#### (2)例外不需取得同意之情況

2015 年 2 月 4 日防治及感染者權益保障條例增訂第 15 條之 1，並於 2021 年 1 月 20 日修正：「有下列情形之一者，因醫療之**必要性或急迫性**，醫事人員得採集檢體進行人類免疫缺乏病毒感染檢測，無需受檢查人或其法定代理人之同意：一、疑似感染來源，有致執行業務人員**因執行業務而暴露血液或體液受人類免疫缺乏病毒感染之虞**。二、受檢查人意識不清無法表達意願。三、新生兒之生母不詳（第 1 項）。因醫療之必要性或急迫性，**未成年人未能取得法定代理人之即時同意，經本人同意，醫事人員得採集檢體進行人類免疫缺乏病毒感染檢測**（第 2 項）。」

### 11.接受治療及定期檢查

防治及感染者權益保障條例第 16 條：「感染者應至中央主管機關指定之醫療機構接受人類免疫缺乏病毒感染治療及定期檢查、檢驗（第 1 項）。感染者拒絕前項規定之治療及定期檢查、檢驗者，直轄市、縣（市）主管機關得施予講習或輔導教育（第 2 項）。」本條係於 2015 年 2 月 4 日修正，修正理由認為：若感染者接受治療及定期檢查、檢驗，可大幅降低傳染他人之風險，並配合第 23 條刪除感染者拒絕檢查或治療之罰則，增訂第 16 條第 2 項規定，感染者拒絕治療及定期檢查、檢驗時，直轄市、縣（市）主管機關得施予講

習或輔導教育。

### 12.感染者確診服藥二年內費用全額補助

防治及感染者權益保障條例第 16 條第 3 項規定：「感染者自確診開始服藥後二年內，以下費用由中央主管機關予以全額補助：一、人類免疫缺乏病毒門診及住院診察費等治療相關之醫療費用。二、抗人類免疫缺乏病毒之藥品費。三、抗人類免疫缺乏病毒藥品之藥事服務費。四、病毒負荷量檢驗及感染性淋巴球檢驗之檢驗費。五、其他經中央主管機關指定之項目。」

## ㈣明定刑責

### 1.移植疏失案例

2011 年臺大醫院某死亡家屬捐贈器官進行移植之手術時，因作業之疏失，未向衛生機關查詢捐贈者是否為列管愛滋病患，檢驗師及協調師傳達信息有誤，誤將檢驗結果「陽性」理解成「陰性」，一連串的「要命疏失」，以至於院方誤將 1 名愛滋感染者的器官，分配及移植給 5 人[45]，震撼社會，引發極大關注。依專家的看法，認為這 5 位接受愛滋感染者的器官移植，感染機率近 100%；臺大醫院未依該院「器官捐贈小組標準作業程序」，由移植團隊的主刀醫師善盡最後判讀責任[46]，違反對於病人安全的法定義務。由於臺大醫院重大明顯之疏失，造成病患、醫護人員近 50 名受害，相關醫事人員應負行政、民事、刑事責任。

醫療法第 108 條第 1 款規定：「屬醫療業務管理之明顯疏失，致造成病患傷亡者」，應處新臺幣 5 萬元以上 50 萬元以下罰鍰，並得按其情節就違反規定之診療科別、服務項目或其全部或一部之門診、住院業務，處 1 個月以上 1 年以下停業處分或廢止其開業執照。本次臺大醫院發生創院以來最嚴重

---

[45]　〈臺大移植愛滋患者器官　5 人受害〉，2011 年 8 月 28 日，《中國時報》，第 A1 版。

[46]　〈柯文哲：都是臺大的錯　螺絲全鬆了〉，2011 年 8 月 29 日，《中國時報》，第 A1 版；〈愛滋器捐案衛署專案調查〉，2011 年 8 月 30 日，《人間福報》，第 3 版。

的醫療疏失，最重將被處新臺幣 50 萬元罰鍰之行政處分，並停止 1 年的移植醫療業務。

### 2.事先實施檢驗與禁用原則／放寬愛滋病感染者器官捐贈

防治及感染者權益保障條例第 11 條規定：「有下列情形之一者，應事先實施人類免疫缺乏病毒有關檢驗：一、採集血液供他人輸用。但有緊急輸血之必要而無法事前檢驗者，不在此限。二、製造血液製劑。三、施行器官、組織、體液或細胞移植（第 1 項）。前項檢驗呈陽性反應者，其血液、器官、組織、體液及細胞，不得使用。**但受移植之感染者於器官移植手術前以書面同意者，不在此限**（第 2 項）。醫事機構對第一項檢驗呈陽性反應者，應通報主管機關（第 3 項）。」

由於「施行器官移植」乃屬重大之手術，因此，相關的檢驗極為重要，避免接受器官移植手術者感染，導致渠生命之隕失，故於本條例第 11 條第 1 項第 3 款明定：「**施行器官、組織液、體液或細胞移植**」，應事先實施人類免**疫缺乏病毒有關檢驗**，且「**檢驗呈陽性反應者**」，其血液、器官、組織、體液及細胞，不得使用。然為顧及感染者接受器官移植之需要，參考美國希望法案 (HIV Organ Policy Equity Act) 與英國器官捐贈指引及感染者器官移植成功案例，防治及感染者權益保障條例**第 11 條第 2 項於 2018 年 6 月 13 日增訂但書，放寬限制**。「違反第 11 條第 1 項或第 2 項本文規定者，處新臺幣 3 萬元以上 15 萬元以下罰鍰，因而致人感染人類免疫缺乏病毒者，處 3 年以上 10 年以下有期徒刑。」（防治及感染者權益保障條例第 22 條）

### 3.隱瞞感染與人性行為等致傳染於人

由於將人類免疫缺乏病毒傳染於他人，危害公共衛生及個人法益至鉅，防治及感染者權益保障條例第 21 條規定：「明知自己為感染者，隱瞞而與他人進行危險性行為或有共用針具、稀釋液或容器等之施打行為，致傳染於人者，處五年以上十二年以下有期徒刑（第 1 項）。**明知自己為感染者，而供血或以器官、組織、體液或細胞提供移植或他人使用，致傳染於人者，亦同。但第十一條第二項但書所定情形，不罰（第 2 項）**。前二項之未遂犯罰之（第

3 項)。危險性行為之範圍,由中央主管機關參照世界衛生組織相關規定訂之
(第 4 項)。」

## ㈤終止愛滋病的公共衛生威脅

　　我國為響應聯合國愛滋病規劃署所提出 2020 年達成「90–90–90」的目
標(90% 感染者知道自己感染狀況,90% 知情感染者有服藥、90% 服藥者
病毒量受到抑制測不到),持續以預防、篩檢及治療三大面向,推動各項愛滋
防治策略❼。2015 年聯合國愛滋病規劃署 (UNAIDS) 設定 2030 年「終止愛
滋病的公共衛生威脅」目標,2010 年至 2030 年之間,新增愛滋病毒感染數
及「與愛滋病相關的死亡」人數,下降 90% 時將實現這一目標❽。

　　衛生福利部疾病管制署 2021 年 11 月 30 日指出, 我國愛滋疫情自 2018
年起,已連續 4 年呈現下降趨勢,截至 2021 年 11 月 24 日新通報感染人數為
1,139 人,與 2020 年同期相較也下降 11%。UNAIDS 訂定 2020 年達成「90–
90–90」目標,全球達成值為「84–87–90」,我國則為「90–93–95」,並自
2022 年起推動「2030 年消除愛滋第一期計畫 (2022–2026)」,為達 UNAIDS
下一階段「95–95–95」目標努力❾。

　　2030 年以後,沒有任何預防與控制愛滋病毒的最終手段;在許多國家,
愛滋病毒將從流行病轉變為地方性公共衛生問題。但即使實現 2030 年計畫,
愛滋病毒仍將是地方性健康問題,愛滋病毒的預防和控制計畫未來仍將無法
結束,需要建立整合衛生系統提供服務;更需要國家與全球挹注永續資金❺⓿。

---

❼　〈攜手團結為愛向前,疾管署攜手微風集團,呼籲各界共創友善愛滋防治環境〉,衛
　　生福利部疾病管制署,2020 年 11 月 29 日,https://www.cdc.gov.tw/Bulletin/Detail/
　　fw7zE9TbfF5BOStqDY_sbg?typeid=9(2022 年 6 月 25 日瀏覽)。

❽　Jon Cohen (2018). (*A campaign to end AIDS by 2030 is faltering worldwide*.) American
　　Association for the Advancement of Science. https://www.sciencemag.org/news/2018/07/
　　campaign-end-aids-2030-faltering-worldwide

❾　〈國際愛滋「90–90–90」目標　台灣超標 3 項皆勝全球平均〉,中央廣播電臺,2021
　　年 11 月 30 日。

❺⓿　Yibeltal Assefa Charles F. Gilks (2020). *Ending the epidemic of HIV/AIDS by 2030: Will
　　there be an endgame to HIV, or an endemic HIV requiring an integrated health systems*

## ㈥防治及感染者權益保障條例第 21 條刑罰之商榷

防治及感染者權益保障條例第 21 條第 1 項規定「致傳染於人者」，處 5 年以上 12 年以下有期徒刑，乃結果犯，但第 21 條於 1997 年修法增訂第 3 項明定「前二項之未遂犯罰之」，在 20 幾年前變相危險犯之立法模式，固有其正當性。因早期的醫療環境對於愛滋病毒的治療成果有限，90% 的感染者，可能於發病後 10–12 年死亡，然現今的**愛滋病公共衛生防治措施成效卓著**，**如上所述，發動刑罰，恐已悖離公共衛生防治目的，不利於公共衛生預防，使愛滋汙名化更為嚴重而無法通過比例原則適當性之檢驗❺❶**。

---

*response in many countries?* International Journal of Infectious Diseases 100, 273–277.

❺❶ 沈芳瑩〈愛滋條例第 21 條的昨是與今非〉，《月旦醫事法報告》，第 62 期，2021 年 12 月，第 20–33 頁。

# 第九章 人體器官移植條例與安寧緩和醫療條例

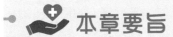
## 本章要旨

本章以人體器官移植條例及安寧緩和醫療條例為重心，介紹人體器官移植條例重點、腦死判斷程序、醫師說明義務、器捐者之年齡限制及移植對象之限制、器官仲介刑責、探討臺灣末期腎臟病發生率及疾病盛行率居世界第一之原因。其次，說明安寧緩和醫療條例立法目的及重點、腦死判斷準則、不施行、終止或撤除心肺復甦術或維生醫療等。

## 一 人體器官移植條例

　　人類早在 3 世紀就有器官移植的念頭，化不可能為可能的人物，就是凱瑞爾 (Alexis Carrel)，其克服血管縫合技術上的難題；而梅德渥爾 (Peter B. Medawar) 則揭開排斥現象之謎，於二次世界大戰拜戰爭之賜，形成真正的強烈動機。第一例成功的腎臟移植，是 1954 年哈佛大學梅瑞爾 (John Merril) 及約瑟夫・穆雷（Joseph E. Murray，1919–2012 年）為首的移植小組首次成功的完成同卵雙胞胎間的腎臟移植，為人類疾病的治療開創嶄新的途徑，開啟免疫學很重要的一頁，約瑟夫・穆雷因此獲得 1990 年諾貝爾醫學獎，這項技術造福全世界逾 60 萬人❶。

---

❶ 賴鶴明，〈器官移植〉，2013 年 10 月 7 日，http://laihokming.blogspot.com/2013/10/organ-transplantation.html（2018 年 10 月 29 日瀏覽）。

　　器官捐贈是人類善良與利人的行為，拯救因病或事故急需器官移植病患之生命、提升其生活品質，並可節約醫療資源之耗用。但世界許多國家的移植器官，常供不應求，我國亦不例外，移植器官需求遠大於捐贈數量。屍體器官捐贈涉及倫理與醫學倫理，係帶有多重因素的複雜議題 ❷。保守估計，2005 年在國外進行商業器官移植的總數，約占所有移植的 5%；由於國際器官交易缺乏適當的監管框架，國家健康照護系統無法滿足病人的需求，造成全球不平等。因此，**國際器官交易的增長和正規化，應被視為全球公共衛生問題** ❸。

　　臺灣末期腎臟病發生率，2001 年每百萬人口 368 人，至 2008 年間排名世界第一；疾病盛行率從 2001 年起，持續位居世界首位；且自 2007 年起每年耗用超過新臺幣 300 億元醫療支出，占所有重大傷病門診申報費用近 5 成，已成為健保財務的沈重負擔。

## ㈠立法目的與移植謙抑

　　為恢復人體器官之功能或挽救生命，使醫師得摘取屍體或他人之器官施行移植手術，我國於 1987 年 6 月 19 日制定公布人體器官移植條例（下稱移植條例），全文 25 條，自公布日施行；1993 年 5 月 21 日修正，作為人體器官移植之法令依據；2002 年 7 月 10 日至 2021 年 1 月 20 日，計修正 5 次。

　　移植謙抑，係指人體器官移植手術應基於醫療上之治療目的所為必要且不得已之作法，**如有其他替代治療方式，即應優先考慮其他的治療方法**，以杜浮濫。移植謙抑與刑法謙抑同具正面意義，用以保障病人人權維護醫學倫理。故移植條例第 2 條明定：「施行移植手術應依據確實之醫學知識，符合本國醫學科技之發展，並**優先考慮其他更為適當之醫療方法**。」移植條例施行細則第 2 條補充規定：「醫院、醫師施行器官移植手術，**應優先考慮以屍體捐**

---

❷　吳秀玲、許君強合著，《公共衛生法規與倫理》，三民，2021 年 10 月，第 324 頁。

❸　Yosuke Shimazono (2007). *The state of the international organ trade: (a provisional picture based on integration of available information.* Bulletin of the World Health Organization.) 85 (12), P901–980.

贈之器官為之。」臺灣腎臟移植率低，**美國腎臟移植率為臺灣6倍**，我國制定施行人體器官移植條例，如何兼顧移植謙抑原則與提高腎臟移植率、鼓勵國人捐贈器官風氣、裨增器官捐贈之來源，值得探討。

## ㈡移植資格核定與通報義務

### 1.醫院、醫師移植資格核定與器官類目

#### ⑴核定資格

器官或組織移植具有高度技術性與危險性，須具有相當設備之醫院及接受完整訓練之醫師，始能勝任，移植條例第10條第1項明定，**醫院、醫師應報經中央主管機關核定其資格及器官之類目，始得施行器官之摘取、移植手術**。但配合第10條之1第2項設立之**全國性眼角膜保存庫之眼角膜摘取，得由眼角膜摘取技術員為之**。違反第10條第1項規定者，依同條例第17條第1項第2款規定，處新臺幣12萬元以上60萬元以下罰鍰；其為**醫師者**，並得處1個月以上1年以下停業處分或廢止其執業執照。

#### ⑵器官之範圍與類目

移植條例第3條：「本條例所稱器官，包括組織（第1項）。依本條例移植之器官，其類目由中央衛生主管機關依實際需要指定之（第2項）。」核准之內容包括：醫院、醫師及器官或組織之類目，其核准之程序依移植條例施行細則第3條規定：「依本條例移植之器官，其類目如下：一、泌尿系統之腎臟。二、消化系統之肝臟、胰臟、腸。三、心臟血管系統之心臟。四、呼吸系統之肺臟。五、骨骼肌肉系統之骨骼、肢體。六、感官系統之眼角膜、視網膜。七、其他經中央衛生主管機關依實際需要指定之類目。」**醫師摘取器官，不得及於其他非必要之部位。但移植眼角膜、視網膜時，得摘取眼球。醫師摘取器官後，應回復外觀或就摘取部位予以適當處理**（同施行細則第6條）。

### 2.摘取器官醫院提供書面檢驗報告

摘取器官之醫療機構，應將完整之醫療紀錄記載於捐贈者病歷，並應善盡醫療及禮俗上必要之注意（移植條例第 11 條第 1 項）。器官捐贈者所在之醫療機構應於受移植者之醫療機構施行**移植手術前，提供捐贈者移植相關書面檢驗報告予受移植者之醫療機構**，受移植者之醫療機構並應併同受移植者之病歷保存（同條第 2 項）。以確保受移植者之醫療機構能充分了解摘取器官之狀況。違反本條第 2 項規定，處新臺幣 3 萬元以上 15 萬元以下之罰鍰（同條例第 16 條之 1 第 2 項第 4 款）。

### 3.移植醫院通報義務

施行器官移植之醫院，應依中央主管機關公告之方式及格式，每 6 個月通報摘取器官之類目、捐贈者及受移植者之基本資料、受移植者之存活狀況、移植器官之機能狀況、摘取器官及施行移植手術之醫師或眼角膜摘取技術員姓名、其他經中央主管機關指定之項目（移植條例第 10 條第 3 項）；第 10 條第 4 項：「病人至中華民國領域外接受器官移植後，於國內醫院接受移植後續治療者，應提供移植之器官類目、所在國家、醫院及醫師等書面資料予醫院；醫院並應準用前項規定完成通報。」違反第 10 條第 3 項或第 4 項規定者，處新臺幣 3 萬元以上 15 萬元以下罰鍰（同條例第 16 條之 1 第 2 項第 2 款）。

## ㈢捐助成立專責機構／器官分配正義

為促進捐贈器官之有效運用，醫療機構應將表示捐贈器官意願者及待移植者之相關資料，通報中央主管機關；其方式，由中央主管機關定之（移植條例第 10 條之 1 第 1 項）。中央主管機關應捐助成立專責機構，推動器官捐贈、辦理器官之分配等事項，必要時並得設立全國性之器官保存庫。器官分配之內容、基準、作業程序及其他應遵行事項之辦法，由中央主管機關定之（同條第 2 項）。

### 1.財團法人器官捐贈移植登錄及病人自主推廣中心

中央主管機關依本條例第 10 條之 1 第 2 項規定，於 2002 年捐助成立專責之機構財團法人器官捐贈移植登錄中心；並於 2021 年更名為財團法人器官捐贈移植登錄及病人自主推廣中心。該中心主要從事器官捐贈之推展，建置器官移植資料，促進捐贈器官有效運用，增進國民健康；並以提升民眾生命善終之醫療照護環境為宗旨。

### 2.器官分配正義

中央主管機關依本條例第 10 條之 1 第 2 項規定，另於 2014 年 9 月 10 日訂定發布人體器官移植分配及管理辦法，全文 13 條；自 2014 年 10 月 1 日施行，並於 2018 年 3 月 21 日及 12 月 28 日二次修正。人體器官移植分配及管理辦法第 5 條規定：**進行器官分配，待移植者與器官捐贈者應先符合絕對因素後，再依序比較相對因素**（第 1 項）。各器官類目之絕對因素及相對因素，規定如附表（第 2 項）。故待移植者與器官捐贈者，應先符合絕對因素（如：血型），繼而比較相對因素（如：年齡、疾病嚴重度）等，須全盤斟酌考量，俾實現分配正義。醫院、醫師或病人違反本條例第 10 條之 1 第 2 項所定器官分配及應遵行事項之規定，處新臺幣 3 萬元以上 15 萬元以下罰鍰（移植條例第 16 條之 1 第 2 項第 3 款）。

## ㈣人體器官保存庫

### 1.摘取器官保存之處所

移植條例第 14 條第 1 項：經摘取之器官及其衍生物得保存供移植使用者，**應保存於人體器官保存庫**。違反者，依同條例第 16 條第 4 項第 3 款規定，處新臺幣 20 萬元以上 100 萬元以下罰鍰，其為醫事人員且情節重大者，並得廢止其醫事人員證書。

### 2.人體器官保存庫設置／管理

人體器官保存庫之設置，應經中央主管機關許可；其設置者之資格、條件、申請程序、應具備之設施、許可之審查與廢止及其他應遵行事項之辦法，由中央主管機關定之（移植條例第 14 條第 2 項）。依此授權，中央主管機關於 2009 年 2 月 2 日訂定發布**人體器官保存庫管理辦法**，全文 22 條。**管理辦法第 3 條第 1 項規定：法人、醫療機構、研究機構得申請設置保存庫；中央衛生主管機關對實地履勘通過之保存庫，發給 3 年效期之許可證明**（同辦法第 11 條第 1 項）；機構及其保存庫人員，因職務或執行業務知悉或持有他人秘密，不得無故洩漏（同辦法第 13 條）。

### 3.得酌收保存費用

人體器官保存庫保存器官，得酌收費用；其收費應經直轄市或縣（市）主管機關核定（移植條例第 14 條第 3 項）。違反本條項收費規定，超額或自立名目收費者，處新臺幣 10 萬元以上 50 萬元以下罰鍰，並令限期改善或退還收取之費用；屆期未改善或未退還者，按次處罰，情節重大者，並得廢止其許可（同條例第 18 條之 1 第 2 款）。

## ㈤資料保密義務／不適宜移植器官之處理

主管機關、醫療機構與有關機構、團體及其人員，因業務而知悉之表示捐贈器官意願者、待移植者及受移植者之姓名及相關資料，不得無故洩漏（移植條例第 10 條之 1 第 3 項）。違反本條項之規定者，處新臺幣 3 萬元以上 15 萬元以下罰鍰（移植條例第 16 條之 1 第 2 項第 3 款）。

經摘取之器官不適宜移植者，應依中央衛生主管機關所定之方法處理之（移植條例第 13 條），醫院、醫師或病人違反者，處新臺幣 3 萬元以上 15 萬元以下罰鍰（移植條例第 16 條之 1 第 2 項第 5 款）。

## ㈥自屍體摘取器官程序

### 1.摘取時間：判定病人死亡後為之

醫師自屍體摘取器官施行移植手術，必須在器官捐贈者經其診治醫師判定病人死亡後為之（移植條例第 4 條第 1 項）。**死亡以腦死判定者，應依中央衛生主管機關規定之程序為之**（同條第 2 項）。為使捐贈之器官保持可用性，避免摘取時間點過遲，細胞壞死，同時兼顧捐贈者之尊嚴，嚴禁在捐贈者仍有意識情況下摘取器官，因此，判定病人是否死亡的時間，不能拘泥於社會傳統死亡概念，亦不可輕率為之，故有授權主管機關補充執行細節之必要。

### 2.腦死判定準則

中央主管機關於 1987 年 9 月 17 日以行政命令公告「腦死判定程序」，以利遵循；嗣於 2004 年 8 月 9 日依移植條例第 4 條第 2 項訂定發布「腦死判定準則」全文 12 條，取代「腦死判定程序」，並於 2012 年 12 月 17 日修正發布全文 14 條。

#### ⑴判定醫院條件

腦死判定，應於具有下列設施之醫院為之：①設有加護病房。②具診斷結構性腦病變儀器設備。③具人工呼吸器及測定血液氣體等腦死判定所需之設備（腦死判定準則第 2 條）。

#### ⑵病人符合腦死判定先決條件

進行腦死判定，病人應符合下列各款之先決條件，始得為之：①陷入昏迷指數為 5 或小於 5 之**深度昏迷，且須依賴人工呼吸器維持呼吸。**②昏迷原因已經確定。但因新陳代謝障礙、藥物中毒影響未消除前或體溫低於攝氏 35 度所致之**可逆性昏迷，不得進行。**③遭受無法復原之腦部結構損壞（同準則第 3 條）。

⑶二次判定性腦幹功能測試

腦死判定，應進行二次程序完全相同之判定性腦幹功能測試（同準則第 4 條第 1 項）。**第二次判定性腦幹功能測試，應於第一次測試完畢接回人工呼吸器至少 4 小時後，始得為之**（同準則第 4 條第 2 項本文）。

⑷判定腦死

經依腦死判定準則第 7 條腦幹功能測試及第 8 條呼吸測試程序，完成連續二次判定性腦幹功能測試，均符合腦幹反射消失及無自行呼吸者，即可判定為腦死（同準則第 9 條）。

⑸二位醫師共同判定

腦死判定，應由具判定資格之醫師二人共同為之；其中一人宜為富有經驗之資深醫師（同準則第 12 條）。

### 3.判定醫師利益迴避

為避免傾向摘取器官觀點影響死亡判定，移植條例第 5 條明定：「前條死亡判定之醫師，不得參與摘取、移植手術。」

### 4.取得同意方式／有同意權之人／最近親屬範圍

醫師自屍體摘取器官，應符合下列規定之一：⑴**經死者生前以書面或遺囑同意。**⑵**經死者最近親屬以書面同意**（移植條例第 6 條第 1 項）。若為「非病死或可疑為非病死之屍體，非經依法相驗，認為無繼續勘驗之必要者，不得摘取其器官。但非病死之原因，診治醫師認定顯與摘取之器官無涉，且俟依法相驗，將延誤摘取時機者，經檢察官及最近親屬書面同意，得摘取之。」（移植條例第 7 條）

上述所稱「最近親屬」，範圍如下：⑴配偶。⑵直系血親卑親屬。⑶父母。⑷兄弟姊妹。⑸祖父母。⑹曾祖父母或三親等旁系血親。⑺一親等直系姻親。（移植條例第 8 條之 1 第 1 項）；而最近親屬所為之書面同意，不得與

死者生前明示之意思相反（同條第 2 項）。前項書面同意，最近親屬得以一人行之；**最近親屬意思表示不一致時，依上述規定之各款先後定其順序**。後順序者已為書面同意時，先順序者如有不同之意思表示，應於器官摘取前以書面為之（同條第 3 項）。

### 5. 健保卡註記

死者生前以「書面同意」自屍體摘取器官，該「書面同意」應包括意願人同意註記於全民健康保險憑證（以下稱健保卡），其格式由中央主管機關定之；**經意願人書面表示同意者，中央主管機關應將其加註於健保卡，該意願註記之效力與該書面同意正本相同**。但意願人得隨時自行以書面撤回其意願之意思表示，並應通報中央主管機關廢止該註記（移植條例第 6 條第 2 項）。

### 6. 註記與明示意思表示不一致／詢問器官捐贈意願

經註記於健保卡之器官捐贈意願，與意願人臨床醫療過程中明示之意思表示不一致時，以意願人明示之意思表示為準（同條第 3 項）。中央主管機關應責成中央健康保險署，並應會商戶政單位或監理單位對申請或換發身分證、駕照或健保卡等證件之成年人，詢問其器官捐贈意願，其意願註記及撤回依第 2 項至第 4 項規定辦理（同條第 5 項）。

## ㈦自活體摘取器官程序

### 1. 自活體摘取器官之條件

醫院自活體摘取器官施行移植手術，除另有規定外，應符合下列各款規定：⑴捐贈者應為 20 歲以上，且有意思能力。⑵捐贈者於自由意志下出具書面同意，及其最近親屬之書面證明。⑶捐贈者經專業之心理、社會、醫學評估，確認其條件適合，並提經醫院醫學倫理委員會審查通過。⑷受移植者為捐贈者五親等以內之血親或配偶（移植條例第 8 條第 1 項）。為避免器官買賣，以結婚為掩飾而為器官買賣之交易行為，限制「配偶」應與捐贈者生有子女或結婚 2 年以上。但待移植者於結婚滿 1 年後始經醫師診斷須接受移植

治療者，則不在此限（同條第 4 項）。

### 2.醫師對捐贈及受贈雙向的說明義務

醫師自活體摘取器官前，應注意捐贈者之健康安全，並以可理解之方式向捐贈者及其親屬說明手術之目的、施行方式、成功率、摘取器官之範圍、手術過程、可能之併發症及危險（移植條例第 9 條第 1 項）。醫師違反本條項規定者，處新臺幣 3 萬元以上 15 萬元以下之罰鍰（同條例第 16 條之 1 第 2 項第 1 款）。

人體器官移植分配及管理辦法第 10 條：「醫師施行器官移植手術，應向待移植者或其親屬說明手術之原因、必要性、施行方式、成功率、可能之併發症、危險、其他可能替代治療方式，及是否為相對禁忌症之捐贈器官，並取得書面同意，始得為之。如拒絕接受手術，醫院應記錄於登錄系統。」

### 3.部分肝臟捐贈者年齡放寬限制

18 歲以上之人，得捐贈部分肝臟予其五親等以內之親屬（移植條例第 8 條第 2 項）。蓋以移植條例對於活體器官捐贈規定，較為嚴謹，固有其立法目的及醫療倫理之考量，但基於人權的尊重，體察器官來源之缺乏與念移植已為病患最後生機，爰適度放寬部分肝臟捐贈者年齡之限制，以保障醫療人權。

### 4.腎臟移植組間器官互相配對、互換及捐贈

為擴大配對的成功機會，新增組間配對規定：「腎臟之待移植者未能於第一項第四款規定範圍內，覓得合適之捐贈者時，得於二組以上待移植者之配偶及該款所定血親之親等範圍內，進行組間之器官互相配對、交換及捐贈，並施行移植手術，不受該款規定之限制。」（移植條例第 8 條第 5 項）前項器官互相配對、交換與捐贈之運作程序及其他應遵行事項之辦法，由第 10 條之 1 第 2 項之專責機構擬訂，報中央主管機關核定發布（同條第 6 項），衛生福利部於 2019 年 2 月 24 日訂定發布活體腎臟交換捐贈移植手術管理辦法，全文 11 條。

活體腎臟交換捐贈移植手術管理辦法第 2 條第 1 項規定：醫院施行活體

腎臟交換、捐贈、移植（以下簡稱活腎交換移植）手術前，應將相關文件、資料，提本條例第 8 條第 3 項之醫院醫學倫理委員會進行第一次審查。「中央主管機關或專責機構為辦理前條第一項審查，應成立活腎交換移植手術審查會（以下簡稱審查會）。」（同辦法第 6 條第 1 項）施術醫院施行活腎交換移植手術，應先共同訂定日期及時間，並同時施行手術。（同辦法第 9 條）

### 5. 醫學倫理委員會捐贈評估審查

為避免捐贈者受到親屬的人情壓力，在非自願下，被迫捐贈器官，移植條例第 8 條第 1 項第 3 款規定：「捐贈者經專業之心理、社會、醫學評估，確認其條件適合，並提經醫院醫學倫理委員會審查通過。」醫院醫學倫理委員會，應置委員 5 人以上，包含法律專家學者及其他社會公正人士，醫院以外人士應達五分之二以上；任一性別委員不得低於三分之一。委員會之組織、議事、審查程序與範圍、利益迴避原則、監督、管理及其他應遵行事項之辦法，由中央主管機關定之（同條第 3 項）。

## (八) 無償捐贈、器官勸募與說明義務

### 1. 器官禁止買賣

移植條例第 12 條規定：「任何人提供或取得移植之器官，應以無償方式為之。」捐贈器官供移植之死者親屬，直轄市或縣（市）政府得予表揚。其家境清寒者，並得酌予補助其喪葬費（移植條例第 15 條）。為免器官移植淪為買賣標的，而引發道德及倫理爭議，本條例第 18 條第 1 項第 2 款，處罰藉由大眾傳播媒體散布、播送或刊登器官買賣之訊息，規定於廣告物、出版品、廣播、電視、電子訊號、電腦網路或其他媒體，散布、播送或刊登器官買賣、其他交易或仲介訊息者，處新臺幣 9 萬元以上 45 萬元以下罰鍰。

### 2. 器官仲介增訂刑責

移植條例第 16 條「仲介器官移植或器官之提供、取得，違反第十二條規定者，處一年以上五年以下有期徒刑，得併科新臺幣三十萬元以上一百五十

萬元以下罰金（第 1 項）。中華民國人民在中華民國領域外犯前項之罪者，不問犯罪地之法律有無處罰之規定，均依本條例處罰（第 2 項）。」**醫事人員違反本條第 1 項規定且情節重大者，並得廢止其醫事人員證書**（同條第 3 項）。

### 3. 器官勸募

#### ⑴勸募機構與對象

我國屍體捐贈器官比率過低，病患對活體器官的依賴愈來愈高。國內大體器官捐贈率向來落後歐美一大截，2021 年 5 月因新冠肺炎本土疫情升溫啟動三級警戒，更使得器官捐贈一度呈現停滯，估計 2021 年可能有逾千名重症患者因等不到適合的器官而離世❹。

為加強器官捐贈風氣，2015 年 7 月 1 日修移植條例，明定主動建立勸募之機制，第 10 條之 1 第 4 項規定：「醫院為配合器官捐贈風氣之推動，應主動建立勸募之機制，向有適合器官捐贈之潛在捐贈者家屬詢問器官捐贈之意願，以增加器官捐贈之來源。」摘取器官之時機及腦死判定相關資訊，應以一般人可以理解的語言，告知潛在捐贈者本人或其親屬知悉。

#### ⑵醫院器官勸募詢問意願對象應增列「本人」

利用醫學技術從人體摘取組織、檢體，必須得到本人的「告知後同意」，已是當代醫療倫理以及醫療法律所確立的基本原則。《世界醫師會對人體器官捐贈及移植之聲明》(World Medical Association Statement on Human Organ Donation and Transplantation) 指出：「世界醫師會認為可能成為器官捐贈者的意願是最重要的。」移植條例第 10 條之 1 第 4 項要求醫院：應主動建立勸募之機制，向有適合器官捐贈之「潛在捐贈者家屬」詢問器官捐贈之意願，以增加器官捐贈之來源，但並不符對病人身體自主權之尊重，對病人之保障不足。宜將「潛在捐贈者家屬」改為「潛在捐贈者親屬」；詢問對象並增列「本

---

❹　〈疫情衝擊器官捐贈率創新低　去年逾千名重症患者等不到適合器官離世〉，新新聞，2022 年 2 月 14 日，https://new7.storm.mg/article/4189327（2022 年 7 月 3 日瀏覽）。

人」❺。

### ⑶2022年等候器官移植病人數／器官捐贈總人數

中央主管機關依移植條例第10條之1第2項捐助成立之專責機構財團法人器官捐贈移植登錄中心，2021年更名為財團法人器官捐贈移植登錄及病人自主推廣中心，納入病人自主權利及安寧緩和業務。依該中心近日公布最新器捐人數統計，近年來大體器官與組織捐贈人數大致逐年成長，自2017年起每年捐贈人數皆突破300人大關，2020年更創402人新高，但2021年僅294人。疫情影響器捐人數有4大原因：⑴疫情期間幾乎所有實體活動都暫停，原本規劃的大愛器捐宣導活動也停擺。⑵器官勸募重視當面直接關懷溝通，但因應疫情家屬探病受限制，不適合也很難透過電話溝通。⑶疫情嚴峻時暫緩非緊急手術，以維持醫療量能，在此期間眼角膜移植、腎臟移植等可能就被歸類為非緊急手術。⑷疫情嚴峻時無法跨院摘取及移植器官，即便A醫院勸募到器官，B醫院有適合的移植病人，卻受限當時疫情的規定無法成功❻。

依2022年7月3日止的統計數據，等候器官移植病人10,695人，含：心臟217人、肺臟94人、肝臟1,011人、腎臟8,235人、胰臟89人、眼角膜1,117人（等候人數可能因需多種器官，總人數少於各器官等候人數之總和）；大愛器官捐贈總人數為141人❼。

### ⑷酌予補助喪葬費

中央主管機關得對死後捐贈者之親屬，酌予補助喪葬費；其補助標準，由中央主管機關定之（移植條例第10條之1第5項）。依此授權，中央主管機關訂定發布捐贈屍體器官移植喪葬費補助標準：①捐贈眼角膜者，補助新

❺ 李郁強，〈器官勸募相關法制之研析〉，議題研析（編號：R01145），立法院法制局，2020年11月。

❻ 〈疫情衝擊器官捐贈 110年294人創近5年新低〉，中央社，2022年4月22日。

❼ 〈2022年度等候／捐贈移植統計〉，財團法人器官捐贈移植登錄及病人自主推廣中心，2022年7月3日，https://www.torsc.org.tw/（2022年7月3日瀏覽）。

臺幣 5 萬元。②捐贈前款以外之器官或捐贈多重器官者，補助新臺幣 10 萬元。

## ㈨臺灣洗腎王國與換腎漫長路

知名醫學期刊《刺胳針 (Lancet)》在 2017 年 5 月 18 日發布 2015 年最新全球醫療照護品質排行，根據全球 195 個國家、32 種疾病的死亡率，包括肺結核、呼吸道感染、乳癌、高血壓心臟病等，以及非致命外傷的醫療照顧風險因素，比較 1990 年至 2015 年的醫療照護情形，列出「醫療照護可及性與品質指數」(The Healthcare Access and Quality Index)，前 10 名依序為安道爾、冰島、瑞士、瑞典、挪威、澳洲、芬蘭、西班牙、荷蘭、盧森堡；亞洲國家方面，日本排名第 11、新加坡第 21、臺灣第 45（分數 50 分）❽。《刺胳針》於 2018 年 6 月 4 日公布 2016 年全球醫療照護品質的各國排名，臺灣排名第 34 名，總分 85 分，**腎臟病與糖尿病照護排名較差**。

### 1.臺灣末期腎臟病發生率及疾病盛行率世界第一

末期腎衰竭 (End-stage renal disease, ESRD) 人口逐年快速增加，龐大醫療費用已成全世界共同面臨的問題；慢性腎臟病 (Chronic Kidney Disease, CKD) 是我國國人健康的重要議題。臺灣末期腎臟病發生率於 2001 年，每百萬人口 368 人，至 2008 年間排名世界第一；疾病盛行率更於 2001 年起，持續位居世界首位。

### ⑴發生率

**發生率 (incidence rate)** 指一段時間裡（通常指一年）發生某種疾病的新個案人數。發生率是一個相對的概念，指發生新個案的人數除以有此風險的人口數，通常用千分率表示。

---

❽ 〈全球醫療照護品質排行〉，自由時報電子報，2017 年 5 月 20 日。

⑵盛行率

盛行率 (prevalence rate)：盛行率指的是組成比例 (proportion)，通常係指百分比 (percentage)。在流行病學裡，統計一個人口群中疾病的盛行，指一段時間裡人口群中所有罹病個案總數，或一段時間裡一個人口群中所有罹病個案總數除以其人口數（一段時間通常指一年）。**一個發病後很快就能治癒的疾病，可能發生率很高但盛行率低。**

⑶臺灣洗腎人口多的原因

臺灣洗腎人口多的原因：①老年人口，肥胖、糖尿病、高血壓等慢性病人口增加；②國人不當用藥習慣；③實施全民健保；④糖尿病及心血管疾病病人存活率提高及老化；⑤透析醫療品質佳；⑥腎臟移植率低：因國情與法令不同，國際比較資料顯示臺灣腎臟移植率低，美國腎臟移植率為臺灣 6 倍；我國洗腎病患脫離率低，造成洗腎盛行率高。臺灣為何一年換腎僅 300 人（換腎比例 4%）❾？**病人死亡前最後一次住院仍繼續洗腎者，2016 年約 1.28 萬人，平均住院 29 天、平均每人花費 36 萬元，病人死亡前繼續洗腎顯然欠缺必要性。**

### 2.洗腎對於健保財務的影響

2013 年資料顯示，2012 年臺灣透析盛行率為每百萬人口 2,902 人，發生率為每百萬人口 450 人，且自 2007 年起每年耗用超過新臺幣 300 億元醫療支出，占所有重大傷病門診申報費用近 5 成。盛行率居高不下，末期腎臟病透析治療費用高漲。每年健保洗腎費用達新臺幣 600 億元，是單一疾病占健保醫療費用支出之冠。

美國腎臟資料系統 (USRDS) 2014 年數據，在 2012 年的資料中：美國、新加坡和日本發生率較高，分別是每百萬人口 358.7 人、285.3 人和 285.3 人。

---

❾ 1968 年臺大醫院成功完成臺灣第一例人類腎臟移植，其後 1977 年臺北榮總、1981 年長庚醫院、1983 年臺中榮總，亦陸續成功完成各院的首例人類腎臟移植。

ESRD 盛行率比較高的國家，則是日本、美國、新加坡和葡萄牙，盛行率分別是每百萬人口 2,365 人、1,976 人、1,741 人和 1,670 人。**臺灣 ESRD 的盛行率在 2012 年是每百萬人口 2,902 人，仍為盛行率最高的國家。**

　　臺灣洗腎人數從 1996 年 2.3 萬人，2016 年增加到 8.5 萬人；洗腎費用自 1996 年的 113 億元，2016 年上升至 482 億元；洗腎及洗腎病人併發症費用，合計 1 年約 600 億元，占健保醫療費用總額的 10%。健保署署長李伯璋表示，「我們要面對洗腎問題，不面對，國家再怎麼多錢，甚至二代、三代、四代健保都會倒」❿。

　　全民健保支出逐年成長，健保署公布 2019 年 10 大「最燒錢」疾病，慢性腎病「榮登」首位，治療費用全年度高達 533 億元、洗腎人數已達 9 萬 2,624 人，平均每位洗腎病患每年支出約 43 萬（尚未計入其他併發症醫療費用），形成健保重大負擔⓫。依衛生福利部國民健康署網站資料說明，臺灣洗腎人口居高不下原因，包括：年齡老化、肥胖、糖尿病、高血壓所引起的腎臟病。

　　何以臺灣無法擺脫「洗腎之島」惡名？病人洗腎的最主要原因為何？「洗腎病人」是否成為醫師的搖錢樹？每次洗腎獲得 4 千點，是否醫師不讓病人「脫離洗腎」？值得關切。盛行率偏高是否因健保支付導致？腹膜透析脫離率低是否受支付制度影響？藥品販賣除電臺，還有第四臺，大眾媒體、小眾媒體皆應列管，並加強民眾相關宣導與教育。**應檢討健保支付制度所誘發的情況**，為何洗腎院所可提供交通車（交通車接送於法令中並未禁止）、便當？應使其支付合理化，如藥價、高科技、醫療技術初期成本高，使用一段時間後，成本降低，支付即應調降，該減的就減，該增的就增。

　　世界範圍內罹患慢性腎臟病的人數水漲船高，主要誘發因素，以糖尿病和高血壓為主；發生區域主要集中在西方國家，以美國為典型。在臺灣熱衷

---

❿　林怡廷，〈三大改變，洗刷洗腎之島惡名〉，《天下雜誌》，第 641 期，2018 年 1 月 31 日，第 140–144 頁。

⓫　〈台灣淪洗腎王國，去年狂燒健保 533 億元！原來不是因為吃太鹹，而是你可能也有這基因〉，良醫健康網，2020 年 7 月 23 日，https://health.udn.com/health/story/5975/4717621（2022 年 7 月 3 日瀏覽）。

於進補、服用中草藥的中南部人，尿毒症發病率則顯著高於北部。日本學者指出糖尿病的五大改善之道：應少吃、深呼吸、每日五秒肌肉鍛鍊法、減少葷食及白砂糖❿。

### 3.臺灣腎臟移植情況

臺灣移植醫學學會統計臺灣從 1999 年至 2008 年的 4,242 名 （約 18.44 例／百萬人／年）腎臟移植病人資料分析發現，2,109 名病人是在臺灣境內接受腎臟移植手術，其中 518 名病人是接受親人的活體腎臟捐贈 (24.56%)，1,591 名病人接受屍體捐贈。臺灣移植醫學學會器官登錄中心統計的資料顯示，在 2005 年到 2013 年之間，每年有 230 至 325 位病人接受腎臟移植手術，活體腎臟移植在 2013 年已經上升到全部腎臟移植人數的 38.7%。臺灣腎臟醫學會 2012 年的研究發現：在總額支付制度限制費用下，對於病患的存活率、生化檢驗指標及平均醫療費用，並無顯著增加；院所醫師獨自經營的比率下降，轉為聯合醫療模式比率增加⓭。為節省透析醫療費用，健保署於 2006 年起推行一系列政策鼓勵腹膜透析；目前臺灣末期腎臟病病患使用腹膜透析的比例，只有 1 成左右⓮。國家衛生研究院 2014 腎病年報資料顯示：2000 年接受血液透析的 ESRD 病人高達 93.8%，而腹膜透析只有 6.2%；2012 年血液透析微降至 89.7%，腹膜透析則增加到 10.3%。血液透析與腹膜透析相較，腹膜透析是值得鼓勵的，1 年約可減少 12 萬元。

我國健保制度是支付看病過程，而非支付治療結果，只要醫師開藥檢查，不論治療結果就給相同支付。慢性腎臟病的盛行率在全球各地報告，大多在 10–15% 之間，但病人對疾病的知曉率也極低，顯示醫護端及病人端對疾病的認識普遍不足。末期腎臟病患者大多需要接受長期連續透析治療，衝擊全

---

❿ 船瀨俊介，〈クスリは "毒" だ！もう飲むな〉，《医療大崩壊——もう、クスリはのめない医者にはいけない》，共榮書房，2017 年 10 月 16 日，初版 2 刷，第 164 頁。

⓭ 楊五常，2012 年度「透析服務支付政策之評估」研究計畫，臺灣腎臟醫學會，行政院衛生署 2012 年度委託研究計畫，2012 年 5 月 24 日至 2012 年 12 月 15 日。

⓮ 龐婷，《血液透析與腹膜透析對末期腎臟病患之存活影響》，政治大學財政研究所碩士論文，2013 年。

民健保制度與醫療模式⓯。研究以美國 USRDS 資料庫分析證明，腎臟移植為最佳腎臟替代療法，政府應加強推廣⓰。

### 4.三大改變擺脫洗腎之島命運

健保制度需要三大改變，才能讓臺灣擺脫洗腎之島的命運⓱：

#### ⑴慢性病防治得跨科、跨部門合作

但當民眾沒意識，就難以預防，臺灣約有 200 萬人罹患慢性腎臟病，僅 3.5% 知道自己罹病。

為降低晚期腎臟病發生率，結合跨專業跨領域之醫療團隊，建立以病人為中心之慢性腎臟病整體照護模式，提升我國慢性腎臟病整體之醫療照護品質，中央健康保險署於 2013 年 1 月 24 日公告「全民健康保險末期腎臟病前期 (Pre-ESRD) 之病人照護與衛教計畫」，並於 2021 年 10 月 22 日第 9 次公告修訂。

#### ⑵制度得鼓勵換腎

當腎臟不再正常運作，比起洗腎，國內外醫界推崇換腎；換腎雖有限制及手術風險，存活率相對高，病人也不用頻繁跑醫院。臺灣的病人要成功換腎卻是難上加難，臺灣一年約 300 人成功換腎，**占末期腎臟病人數 4%，但英國、北歐等國，換腎比例皆超過 50%；美國腎臟移植率為臺灣之 6 倍**。我國應如何增加移植器官來源，乃刻不容緩的重要議題。

---

⓯　〈國內 190 萬名糖尿病患，完整追蹤不到二成〉，聯合報電子報，2018 年 6 月 4 日。

⓰　林雲隆，《血液透析中心成本分析與經營策略探討》，臺灣大學會計學研究所碩士論文，2006 年。

⓱　林怡廷，〈洗腎洗得好，也是一種罪？3 大改變，洗刷「洗腎之島」惡名〉，《天下雜誌》，2018 年 1 月 25 日，https://www.cw.com.tw/article/5087825（2022 年 7 月 3 日瀏覽）。

⑶提供選擇讓需要洗腎家庭能「好好說再見」

隨著人口老化，民眾器官衰竭救或不救，成了價值選擇問題，然而臺灣從民眾到醫師，「搶救到最後一刻」的觀念仍盛行。臺灣在 75 歲後初次洗腎的病人，已超過 3,400 人，比 10 年前成長 85%；病人過世前最後一次住院，也常與洗腎機為伍。

## ㈩如何增加移植器官來源

### 1.修法建議

我國礙於國情，死後捐贈器官風氣淡薄，觀念難以扭轉；移植器官來源匱乏，政府亦無鼓勵措施或採有效的立法作為，器官的勸募難度仍高，且捐贈以眼角膜等組織為多。目前臺灣有一萬多名病患苦等器官移植，增加器官捐贈來源乃刻不容緩[18]。各國立法及學術研究，積極性方案有財務誘因型及非財務誘因型兩大類別，包括提供金錢利益、提供損失補償、提供喪葬服務或補助喪葬費、增加活體非親屬捐贈條件等；並建議應立法規定家屬無權反對屍體器官捐贈、立法制定「心臟停止後死亡判定標準」，以及改善檢察官的同意程序[19]。

### 2.「心死捐贈」作業參考指引無法律授權

關於死亡之判定，傳統死亡定義為：呼吸停止、心跳停止及瞳孔對光反射消失等綜合判斷，為使更多的器官可供移植利用，有必要對同意器官捐贈者之死亡判定時間點，稍作提前，移植條例爰另增加腦死判定。鑑於英國推動無心跳器捐後，器捐量提高 3 至 4 成，為改善國內器官供需失衡的困境，

---

[18] 陳時中，〈推動生命教育 讓愛傳承〉，《植愛》，財團法人器官捐贈移植登錄及病人自主推廣中心，第 19 期，2022 年 7 月，第 19 頁。

[19] 王建志，〈增加移植器官來源之立法政策與行政行為方案研議〉，《月旦醫事法報告》，第 20 期，2018 年 5 月，第 29–48 頁。

縮短民眾器官移植之等待期，經多次開會討論「無心跳捐贈」之可能性，衛生福利部於 2017 年 12 月 26 日發布「心臟停止死亡後器官捐贈作業參考指引」，供全國醫療機構作為施行參考，「腦死捐贈」及「心死捐贈」遂並列為大體器官捐贈來源；惟現行「心臟停止死亡後器官捐贈作業參考指引」，並無法律授權。而上開指引規定使用對象之一，為安寧緩和醫療條例的末期病人，有關「同意撤除維生醫療且願意器捐者」、「心跳停止 5 分鐘」、病人「原先醫療過程中未使用體外循環機器者，醫療團隊不得為維持捐贈器官之功能而另行裝置該機器」等規定，事涉捐贈者權益之重要事項，故應符合法律保留原則，以法律明文定之，或至少應有法律之授權，據以訂定發布「心臟停止後死亡判定標準」，以符依法行政原則[20]。

### 3.改變「同意」規則

許多國家的器官捐贈率長期偏低，供需失調，「如何提高器官捐贈率，兼顧尊重人民的意願」成長期困擾政府的問題。基於利他原則，「認定人民同意死後會捐贈器官，若無表明反對，死後有用的器官將用作移植」，意即透過改變「同意」的規則，藉以提升捐贈率。許多社會研究發現，實施「認定同意制」的國家，捐贈率遠高於「明確同意制」國家，包括：法國、瑞士、義大利、新加坡及西班牙等[21]。法國即規定，凡生前未表示拒絕捐獻臟器者，經手治療的醫院有權在其死後將臟器取出以供移植[22]，殊值借鏡。

---

[20] 李郁強，〈屍體器官捐贈同意及死亡判定之法制研析〉，議題研析（編號：R00694），立法院法制局，2019 年 5 月。

[21] 鄭家榆，〈「強制」捐贈器官？看看哲學家怎麼說〉，The News Lens，2015 年 10 月，https://www.thenewslens.com/article/26295（2018 年 7 月 20 日瀏覽）。

[22] 賴鶴明，〈器官移植〉，2013 年 10 月 7 日，http://laihokming.blogspot.com/2013/10/organ-transplantation.html（2018 年 10 月 29 日瀏覽）。

# 二 安寧緩和醫療條例

## ㈠立法背景

　　現代醫療新科技與新藥的快速研發，給人無限希望、帶來福音，卻不免衍生安樂死合法化與否的嚴肅問題，也滋生道德上的爭議。當病患病程進展到末期，先進的醫療科技及各種維生設備雖可短暫延續生命，然無法滿足病人的生活品質與尊嚴；簽署不施行心肺復甦術 (DNR)❷❸在生命末期照護，提升病人生命末期的生活品質、彰顯生命尊嚴；病人、家屬及醫師共同討論生命末期醫療的處置方式，可幫助病人、家屬做出適當的決策，提供完善的臨終照護❷❹。

　　日本安寧療護運動起於 1981 年，臺灣 1990 年在淡水的馬偕醫院，成立臺灣第一家安寧醫院。我國早期的醫療現場，對於重症患者的疼痛缺乏緩解，維生醫療過度使用，末期病人常在萬般疼痛及缺乏尊嚴的情況下臨終。國內醫療團體發現重症患者的困境，逐漸興起改革末期患者醫療環境的聲浪❷❺。

## ㈡立法目的與沿革

　　我國安寧緩和醫療條例（草案）1995 年送請立法院審議，遭擱置 5 年，於 2000 年 6 月 7 日制定公布全文 15 條；並自公布日起施行，對於「罹患嚴重傷病，經醫師診斷認為不可治癒，且有醫學上之證據，近期內病程進行至死亡已不可避免者」，可在符合同意之要件下，施予緩解性、支持性之醫療照護，或不施行心肺復甦術，以減輕或免除末期病人之痛苦。末期病人得立意

---

❷❸ 陳榮基，〈醫界應積極推廣臨終 DNR 的觀念〉，《慈濟醫學雜誌》，第 18 卷第 2 期，2006 年 4 月，第 155–157 頁。

❷❹ 林亞陵，《影響生命末期住院病人簽署「不施行心肺復甦術」內容之相關因素探討》，中國醫藥大學醫務管理學系碩士班學位論文，2009 年。

❷❺ 楊玉隆，《從自主決定權觀點論病患之拒絕醫療——以我國與日本法比較為中心》，中正大學法律學系博士論文，2016 年 7 月，第 160–161 頁。

願書選擇安寧緩和醫療，即享有安寧緩和醫療的決定權。據統計約 6 成左右的病人期待在家臨終，許多因素都會影響病人選擇是否在家照顧的意願，遠距醫療科技的使用，將有助於解決末期病人及家屬在居家安寧照護時所面臨的困境❷❻。

　　安寧緩和醫療條例（下稱安寧條例）嗣於 2002 年 12 月 11 日及 2011 年 1 月修正公布，增訂原施予之心肺復甦術，得予終止或撤除（原第 7 條第 6 項）；賦予最近親屬撤除心肺復甦術之同意權。**2011 年 1 月 10 日安寧條例再次修正公布，第 7 條再增訂第 7 項至第 9 項，應經該醫療機構之醫學倫理委員會審查通過後，予以終止或撤除心肺復甦術。**修正規定引發學界質疑，認為未能完全尊重末期病人之自主權❷❼，應從醫學專業或倫理觀念或醫療經濟角度，作出終止或撤除心肺復甦術決定。

　　安寧條例於 2013 年 1 月 9 日第 3 次修正公布，重新定義「安寧緩和醫療」、「心肺復甦術」，導入「維生醫療」概念，將原施予之心肺復甦術或維生醫療，得予終止或撤除（第 7 條第 5 項）之要件，放寬為「**得僅由一位最近親屬出具同意書即可**」（第 7 條第 6 項），而不需由親屬一致共同簽署終止或撤除心肺復甦術同意書，並刪除「**應經該醫療機構之醫學倫理委員會審查通過**」之規定。修法理由舉出：美國醫學會、美國胸腔學會、英國醫學會皆明確表示，在末期病人的醫病脈絡中，「不施行心肺復甦術或維生醫療」與「撤除心肺復甦術或維生醫療」，二者沒有倫理上的差別。

　　安寧條例第 7 條在 2 年期間，增訂又刪除醫學倫理委員會審查規定，徒增爭議。最近 1 次修正，係於 2021 年 1 月 20 日修正公布第 5 條條文，乃配合民法下修成年的年齡規定。

---

❷❻　姚建安、謝於真、陳恆順，〈末期照護：遠距安寧療護〉，《臺灣醫學》，第 15 卷第 2 期，2011 年 3 月，第 168–172 頁。

❷❼　盧映潔、陳信如合著，〈論病患之最近親屬拒絕或撤除心肺復甦術的同意權爭議——以新修正「安寧緩和醫療條例」為評析〉，《月旦法學雜誌》，第 205 期，2012 年 6 月，第 193–207 頁。

## ⟨三⟩與病人自主權利法之關連

安寧條例適用對象，限於末期病人，有關得「書立意願書或預立醫療決定之資格者」，是否可以包含未成年者，以及執行意願書或預立醫療決定時，應否確認意願人醫療決定內容等，與 2016 年 1 月 6 日制定公布，定於 2019 年 1 月 6 日施行之病人自主權利法，規定內容有相異之處。由於病人自主權利法揭櫫以病人為中心，對於醫病關係及告知後同意原則、僅病人有拒絕醫療的權限等，相較於安寧條例乃屬特別規定，因此，安寧條例之適用及範圍，將受到影響，爰接續本章之後，本書特別介紹與說明病人自主權利法精要。

## ⟨四⟩意願人與醫療委任代理人簽署意願書

### 1.專用名詞定義

安寧條例有許多專用名詞，為避免爭議並期法律得以正確適用，預先加以立法定義：「一、安寧緩和醫療：指為減輕或免除末期病人之生理、心理及靈性痛苦，施予緩解性、支持性之醫療照護，以增進其生活品質。二、末期病人：指罹患嚴重傷病，經醫師診斷認為不可治癒，且有醫學上之證據，近期內病程進行至死亡已不可避免者。三、心肺復甦術：指對臨終、瀕死或無生命徵象之病人，施予氣管內插管、體外心臟按壓、急救藥物注射、心臟電擊、心臟人工調頻、人工呼吸等標準急救程序或其他緊急救治行為。四、維生醫療：指用以維持末期病人生命徵象，但無治癒效果，而只能延長其瀕死過程的醫療措施。五、維生醫療抉擇：指末期病人對心肺復甦術或維生醫療施行之選擇。六、意願人：指立意願書選擇安寧緩和醫療或作維生醫療抉擇之人。」（安寧條例第 3 條）

### 2.意願書之作成

#### ⑴意願人

末期病人得立意願書，選擇安寧緩和醫療或作維生醫療抉擇（安寧條例

第 4 條第 1 項）；成年且具完全行為能力之人，得預立第 4 條之意願書（同條例第 5 條第 1 項）。未成年人簽署意願書時，應得其法定代理人之同意。未成年人無法表達意願時，則應由法定代理人簽署意願書（安寧條例第 7 條第 1 項第 2 款但書）。

### ⑵醫療委任代理人

安寧條例第 5 條第 1 項之意願書，意願人得預立醫療委任代理人，**並以書面載明委任意旨**，於其無法表達意願時，由代理人代為簽署（同條例第 5 條第 2 項）。

### 3.意願書應載明事項及二人現場見證／見證人資格限制

意願書應載明下列事項，並由意願人簽署：⑴意願人之姓名、國民身分證統一編號及住所或居所。⑵意願人接受安寧緩和醫療或維生醫療抉擇之意願及其內容。⑶立意願書之日期。」（安寧條例第 4 條第 2 項）意願書之簽署，應有具完全行為能力者二人以上在場見證。但實施安寧緩和醫療及執行意願人維生醫療抉擇之醫療機構所屬人員不得為見證人（同條例第 4 條第 3 項）。本條項規定見證人之資格條件與限制，以確保意願人簽署意願書時，其意願之自主與真實。

### 4.意願書之撤回及健保卡意願註記與廢止

**意願人得隨時自行或由其代理人，以書面撤回其意願之意思表示**（安寧條例第 6 條）。意願人或其醫療委任代理人於意願書表示同意，中央主管機關應將其意願註記於全民健康保險憑證（健保卡），**該意願註記之效力與意願書正本相同**。但意願人或其醫療委任代理人撤回意願時，應通報中央主管機關廢止該註記（同條例第 6 條之 1 第 1 項）。

## ㈤不施行、終止或撤除心肺復甦術或維生醫療

由於現代醫學的進步，許多末期病人得藉此維持生命，卻也可能面臨長期的痛苦折磨，故而尊嚴死的觀念隨之興起，**1991 年美國全國實施病人自我**

決定法 (Patient Self-Determination)，以尊重不可治癒末期病患之醫療意願。我國自 2000 年 6 月 9 日實施安寧緩和醫療條例以來，攸關末期病患的生命法益，引發醫療實務上的倫理難題，也帶來民法、刑法及醫事法的法律問題。末期病人如何認定？安寧緩和醫療是否等同於不施行心肺復甦術 (DNR)？醫師是否需先向病患盡告知義務後，始能簽署 DNR？DNR 之簽署，得否附條件？當病患簽署了 DNR，醫師得否違反病患之意願而為救治？當家屬與病患間具有利益衝突，而無法合理衡量病患之最佳利益時，其所為的決定是否應該受到挑戰與質疑？皆值得關切❷。

### 1.不施行心肺復甦術或維生醫療要件

#### ⑴二位醫師診斷及意願人簽署意願書

不施行心肺復甦術或維生醫療，應符合下列規定：①應由二位醫師診斷確為末期病人。②應有意願人簽署之意願書。但未成年人簽署意願書時，應得其法定代理人之同意。未成年人無法表達意願時，則應由法定代理人簽署意願書（安寧條例第 7 條第 1 項）。前項第一款之醫師，應具有相關專科醫師資格（同條第 2 項）。「二位醫師」，也不以在同一時間診斷或同一醫療機構之醫師為限（安寧條例施行細則第 4 條）。

#### ⑵最近親屬出具同意書或醫囑

末期病人無簽署意願書且意識昏迷或無法清楚表達意願時，由其最近親屬出具同意書代替之。無最近親屬者，應經安寧緩和醫療照會後，依末期病人最大利益出具醫囑代替之。同意書或醫囑均不得與末期病人於意識昏迷或無法清楚表達意願前，明示之意思表示相反（安寧條例第 7 條第 3 項）。

---

❷ 林瑞珠、施志遠，〈不施行心肺復甦術意願書之法律與實務問題〉，《法律與生命科學》，第 4 卷第 4 期，2010 年 10 月，第 11–30 頁。

### 2.最近親屬之範圍

安寧條例規定最近親屬之範圍如下：⑴配偶。⑵成年子女、孫子女。⑶父母。⑷兄弟姊妹。⑸祖父母。⑹曾祖父母、曾孫子女或三親等旁系血親。⑺一親等直系姻親（安寧條例第 7 條第 4 項）。最近親屬出具同意書，得以一人行之；其最近親屬意思表示不一致時，依前述各款所定之先後定其順序。後順序者已出具同意書時，先順序者如有不同之意思表示，應於不施行、終止或撤除心肺復甦術或維生醫療前，以書面為之（同條第 6 項）。此之「得以一人行之」的意思，指法定同一款順序的最近親屬有 2 人以上時，其中 1 人依本條第 3 項規定出具同意書者，即為同意不施行、終止或撤除心肺復甦術或維生醫療（安寧條例施行細則第 6 條）。

### 3.終止或撤除心肺復甦術或維生醫療

安寧條例第 7 條第 5 項：「末期病人符合第一項至第四項規定不施行心肺復甦術或維生醫療之情形時，**原施予之心肺復甦術或維生醫療，得予終止或撤除。**」本條項係於 2013 年 1 月 9 日修正時新增。

### 4.醫師告知義務

安寧條例第 8 條：「醫師應將病情、安寧緩和醫療之治療方針及維生醫療抉擇告知末期病人或其家屬。但病人有明確意思表示欲知病情及各種醫療選項時，應予告知。」要求醫師除了將原條文規定之安寧緩和醫療方針，亦須將末期病人之病情、作維生醫療抉擇之可能性，以適當之方式告知末期病人，藉以落實醫師之告知義務。**醫師考量病人的狀態，如認為不適宜直接告知其病情時，亦可將上述資訊告知家屬。**惟當病人有明確意思表示其欲知病情及各種相關醫療選項時，醫師仍應告知病人。本條所稱「家屬」，係指醫療機構實施安寧緩和醫療或提供維生醫療抉擇時，「在場之家屬」（安寧條例施行細則第 7 條）。

### 5. 病歷記載

　　醫師應將安寧條例第 4 條至第 8 條規定之事項，詳細記載於病歷；意願書或同意書並應連同病歷保存（同條例第 9 條）。經診斷為本條例第 3 條第 2 款之末期病人者，醫師應於其病歷記載下列事項：⑴治療過程。⑵與該疾病相關之診斷。⑶診斷當時之病況、生命徵象及不可治癒之理由（安寧條例施行細則第 2 條）。

### 6. 罰　則

　　醫師違反安寧條例第 7 條規定者，處新臺幣 6 萬元以上 30 萬元以下罰鍰，並得處 1 個月以上 1 年以下停業處分或廢止其執業執照（同條例第 10 條）；違反第 9 條病歷記載及保存規定者，處新臺幣 3 萬元以上 15 萬元以下罰鍰（同條例第 11 條）。

## ㈥減輕癌末疼痛是醫學核心倫理義務

　　美國每年死亡的病人中有 40% 以上，在其生命的最後幾週內得到照護，安寧療護為病人、家屬、臨床醫師與管理者帶來複雜的倫理挑戰[29]，對於醫學倫理的正確理解，將有助醫療專業人員對臨終病人的決策和日常醫療的實踐。醫學倫理學乃應用倫理學的領域，係對於醫學的倫理價值與判斷的研究；與其他健康照護倫理（如護理倫理和生物倫理）共享許多原則。

### 1. 疼痛的倫理困境

　　病人在生命的最後階段，可能與其家屬共同面臨一些不確定性問題，例如：出現多種令人痛苦的症狀，感染、厭食症、疲勞等，確定最適的照護地點，應是當務之急。「善終」是在病人家中，被家人與親戚圍繞的情況下死亡，但可能會出現一些有爭議的問題，例如：使用抗生素、支持性藥物、輸

---

[29] Kirk, T. W., Bruce, J. (2014). *Hospice Ethics: Policy and Practice in Palliative Care.* Oxford University press.

血，鼻胃管、腸道外營養等，必須依緩和醫療原則，平衡患者的喜好❸。

　　疼痛，是許多晚期癌症及其他慢性疾病，如愛滋病患者的主要症狀。疼痛使病人感到恐懼、沮喪、激動，無法緩解的疼痛，導致痛苦的死亡而使家人感到悲痛；經由緩和醫療的過程，能使疼痛得到緩解，因此，**減輕疼痛是醫學上核心的倫理義務**。但疼痛在醫療照護中常被忽視，障礙因素包括：**缺乏疼痛評估的知識和技能、不當的用藥、嗎啡的缺乏等**；世界衛生組織 (WHO) 和各個國家緩和醫療機構／協會，努力改善了此一狀況。

### 2.將疼痛視為公共衛生危機採取必要措施

　　病人不應著痛苦或可治療的症狀死去，有時醫師會為了如何妥善控制症狀與可能加速死亡之間取得平衡而煩惱❸。**出於倫理原因，應將疼痛視為一種公共衛生危機，並採取必要的措施消除所有障礙**。民眾擔心病人在末期使用諸如鎮靜劑和鴉片類藥物之類的藥物，會加速死亡過程，勝任的醫師應該消除此種疑慮；**對於棘手的疼痛開具麻醉藥和鎮靜劑處方，是合乎倫理的**❸。

---

❸　Mohanti, B. K. (2009). *Ethics in Palliative Care*. Indian J Palliat Care. 15(2): 89–92. doi: 10.4103/0973-1075.58450.

❸　蔡甫昌，《臨床生命倫理學》，財團法人醫院評鑑暨醫療品質策進會，2018 年 9 月，第 3 版，第 148 頁。

❸　Mohanti, B. K. (2009). *Ethics in Palliative Care*. Indian J Palliat Care. 15(2): 89–92. doi: 10.4103/0973-1075.58450

# 第十章　病人自主權利法與安樂死合法化

## 本章要旨

本章以病人自主權利法為重心，介紹新法立法目的及重點：預立醫療決定及程序、醫療照護諮商、醫療委任代理人之要件與權限、健保憑證註記、病人拒絕醫療程序、無法執行預立醫療決定之告知，以及醫療機構或醫師執行預立醫療決定之免責；並介紹安樂死之意義與爭議、外國安樂死立法例、我國立法芻議等。

## 一 病人自主權利法

病人於接受醫療行為時，可能因醫事人員之醫療疏失，或醫療機構院內感染控制處理不當，致身體、生命遭受不可預測的傷害、死亡，或個人的自由、名譽或隱私，受到侵犯，為尊重病患之人性尊嚴，是否接受醫療或拒絕治療，應尊重病人之自主權。

### (一)病人自主權之意涵

所謂病人自主權，係指「每一個患者對於有關自己身體權、生命權的醫療行為過程，皆有參與和依其個人價值觀，自發性的形成決策的權利❶。」為尊重病患之人性尊嚴，醫療行為的實施，除有特殊情況或規定外，醫師應

---

❶ 鄭舜介，〈從病人自主權論當代生殖科技〉，《第一屆法學新秀論文獎得獎論文集》，中原大學財經法律學系，2001 年 9 月，第 93 頁。

事先對病患說明醫療行為之過程、內容及可能產生之結果，且獲得病患明確同意，使病患擁有自我決定權。**按醫療行為係高度侵犯個人人格權的行為，病人接受醫療時，其生命、身體有可能因醫療疏失或醫療機構院內感染控制處理不當，而遭受不可預測的傷害或死亡；而病患個人的自由、名譽或隱私，也有被侵犯之虞，故是否接受醫療或拒絕治療，應尊重病人之自主權。**

## ㈡拒絕醫療權的國際趨勢❷

### 1.立法之必要性

　　死亡是生命中最艱難的一課，在摯親好友面臨死亡之際，相關的急救措施與維生醫療，是否使親友受到更痛苦的折磨？選擇放手？或不放棄任何希望，救到病人嚥下最後一口氣為止？不但是許多家屬心中的痛，也關係民法繼承的問題，更是病人自主權利能否受到尊重的考驗。未符合安寧緩和醫療條例（下稱安寧條例）第 3 條第 1 款、第 2 款所定義之「安寧緩和醫療」、「末期病人」，**醫療機構或醫師**，依醫療法第 60 條第 1 項及醫師法第 21 條規定，**應對該病人予以救治或採取必要措施，不得無故拖延。**且依據刑法第 275 條及第 15 條規定之意旨，醫師不得以病人囑託或得其承諾，即不採積極作為救護其生命，亦不得依家屬之同意而採消極不作為，否則恐涉有刑責。而生命末期的維生系統與病房費用，金額龐大，本人倘未預作準備，即可能成為親人之重擔；及早掌握臨終的自主權，不僅能善終且可節省社會資源與醫療資源。

　　世界醫學協會 (The World Medical Association, WMA) 強調：「拒絕醫療是病人的基本權利，也符合醫學倫理。」為減輕病患無法忍受且無法治癒的病痛，荷蘭、比利時、盧森堡等國，採由他人為病患施以足以致命之藥劑，即以加工方式，縮短病患的生命；而美國（奧勒岡州、華盛頓州、蒙大拿州、佛蒙特州、加州）及瑞士，則採由醫師開立處方、準備並提供藥劑，由病人自己喝下，協助自殺。

---

❷　〈敬請支持病人自主權利法〉，楊玉欣國會辦公室簡報，2016 年 1 月 18 日。

醫師尊重病人的意願，「不強加人工延長生命的作為，讓生命回歸自然」，此種不加工延長生命的作法，乃歐美各國普遍承認的普世人權。**1992 年世界醫學協會重申：「醫師協助病患自殺，其性質同於安樂死，均不符合醫學倫理，而應予以非難。」**

### 2. 拒絕醫療國外立法例

美國於 1990 年制定病人自決法 (Patient Self-Determination Act)，確保病人的拒絕醫療權，建立預立醫囑 (AD) 法律地位。德國於 2009 年制定病人自主法 (Patientenverfügungsgesetz)，任何有同意能力的成人得以書面方式預立醫囑，決定自己在失去同意能力時，是否接受特定醫療，包括維生醫療。英國 2005 年意思能力法案 (Mental Capacity Act)，確立預立醫療決定法律地位，任何 18 歲以上具做決定心智能力者，得事先表達未來拒絕治療的意願。

## ㈢病人自主權利法立法目的

2013 年健保統計數字顯示，每 100 位死亡前曾住院者，有 32 位在死前曾使用呼吸器維生、平均使用 20 天，每人每次的健保費用高達 29 萬元。耗掉高額的國家資源，徒增死前的痛苦。健保署 2012 年起支付「緩和醫療家庭諮詢費」，鼓勵主治醫療團隊與病患本人或家屬，共同討論訂定醫療計畫，來減少死前的不當醫療❸。

臺灣雖是自由民主的國家，但法制落後先進國家逾 25 年，過度限制人民的自主權利，並造成病人、家屬、醫療體系及國家四輪的結果。前立法委員楊玉欣及田秋瑾力推病人自主權利法案之制定，立法院於 2015 年 12 月 18 日三讀通過❹，總統於 2016 年 1 月 6 日制定公布，全文 19 條。由於本法對醫療現況的衝擊甚鉅，故需相當期間對於醫療機構、醫師及民眾加以宣導，爰明定自公布後 3 年施行，即自 2019 年 1 月 6 日生效。

---

❸ 湯蕙華，〈插管？電擊？病危時一定要堅持急救嗎？了解「預立選擇安寧緩和醫療意願書」〉，2016 年 5 月 30 日。

❹ 〈重病可拒絕急救自主善終〉，中國時報電子報，2015 年 12 月 19 日。

　　病人自主權利法（以下稱病主法）第 1 條明揭立法目的：「**為尊重病人醫療自主、保障其善終權益，促進醫病關係和諧**」，特制定本法，因既有的安寧緩和醫療條例無法完全滿足此項立法目的，爰需另立此專法。本法以病人醫療自主決定權為中心，除確保病人自主，明定關係人不得妨礙病人就醫療選項之決定，告知義務踐行之對象，亦以病人優先為原則。

　　病主法係**亞洲第一部保障病人自主權利的專法**，保障病人醫療自主權；符合病主法之規定，醫師終止、撤除急救，不負刑事與行政責任，因此所生的損害，除有故意或重大過失，不負賠償責任，新法案讓病人的善終權利與醫病和諧能夠兼顧。

## ㈣病人自主權利法重點

　　病主法的核心精神，係為確保病人有「知情、選擇、拒絕醫療的權利」，很多臨終前的無效醫療，來自於家屬的不放手，不捨的心情或擔心揹上「不孝」的指責，可能遺產分配仍未協調好、或貪圖長者的退休年金等。病主法的重點，是「**預立醫療決定**」及「**預立醫療照護諮商**」；「具完全行為能力之人，得為預立醫療決定，並得隨時以書面撤回或變更之」，以及建立醫療委任代理人制度，具體彰顯病人自主權利與追求善終之可能性。「**預立醫療決定**」須由**醫療機構提供預立醫療照護諮商，並於預立醫療決定上核章證明，嗣經公證人公證或有具完全行為能力者二人以上在場見證，最後註記於全民健保 IC 卡**。

### 1.名詞定義

　　病主法所稱主管機關：在中央為衛生福利部；在直轄市為直轄市政府；在縣（市）為縣（市）政府（第 2 條）。為避免特殊用語適用之爭議，病主法第 3 條定義七項用詞：「一、維持生命治療：指心肺復甦術、機械式維生系統、血液製品、為特定疾病而設之專門治療、重度感染時所給予之抗生素等任何有可能延長病人生命之必要醫療措施。二、人工營養及流體餵養：指透過導管或其他侵入性措施餵養食物與水分。三、預立醫療決定：指事先立下之書面意思表示，指明處於特定臨床條件時，希望接受或拒絕之維持生命治療、人工營養及流體餵養或其他與醫療照護、善終等相關意願之決定。四、

意願人：指以書面方式為預立醫療決定之人。五、醫療委任代理人：指接受意願人書面委任，於意願人意識昏迷或無法清楚表達意願時，代理意願人表達意願之人。六、預立醫療照護諮商：指病人與醫療服務提供者、親屬或其他相關人士所進行之溝通過程，商討當病人處於特定臨床條件、意識昏迷或無法清楚表達意願時，對病人應提供之適當照護方式以及病人得接受或拒絕之維持生命治療與人工營養及流體餵養。七、緩和醫療：指為減輕或免除病人之生理、心理及靈性痛苦，施予緩解性、支持性之醫療照護，以增進其生活品質。」

病主法第 3 條第 1 款所稱「**維持生命治療**」，適用範圍較廣，有別於安寧條例針對末期病人而設之「**維生醫療**」概念，維生醫療僅指「只能延長其瀕死過程的醫療措施」。第 7 款「**緩和醫療**」(palliative care)，係依世界衛生組織 (WHO) 之定義，指照護罹患威脅生命疾病的病人，提升病人及其家屬的生活品質，照護對象並未限於「末期病人」，與安寧條例第 3 條第 1 款「安寧緩和醫療」之定義有別。

### 2.病人知情同意／醫療選項選擇與決定權

病主法第 4 條：「病人對於病情、醫療選項及各選項之可能成效與風險預後，有知情之權利。對於醫師提供之醫療選項有選擇與決定之權利（第 1 項）。病人之法定代理人、配偶、親屬、醫療委任代理人或與病人有特別密切關係之人（以下統稱關係人），不得妨礙醫療機構或醫師依病人就醫療選項決定之作為（第 2 項）。」

傳統的「知情同意」(informed consent) 是以醫師為中心，病人被期待以同意來回應的概念。病主法強調病人自主，應以病人為中心，肯定病人知情及主動選擇與決定的權利。上開條文所稱「**特別密切關係**」，指身分上、財產上或生活上有特別密切關係者，但不包括依法令或契約關係，對病人負有保護義務之人，如少年保護官、學校教職員等。

### 3.醫療機構或醫師告知事項／告知對象

病人就診時，醫療機構或醫師應以其所判斷之適當時機及方式，將病人

之病情、治療方針、處置、用藥、預後情形及可能之不良反應等相關事項告知本人。病人未明示反對時，亦得告知其關係人（病主法第 5 條第 1 項）。本條項旨在保障病人接受病情告知之權利，受告知事項參酌醫療法第 81 條及醫師法第 12 條之 1 規定。考量醫療法與醫師法雖已規範醫療機構與醫師負告知義務，惟告知對象非以病人為優先，爰明定知情為病人權利，醫療機構或醫師應以告知病人本人為原則，同時若病人未明示反對時，醫療機構或醫師亦得將相關事項告知其關係人。

病人為無行為能力人、限制行為能力人、受輔助宣告之人或不能為意思表示或受意思表示時，醫療機構或醫師應以適當方式告知本人及其關係人（病主法第 5 條第 2 項）。

### 4.手術或治療前病人或關係人簽具同意書

病人接受手術、中央主管機關規定之侵入性檢查或治療前，醫療機構應經病人或關係人同意，簽具同意書，始得為之。但情況緊急者，不在此限（病主法第 6 條）。本條規定與醫療法第 63 條、第 64 條之規定一致。

病主法施行細則第 5 條補充規定：「本法第六條所定同意，應以病人同意為優先，病人未明示反對時，得以關係人同意為之（第 1 項）。病人為限制行為能力人、受輔助宣告，或意思表示能力，顯有不足者，除病人同意外，應經關係人同意（第 2 項）。病人為無行為能力、意識昏迷或無法清楚表達意願者，應經關係人同意（第 3 項）。」

### 5.危急病人急救義務與例外

病主法第 7 條：「醫療機構或醫師遇有危急病人，除符合第十四條第一項、第二項及安寧緩和醫療條例相關規定者外，應先予適當急救或採取必要措施，不得無故拖延。」為免除醫療機構或醫師對危急病人之急救義務，爰明定依病主法第 14 條第 1 項、第 2 項及符合安寧緩和醫療條例之病人，得不以急救為優先。

### 6.預立醫療決定及程序

具完全行為能力之人，得為預立醫療決定，並得隨時以書面撤回或變更之（病主法第 8 條第 1 項）。前項預立醫療決定應包括意願人於第 14 條特定臨床條件時，接受或拒絕維持生命治療或人工營養及流體餵養之全部或一部（同條第 2 項）。

※爭議點：預立醫療決定僅限「具完全行為能力之人」，是否妥適議題。

由於病主法所規範「預立醫療照護諮商」之「主體／病人」，乃「具完全行為能力者」，對於「未具完全行為能力但具意思能力者」，因不符法定資格而無法進行「預立醫療照護諮商」。病主法就病人自主權之保障，僅過度關注與保障「具完全行為能力者」之「實像」，卻忽略未予保障「未具完全行為能力但具意思能力者」之「虛像」❺。

按病主法預立醫療照護諮商，或簽署安寧緩和醫療意願書，目的在於實踐人性尊嚴，應受到憲法第 22 條之保障。且參照醫療法第 79 條第 1 項本文規定略以：醫療機構施行人體試驗時，應先取得接受試驗者之書面同意；接受試驗者以有意思能力之成年人為限。但有特殊情形，不在此限。同條第 2 項規範「但書之接受試驗者為限制行為能力人，應得其本人與法定代理人同意」，換言之，無「完全行為能力者」之「限制行為能力人」，是否參加具有風險之人體試驗，其意願獲得醫療法之尊重與明文保障。病主法「預立醫療照護諮商」之「主體／病人」，僅限「具完全行為能力之人」，誠有待檢討與調整。

### ⑴預立醫療決定 (Advance Decision, AD) 積極三要件

意願人為預立醫療決定，應符合下列規定：①經醫療機構提供預立醫療照護諮商，並經其於預立醫療決定上核章證明。②經公證人公證或有具完全行為能力者二人以上在場見證。③經註記於全民健康保險憑證（病主法第 9

❺ 黃三榮，〈論「預立醫療照護諮商」之病人──兼評「病人自主權利法」之實像與虛像⑴〉，《萬國法律》，第 238 期，2021 年 8 月，第 60–70 頁。

條第 1 項）。基於病人處於特定臨床條件下，要求拒絕施行或要求撤除維持生命治療或人工營養及流體餵養全部或一部，將危及其生命安全，為求慎重並尊重醫療的專業自主，明定意願人之預立醫療決定應經醫療機構提供預立醫療照護諮商與核章、公證或見證及註記於全民健康保險憑證，以調和病人自主與醫療專業。

### ⑵預立醫療照護諮商 (Advance Care Planning, ACP)

病主法的「預立醫療照護諮商」，乃預立醫療決定前的關鍵步驟。病主法第 9 條第 2 項規定：「意願人、二親等內之親屬至少一人及醫療委任代理人應參與前項第一款預立醫療照護諮商。經意願人同意之親屬亦得參與。但二親等內之親屬死亡、失蹤或具特殊事由時，得不參與。」

※爭議點：有關本條項所稱「二親等內親屬」是否包含配偶？

上述問題各醫院之認定不同，揆諸病主法之立法目的在於保障病人之自主意願受到尊重，家屬誠有事先了解病人意願之必要，且配偶與病人之情感、生活，乃聯結最深之人。尤其病主法並無明文排除配偶之參與，加以其他相關醫療法規：如安寧緩和醫療條例、人體器官移植條例等，明列配偶為最近親屬的第一順位。職是，學者認為：本條項所稱「二親等內親屬」應包含配偶，方符合一般人之法律情感❻。

病主法第 9 條第 2 項並未規定「配偶」，是否「得或應」參與意願人的預立醫療照護諮商，但由於「配偶」並非法定「二親等內之親屬」，逕以擴張解釋方式，認定「二親等內親屬」應包含配偶，仍有未宜。鑑於配偶之身分在法律上具有獨立的地位，或具有優先順序之地位（如人體器官移植條例第 8 條之 1 第 1 項最近親屬書面同意之範圍及順序）；為避免滋生爭議，建議儘速修法，予以增列。

---

❻　侯英泠，〈配偶不能參加病人自主預立醫療決定之諮商？〉，《月旦醫事法報告》，第 40 期，2020 年 2 月，第 124–130 頁。

⑶提供預立醫療照護諮商醫療機構之資格條件／經指定

提供預立醫療照護諮商之醫療機構，其資格、應組成之諮商團隊成員與條件、程序及其他應遵循事項之辦法，由中央主管機關定之（病主法第 9 條第 5 項）。衛生福利部據此於 2018 年 10 月 3 日訂定發布提供預立醫療照護諮商之醫療機構管理辦法，並自病主法施行之日（2019 年 1 月 6 日）施行。本管理辦法第 2 條規定：提供預立醫療照護諮商之機構須符合：「一般病床二百床以上」及「經醫院評鑑通過之醫院」，並由直轄市、縣（市）主管機關指定（第 1 項）；前項以外之醫院、診所具特殊專長，或位於離島、山地或其他偏遠地區，向直轄市、縣（市）主管機關申請並經同意者，得為諮商機構，提供預立醫療照護諮商，不受前項規定之限制（第 2 項）。

⑷醫療照護諮商團隊

醫療照護諮商機構應組成預立醫療照護諮商團隊，至少包括下列人員：「一、醫師一人：應具有專科醫師資格。二、護理人員一人：應具有二年以上臨床實務經驗。三、心理師或社會工作人員一人：應具有二年以上臨床實務經驗。」（提供預立醫療照護諮商之醫療機構管理辦法第 4 條第 1 項）「第二條第二項諮商機構，得就前項第二款或第三款人員擇一設置。」（同條第 2 項）「第一項人員，應完成中央主管機關公告之預立醫療照護諮商訓練課程。」（同條第 3 項）

⑸諮商費用

諮商機構得經直轄市、縣（市）主管機關核准，酌收諮商費用（提供預立醫療照護諮商之醫療機構管理辦法第 9 條）。衛生福利部規定諮商費用最高3,500 元，大部分醫院定在 2,500–3,500 元之間，醫界認為：諮商費用將會成為病主法最大的障礙❼。為減輕民眾負擔、鼓勵簽署預立醫療決定，衛生福

---

❼　謝景祥，〈諮商費是推動病人自主權利法的關鍵因素〉，《台灣醫療法律雜誌》，第 1 卷第 1 期，2020 年春季，第 3–18 頁。

利部推動特定對象諮商費用補助方案，讓低收入戶、中低收入戶及**經中央主管機關公告之疾病或情形之個案，免費接受預立醫療照護諮商❽**。

(6)不得為核章證明／不得為見證人

提供預立醫療照護諮商之醫療機構，有事實足認意願人具心智缺陷或非出於自願者，不得為核章證明（病主法第 9 條第 3 項）。諮商機構於完成諮商後，應於決定書上核章交予意願人。但經諮商團隊判斷意願人具有心智缺陷而無意思能力，或非出於自願者，依本法第 9 條第 3 項規定，不得為核章證明（提供預立醫療照護諮商之醫療機構管理辦法第 6 條第 3 項）。

意願人之醫療委任代理人、主責照護醫療團隊成員及病主法第 10 條第 2 項各款之人，不得為見證人（病主法第 9 條第 4 項），以避免道德風險。

### 7.醫療委任代理人之要件／權限／中止委任／當然解任

醫療委任代理人，指「**接受意願人書面委任，於意願人意識昏迷或無法清楚表達意願時，代理意願人表達意願之人。**」（病主法第 3 條第 5 款）

(1)積極要件

意願人指定之醫療委任代理人，應以「成年且具行為能力之人為限」，並經其書面同意（病主法第 10 條第 1 項）。按本條項係於 2021 年 1 月 20 日修正公布，原規定「20 歲以上具完全行為能力之人為限」，因應民法於 2021 年 1 月 13 日修正公布，第 12 條下修成年之年齡規定：「滿 18 歲為成年。」而作配合修正。

(2)消極要件

**意願人之受遺贈人、意願人遺體或器官指定之受贈人、其他因意願人死亡而獲得利益之人，除意願人之繼承人外，不得為醫療委任代理人**（病主法

---

❽ 衛福部發布 11 類疾病擴大適用病主法之臨床條件，2020 年 1 月 6 日，https://www.mohw.gov.tw/cp-16-50877-1.html（2022 年 7 月 7 日瀏覽）。

第 10 條第 2 項），以避免利益衝突。

### ⑶醫療委任代理人之權限／指定順位

醫療委任代理人於意願人意識昏迷或無法清楚表達意願時，代理意願人表達醫療意願，其權限如下：①聽取病主法第 5 條之告知。②簽具病主法第 6 條之同意書。③依病人預立醫療決定內容，代理病人表達醫療意願（病主法第 10 條第 3 項）。醫療委任代理人的規定，與重視家族關係的東方社會明顯衝突，因病人的親屬與關係人，可能有權利受侵犯的質疑。如何淡化醫師對於病人家屬進行告知病情的慣行，尤需配套措施❾。

意願人委任醫療委任代理人二人以上者，得就病主法第 10 條第 3 項第 3 款預立醫療決定所定權限，指定順位；先順位者不為意思表示或無法聯繫時，由後順位者行使之。後順位者已為意思表示後，先順位者不得提出不同意思表示（病主法施行細則第 7 條第 2 項）。

### ⑷醫療委任代理人有二人以上，均得單獨代理

醫療委任代理人有二人以上者，均得單獨代理意願人（病主法第 10 條第 4 項）；醫療委任代理人處理委任事務，應向醫療機構或醫師出具身分證明（同條第 5 項）。

### ⑸醫療委任代理人之終止委任及解任

醫療委任代理人得隨時以書面終止委任（病主法第 11 條第 1 項）。醫療委任代理人如有不適任情事之一，當然解任：①因疾病或意外，經相關醫學或精神鑑定，認定心智能力受損。②受輔助宣告或監護宣告（同條第 2 項）。

---

❾ 張麗卿，〈病人自主權利法──善終的抉擇〉，第 15 次臺北醫法論壇 (XV) 實務判決與實證研究，臺北榮民總醫院醫療糾紛案例學術研討會，2016 年 5 月 14 日，第 56–57 頁。

## 8.預立醫療決定註記／更新註記

### ⑴中央主管機關應註記決定於健保憑證

中央主管機關應將預立醫療決定註記於全民健康保險憑證（病主法第 12 條第 1 項）。意願人之預立醫療決定，於全民健康保險憑證註記前，應先由醫療機構以掃描電子檔存記於中央主管機關之資料庫（同條第 2 項）。

### ⑵註記決定與書面明示意思表示不一致

經註記於全民健康保險憑證之預立醫療決定，與意願人臨床醫療過程中書面明示之意思表示不一致時，應完成變更預立醫療決定（同條第 3 項）。

※爭議點：病主法施行細則第 8 條但書規定，是否違反法律保留原則？

病主法施行細則第 8 條規定：「意願人於臨床醫療過程中，其書面明示之意思表示，與本法第十二條第一項全民健康保險憑證之預立醫療決定註記，或同條第二項預立醫療決定掃描電子檔不一致時，意願人依第六條撤回或變更前，醫療機構應依其書面明示之意思表示為之。但意願人書面意思表示之內容，係選擇不接受維持生命治療或人工營養及流體餵養者，於撤回或變更程序完成前，醫師仍應依原預立醫療決定註記或醫療決定掃描電子檔之內容為之。」本條之本文規定，以意願人臨床當下最新且以書面明確表達「同意接受維生治療」的意思表示，優先於先前之預立決定註記「不同意接受維生治療」，與病主法維護病人自主權之立法目的吻合。然而針對相反情況，預立決定註記「同意接受維生治療」，雖意願人臨床當下以書面明確表達「不同意接受維生治療」的意思表示，第 8 條但書卻規定醫師仍應依（健保卡）註記的內容為之，否定意願人的自主權。不啻將病人自主之實現，繫於是否完成預立醫療決定之變更，強迫病人繼續接受其所不欲的治療方式，反成為對於病人自主權利之侵害❿。

---

❿　謝宛婷，〈從病人自主權利法施行細則探討預立醫療決定對緩和醫療照護的影響〉，《月旦醫事法報告》，第 27 期，2019 年 1 月，第 28–31 頁。

本書認為，病人之醫療人權、醫療自主自律權利，以及攸關生死的特殊拒絕權❶，同等重要，病主法第 1 條亦明揭三大立法宗旨：尊重病人醫療自主、保障病人善終權益與促進醫病關係和諧。病主法施行細則第 8 條但書規定，漠視意願人當下最新且以書面明確表達的意志決定，限縮病人意思自主權之實現，顯有未妥，且此限制並未在母法作規定，有違法律保留原則，建議作法制上的檢討修正。

### ⑶意願人申請更新註記

意願人有下列情形之一者，應向中央主管機關申請更新註記：1.撤回或變更預立醫療決定。2.指定、終止委任或變更醫療委任代理人（病主法第 13 條）。

## ㈤病人拒絕醫療程序

提倡生命尊嚴旨在提升生命品質，病主法最大特點，擴大善終自主權適用主體範圍，規定五種特定臨床條件。

### 1.病人符合五臨床條件之一且預立醫療決定

病主法第 14 條第 1 項：「病人符合下列臨床條件之一，且有預立醫療決定者，醫療機構或醫師得依其預立醫療決定終止、撤除或不施行維持生命治療或人工營養及流體餵養之全部或一部：一、末期病人。二、處於不可逆轉之昏迷狀況。三、永久植物人狀態。四、極重度失智。五、其他經中央主管機關公告之病人疾病狀況或痛苦難以忍受、疾病無法治癒且依當時醫療水準無其他合適解決方法之情形。」本條各款，應由二位具相關專科醫師資格之醫師確診，並經緩和醫療團隊至少二次照會確認（本法第 14 條第 2 項）。

由於病主法中有些用詞，在目前醫學尚不能明確定義，所用的字句即有爭議。不可逆轉、永久及難以忍受等，都不能明確判定；極少數的植物人亦

---

❶ 廖育瑋，〈病人自主權利法之病人特殊拒絕醫療權實踐與限制〉，《台灣醫療法律雜誌》，第 2 卷第 1 期，2021 年 3 月，第 44-79 頁。

有數年後清醒的例子，故病主法一經公布，即有醫師表示，人命關天，本法並無罰則及誘因，將來執行度必定不高❷。衛生福利部於 2018 年 10 月 3 日發布病人自主權利法施行細則（以下稱病主法細則），並自病主法施行之日（2019 年 1 月 6 日）施行。

　　(1)病主法第 14 條第 1 項第 1 款「所定末期病人」之定義：依安寧緩和醫療條例第 3 條第 2 款規定（病主法細則第 10 條第 1 項），**即指「罹患嚴重傷病，經醫師診斷認為不可治癒，且有醫學上之證據，近期內病程進行至死亡已不可避免者。」**前項末期病人之確診，應由二位與該疾病診斷或治療相關之專科醫師為之（病主法細則第 10 條第 2 項）。

　　(2)病主法第 14 條第 1 項第 2 款「所稱不可逆轉之昏迷狀況」：「指因腦部病變，經檢查顯示符合下列情形之一之持續性重度昏迷：一、因外傷所致，經診察其意識超過六個月無恢復跡象。二、非因外傷所致，經診察其意識超過三個月無恢復跡象。三、有明確醫學證據確診腦部受嚴重傷害，極難恢復意識。」（病主法細則第 11 條第 1 項）前項診察及確診，應由二位神經醫學相關之專科醫師為之（病主法細則第 11 條第 2 項）。

　　(3)病主法第 14 條第 1 項第 3 款 **「所稱永久植物人狀態」：「指因腦部病變，經檢查顯示符合下列情形之一之植物人狀態：一、因外傷所致，其植物人狀態超過六個月無改善跡象。二、非因外傷所致，其植物人狀態超過三個月無改善跡象。」**（病主法細則第 12 條第 1 項）前項確診，應由二位神經醫學相關之專科醫師為之（病主法細則第 12 條第 2 項）。

　　(4)病主法第 14 條第 1 項第 4 款「所稱極重度失智」：「指確診失智程度嚴重，持續有意識障礙，導致無法進行生活自理、學習或工作，並符合下列情形之一者：一、臨床失智評估量表 (Clinical Dementia Rating) 達三分以上。二、功能性評估量表 (Functional Assessment Staging Test) 達七分以上。」（病主法細則第 13 條第 1 項）前項確診，應由二位神經或精神醫學相關之專科醫師為之（病主法細則第 13 條第 2 項）。

　　(5)病主法第 14 條第 1 項第 5 款所定情形：「由中央主管機關召開會議後

---

❷　吳育政，〈不專業的病人自主權利法〉，天下雜誌獨立評論，2016 年 1 月 28 日。

公告之。」（病主法細則第 14 條第 1 項）前項會議前，病人、關係人、病友團體、醫療機構、醫學專業團體得檢具相關文件、資料，向中央主管機關提出建議（細則第 14 條第 2 項）。

衛生福利部於 2020 年 1 月 6 日公告發布訂定病主法第 14 條第 1 項第 5 款之「病人疾病狀況或痛苦難以忍受、疾病無法治癒且依當時醫療水準無其他合適解決方法之情形」（以下簡稱疾病狀況或情形），計有：囊狀纖維化症、亨丁頓氏舞蹈症、脊髓小腦退化性動作協調障礙、脊髓性肌肉萎縮症、肌萎縮性側索硬化症、多發性系統萎縮症、裘馨氏肌肉失養症、肢帶型肌失養症、Nemaline 線狀肌肉病變、原發性肺動脈高壓、遺傳性表皮分解性水泡症等 11 類疾病，並明定上述疾病其符合之臨床條件、確診之專科醫師，前開 11 類疾病病人如事先簽署預定醫療決定，則可依其意願終止、撤除或不施行維持生命治療或人工營養及流體餵養❸。衛福部嗣於 2021 年 4 月 13 日公告，新增第 12 類「先天性多發性關節攣縮症」，為得適用病主法之疾病狀況或情形。

### 2.醫療機構或醫師無法執行預立醫療決定之告知

醫療機構或醫師依其專業或意願，無法執行病人預立醫療決定時，得不施行之。前項情形，醫療機構或醫師應告知病人或關係人（病主法第 14 條第 3、4 項）；醫療機構或醫師不施行病人預立醫療決定時，應建議病人轉診，並提供協助（病主法細則第 16 條）。

按病主法賦與醫療機構或醫師「依其專業或意願」，得不施行病人預立醫療決定，固屬尊重醫學倫理價值觀之判斷，惟除「依專業判斷」外，更包括「依其意願無法執行」，使醫師僅憑個人主觀的「意願」，即可忽視病人預立醫療決定逕行不予施行，不啻強化醫師的父權舊思維，更是弱化本法的最大障礙。致有質疑「是否承認醫院得任意選擇病人？」，而認為立法不當之聲浪❹。

---

❸ 衛福部發布 11 類疾病 擴大適用病主法之臨床條件，2020 年 1 月 6 日，https://www.mohw.gov.tw/cp-16-50877-1.html（2022 年 7 月 7 日瀏覽）。

❹ 廖建瑜，〈病人自主權利法通過後之新變局評析：病人自主權利法對現行制度之影響

### 3. 醫療機構或醫師執行預立醫療決定之免責

醫療機構或醫師依本條規定終止、撤除或不施行維持生命治療或人工營養及流體餵養之全部或一部，不負刑事與行政責任；因此所生之損害，除有故意或重大過失，且違反病人預立醫療決定者外，不負賠償責任（病主法第14條第5項）。本條項對於合於規定之終止、撤除或不施行維持生命治療等行為，明定免除刑事、行政責任及部分民事責任，兼顧病人的善終權利與醫病和諧。本條項免責之規定，僅在於重申一切符合預立醫療決定之醫療處置，並非構成犯罪之行為，無庸負擔刑事與行政責任，並非給予醫療機構或醫師在執行預立醫療決定過程中，不論發生任何情況都可以免責的保護傘。本條項免責之規定，亦屬立法不當❶❺。

### 4. 執行預立醫療決定前之意願人確認

為期慎重，病主法第15條明定：醫療機構或醫師對前條第1項第5款之病人，於開始執行預立醫療決定前，應向有意思能力之意願人確認該決定之內容及範圍。另，病主法細則第7條第1項規定：「醫療委任代理人不為本法第十條第三項第三款代理意願人表達醫療意願，或經醫療機構確認無法聯繫時，意願人之預立醫療決定，不予執行。」

### 5. 提供病人緩和醫療及其他適當處置

病主法第16條：「醫療機構或醫師終止、撤除或不施行維持生命治療或人工營養及流體餵養時，應提供病人緩和醫療及其他適當處置。醫療機構依其人員、設備及專長能力無法提供時，應建議病人轉診，並提供協助。」

## ㈥病人自主權利法與安寧緩和醫療條例之差異

安寧緩和醫療條例（下稱安寧條例）與病人自主權利法（下稱病主法）

---

（下）〉，《月旦醫事法報告》，第4期，2017年2月，第147–148頁。
❶❺　廖建瑜，同上註，第148頁。

的主要差異，在於安寧條例僅保障末期病人的醫療決定權，而病主法新增四大類保障對象。簽署預立安寧緩和醫療暨維生醫療抉擇意願書時，只須簽署人及二位見證人共同填寫；而病主法保障之「預立醫療決定」，須由醫療機構先進行「預立醫療照護諮商」程序，並註記於健保憑證上。

### 1.保障對象更廣

安寧條例並無「尊重病人醫療自主」的內涵，僅保障「末期病人」的善終權利，只允許「末期病人」有不施行心肺復甦術或維生醫療的權利。末期病人若於 IC 卡註記 DNR（拒絕無效醫療），依安寧條例該病人到院經兩位專科醫師判定呼吸、心跳停止，且死亡已不可避免時，醫師依法得不為其施行電擊、心肺復甦術、呼吸插管、葉克膜等延命醫療。

病主法保障善終權益的對象更廣，包括：永久植物人狀態、極重度失智及其他經中央主管機關公告之病人疾病狀況或痛苦難以忍受、疾病無法治癒且依當時醫療水準無其他合適解決方法之情形。當病人符合上述條件時且有預立醫療決定者，醫療機構或醫師即得依其預立醫療決定終止、撤除或不施行維持生命治療或人工營養及流體餵養之全部或一部。

### 2.需否照會之不同

病人是否符合安寧條例第 7 條及病主法第 14 條特定臨床條件，安寧條例與病主法均規定，應由二位具相關專科醫師資格之醫師確診，但本法另加須「經緩和醫療團隊至少二次照會確認」之要件。

### 3.可否由他人出具同意書取代意願書

安寧條例第 7 條第 3 項，末期病人無意願書且意識昏迷或無法清楚表達意願時，可由其最近親屬出具同意書代替之；無最近親屬者，應經安寧緩和醫療照會後，依末期病人最大利益出具醫囑代替之。而依病主法病人若無預立醫療決定，並無得以其他人之同意予以取代之規定。

### 4.拒絕之醫療行為範圍

安寧條例在意願書所能拒絕的醫療行為,心肺復甦術或藉以維持末期病人生命徵象但無治癒效果僅延長其瀕死過程的維生醫療。而病主法在預立醫療決定中,可拒絕的維持生命治療醫療,包括:心肺復甦術、機械式維生系統、血液製品、為特定疾病而設之專門治療,以及重度感染時所給予之抗生素等任何有可能延長病人生命之必要措施,並可拒絕人工營養及流質餵養或其他醫療照護❶❻。

### 5.醫師說明告知義務的對象

按醫療法第 81 條乃醫師履行告知義務的基本規定,要求醫療機構診治病人時,應向病人「或」其法定代理人、配偶、親屬或關係人告知其病情、治療方針、處置、用藥、預後情形及可能之不良反應。醫療法允許醫師履行告知義務時,於病人或其關係人之間,擇一告知。

安寧條例第 8 條規定:「醫師應將病情、安寧緩和醫療之治療方針及維生醫療抉擇告知末期病人或其家屬。但病人有明確意思表示欲知病情及各種醫療選項時,應予告知。」即與醫療法有相同規定,允許醫師履行告知義務時,得於病人或其關係人之間,「擇一告知」;惟安寧條例第 8 條但書特別規定:當「病人有明確意思表示欲知病情及各種醫療選項時」,醫師仍需對於病人進行告知,不得忽視病人明示之意思表示。

病主法為尊重病人之自主原則,第 5 條第 1 項規定:「病人就診時,醫療機構或醫師應以其所判斷之適當時機及方式,將病人之病情、治療方針、處置、用藥、預後情形及可能之不良反應等相關事項告知本人。病人未明示反對時,亦得告知其關係人。」明確規範醫療機構或醫師履行告知義務的對象,主要是病人,僅於病人未明示表達反對時,才可另外對於病人之關係人告知,以貫徹病人之知情同意權❶❼。此點為三種法律之間,顯著的差異。

---

❶❻　廖建瑜,〈病人自主權利法通過後之新變局評析:病人自主權利法對現行制度之影響(上)〉,《月旦醫事法報告》,第 3 期,2017 年 1 月,第 157 頁。

## 二 安樂死之合法化

　　2000 年我國開始形塑系統、完善的醫療法律體系，制定安寧緩和醫療條例與病人自主權利法，保障病人善終自主權；安寧緩和醫療條例讓「末期病人」可以立意願書，選擇安寧緩和醫療，賦予末期病人自然善終的法源，乃我國首次規範「善終自主權」的成文法。病人自主權利法則是亞洲第一部病人善終自主權利法，宣示拒絕醫療是病人的基本權益及普世人權。病人自主性的維護與法制化，引起社會關注於「死亡與善終」的議題，衝擊醫界、法界與民眾的醫療專業、醫學倫理、法認知及情感。

　　「死亡與善終」最具爭議的議題，乃不屬於安寧緩和醫療條例定義之「末期病人」，以及不符合病人自主權利法五種臨床條件且預立醫療決定者，但身體狀況陷於：慢性、高齡、多重疾病的非末期病人，強力展現其生命之自主性，不願意治療或進行任何侵入性醫療，而病人的拒絕或將導致死亡的情形。此情形在醫療實務上屢見不鮮，更是刑法之爭議所在[18]。病人自主權利法之推動執行不易，尤其預立醫療照護諮商費之收取，成為最大障礙，免費與收費之間，醫院的諮商量落差達十幾倍[19]，致施行成效不彰。

### (一)安樂死之緣起

　　早在西元前 450 年希波克拉提斯誓言中，明確禁止醫師為使病人安樂死之行為，其後千百年來相關之西方醫學倫理原則皆受此誓言影響，迄於 1949 年世界醫學協會之國際醫學倫理規則 (World Medical Association's

---

[17]　張麗卿，〈病人自主權利法——善終的抉擇〉，第 15 次臺北醫法論壇 (XV) 實務判決與實證研究，臺北榮民總醫院醫療糾紛案例學術研討會，2016 年 5 月 14 日，第 45–46 頁。

[18]　王志嘉，《病人自主之刑法基礎理論》，元照，2014 年 9 月，第 254–256 頁。

[19]　《病自法》好到難以執行？諮商費高、城鄉落差大，2 年 AD 簽署不到 1%〉，報導者，2020 年 12 月 23 日，https://www.twreporter.org/a/good-death-myth-two-years-after-the-enforcement-of-patient-self-determination-act（2022 年 7 月 7 日瀏覽）。

International Code of Medical Ethics) 亦然。但是隨著 19 世紀醫學不斷之突飛猛進，在醫師之全力照顧下，人之死亡不再是一種狀態之瞬間變化，反而變成一種愈來愈漫長、愈來愈痛苦之過程，可以「求生不得、求死不能」來形容，故逐漸地，社會開始產生不同之聲音，希望能讓安樂死合法化。文獻中安樂死相關立法活動之最早記載，在美國為 1906 年俄亥俄州 (State of Ohio) 所提出之安樂死法案，在英國則為 1936 年，然而二者皆以失敗收場**❷**。

　　在 1960–1970 年代，基於許多新的醫療技術所產生的倫理問題，陸續地被提出。決定腎臟透析機械的使用順序、腦死狀態的心臟移植、體外受精等問題，以及墮胎的合法化、尊嚴死等，向來的醫療倫理與生命觀所未處理的問題，接續發生。加以當時的公民權運動、女權解放運動、消費者運動等人權運動，與醫療亦相關，因而確立了新的醫療倫理。**生命的絕對價值概念，修正為「生命的尊嚴」(SOL: Sanctity of Life) 概念，「生命的品質」(QOL: Quality of Life) 被人討論，「生命」的價值致而相對化❹**。

　　雖然安樂死仍存有爭議，但是讓病人在臨終時能更有尊嚴的努力，卻一直持續。安樂死的定義是：基於仁慈的理由而採取讓人無痛苦死亡的行動；一種容易或無痛苦的死亡。安樂死的辯論自古即存在，但至今安樂死在世界各國仍是非常受人關注的焦點議題。安樂死是一件嚴肅的議題，牽涉到生命、人權、醫學、倫理、宗教、哲學、法律、文化、風俗等層面**❷**。

## ㈡安樂死之意義

　　安樂死的意義，依其英文 "Euthanasia" 來看，這個字源自希臘文

---

**❷**　吳建昌，〈安樂死法理學之探討〉，《醫事法學》，第 7 卷第 2 期，1999 年 6 月，第 7 頁。

**❹**　箕岡真子，〈生命倫理（バイオエシックス）の発展と医療倫理〉，《生命倫理／医療倫理——医療人としての基礎知識》，日本医療企画，2015 年 8 月，第 2 版 2 刷，第 4 頁。

**❷**　林昌誠、孫揚忠、張一寧、黃松元，〈淺談安樂死〉，《北市醫學雜誌》，第 4 卷第 2 期，2007 年 2 月，第 122–128 頁。

"Euthanatos"，即美麗之死或安樂之死之意。"eu" 是「好」的意思，"thanatos" 是「死」，直譯為「好的死亡」、「善終」、「美死」，經日本學者譯成「安樂死」❷並引進我國廣為流傳。加拿大國會對於這個字的定義是「為解除他人痛苦，蓄意致人於死的作為」，與歐美近代社會上流行之「仁慈之死」(Mercy killing) 或「安逸之死」(Easy dying) 之意義並無區別❷。

世界醫學協會 (WMA) 於 1983 年威尼斯末期疾病宣言 (Declaration on Euthanasia)，以及 1987 年安樂死宣言 (Declaration of venice on Lerminal Illness) 皆指出：「安樂死者，乃指主動終結病人生命之作為，即使基於病人或其近親之要求而為之，亦不合醫學倫理。然此並不排除醫師在尊重病人的意願情形下，於疾病之末期，依循自然之過程產生死亡之結果。」❷

醫界對安樂死較一致的看法是指❷，對於已罹患醫術上公認之不治絕症，或受致命之創傷在醫藥上無法挽救其生命，且死期迫在眼前之人，其因死期迫切，已無治癒希望，並為痛苦折磨，基於本身的意願，由醫師為其除去病痛或除卻維生裝置，使其安詳死去，不必再忍受折磨的作法。安樂死之種類，德國學者區分為廣義、狹義及純粹安樂死；日本學者❷依其原因，區分為尊嚴死、厭苦死、放棄死、淘汰死；依實施之行為，分為作為、不作為、間接、直接安樂死。

## (三)安樂死與尊嚴死之區別

植物人 (Plant human) 與腦死 (brain death) 不同，依據已故吳基福醫師見

❷ 李震山，〈生命權與人性尊嚴之折衝——以安寧緩和醫療為例〉，《人性尊嚴與人權保障》，元照，2009 年 2 月，第 3 版，第 69 頁。

❷ 劉清波，〈安樂死立法芻言〉，《政大法學評論》，第 41 期，1990 年 6 月，第 1-2 頁。

❷ 楊秀儀，論病人之拒絕維生醫療權：法律理論與臨床實踐，《生命教育研究》，第 5 卷第 1 期，2013 年 3 月，第 6 頁。

❷ 章瑞卿，〈從醫師業務探討安樂死的刑事責任〉，《刑事法雜誌》，第 38 卷第 2 期，1994 年 4 月，第 90 頁。

❷ 宮川俊行，《安楽死の理論と倫理》，1990 年 3 月，第 10 刷，第 23、49、85 頁；土本武司，〈安楽死合法化の根拠と要件（上）〉，《判例時報》，平成 8 年 4 月 1 日，第 1555 期，第 157 頁。

解：所謂「安樂死」是病人有不治之病，臨終末期沒有生存的希望，持有非常痛苦的病症，自己要早點死亡以脫離痛苦，安然離世；所謂「尊嚴死」是病人患有腦疾病，已喪失腦動物機能的植物人，或已損失腦動物機能與植物機能的腦死，但仍裝置人工呼吸器者，其親族要求停止治療，導致死亡。因而，安樂死與尊嚴死的分別，在醫療上即有意識與無意識的分別；腦外疾患與腦內疾患的分別。安樂死是有意識、思考力、選擇的能力；尊嚴死是沒有意識、思考、選擇能力的植物人的死亡❷❽。

## ㈣非法安樂死

　　美國賓州大學艾許醫生寄了 1,600 份，每份長達 8 頁的問卷給《看護雜誌》的訂戶，結果得到 852 名加護病房護士的匿名回函。在受訪的加護病房護士中，**有五分之一坦承自己曾加速末期病人的死亡，但醫生、病人家屬或病人自己並不知情**。這些護士表示，如此做純粹**出於同情心，強烈盼望結束病人的痛苦**。艾許醫生說：我發現一項令人傷心的事實，有些護士似乎認為，對病人而言，安樂死乃是最好的抉擇，因為他們似乎沒有其他減輕痛苦的路好走。在這項調查中發現，要讓病人安樂死，最常用的方式，是提供他們過量的麻醉藥。1 名護士坦承，她曾提供病人劑量比處方高得多的嗎啡，事後再虛報剩藥數量❷❾。

## ㈤國人尋求安樂死個案

　　2018 年 6 月我國 86 歲的資深媒體人傅達仁，不堪胰臟癌折磨，決定前往瑞士尊嚴 (DIGNITAS) 機構申請安樂死，喚起國人對「善終」議題的討論，希望臺灣重視、推動安樂死合法化❸⓪，強調要完成安樂死的心願，盼臺灣善

---

❷❽　吳基福，〈安樂死與尊嚴死的意義〉，《臺灣醫界》，第 26 卷第 5 期，1983 年 5 月，第 7 頁；洪祖培，〈生與死之醫學觀〉，《醫事法學》，第 2 卷第 1–3 期合刊，1987 年 1–6 月，第 106–108 頁。

❷❾　美聯社波士頓 1996 年 5 月 22 日電，1996 年 5 月 24 日，《中國時報》，第 5 版。

❸⓪　〈日喝 4 次嗎啡嘔吐　傅達仁：要折騰死還是安樂死？〉，今日新聞，2018 年 6 月 6 日。

終權合法。

劉宏恩認為❸，傅達仁是接受幫助死亡，並非如他所說的「安樂死」，瑞士沒有設立幫助死亡的專法及安樂死法。瑞士幫助「善終」的民間機構之所以蓬勃發展，乃瑞士刑法不處罰「非自私動機的幫助自殺」。**林東茂指出，瑞士與英國相同，只允許利他性的幫助自殺**，例如：同情、悲憫；而基於私利的幫助自殺，則受到處罰，例如：為了繼承財產、或為得到保險金❸。德國刑法本來不處罰幫助自殺，也不處罰教唆自殺，惟於 2015 年 11 月 6 日通過刑法修正，增列刑法第 217 條處罰幫助自殺❸。然此入刑規定，2020 年經德國聯邦憲法法院宣告違憲。

## ㈥外國安樂死立法例

### 1.美　國

#### ⑴凱倫昆蘭 (Karen Quinlan) 案

1976 年美國新澤西州最高法院在植物人少女凱倫昆蘭 (Karen Quinlan) 案件判決書中揭櫫：「個人隱私權及選擇死亡權，超越了國家維持人命的責任」以後，點醒已沈寂的「死亡權利運動」而使安樂死立法問題，引起世界各國討論之熱潮❸。愈來愈多人質疑維生醫療到底是「延長生命」(prolong

---

❸　〈傅達仁非安樂死而是「接受幫助死亡」　政大學者提三大錯誤〉，自由時報電子報，2018 年 6 月 7 日。

❸　瑞士刑法第 115 條：「基於私利動機而誘使他人自殺或幫助自殺，自殺已施行或未遂者，處五年以下有期徒刑科罰金。」林東茂，〈荷蘭的積極死亡協助〉，臺北榮民總醫院醫療糾紛案例學術研討會系列，第 20 次臺北醫法論壇 (XX)，2018 年 11 月 3 日，第 8 頁。

❸　德國刑法第 217 條：「意圖促成他人自殺，業務性提供、創造機會或媒介者，處三年以下自由刑或科罰金。參與自殺者非基於業務性，以及前項所指他人之親屬或其親近之人，不罰。」林東茂，〈荷蘭的積極死亡協助〉，臺北榮民總醫院醫療糾紛案例學術研討會系列，第 20 次臺北醫法論壇 (XX)，2018 年 11 月 3 日，第 9 頁。

❸　李鴻禧，〈法學、醫學、生死論 (下)〉，《當代醫學》，第 8 卷第 9 期，1981 年 9 月，第 103 頁。

living) 還是「延長死亡」(prolong dying)？而多數醫師在面臨病人或其家屬主
張拒絕維生醫療時，也都陷入尊重自主與不傷害之間的倫理兩難。有鑑於維
生醫療科技使得許多病人纏綿病榻，陷於求生不得、求死不能兩難困境，自
1980 年起，生命倫理學界、法學界開始探討民眾是否有選擇死亡的自主權
利❸。

　　凱倫昆蘭案形成堅強的判例，肯認病人有權拒絕其所不欲的醫療介入，
包括：呼吸輔助、管灌餵食、洗腎等維生醫療；病人失去意識，可由病人之
代理人行使醫療拒絕權。本案可說是「死亡權」運動的先驅，也激發一些人
鼓吹尊嚴死亡的權利，主張讓病人自己決定病重時，接受救護到何種程度，
而非讓醫療人員不計代價搶救。因此，出現預立「生前遺囑」(living will) 的
情形，被定義為「拒絕接受醫療的預立意願書」，在病人喪失表達能力時，指
示家人和醫療人員救命至何時，全美各州都接受這種作法。

### ⑵ 1991 年 12 月「病人自決法案」(Patient Self-Determination Act)

　　1991 年全美各州皆有自然死、生前遺囑及預立醫療代理人 (Durable
Power of Attorney) 之法令規定，美國聯邦政府並於 1991 年 12 月制定「病人
自決法案」(Patient Self-Determination Act)，強調病人對自己疾病之醫療過
程之自主決定權，並要求所有參與國家醫療保險（Medicare 及 Medicaid）之
醫院，必須以書面告知成人病患此項醫療自決權益❸。

　　美國以 1997 年奧勒岡州為首，包括佛蒙特、華盛頓、新墨西哥共 9 州及
華盛頓特區通過《Death with Dignity Act》等類似法案❸，醫師幫助死亡合法
化；蒙大拿州於 2009 年州最高法院判決允許醫助自殺；夏威夷州在 2018 年
4 月通過立法，允許醫師幫助死亡❸。

---

❸　楊秀儀，論病人之拒絕維生醫療權：法律理論與臨床實踐，《生命教育研究》，第 5
　　卷第 1 期，2013 年 3 月，第 3 頁。

❸　See California Natural Death Act, California health and Safety Code, Part I， Division 7,
　　Chapter 3.9, Section 7188. Approved by the Governor on the 30th of September.1976.

❸　陳長文，〈請為「尊嚴死」多留一個選項〉，2020 年 9 月 28 日，遠見華人精英論壇，
　　https://gvlf.gvm.com.tw/article/74912（2022 年 7 月 7 日瀏覽）。

⑶俄勒岡州 1997 年「尊嚴死亡法」(Death with Dignity Law)

美國俄勒岡州首開全美安樂死風氣之先，在 1997 年通過「尊嚴死亡法」(Death with Dignity Law)，該法 1994 年在俄勒岡州第一次交付公投，得票率：贊成 51%、反對 49%，由於反對派人士提出上訴，法案在 1997 年二度表決，贊成派得票率為 60%、反對派 40%。俄勒岡州的安樂死法嚴格規定，唯有經醫師診斷生命只剩 6 個月的重症患者，才能依「尊嚴死亡法」自行結束生命；患者必須尋求兩位醫師診斷，並提交書面申請。此外，醫師必須告訴患者，要讓家人知道其打算選擇安樂死的決定；適用「尊嚴死亡法」的重症病患，必須年滿 18 歲，且必須是居住在俄勒岡州的居民。對於開立安樂死藥物，醫師在收到患者請求之後，必須經過 48 小時的等候期，才能開立處方；俄勒岡州州法明文規定，禁止公布為患者實施安樂死的醫師身分。根據統計，約有 1 萬 4,000 名醫師擁有俄勒岡州醫師執照，但每年平均僅有不到 1% 的醫師，曾經開立安樂死藥品給病患。自 1998 年俄勒岡州實施安樂死法至 2017 年 6 月止，累計 1,857 名患者獲得醫師開立的安樂死藥物，但服下藥物的患者僅 1,179 人 ❸❾。

### 2.荷　蘭

環顧全球各國，荷蘭開風氣之先，於 1994 年間，允許醫師在嚴格條件下，為病人執行「安樂死」；荷蘭國會在 2001 年通過的一項相關法令，自 2002 年 4 月 1 日起生效，使荷蘭成為全球第一個允許醫師，為病入膏肓而求死心切的患者執行安樂死的國家 ❹❶。荷蘭基本上禁止受請求而殺人之行為，但例外被允許。荷蘭刑法第 293 條規定：「**受他人明示而且懇切之請求而終結其生命，處十二年以下有期徒刑或科罰金。醫師謹守『受請求結束生命與幫**

---

❸❽ 〈傅達仁非安樂死而是「接受幫助死亡」　政大學者提三大錯誤〉，自由時報電子報，2018 年 6 月 7 日。

❸❾ 〈俄勒岡嚴立法　安樂死解重症苦〉，中央通訊社，2018 年 1 月 2 日。

❹❶ 2002 年 4 月 2 日，《聯合報》，第 11 版。

助自殺審查法』第二條所要求之注意事項施行死亡協助，不罰。」因醫師對於病人有「維護生命」與「減輕痛苦」的兩個義務，當醫師無法減輕病人痛苦時，幫助病人自殺或受病人請求而結束其生命，似為可行，但兩個義務便會出現衝突情形。林東茂指出，醫師的義務衝突，乃關鍵性的不罰事由；荷蘭受死亡協助的人數，逐年增多，2002 年 1,882 件，2014 年有 5,306 件，在 2009 年以後，每年約增加 10–15%❹。

　　荷蘭實施安樂死合法化已經 10 多年，根據最新的研究報告，安樂死在荷蘭已經逐漸成為死亡的「普遍執行方式」，占總死亡人口的 4.5%。調查指出，荷蘭醫生現在應越來越多非末期病患的要求，執行安樂死❷。

### 3.比利時

　　2001 年 10 月 25 日，比利時國會上院以壓倒性多數批准了安樂死法；2002 年 5 月 28 日，比利時國會下院以 86 票支持、51 票反對和 10 票缺席的投票結果通過安樂死法。立法者將該法中的「安樂死」(euthanasia) 定義為：在本人的請求下，他人故意終止其生命，並且在合法化要件中規定，只能由醫師實施。醫師不須要是患者的主治醫師，也不須具備舒緩醫療 (palliative care) 等特別知識。

　　比利時安樂死法在 2002 年 9 月 23 日生效，針對安樂死的聯邦監督和評估委員會 (FCECE) 開始運作；由 16 名成員（8 名醫生、4 名法學專家或律師及 4 名來自為罹患絕症患者提供服務的組織成員）構成，任期為 4 年，其職責是對實施完畢的安樂死病例進行審核和報告。

　　比利時安樂死法於 2005 年 11 月 10 日修正，免除參與安樂死的藥劑師罪責：在醫師明確告知藥劑師會遵照安樂死法的要求實施時，藥劑師根據醫師的處方將藥劑交給患者的行為不構成犯罪。該法於 2014 年 2 月 28 日第二

---

❹　林東茂，〈荷蘭的積極死亡協助〉，臺北榮民總醫院醫療糾紛案例學術研討會系列，第 20 次臺北醫法論壇 (XX)，2018 年 11 月 3 日，第 12–16 頁。

❷　楊明娟〈荷蘭安樂死逐年增加　佔死亡人數 4.5%〉，2017 年 8 月 3 日，中央廣播電臺。

次修正，取消患者的年齡限制，這意味著無論成年人或未成年人都有請求安樂死的權利❸。

### 4. 澳　洲

澳洲的北領地「末期病患權利法」，於 1996 年 7 月 1 日生效，為「自願安樂死」合法化法案，然此法案於 1997 年 3 月即為澳洲國會所否決。

澳洲在 1980 年代末始，法律開始賦予病人特殊拒絕醫療權（即使會死也要拒絕醫療的權利）。澳洲聯邦政府各省與各自治行政區受到不同的法律規範，最早於維多利亞省（又稱維多利亞州，Victoria）在《1988 年醫療法》提供「法定拒絕治療證書」(Refusal of Treatment Certificate, ROTC)，需醫生與病人共同簽署，作為拒絕治療之契約式文件。在 2016 年，維多利亞省在《2016 年醫療規劃與決策法》引進了「預立醫療指示」(Advance Health Directive) 拒絕治療，並取代《1988 年醫療法》。新法允許 18 歲以下心智健全的孩童可以單獨做「預立醫療照護指示」(Advance Health Directive)❹。維多利亞省並於 2017 年通過幫助死亡法，於 2019 年實施。

### 5. 紐西蘭

紐西蘭的安樂死合法化非一次達成，國會曾於 1995 年、2003 年兩度提出安樂死合法化的法案，但未在國會通過，近 5 年在國會上重新討論安樂死法規議題。2015 年 ACT 政黨國會議員 David Seymour 提出生命終結選擇法草案，該案於 2017 年 12 月通過一讀，2018 年國會議員巡迴 14 個城市收集民眾對法案的意見。2019 年 11 月，紐西蘭國會第一大黨以「全民公投通過才能生效」作為交換條件，通過 2019 年生命終結選擇法 (End of Life Choice Act 2019)。

---

❸ 于佳佳，〈世界上最寬鬆的安樂死法──比利時安樂死法〉，《月旦醫事法報告》，第 38 期，2019 年 12 月，第 159–180 頁。

❹ 〈紐西蘭與澳洲：特殊拒絕權與特殊請求權（安樂死與協助自殺）最新脈動〉，社團法人台灣生命教育學會病人自主研究中心，2020 年 11 月 26 日，https://parc.tw/trend/international/article/406（2022 年 7 月 7 日瀏覽）。

2020 年 10 月 17 日紐西蘭於國會大選期間，針對安樂死立法進行全民公投，10 月 30 日公布公投初步結果，超過 65% 的選民贊成立法，紐西蘭成為全世界最新通過安樂死合法化的國家❹。

### 6. 其　他

幫助死亡合法化的國家，還有南美的哥倫比亞，該國允許醫師親自替病人注射藥物。

## ㈥我國立法芻議

1980 年梵諦岡發表有關安樂死宣言表示：「當死亡逼近而治療結果又不確定而又只能沈重的苟延殘喘其生命時，則可以終止它」。但安樂死的定義為何？如何認定已無復原可能？要由誰決定？如何施行❹？我國實務上持審慎之態度，前行政院衛生署於 1989 年函釋：「有關罹患不治之症病人，如經本人或其家屬同意，立同意書後，醫師可否放棄心肺復甦術之處置疑義，因事涉生命尊嚴、宗教信仰、倫理道德、醫學技術及病人情況等複雜問題，目前尚有不宜。」❹「安樂死」若以積極方式，提早結束患者的生命，違反我國現有法令規定。我國憲法第 15 條保障人民的生存權，非法戕害他人生命之行為，刑法第 275 條第 1 項定有「加工自殺罪」。安樂死雖非惡意殺人，然本質上仍屬縮短他人生命，故有違法之嫌。

學者主張：任何人基於對自己身體的自主決定權，縱使患有重病亦沒有就醫的義務，而享有不需先經醫療諮詢的拒絕醫療權利。因此，不論是病人的家屬，或是醫師，任何人都沒有權利可在違反病人的意願下對其進行醫療干預，違反病人意願的續行干預乃是違法的干預。原本獲得病人承諾所已經進行的醫療干預，在病人進入死亡的直接階段時，自應停止無效的延緩生命

---

❹　〈紐西蘭與澳洲：特殊拒絕權與特殊請求權（安樂死與協助自殺）最新脈動〉，社團法人台灣生命教育學會病人自主研究中心，2020 年 11 月 26 日，https://parc.tw/trend/international/article/406（2022 年 7 月 7 日瀏覽）。

❹　黃丁全，《醫療・法律與生命倫理》，宏文館，1998 年 9 月，第 53–54 頁。

❹　行政院衛生署，1989 年 3 月 16 日衛署醫字第 786649 號函。

措施；在病人尚未進入死亡的直接階段，則取決於病人是否具有續行醫療的意願，如病人撤回或取消原本的承諾，則醫師已喪失醫療干預的正當化基礎，就必須尊重病人的意願停止醫療干預的續行❹。

國人尋求安樂死個案所引發的社會關切議題，**衛生福利部表示，安樂死涉及刑法協助自殺爭議，國內社會仍缺乏共識，我國病主法於 2019 年 1 月 6 日施行，目前暫時不討論安樂死議題**❹。依我國現在的社會價值觀，可否接受安樂死？可接納何種類別安樂死？醫師應扮演角色、協助者的倫理責任與法律責任等問題，如何定出合理、可行的判準❺，應作澈底研析。**本書認為，時移境遷，安寧條例業於 2000 年 6 月 7 日實施，且多次修正，不施行、終止或撤除心肺復甦術或維生醫療的要件規定，漸趨完備；病主法亦自 2019 年 1 月 6 日施行，因此，幫助死亡合法化之討論研究，應有面對的勇氣，而非一味地迴避。**

有鑑於我國有難以數計的病人，因立法制度的不備而處於「求生不得，求死不能」之痛苦深淵，立法院 2020 年上半會期由部分立法委員提出的「尊嚴善終法」（草案）❺，可謂我國尊嚴死法制的一大邁進。在病人提出請求並達到「疾病無法治癒」、「痛苦難以忍耐」且「醫病皆認為無其他替代方案」之臨床條件下，「尊嚴善終法」（草案）正視病人自主積極的善終權，合法化醫師終止病人生命及幫助自殺行為——即依「法令」（尊嚴善終法）而阻卻刑法第 275 條之違法，同時賦予因醫學倫理而無意願實施之醫師，有拒絕參與執行之權利❺。

---

❹ 許澤天，〈消極死亡協助與病人自主決定權——德國學說、立法與實務的相互影響〉，《臺北大學法學論叢》，第 100 期，2016 年 12 月，第 179–243 頁。

❹ 〈安樂死合法化？衛福部：爭議太大暫不討論〉，自由時報電子報，2018 年 6 月 7 日。

❺ 劉久清，〈論自主性與安樂死〉，《應用倫理研究通訊》，第 12 期，1999 年 11 月，第 11 頁。

❺ 立法院民眾黨黨團擬具「尊嚴善終法」草案，2020 年 3 月 13 日，立法院第 10 屆第 1 會期第 4 次會議議案關係文書。

❺ 陳長文，〈請為「尊嚴死」多留一個選項〉，2020 年 9 月 28 日，遠見華人精英論壇，https://gvlf.gvm.com.tw/article/74912（2022 年 7 月 7 日瀏覽）。

國家圖書館出版品預行編目資料

醫護健保與長照法規／吳秀玲著.－－二版一刷.－－
臺北市：三民，2022
　　面；　公分

　　ISBN 978-957-14-7507-3　（平裝）
　　1. 醫事法規 2. 全民健康保險 3. 衛生法規 4. 論述
分析

412.21　　　　　　　　　　　　　　　111012351

# 醫護健保與長照法規

| | |
|---|---|
| 作　　者 | 吳秀玲 |
| 發 行 人 | 劉振強 |
| 出 版 者 | 三民書局股份有限公司 |
| 地　　址 | 臺北市復興北路 386 號 ( 復北門市 ) |
| | 臺北市重慶南路一段 61 號 ( 重南門市 ) |
| 電　　話 | (02)25006600 |
| 網　　址 | 三民網路書店 https://www.sanmin.com.tw |
| 出版日期 | 初版一刷 2019 年 6 月 |
| | 二版一刷 2022 年 10 月 |
| 書籍編號 | S586350 |
| I S B N | 978-957-14-7507-3 |

三民書局